Erweiterte lebensrettende Maßnahmen

ERC LEITLINIEN 2015

Anwendermanual 7. Auflage

Erweiterte lebensrettende Maßnahmen

Anwendermanual

Advanced Life Support – german translation

Verantwortlicher Herausgeber

Carsten Lott

Herausgeber

Gamal Abbas Khalifa
John Ballance
Hans Domanovits
Andrew Lockey
Gavin Perkins
Joachim Schlieber
Jasmeet Soar
Anatolij Truhlář
Theodoros Xanthos

Mitarbeiter

Annette Alfonzo
Alessandro Barelli
Joost Bierens
Leo Bossaert
Hermann Brugger
Matthew Cordingly
Robin Davies
Charles Deakin
Sarah Dickie
Joel Dunning
James Fullerton
David Gabbott
Marios Georgiou
Carl Gwinnutt
Anthony Handley
Bob Harris
Sara Harris
Jenny Lam
Freddy Lippert
David Lockey
Oliver Meyer
Sarah Mitchell
Koen Monsieurs
Jerry Nolan
Elizabeth Norris
Peter Paal
John Pawlec
David Pitcher
Rani Robson
Helen Routledge
Maureen Ryan
Claudio Sandroni
Mike Scott
Gary Smith
Karl-Christian Thies
David Zideman

Danksagung

Grafiken: Jean-Marie Brisart, Het Geel Punt bvba, Melkouwen 42a, 2590 Berlaar, Belgien (hgp@hetgeelpunt.be) und Mooshka & Kritis, Belgien (info@mooshka.be).

Umschlaggestaltung und Layout: StudioGrid, Belgium (info@studiogrid.be)

Wir danken Oliver Meyer für die digitale Bearbeitung der EKG-Streifen und Annelies Pické (ERC) für die administrative Koordination.

Videoanfertigung und Bildbearbeitung: Thomas Dorscht

Herausgegeben durch den European Resuscitation Council, Emile Vanderveldelaan 35, 2845 Niel, Belgien

ISBN 9789492543387

Depot Nr D/2016/11.393/051

Inhalt

Danksagung

Deutsche Übersetzung: Stephan Dönitz unter Mitarbeit von Uwe Kreimeier, Michael Müller und Peter Vandenesch

Deutsche redaktionelle Bearbeitung:

Stefan Beckers, Ralf Bischoni, Jörg Brokmann, Stephan Dönitz, Bernhard Gliwitzky, Hans-Martin Grusnick, Uwe Kreimeier, Michael Müller, Max Rhiem, Markus Roessler, Joachim Schlieber, Tamino Trübenbach, Peter Vandenesch, Horst Wagner-Berger

Copy-Editing der deutschen Übersetzung: Angela Kreimeier

Bei dieser Publikation handelt es sich um eine Übersetzung, die auf dem englischsprachigen Advanced Life Support Manual beruht (ISBN 9789079157808). Diese Übersetzung wurde durch den Deutschen Rat für Wiederbelebung - German Resuscitation Council (GRC) e.V. autorisiert. Für den Inhalt ist ausschließlich der GRC verantwortlich. Falls irgendwelche Fragen bezüglich der Richtigkeit der Inhalte in dieser Übersetzung auftauchen, ziehen Sie bitte das englische Originaldokument zu Rate, da dieses die offizielle Version darstellt. Falls in dieser Übersetzung Abweichungen vom Original enthalten sind, trägt das European Resuscitation Council hierfür keine Verantwortung und es entsteht daraus kein wie auch immer gearteter Rechtsanspruch..

Glossar

In dieser Publikation wird zur besseren Lesbarkeit durchgängig die männliche Form benutzt. Dadurch möge sich niemand benachteiligt fühlen. Die Begriffe „Kreislaufstillstand" und „Herz-Kreislauf-Stillstand" werden synonym verwendet.

A	Ampère
ACEI	Angiotensin Konversions-Enzym-Inhibitor
ACS	Akutes Koronarsyndrom
ACVB	Aorto-koronarer-Venenbypass
AF	Vorhofflimmern (Atrial Fibrillation)
ALS	Erweiterte lebensrettende Maß-nahmen (Advanced Life Support)
AMI	Akuter Myokardinfarkt (Acute Myocardial Infarction)
AV	Atrioventriculär (wie in AV-Knoten)
BLS	Basismaßnahmen der Wiederbelebung (außer Hilfsmitteln zum Eigenschutz werden keine Gerät-schaften benutzt)
BMV	Beutel-Masken Beatmung (Bag-Mask Ventilation)
BP	Blutdruck (Blood Pressure)
CCOT	Critical Care Outreach Team (eine Form des medizinischen Notfall-teams)
CK	Creatininkinase
CPR	Cardiopulmonale Reanimation (Thoraxkompressionen und Beatmung)
cTnI	kardiales Troponin I
cTnT	kardiales Troponin T
DNAR	Verzicht auf Wiederbelebungsmaßnahmen (Do Not Attempt Resuscitation)
EKG	Elektrokardiogramm
etCO_2	endtidales Kohlendioxid
GRACE	Global Registry of Acute Coronary Events
hs-cT	hochsensitives kardiales Troponin
IABP	intra-aortale Ballonpumpe (Intra- aortic Balloon Pump)
ICD	Implantierbarer Cardioverter-Defibrillator
ICU	Intensivbehandlungsstation (Intensive Care Unit)
ID	Innendurchmesser (Internal Diameter), Größenangabe z. B. bei Endotrachealtuben
i.m.	intramuskulär
i.n.	intranasal (vorzugsweise über spezielle Applikatoren, z. B. MAD)
i.o.	intraossär
i.v.	intravenös
LSB	Linksschenkelblock
LMA	Larynxmaske (Laryngeal Mask Airway)
LMWH	niedermolekulares Heparin (Low Molecular Weight Heparin)
LT	Larynxtubus
LV	linksventrikulär
MACE	Major Adverse Cardiovascular Events
MAP	Mittlerer arterieller Druck (Mean Arterial Pressure)

MDCTCA	mehrschichtige Koronar-CT-Angiografie (Multi-Detector Computer Tomography CoronaryAngiography)
MET	Medizinisches Notfallteam (Medical Emergency Team)
NSTEMI	Nicht-ST-Strecken-Hebungs-infarkt (Non-ST-segment-elevation myocardial infarction)
NSTEMI-ACS	Oberbegriff für instabile Angina pectoris (IAP) und Nicht-STHebungsinfarkt (auch Non-STEMI-ACS)
OHCA	Kreislaufstillstand außerhalb eines Krankenhauses (Out of Hospital Cardiac Arrest)
PCI	Perkutane koronare Intervention (Percutaneous Coronary Intervention)
PPCI	primäre PCI, eine innerhalb von 12 Stunden nach Auftreten der Beschwerden bzw. < 90 Minuten nach qualifiziertem Arztkontakt stattfindende perkutane koronare Intervention ohne vorherige Thrombolyse
PEA	pulslose elektrische Aktivität
PLMA	ProSeal Larynxmaske
POCT	Point-of-Care Testing (patientennahe Untersuchungen außerhalb eines Labors, z. B. direkt in der Notaufnahme, Arztpraxis)
Rescue-PCI	Eine PCI, die aufgrund eines Lyse-Versagens vorgenommen wird
ROSC	Wiederkehr eines Spontankreis-laufs (Return of Spontaneous Circulation)
RT	Notfallthorakotomie beim traumatischen Kreislaufstillstand (Resuscitative Thoracotomy)
RV	Rechtsventrikulär
SA	Sinuatrial (wie in SA-Knoten)
SCA	Plötzlicher Herztod (Sudden Cardiac Arrest)
SGA	supraglottische Atemweghilfe
STEMI	ST-Strecken-Hebungs-Infarkt (ST-Segment-Elevation Myocardial Infarction)
SVT	Supraventrikuläre Tachykardie
TXA	Tranexamsäure (Tranexamic Acid)
TDP	Torsades de pointes (eine Form der ventrikulären Tachykardie)
TIMI	Thrombolysis in Myocardial Infarction
TTM	zielgerichtetes Temperatur-management (Targeted Temperature Management)
VF	Kammerflimmern (Ventricular Fibrillation)
VT	Ventrikuläre Tachykardie
VF/pVT	VF/pulslose VT (defibrillierbare EKG-Rhythmen)
WLST	Abbruch der lebenserhaltenden Maßnahmen (Withdrawal of Life-Sustaining Treatment)
WPW-Syndrom	Wolff-Parkinson-White Syndrom

Kapitel 1

Erweiterte lebensrettende Maßnahmen (Advanced Life Support, ALS) im Überblick

1. Einleitung – Die Problematik

Ischämische Herzerkrankungen sind weltweit die Haupttodesursache. In Europa ist der plötzliche Herztod (Sudden Cardiac Arrest, SCA) eine der häufigsten Todesursachen. Abhängig davon, wie man den plötzlichen Herztod definiert, sind jährlich in Europa etwa 55–113 pro 100.000 Einwohner davon betroffen, das entspricht 350.000 bis 700.000 Menschen.

Auswertungen des initialen EKG-Rhythmus zeigen, das etwa 25–50 % der Opfer eines plötzlichen Herztods Kammerflimmern (Ventricular Fibrillation, VF) aufweisen, ein prozentualer Anteil, der in den letzten 20 Jahren zurückgegangen ist. Es ist wahrscheinlich, dass deutlich mehr Betroffene zum Zeitpunkt des Kollapses ein Kammerflimmern (VF) oder eine pulslose ventrikuläre Tachykardie (VT) aufweisen, jedoch sind diese bis zum Zeitpunkt der ersten Elektrokardiogramm(EKG)-Analyse durch medizinisches Fachpersonal in eine Asystolie degeneriert.

Sofern der Rhythmus zeitnah nach dem Kollaps abgeleitet werden kann, insbesondere, wenn ein AED vor Ort ist, kann der Anteil der Patienten mit Kammerflimmern (VF) bis zu 76 % betragen. Es überleben mehr Opfer eines plötzlichen Herztods, wenn Zeugen des Zwischenfalls sofort Maßnahmen ergreifen, während das VF noch besteht. Ist der Rhythmus erst einmal zur Asystolie degeneriert, ist eine erfolgreiche Wiederbelebung unwahrscheinlicher.

Daten zeigen, dass die Inzidenz präklinisch behandelter Kreislaufstillstände in Nordamerika (54,6 %) höher ist als in Europa (35,0 %), Asien (28,3 %) und Australien (44,0 %) ($p < 0{,}001$). In Asien waren die prozentualen Anteile von Kammerflimmern und Überleben bis Krankenhausentlassung (11 % bzw. 2 %) geringer als in Europa (35 % bzw. 9 %), Nordamerika (28 % bzw. 6 %) und Australien (40 % bzw. 11 %).

Ein Drittel aller Menschen, die einen Myokardinfarkt erleiden, sterben vor Aufnahme in ein Krankenhaus. Die meisten innerhalb einer Stunde nach dem Beginn der akuten Symptome. Bei den meisten dieser Todesfälle ist der abgeleitete Rhythmus ein Kammerflimmern oder eine pulslose ventrikuläre Tachykardie (VF/pVT). Die einzige wirksame Behandlung dieser beiden Arrhythmien ist ein Defibrillationsversuch, denn mit jeder Minute Verzögerung sinken die Chancen einer erfolgreichen Defibrillation um ungefähr 7–10 %, falls keine

Reanimation durch Zeugen vorgenommen wird. Ist der Patient erst einmal im Krankenhaus, liegt die Häufigkeit für Kammerflimmern (VF) nach Myokardinfarkt bei ungefähr 5 %.

Die Inzidenz innerklinischer Kreislaufstillstände ist schwierig zu bewerten, da diese stark von Faktoren wie den Kriterien einer Krankenhausaufnahme oder der Implementierung von Behandlungsprotokollen für Fälle, in denen auf Reanimationsmaßnahmen verzichtet werden soll (Do-Not-Attempt-Resuscitation(DNAR)-policies), beeinflusst wird. Die Häufigkeit eines Kreislaufstillstands liegt innerklinisch bei ungefähr 1–5 Fällen pro 1.000 Aufnahmen. Daten des englischen National Cardiac Arrest Audit (NCAA) zeigen, dass die Überlebensrate bis zur Krankenhausentlassung nach innerklinischem Kreislaufstillstand 13,5 % beträgt (alle Rhythmen). Der initiale Rhythmus ist in 18 % der Fälle Kammerflimmern (VF) oder eine pulslose ventrikuläre Tachykardie (pVT). Von diesen werden 44 % aus der Klinik entlassen; nach PEA oder Asystolie verlassen 7 % das Krankenhaus lebend. Diese vorläufigen NCAA-Daten basieren auf 3.184 Patienten (älter als 16 Jahre) in 61 teilnehmenden Kliniken (die Zahl der Kliniken stieg zwischen Okt. 2009 und Okt. 2010 stetig an), die an der NCAA-Studie teilnahmen. Die Studie inkludierte ausschließlich Patienten, bei denen dokumentiert wurde, welches der initial abgeleitete EKG-Rhythmus war, und bei denen die vollständigen Daten hinsichtlich der Rückkehr eines Spontankreislaufs (Return of Spontaneous Circulation, ROSC) und dem Überleben bis zur Klinikentlassung vorlagen. All diese Betroffenen erhielten vom via Notruf (z. B. 2222) alarmierten Reanimationsteam Thoraxkompressionen und/oder Debrillation(en). Viele innerklinische Kreislaufstillstände erfüllten diese Kriterien nicht und wurden nicht in die Studie eingeschlossen. Zahlreiche dieser Patienten weisen signifikante Begleiterkrankungen (Komorbiditäten) auf, die den initialen Rhythmus beeinflussen. In diesen Fällen kommt Strategien zur Verhinderung eines Kreislaufstillstands eine ganz besondere Bedeutung zu.

1.2 Die Überlebenskette

Die Gesamtheit der Interventionen, die nach einem Kreislaufstillstand zu einem erfol-grei-
chen Outcome führen, kann als sogenannte Überlebenskette begriffen werden *(Abb. 1.1)*. Die Kette ist jedoch nur so stark wie ihr schwächstes Glied, daher müssen alle vier Glieder stark sein. Diese sind:

- Frühes Erkennen und Absetzen eines Notrufs
- Frühe kardiopulmonale Reanimation (CPR)
- Frühe Defibrillation
- Postreanimationsbehandlung.

Abbildung 1.1
Überlebenskette

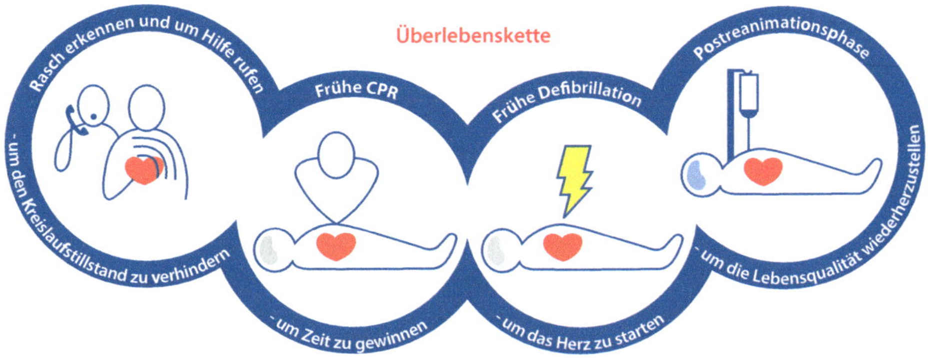

1.2.1 Frühes Erkennen und Absetzen eines Notrufs

Im prähospitalen Bereich ist es wichtig, dass Betroffene bzw. Zeugen des Vorfalls verstehen, dass beim Auftreten von Brustschmerzen unmittelbar der Rettungsdienst alarmiert werden muss. Die daraus resultierende Behandlung kann einen Kreislaufstillstand verhindern. Nach einem außerklinischen Kreislaufstillstand ist es für das Überleben des Betroffenen entscheidend, dass der Rettungsdienst zeitnah Maßnahmen einleitet. In den meisten europäischen Ländern erfolgt der Notruf über eine einheitliche Telefonnummer (z.B. 112, 999).

Innerklinisch ist es entscheidend, dass kritisch erkrankte Patienten mit erhöhtem Risiko eines Kreislaufstillstands frühzeitig erkannt werden. Das rechtzeitige Hinzuziehen eines medizinischen Notfallteams (Medical Emergency Team, MET) ermöglicht die Therapie, mit der das Eintreten eines Kreislaufstillstands verhindert werden kann *(Kapitel 3)*. In allen Krankenhäusern sollte eine einheitliche Telefonnummer zur Alarmierung des MET bzw. des Reanimationsteams etabliert werden. Kommt es zu einem Kreislaufstillstand, darf der Defibrillationsversuch nicht verzögert werden, bis das Notfall-/Reanimationsteam eintrifft. Das medizinische Personal soll im Umgang mit einem Defibrillator geschult werden.

1.2.2 Frühe kardiopulmonale Reanimation (CPR)

Durch Thoraxkompressionen (Herzdruckmassage) und Beatmung wird die Schädigung von Gehirn und Herz des Opfers verzögert. Eine außerklinische Ersthelfer-CPR verlängert die Zeitspanne für eine erfolgreiche Reanimation und bewirkt mindestens eine Verdoppelung der Überlebenschancen für Patienten im Kammerflimmern (VF). Alleinige Thoraxkompressionen ohne Beatmung (sog. Chest-Compression-Only-CPR) sind in jedem Fall besser als gar keine Wiederbelebungsmaßnahmen. Obwohl die große Bedeutung von Wiederbelebungsmaßnahmen bekannt ist, kommt es in den meisten europäischen Ländern nur relativ selten (in ungefähr 30% der Fälle) zu einer Reanimation durch Zeugen des Ereignisses. Nach innerklinischem Kreislaufstillstand muss umgehend mit Thoraxkompressionen und Beatmung begonnen werden, jedoch ohne dadurch bei Patienten mit VF/pVT einen Defibrillationsversuch hinauszuzögern. Unterbrechungen bei den Thoraxkompressionen müssen minimiert werden und dürfen nur für einen ganz kurzen Moment auftreten, wenn der Defibrillationsschock abgegeben wird und Rhythmusanalysen im EKG erfolgen.

1.2.3 Frühe Defibrillation

Nach außerklinischem Kreislaufstillstand ist es das Ziel, einen Defibrillationsversuch (sofern indiziert) innerhalb von fünf Minuten nach Eingang des Notrufs durchzuführen. Vielerorts kann dies nur durch die Einführung von Programmen zur Ersthelferdefibrillation (Public Access Defibrillation, PAD) mit halbautomatischen Defibrillatoren (AEDs) erreicht werden. Innerklinisch soll eine ausreichende Anzahl medizinischen Fachpersonals in der Benutzung eines Defibrillators ausgebildet und zur Durchführung autorisiert sein. Damit soll gewährleistet werden, dass das „vor Ort" befindliche Personal bei einem Kreislaufstillstand in praktisch allen Fällen unverzüglich einen Defibrillationsversuch durchführen kann, falls dies indiziert ist.

1.2.4 Postreanimationsbehandlung

Die Rückkehr eines Spontankreislaufs (Return of Spontaneous Circulation, ROSC) ist eine wichtige Phase im Verlauf einer Reanimation. Das endgültige Ziel ist die Wiederherstellung einer normalen zerebralen Funktion, eines stabilen Herzrhythmus sowie einer normalen Hämodynamik des Patienten, sodass dieser die Klinik in angemessener Gesundheit und mit minimalem Risiko eines erneuten Kreislaufstillstands verlassen kann. Die Qualität der Maßnahmen in der Postreanimationsphase beeinflusst das Outcome des Patienten. Die Postreanimationsphase beginnt am Ort der Rückkehr eines Spontankreislaufs. Der ALS-Anwender muss in der Lage sein, beim Patienten bis zu dessen Übergabe in einer geeigne-ten Intensivbehandlungseinheit eine qualitativ hochwertige Postreanimationsbehandlung durchzuführen.

1.3 Wissenschaft und Leitlinien

Der „Internationale Konsensus zur kardiopulmonalen Reanimation und kardiovaskulären Notfallmedizin mit Behandlungsempfehlungen" aus dem Jahr 2015 war das Ergebnis einer anhaltenden Zusammenarbeit von Reanimationsexperten aus der ganzen Welt und folgte den vergleichbaren Regularien wie die Konsensfindung im Jahr 2010. Die Leitlinien 2015 des European Resuscitation Council (ERC) leiten sich aus diesem Konsensdokument ab, und der Inhalt des vorliegenden ALS-Anwenderhandbuchs basiert darauf. Die meisten Wiederbelebungsorganisationen Europas haben die Leitlinien des ERC ratifiziert und übernommen.

1.4 ALS-Algorithmus

Der universelle Algorithmus der erweiterten lebensrettenden Maßnahmen *(ALS-Algorithmus, Abbildung 1.2)* ist zentraler Inhalt des ALS-Kurses. Er ist in den meisten Reanimationssituationen anwendbar. Unter bestimmten Umständen können Modifikationen erforderlich sein *(Kapitel 12)*.

1.5 Der ALS-Kurs

Der Kurs der erweiterten lebensrettenden Maßnahmen (Advanced Life Support, ALS) für Erwachsene bietet einen standardisierten Ansatz zur kardiopulmonalen Reanimation. Der Kurs richtet sich an Ärzte, Krankenpflege- und anderes medizinisches Fachpersonal, von denen erwartet wird, dass sie inner- und außerklinisch ALS-Maßnahmen durchführen. Der multidisziplinäre Charakter des Kurses fördert eine effektive Teamarbeit. Durch das gemeinsame Training haben alle ALS-Anwender während des Kurses die Möglichkeit, sowohl als Teammitglieder als auch als Leiter eines Notfallteams Erfahrungen zu sammeln.

Der Kurs besteht aus Workshops, Übungsstationen, Szenariotrainings mit simulierten Kreislaufstillständen (Cardiac Arrest Simulation, CAS) und Vorträgen. Das Wissen der Teilnehmer wird durch einen Multiple-Choice-Test ermittelt. Es findet eine kontinuierliche Einschätzung der praktischen Fertigkeiten im Atemwegsmanagement und in der initialen Herangehensweise an einen kollabierten Patienten (einschließlich einer gegebenenfalls indizierten Defibrillation) statt.

Eine weitere Überprüfung erfolgt im Rahmen von Szenarien, welche einen Kreislaufstillstand simulieren. Kursteilnehmer, die den geforderten Standard erreichen, erhalten ein ALS-Anwender-Zertifikat. Es hat sich gezeigt, dass Wissen und Fertigkeiten von Reanimationsmaßnahmen mit der Zeit abnehmen. Daher ist eine regelmäßige Rezertifizierung erforderlich. Die Rezertifizierung bietet die Gelegenheit zur Auffrischung von Reanimationsfertigkeiten und zur Aktualisierung der Kenntnisse bezüglich der Leitlinieninhalte. Dies kann durch die erneute Teilnahme an einem Anwenderkurs oder an einem akkreditierten Rezertifizierungskurs („Refresher") geschehen. Alle ALS-Anwender stehen in der Verantwortung, ihre Reanimationsfertigkeiten aufrechtzuerhalten und ihre Kenntnisse über Änderungen von Leitlinen und praktischen Vorgehensweisen auf den jeweils aktuellsten Stand zu bringen. Die Abstände, in denen die Rezertifizierungen vorgesehen sind, sollen als absolute Minimalanforderung zur Auffrischung von Fertigkeiten und Wissen gesehen werden.

Abbildung 1.2
Behandlungsalgorithmus der erweiterten lebensrettenden Maßnahmen

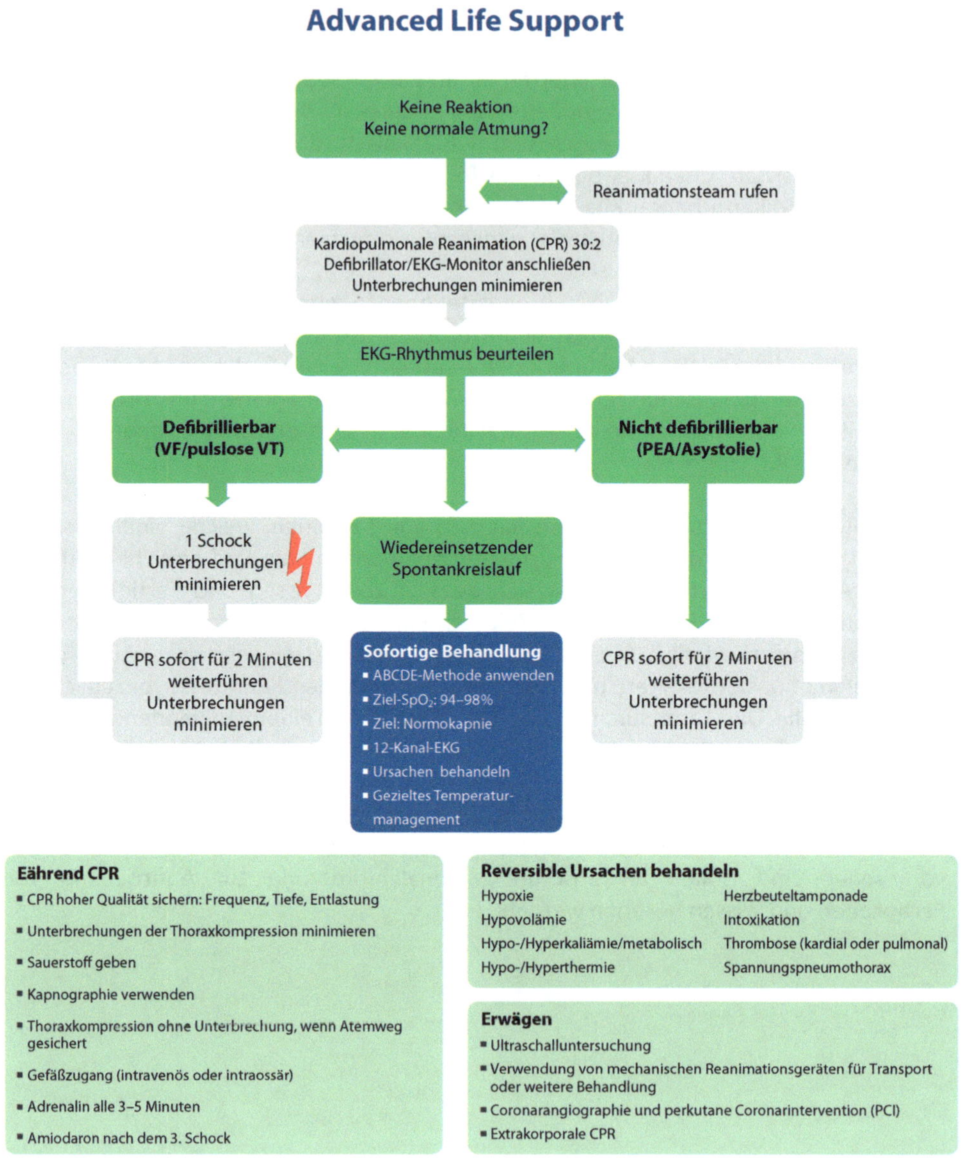

LITERATUR

- Perkins G et al. European Resuscitation Council Guidelines for Resuscitation 2015
- Section 2: Adult basic life support and automated external defibrillation 10.1016/j.resuscitation.2015.07.015; p81 - p98
- Soar J et al. European Resuscitation Council Guidelines for Resuscitation 2015
- Section 3. Adult advanced life support 10.1016/j.resuscitation.2015.07.016; p99 - p146
- Atwood C, Eisenberg MS, Herlitz J, Rea TD. Incidence of EMS-treated out of hospital cardiac arrest in Europe. Resuscitation 2005;67:75-80.
- Berdowski J, Berg RA, Tijssen JG, Koster RW. Global incidences of out of hospital cardiac arrest and survival rates: systematic review of 67 prospective studies. Resuscitation 2010;81
- Hollenberg J, Herlitz J, Lindqvist J, et al. Improved survival after out of hospital cardiac arrest is associated with an increase in proportion of emergency crew—witnessed cases and bystander cardiopulmonary resuscitation. Circulation 2008;118:389-96.
- Iwami T, Nichol G, Hiraide A, et al. Continuous improvements in "chain of survival" increased survival after out of hospital cardiac arrests: a largescale population-based study. Circulation 2009;119:728-34.
- Meaney PA, Nadkarni VM, Kern KB, Indik JH, Halperin HR, Berg RA. Rhythms and outcomes of adult in-hospital cardiac arrest. Crit Care Med 2010;38:101-8.
- Murray CJ, Lopez AD. Mortality by cause for eight regions of the world: Global Burden of Disease Study. Lancet 1997;349:1269-76.
- Nichol G, Thomas E, Callaway CW, et al. Regional variation in out of hospital cardiac arrest incidence and outcome. JAMA 2008;300:1423-31.
- Nolan J, Soar J, Eikeland H. The chain of survival. Resuscitation 2006;71:270-1.
- Sandroni C, Nolan J, Cavallaro F, Antonelli M. In-hospital cardiac arrest: incidence, prognosis and possible measures to improve survival. Intensive Care Med 2007;33:237-45.
- Sans S, Kesteloot H, Kromhout D. The burden of cardiovascular diseases mortality in Europe. Task Force of the European Society of Cardiology on Cardiovascular Mortality and Morbidity Statistics in Europe. Eur Heart J 1997;18:1231-48.
- Weisfeldt ML, Sitlani CM, Ornato JP, et al. Survival after application of automatic external defibrillators before arrival of the emergency medical system: evaluation in the resuscitation outcomes consortium population of 21 million. J Am Coll Cardiol 2010;55:1713-20.
- Zheng ZJ, Croft JB, Giles WH, Mensah GA. Sudden cardiac death in the United States, 1989 to 1998. Circulation 2001;104:2158-63.

Kapitel 2

Nicht technische Fertigkeiten und die Qualität der Wiederbelebung

LERNZIELE

- Die Rolle von „Human Factors" bei der Wiederbelebung
- Wie strukturierte Kommunikationswerkzeuge einzusetzen sind (z. B. SBAR oder RSVP)
- Welche Rolle Berichtssysteme für kritische Ereignisse (CIRS) und Audits bei der Verbesserung der Patientenbetreuung und Patientensicherheit haben

1. Einleitung

Fertigkeiten wie die Durchführung einer Defibrillation oder von effektiven Thoraxkompressionen, die Beatmung eines Patienten oder die EKG-Rhythmuserkennung, die allesamt wichtige Bestandteile einer erfolgreichen Reanimation darstellen, werden üblicherweise als technische Fertigkeiten (technical skills) bezeichnet. Diese technischen Fertigkeiten werden auf unterschiedliche Art erworben, u. a. auch in zertifizierten Kursen.

Obwohl sie für die erfolgreiche Wiederbelebung eines Patienten unzweifelhaft wichtig sind, gibt es noch eine andere Art von Fertigkeiten, die zunehmend an Bedeutung gewinnt – die „Human Factors" oder die nicht technischen Fertigkeiten, die sogenannten Non-Technical Skills (NTS). Die Begriffe werden oft synonym verwendet, dennoch hat jeder seine eigene Definition. Die nicht technischen Fertigkeiten sind definiert als die kognitiven und zwischenmenschlichen Fertigkeiten, die zur effektiven Arbeitsleistung des Teams beitragen. Es wird geschätzt, dass 70–80 % der Zwischenfälle im Gesundheitswesen auf einem Mangel an diesen Fertigkeiten beruhen.

Die nicht technischen Fertigkeiten beinhalten zwischenmenschliche Fertigkeiten wie Kommunikation; die Fähigkeit, ein Teamleiter oder -mitglied zu sein, sowie die kognitiven Prozesse der Entscheidungsfindung, situativer Aufmerksamkeit und Aufgabenverteilung. Die nicht technischen Fertigkeiten sind Bestandteil der Human-Factors-Thematik. Hier wird der englische Originalbegriff „Human Factors" beibehalten (Anm. d. Ü.). Human Factors wird als Oberbegriff für die Analyse verwendet, wie professionelle Mitarbeiter im Gesundheitswesen mit ihrer gesamten Arbeitsumgebung interagieren, dies bezieht Leitlinien, Richtlinien, Arbeitsabläufe, vorhandenes Material und Stressbewältigung ein. Dazu gehört auch, dass im täglichen Routinebetrieb anerkannt wird, welche Auswirkungen die Zusammenarbeit im Team auf das menschliche Verhalten hat, und dass an einer stetigen Verbesserung und praktischen Anwendung der Erkenntnisse am Patienten gearbeitet wird. Durch ein tiefgehendes Verständnis der positiven Effekte von Teamwork auf zwischenmenschliches Verhalten wird auch eine Verbesserung der täglichen Kliniktätigkeit erreicht.

Die nicht technischen Fertigkeiten fokussieren sich auf die Interaktion zwischen Teammitgliedern und lassen dabei alle anderen Aspekte der Human Factors außer Acht. Sowohl die nicht technischen Fertigkeiten als auch Human Factors werden in zunehmendem Maße als wichtige Bestandteile der Notfallmedizin wahrgenommen, allerding werden sie in offiziellen Kursen, im innerklinischen Training oder bei der Bewertung anderer Situationen häufig unzureichend thematisiert.

Die Einführung und das Training von Human Factors und nicht technischen Fertigkeiten hat zu einer signifikanten Abnahme von Flugunfällen geführt, allerdings wurde die Wichtigkeit dieser Fertigkeiten in der Medizin erst vor Kurzem erkannt. Anästhesisten waren die Pioniere bei der Entwicklung von offiziellen Kursen, die sich mit diesem Bereich befassen, inzwischen haben auch Chirurgen und andere Fächer begonnen, sich dafür zu interessieren.

Historisch gesehen, war es jedoch Leape, der darauf hinwies, dass Fehler in der Medizin wegen einer unzureichenden Kommunikation passieren, und eine Untersuchung zeigte Parallelen bei Fehlerentstehung, Stress und Teamarbeit in Medizin und Luftfahrt auf. Es bestehen kaum Zweifel, dass sowohl die Luftfahrt als auch die Reanimation Arbeitsumgebungen darstellen, in denen Fehler erheblich nachteilige Konsequenzen haben können. Trotz der Fortschritte in der Luftfahrtsicherheit stürzte im Jahr 2009 ein modernes Flugzeug ab, dabei kamen über 200 Passagiere ums Leben. Die Auswertung der während dieses Fluges begangenen Fehler zeigte, dass die Piloten unter erheblichem Stress standen, und es ist ja bekannt, dass Reanimationsteams ebenfalls oft unter großem Stress arbeiten. Interessanterweise waren es Chirurgen, die die Gemeinsamkeiten und die daraus zu ziehenden Lehren zwischen dem fatalen Flug 447 und der Medizin erkannten.

Im englischsprachigen Raum wurden mehrere Systeme entwickelt, um eine akzeptable Anwendung von nicht technischen Fertigkeiten zu gewährleisten, beispielsweise die „Team Dimension Rating Form" oder das „Oxford Non-Technical Skills Measure", um nur einige zu nennen. Die im ALS-Anwenderkurs des ERC vermittelten Prinzipien beruhen auf dem „Team Emergency Assessment Measure". Die vom ERC empfohlene Systematik ist in Tabelle 2.1 dargestellt

2. Teamleitung (Führungsqualitäten)

Es ist ziemlich schwer zu definieren, was Führungsqualitäten eigentlich ausmacht. Ver-schiedene Fachleute haben den Begriff auf unterschiedliche Art definiert. Diese Definitionen weisen die Gemeinsamkeit auf, dass ein effektiv agierender Teamleiter diejenige Person ist, die einen Überblick über die gesamte Situation hat. Um diesen globalen Überblick zu erlangen, weist der Teamleiter den verschiedenen Teammitgliedern Aufgaben zu, die zum Erreichen des Gesamtziels beitragen. Die medizinische Fachliteratur stimmt darin überein, dass gute Führungseigenschaften durch anhaltendes Training erworben werden können, sie sind nicht „angeboren". In einem Reanimationsteam soll der Teamleiter Folgendes gewährleisten:

1. Teilen Sie dem Team mit, was genau Sie von den Mitarbeitern erwarten. Dies erfordert eine hohe situative Aufmerksamkeit sowie die Fähigkeit, Aufgaben so zu verteilen, dass sie den Fähigkeiten des Teammitglieds entsprechen. Dabei soll der Entscheidungsprozess den Prinzipien der „evidence based medicine" folgen, und die Anordnungen sollen deutlich und unmissverständlich sein. Ein guter Teamleiter kennt alle Teammitglieder beim Namen und dient dem Team als Vorbild für eine Weiterentwicklung.
2. Behalten Sie den absoluten Überblick. In der Praxis bedeutet das, dass Sie einen Plan haben und dafür sorgen, dass er umgesetzt wird. Während die Teammitglieder ihren Aufgaben nachgehen, achtet der Teamleiter sorgfältig darauf, ob diese erledigt werden. Im Rahmen der kardiopulmonalen Reanimation soll der Teamleiter stets die Informationen aufnehmen, die die Teammitglieder an ihn herantragen. Der Teamleiter soll nicht nur in der Lage sein, kontinuierlich die am Patienten durchgeführten Prozeduren zu überwachen, sondern auch Anleitung bei der Durchführung anzubieten, daher arbeitet er nicht selbst am Patienten. Eine sichere Durchführung aller Maßnahmen liegt in der Verantwortung des Teamleiters, und zwar nicht nur im Interesse des Patienten, sondern auch im Interesse der Teammitglieder, die zusammenarbeiten. Der Teamleiter sollte gegenüber den Mitarbeitern Empathie aufweisen und über kommunikative Fertigkeiten verfügen.
3. Gute Planung. Während einer Reanimation soll der Teamleiter in der Lage sein, die nächsten Maßnahmen auf Grundlage einer Bewertung der verfügbaren Informationen zu planen bzw. die wahrscheinlichsten möglichen Situationen vorhersehen. Einsatzbereitschaft und die schnelle Umsetzung der vom Teamleiter angeordneten Maßnahmen sind sehr wesentliche Bestandteile, um eine qualitativ hochwertige Reanimation sicherzustellen.

Tabelle 2.1.
Systematik der nicht technischen Fertigkeiten zur Anwendung in ALS-Kursen, adaptiert und modifiziert nach Cooper et al. (2010). Weitere Einzelheiten: http://medicalemergencyteam.com

TEAMLEITUNG	nicht beobachtet (√)	beobachtet (√)
Der Teamleiter hat sein Team informiert. Er hat klare Anweisungen gegeben und direkt mit dem Adressaten kommuniziert. **Beispiele:** Nennt die Teammitglieder mit Namen, gibt diesen Aufgaben, trifft eindeutige Entscheidungen.		
Der Teamleiter hat den Überblick behalten. **Beispiele:** Überwacht die klinischen Maßnahmen, behält die Sicherheit im Fokus, plant im Voraus, arbeitet nicht selbst am Patienten mit.		
TEAMARBEIT		
Das Team hat effektiv kommuniziert, verbal und non-verbal. **Beispiele:** Weitergabe von Informationen, Äußern von Bedenken, Teammitglieder wurden mit Namen angesprochen, Körpersprache wurde angemessen eingesetzt.		
Das Team hat zeitgerecht zusammengearbeitet, um die Aufgaben zu erledigen. **Beispiele:** Koordination der Defibrillation, Aufrechterhaltung der Thoraxkompressionen, gegenseitige Unterstützung.		
Das Team hat ruhig und kontrolliert gearbeitet. **Beispiele:** Die zugewiesenen Positionen werden akzeptiert, Kritik wird angenommen.		
Das Team passte sich an Veränderungen der Situation an. **Beispiele:** Anpassung des Vorgehens bei EKG-Rhythmusänderungen, Verschlechterungen des Patientenzustands und Aufgabenwechseln.		
Das Team hat die Situation überwacht und regelmäßig neu bewertet. **Beispiele:** EKG-Rhythmusänderungen, ROSC, Abbruch des Reanimationsversuchs, wenn angemessen.		
Das Team hat potenziell anstehende Maßnahmen im Voraus berücksichtigt. **Beispiele:** Defibrillation, Sicherung des Atemwegs, Medikamentengabe.		
AUFGABENSTEUERUNG		
Das Team hat Prioritäten bei den Aufgaben gesetzt. **Beispiele:** Kontinuierlich durchgeführte Thoraxkompressionen, Defibrillation, Sicherung des Atemwegs, Medikamentengabe.		
Das Team hat nach aktuellen Empfehlungen/Leitlinien gearbeitet.		
KOMMENTARE		
Beispiele: Was ist gut umgesetzt worden, wo kann noch etwas verbessert werden?		

3. Teamarbeit (Teamwork)

Teamarbeit ist eine der wichtigsten nicht technischen Fertigkeiten, die zu einem erfolgreichen Bewältigen eines Kreislaufstillstands beiträgt. Fachliches Können und Erfahrung sind für den Ausgang einer Wiederbelebung wichtig, jedoch keine Erfolgsgarantie. Wie die Führungsqualitäten muss auch die Teamarbeit erlernt und in verschiedenen Situationen geübt werden, um die Leistungsfähigkeit des Reanimationsteams zu verbessern. Ein Team ist eine Gruppe von Mitarbeitern mit unterschiedlichen Fertigkeiten und Ausbildungen, die zusammenarbeiten und ein gemeinsames Ziel verfolgen. Der Teamleiter ist wesentlicher Bestandteil des Teams, aber jedes Teammitglied ist für die Leistungsfähigkeit des Teams genauso wichtig. Folgendes sind die Schlüsselelemente für eine erfolgreiche Teamarbeit:

1. Eine effektive verbale und nonverbale Kommunikation. Das Team muss erhobene Befunde weitergeben, und die Mitglieder sollen imstande sein, den Plan des Teamleiters nachvollziehen zu können, zugewiesene Aufgaben erledigen und stets geschlossenen kommunizieren. Die Teammitglieder sollen Bedenken äußern, dabei allerdings die an den Teamleiter weitergegebenen Informationen filtern. Bei der Behandlung eines Kreislaufstillstands spielen sich mehrere Vorgänge zeitgleich ab, daher bedarf eine effektive Kommunikation Erfahrung unter diesen Bedingungen. Der ALS-Kurs bietet für Teams eine Gelegenheit, die effektive Kommunikation zu trainieren.

2. Zusammenarbeit, um die Aufgaben zeitgerecht zu erledigen. Der Faktor Zeit ist bei einer Reanimation bedeutsam, und die Koordination der Teammitglieder ist extrem wichtig für eine sichere Durchführung der Defibrillation, genauso wie die Durchführung qualitativ exzellenter Thoraxkompressionen während des Reanimationsversuchs. Eine kardiopulmonale Reanimation ist eine stressbehaftete Situation, in welcher suboptimale Leistungen Einzelner die Leistung des ganzen Teams mindern können, insbesondere dann, wenn der Teamleiter es versäumt, seinen Aufgaben nachzukommen. Falls ein Teammitglied ein Fehlverhalten eines anderen Mitarbeiters bemerkt, soll es daher den Betreffenden direkt ansprechen oder noch besser den Teamleiter darauf aufmerksam machen. Dies soll auf eine höfliche Art und Weise im Rahmen einer harmonischen Zusammenarbeit erfolgen, eine mögliche Verletzung anderer Teammitglieder soll möglichst vermieden werden.

3. Kontrolliertes und ruhiges Arbeiten. Zahlreiche interne und externe Faktoren beeinflussen die Struktur eines Teams. Ein effektives Arbeiten im Team wird dadurch charakterisiert, dass jedes Teammitglied seinen zugewiesenen Aufgaben nachgeht. Zu den wichtigen Instrumenten einer guten Teamleistungsfähigkeit gehören gutes Konfliktmanagement und eine gute Kritikkultur.

4. Anpassung an sich ändernde Situationen. Die Behandlung eines Kreislaufstillstands ist ein dynamischer Prozess. Es liegt auf der Hand, dass Patienten im Kreislaufstillstand als äußerst instabil anzusehen sind, selbst dann, wenn sie einen Spontankreislauf (Return of Spontaneous Circulation, ROSC) wiedererlangen. Während einer Reanimation sollen die Mitarbeiter flexibel genug sein, ihre Rollen zu tauschen (z. B. Tausch zwischen demjenigen, der den Atemweg sichert, und demjenigen, der Thoraxkompressionen durchführt), und sie sollen sich an

Änderungen des EKG-Rhythmus anpassen, sobald diese auftreten. Ein weiterer wesentlicher Aspekt für eine qualitativ hochwertige Versorgung des Patienten ist die Fähigkeit, sich an wechselnde Umgebungsbedingungen anzupassen. So sollen sich die Teammitglieder an jede Situation anpassen können, beispielsweise an eine Reanimation auf der Intensivstation, in der Notaufnahme oder in einem beengten Zimmer auf der Normalstation.

5. Neubewertung der Situation. Im Rahmen einer Reanimation ist damit nicht nur die Neubeurteilung des Patienten gemeint, sondern auch ein Konsens darüber, wann der Reanimationsversuch beendet werden sollte. Die ERC-Leitlinien bieten eindeutige Hilfestellungen für die Entscheidung, wann die Reanimation abgebrochen werden soll.

6. Vorhersehen (Antizipieren) von notwendigen Maßnahmen. Bei einer Reanimation sind damit Vorbereitungen für die Sicherung des Atemwegs, das Vorbereiten und Applizieren von Medikamenten oder die Wahl der Energie und Vorbereitung der Defibrillation gemeint.

4. Aufgabensteuerung

Bei der Versorgung eines jeden Patienten, gleich ob im Kreislaufstillstand oder einer sonstigen instabilen Situation, gibt es zahlreiche Aufgaben, die das Team bewältigen soll. Dies beinhaltet:

1. Priorisieren von Aufgaben, die zugleich oder auch hintereinander durchgeführt werden sollen. Diese Fertigkeit beinhaltet das Festlegen der Aufgaben und die Organisation der Durchführung nach Priorität und in der optimalen Reihenfolge. Ein weiterer wichtiger Aspekt ist die Kenntnis der verfügbaren Ressourcen und deren effektive Nutzung.

2. Sich nach aktuellen Leitlinien und empfohlenen Vorgehensweisen richten. Das beinhaltet aber auch Abweichungen, sofern angemessen.

3. Gewährleisten einer qualitativ hochwertigen Postreanimationsbehandlung und eines zeitnahen Transports zum Herzkatheterlabor oder der Intensivstation. Die Mitglieder des Teams müssen ausreichend qualifiziert sein, um Behandlungsmaßnahmen der Postreanimationsphase in unterschiedlichen Umgebungen einschließlich der Intensivstation fortsetzen zu können, bis sie den Patienten spezialisiertem Personal übergeben.

Abbildung 2.1
Aufgabensteuerung

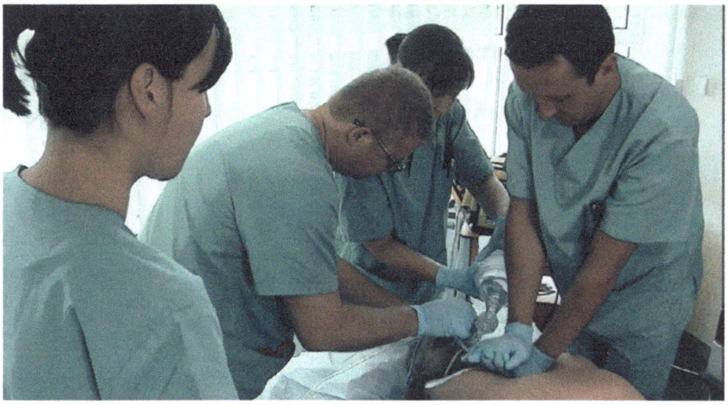

5. Audits und Berichterstattung in einem Register

In Bezug auf die Reanimation kann die Krankenhaus-Infrastruktur ein koordinierendes Reanimationskomitee und das/die Reanimationsteam(s) beinhalten. Dies ermöglicht auf unterschiedlichen Ebenen eine wiederkehrende Bewertung der innerklinischen Reanimationen mit dem Ziel, eine kontinuierliche Verbesserung der Patientenversorgung bei Reanimationen herbeizuführen. Die Überwachung betrifft die Verfügbarkeit und die Verwendung von Medikamenten bei Reanimationen und in anderen lebensbedrohlichen Situationen, das vorgehaltene Material, die stets unverzügliche Alarmierung im Falle eines innerklinischen Kreislaufstillstands, die Dokumentation der getroffenen Maßnahmen, gemäß Utstein-Style-Protokoll, angewandte Grundsätze für die Entscheidungsfindung beim Verzicht auf Wiederbelebungsmaßnahmen, Reanimationsergebnisse, kritische Ereignisse, die zu einer Reanimation führen oder währenddessen auftreten, sowie verschiedene Aspekte der Sicherheit/Logistik (z.B. Dekontamination, regelmäßige Trainings, für die Reanimation benötigtes Material).

Die Durchführung einer CPR kann durch Besprechungen, die im Anschluss an die Reanimation stattfinden, verbessert werden. Ziel solcher Besprechungen ist es, Mängel und Fehler während der CPR aufzuzeigen und das erneute Auftreten in künftigen Reanimationen zu verhindern oder zumindest zu begrenzen. Beispiele für solche Fehler sind Thoraxkompressionen, die zu langsam/nicht tief genug durchgeführt werden, zu lange Unterbrechungen der Kompressionen und eine Hyperventilation des Patienten. Es sollte außerdem angeregt werden, dass die Institutionen Daten in nationale oder internationale Register eingeben, um die Qualität kontinuierlich zu verbessern. Dies hat bereits zur Entwicklung von validierten Modellen zur Vorhersage des Outcomes geführt, welche wiederum die Entwicklung von erweiterten Versorgungsstrategien erleichtern. Außerdem hat eine Analyse von Registerdaten die Häufigkeit der Reanimationssystemfehler und deren Einfluss auf die innerklinische Mortalität nach schockbarem und nicht schockbarem Kreislaufstillstand quantifiziert. Registerauswertungen haben eine signifikante Verbesserung der Ergebnisse nach Reanimation im Zeitraum von 2000 bis 2010 gezeigt.

Die publizierten Daten beweisen, dass eine kontinuierliche Verbesserung der innerklinischen CPR-Qualität und der Ergebnisse nach Kreislaufstillstand durch Folgendes erreicht werden kann: sorgfältige Dokumentation aller Wiederbelebungsversuche und deren Analyse auf Klinikebene, Eingabe der gewonnenen Daten auf nationaler und/oder internationaler Ebene in ein Register, Feedback von diesem Register an die Klinik.

6. Die Bedeutung der Kommunikation beim Management eines kritisch kranken Patienten

Kommunikation beinhaltet das Gewinnen von Informationen und deren Weitergabe. Bei einer Wiederbelebung kann die Kommunikation zwischen den Teammitgliedern verbal und nonverbal sein, genauso kann sie formlos oder nach bestimmten Regeln erfolgen. Zu beachten ist dabei, dass das Reanimationsteam mit verschiedenen Herausforderungen hinsichtlich der Kommunikation mit anderen professionellen Mitarbeitern, unterschiedlichem Personal und/oder dem Patienten konfrontiert wird. Diese können die Qualität einer Reanimation beeinträchtigen.

Während der Wiederbelebung sind effektive Teamzusammenarbeit und Kommunikationsfertigkeiten entscheidende Erfolgsfaktoren, eine schlechte Kommunikation senkt die Effektivität des Teams und die Überlebensraten. Üblicherweise ist dies eine Folge davon, dass die Teammitglieder nicht von Tag zu Tag stets die gleichen Fähigkeiten besitzen, dadurch wird die Kommunikation beeinträchtigt. Folglich kann die Kommunikation innerhalb des Teams durch intensives Training optimiert werden. In solchen Trainings kann eine effektive Kommunikation im Team umgesetzt werden, dabei sollte der Fokus auf unterschiedlichen Herangehensweisen liegen, z. B. der Interaktion im Team und den Beziehungen zwischen den Mitgliedern.

Die einzelnen Teammitglieder müssen ungeachtet ihrer Position lernen, Aufgaben entgegenzunehmen und ihre Rolle ohne unterschwellige Aggression anzunehmen. Die Bildung von Teamgeist sollte dadurch erfolgen, dass man schrittweise daran arbeitet, Vertrauen, Zusammenhalt, Arbeitszufriedenheit, Engagement und die Effektivität der Gruppe zu steigern. Wenngleich ein gesteigertes Bewusstsein für verschiedene Kommunikationsstile und das Anwenden dieser Fertigkeiten in medizinischen Trainings dazu beitragen kann, dass die Teams bei einer Wiederbelebung effektiver zusammenarbeiten, sollte eine präzise und fehlerfreie Kommunikation durch Anwendung einer Vorgehensweise mit geschlossener Kommunikation stets unterstützt werden. Die Verwendung von Kommunikationswerkzeugen wie SBAR für verbale und schriftliche Kommunikation (s. u.), aktives Zuhören, der Einsatz von Körpersprache und die Veränderung der Tonlage können ebenso dazu beitragen, dass die Teammitglieder die unterschiedlichen Persönlichkeiten, deren Vorlieben und Temperament erkennen und verstehen. Die Wertschätzung individueller Unterschiede fördert die Zusammenarbeit zwischen den Teammitgliedern und steigert die Teameffektivität.

Tabelle 2.2
Die Kommunikationswerkzeuge SBAR und RSVP

SBAR	RSVP	Inhalt	Beispiel
Situation	**R**eason Grund	• Stellen Sie sich vor und vergewissern Sie sich, ob Sie mit der richtigen Person sprechen • Identifizieren Sie den Patienten, über den Sie sprechen (wer und wo) • Sagen Sie, was Ihrer Meinung nach das aktuelle Problem ist, oder was es zu sein scheint • Stellen Sie klar, was Sie brauchen • Nützliche Sätze: - Das Problem scheint kardial/pulmonal/neurologisch/septisch zu sein - Ich bin nicht sicher was das Problem ist, aber der Patient verschlechtert sich - Der Patient ist instabil/wird schlechter, ich brauche Hilfe	• Hallo, ich bin Assistenzarzt Dr. Schmidt • Ich rufe wegen Herrn Braun an, der notfallmäßig eingewiesen wurde, ich glaube, er hat eine schwere Pneumonie und ist septisch • Er hat trotz hochdosierter Sauerstoffgabe eine Sauerstoffsättigung von 90 %, und ich bin sehr besorgt um ihn
Background Hintergrund	**S**tory Anamnese	• Hintergrundinformationen über den Patienten • Grund der Einweisung • Relevante Krankengeschichte	• Er ist 55 Jahre alt und war bisher fit und gesund • Seit 2 Tagen hat er Fieber und Husten • Er kam vor 15 Minuten mit dem Rettungswagen
Assessment Untersuchung	**V**ital signs Vitalfunktionen	• Beinhaltet spezifische Beobachtungen und Vitalfunktionen aus der ABCDE-Untersuchung - Atemweg beurteilen und sichern - Belüftung beurteilen und optimieren - Circulation beurteilen und optimieren - Defizite im neurologischen Bereich beurteilen - Exposure + weitere Untersuchung - Der Punktewert aus dem Frühwarn-Bewertungssystem beträgt...	• Er sieht schlecht aus und ist müde • Atemweg – er kann einzelne Worte sprechen • Belüftung – seine Atemfrequenz ist 24, er hat ein bronchiales Atemgeräusch auf der linken Seite. Seine Sauerstoffsättigung ist bei hochdosierter Sauerstoffgabe 90 %. Ich bekomme Blutgase und ein Rö-Thorax • Circulation – seine Pulsfrequenz ist 110, der Blutdruck 110/60 mmHg • Defizite im neurologischen Bereich – er ist schläfrig, kann aber ein paar Worte sagen • Exposure – er hat keinen Ausschlag
Recommendation Empfehlung	**P**lan	• Machen Sie deutlich, was die Person, die Sie angerufen haben, tun soll • Was bis wann? • Nützliche Sätze: - Ich werde die folgende Behandlung beginnen, gibt es noch etwas, was Sie empfehlen? - Ich werde die folgenden Untersuchung veranlassen, gibt es noch etwas, was Sie empfehlen? - Wann wollen Sie informiert werden, wenn er sich nicht verbessert? - Ich glaube, ich kann weiter nichts tun, ich möchte Sie dringend bitten, sich den Patienten anzusehen.	• Ich habe die Antibiose vorbereitet, und er hat eine Infusion • Ich brauche Hilfe – bitte kommen Sie direkt, um den Patienten zu sehen

7. Qualitativ hochwertige Versorgung

Eine hochwertige Versorgung kann als sicher, effektiv, patientenzentriert, rechtzeitig, effizient und angemessen beschrieben werden. Krankenhäuser, Wiederbelebungsteams und ALS-Anwender sollen sicherstellen, dass diese Ansprüche bei sich verschlechternden Patienten und bei Patienten im Kreislaufstillstand erfüllt werden, um deren Versorgung zu verbessern. Zwei Aspekte davon sind Meldesysteme für kritische Zwischenfälle (auch Critical Incident Reporting System genannt) und die Erfassung qualitativ guter Daten.

7.1 Meldesysteme für kritische Zwischenfälle

In Europa gibt es eine Anzahl von Critical Incident Reporting Systemen (CIRS, Berichts- und Lernsystem). So können beispielsweise Krankenhäuser in England und Wales Zwischenfälle der National Patient Safety Agency (NPSA) dem National Reporting and Learning Service (NRLS) (http://www.nrls.npsa.nhs.uk/report-a-patient-safetyincident/) melden.

Ein Ereignis ist hier definiert als unbeabsichtigter oder unerwarteter Zwischenfall, der den Patienten hätte schädigen können oder dazu geführt hat, dass einer oder mehrere Patienten geschädigt wurden, welche durch den National Health Service (NHS) versorgt wurden. Frühere Erhebungen aus dieser Datenbank haben kritische Zwischenfälle identifiziert, die in Zusammenhang mit Atemweghilfsmitteln auf Intensivstationen stehen, und daraus wurden Empfehlungen zur Verbesserung der Sicherheit abgeleitet. Eine Übersichtsarbeit der kritischen Zwischenfälle der NPSA durch das Resuscitaton Council UK zeigt, dass die meisten gemeldeten Zwischenfälle mit Problemen des Materials, der Kommunikation, verspätetem Eintreffen des Wiederbelebungsteams und fehlender Eskalation der Behandlung assoziiert sind.

8. Prozessbewertung und Outcome nach Kreislaufstillstand

Die Bewertung von Prozessen und dem Ergebnis bietet Informationen darüber, ob bestimmte Maßnahmen und Änderungen innerhalb der Wiederbelebungsleitlinien die Versorgung der Patienten verbessern. Die publizierten Überlebensraten des innerklinischen Kreislaufstillstands variieren erheblich. Das 24-Stunden-Überleben schwankt von 13–59 %, und die Zahl der aus dem Krankenhaus entlassenen Patienten beträgt 3–27 % (mittlere Krankenhausentlassungsrate 15 %). Vermutlich gibt es zwei Gründe für diese großen Unterschiede. Erstens gibt es viele Kofaktoren, die das Outcome nach Kreislaufstillstand beeinflussen, wie z. B.:

- Unterschiede der prähospitalen Versorgungssysteme (z. B. Verfügbarkeit von Defibrillatoren, Unterschiede bei den Hilfsfristen)
- Unterschiede bei der Häufigkeit einer CPR durch Zeugen des Ereignisses
- Unterschiedliche Patientenpopulationen (z. B. kann eine Studie auf innerklinische Kreislaufstillstände beschränkt sein oder präklinische einschließen)

- Die Prävalenz von Begleiterkrankungen
- Die Häufigkeit der Implementierung von „Do Not Attempt Resuscitation (DNAR = Verzicht auf Wiederbelebungsmaßnahmen)"-Strategien
- Der primäre Rhythmus des Kreislaufstillstands
- Die Definition des Kreislaufstillstands (z. B. Einbeziehung primärer Atemstillstände)
- Verfügbarkeit von Reanimations- bzw. medizinischen Notfallteams.

Zweitens fehlen einheitliche Berichtssysteme, sowohl für den Prozess als auch die Ergebnisse der Reanimationsversuche. So wird zum Beispiel das Überleben unterschiedlich definiert: als Wiederkehr des Spontankreislaufs, als Überleben für 5 Minuten, 1 Stunde, 24 Stunden oder als Entlassung aus dem Krankenhaus. Das Fehlen einer einheitlichen Berichterstattung beim Kreislaufstillstand macht es schwierig, den Einfluss individueller Faktoren auf das Überleben zu evaluieren (z. B. neue Medikamente oder Techniken).

Neue Behandlungen, die die Überlebensrate nur geringfügig verbessern, sind deshalb so wichtig, weil es jedes Jahr sehr viele Opfer eines Kreislaufstillstands gibt. Einzelne Krankenhäuser oder medizinische Versorgungseinrichtungen haben wahrscheinlich zu wenig Patienten, um diese Effekte messen zu können oder Störfaktoren auszuschalten. Ein Weg aus diesem Dilemma ist die Einführung einheitlicher Definitionen und die Sammlung standardisierter Daten, sowohl über den Prozess als auch das Outcome nach Wiederbelebung und von vielen Patienten in zahlreichen Zentren. So kann man Än-derungen im Wiederbelebungsprozess einführen und evaluieren, indem eine verlässliche Messmethode für das Outcome genutzt wird. Diese Methodik ermöglicht es, Medikamente und Techniken, welche in experimentellen Studien entwickelt wurden, verlässlich in einem klinischen Umfeld zu evaluieren.

In den meisten europäischen Ländern finden Prozessbewertungen der innerklinischen und außerklinischen Kreislaufstillstände statt. Es wird ermittelt, wie die Inzidenz und das Outcome von Kreislaufstillständen sind, um die medizinische Fachwelt und politischen Instanzen zu informieren. Ziel ist es, Faktoren zu identifizieren und zu fördern, die zu Verbesserungen bei der Prävention, Behandlung und dem Outcome nach Kreislaufstillstand führen.

Die Daten werden üblicherweise nach standardisierten Definitionen erhoben und z. B. in geschützten Bereichen webbasierter Datenbanken eingegeben. Sobald die Daten überprüft sind, werden die Teilnehmer mit vergleichenden Berichten versorgt, die einen Vergleich nicht nur regional, sondern auch zwischen nationalen und internationalen Institutionen ermöglichen. Weiterhin kann mit diesen Daten evaluiert werden, inwieweit die Einführung von Änderungen in den Leitlinien etwas bewirkt, was mit kleinen Datensätzen nicht möglich wäre (z. B. neue Medikamente, neue Techniken usw.).

DIE WICHTIGSTEN LERNZIELE – ZUSAMMENFASSUNG

- „Human Factors" spielen während einer Wiederbelebung eine wichtige Rolle.
- Verwenden Sie für eine effektive Kommunikation Hilfsmittel wie SBAR oder RSVP.
- Berichten Sie über kritische Ereignisse und sammeln Sie Daten aus Reanimationen, um die Patientenbehandlung zu verbessern.

LITERATUR

- Youngson GG. Teaching and assessing non-technical skills. Surgeon, 2011;9: S35-37.
- Glavin RJ, Maran NJ. Integrating human factors into the medical curriculum. Medical Education. 2003; 37 (supp 1): 59-64.
- Dunn EJ, Mills PD, Neily J, Crittenden MD, Carmack AL, Bagian JP. Medical Training: Applying Crew Resource Management in Veterans Health Administration. The Joint Commission Journal on Quality and Patient Safety 2007; 33, 6: 317-325.
- Flin R., O'Conner P, Crichton M. Safety at the Sharp End: A guide to non-technical skills. Aldershot: Ashgate Publishing, 2008.
- Catchpole K. Towards a Working Definition of Human Factors in Healthcare. www.chfg.org/news-blog/towards-a-working-definition-of-human-factors-in-healthcare (Last accessed: January 7 2015.)
- Leape LL. Error in medicine. JAMA 1994; 272:1851-1857.
- Sexton JB, Thomas EJ, Helmreich RL. Error, stress and teamwork in medicine and aviation: cross sectional surveys. British Medical Journal 2000; 320: 745-749.
- Bhangu A, Bhangu S, Stevenson J. Lessons for Surgeons in the final moments of Air France Flight 447. World Journal of Surgery 2013;37:1185-1192.
- Cooper S, Cant R, Porter J, Sellick K, Somers G, Kinsman L, Nestel D. Rating medical emergency teamwork performance: development of the Team Emergency Assessment Measure (TEAM). Resuscitation. 2010;81:446-452.
- Wayne DB, Butter J, Siddall VJ, et al. Simulation-based training of internal medicine residents in advanced cardiac life support protocols: a randomized trial. Teach Learn Med 2005;17:210-216.
- Perkins GD, Boyle W, Bridgestock H, et al. Quality of CPR during advanced resuscitation training. Resuscitation 2008;77:69-74.
- Kim J, Neilipovitz D, Cardinal P, Chiu M, Clinch J. A pilot study using high-fidelity simulation to formally evaluate performance in the resuscitation of critically ill patients: the University of Ottawa critical care medicine, high-fidelity simulation, and crisis resource management I study. Crit Care Med 2006;34:2167–74.
- Featherstone P, Chalmers T, Smith GB. RSVP: a system for communication of deterioration in hospital patients. Br J Nurs 2008;17:860-64.
- Flin R, O'Connor P, Crichton M. Safety at the Sharp End: a Guide to Non-Technical Skills. Aldershot: Ashgate, 2008.
- Flin R, Patey R, Glavin R, Maran N. Anaesthetists' non-technical skills. Br J Anaesth 2010;105:38-44.

Kapitel 3

Erkennen von Risikopatienten und Verhinderung eines Kreislaufstillstands

LERNZIELE

- Bedeutung der frühzeitigen Erkennung eines sich verschlechternden Patienten
- Ursachen für einen Kreislaufstillstand bei Erwachsenen
- Identifikation und Behandlung von Risikopatienten mithilfe des ABCDE-Schemas (Airway, Breathing, Circulation, Disability, Exposure): Atemwege beurteilen und sichern, Belüftung (Atmung) beurteilen und optimieren, Circulation beurteilen und optimieren, Defizite im neurologischen Bereich beurteilen, Entkleiden und Erhalt von Körperwärme

1. Einleitung

Das frühzeitige Erkennen einer Verschlechterung des Patientenzustands und die Verhinderung eines Kreislaufstillstands bilden das erste Glied der Überlebenskette. Kommt es jedoch zum Kreislaufstillstand, können weniger als 20 % der Patienten (innerklinischer Kreislaufstillstand) lebend aus dem Krankenhaus entlassen werden. Zur Verhinderung des innerklinischen Kreislaufstillstands sind die Ausbildung des medizinischen Personals, die Überwachung der Patienten, die Wahrnehmung der Verschlechterung des Krankheitszustands der Patienten, ein Alarmierungssystem und eine effektive Reaktion unerlässlich.

Bei Überlebenden eines innerklinischen Kreislaufstillstands ist dieser üblicherweise am Monitor beobachtet worden, und es lag ein Kammerflimmern (VF) vor – ausgelöst durch eine primäre myokardiale Ischämie –, welches unverzüglich erfolgreich defibrilliert werden konnte.

Bei den meisten stationär aufgenommenen Patienten stellt ein Kreislaufstillstand weder ein plötzliches noch ein unvorhersehbares Ereignis dar: In circa 80 % der Fälle kommt es in den Stunden vor dem Kreislaufstillstand zu einer klinischen Verschlechterung des Allgemeinzustands. Diese Patienten zeigen oft eine langsame und fortschreitende Verschlechterung ihrer Vitalparameter, häufig in Verbindung mit einer nicht erkannten oder einer zwar erkannten, jedoch nur unzureichend therapierten Hypoxie und Hypotension (ABC-Probleme: Airway, Breathing, Circulation). Der dem Kreislaufstillstand zugrunde liegende EKG-Befund ist bei dieser Patientengruppe üblicherweise ein nicht defibrillierbarer Rhythmus (PEA oder Asystolie), und die Überlebenswahrscheinlichkeit bis zur Krankenhausentlassung ist extrem schlecht.

Das frühzeitige Erkennen von Patienten, deren Zustand sich verschlechtert, und eine effektive Behandlung dieser Patienten können möglicherweise einen Kreislaufstillstand, den Tod des Patienten oder eine ungeplante Aufnahme auf der Intensivstation verhindern. Sofern man den Patienten, bei denen „fälschlicherweise" ein Reanimationsalarm ausgelöst wurde („Herzalarm", obwohl der Patient keinen Kreislaufstillstand hatte), vermehrte Aufmerksamkeit widmet, kann dies ein besseres Outcome bewirken, da bis zu einem Drittel dieser Patienten doch noch während ihres Krankenhausaufenthalts versterben. Zudem kann eine frühzeitig erhöhte Aufmerksamkeit für die betroffenen Patienten dazu beitragen, dass man diejenigen identifiziert, bei denen ein Reanimationsversuch nicht mehr angemessen wäre oder die einen solchen Versuch nicht wollen.

2. Vermeidung des innerklinischen Kreislaufstillstands: die Präventionskette

Die Präventionskette kann Krankenhäuser dabei unterstützen, eine Struktur zur Vorbeugung und frühen Erkennung von kritisch kranken Patienten zu implementieren. Die fünf Ringe repräsentieren: die Ausbildung des Personals, die Überwachung der Patienten, das Erkennen gefährdeter Patienten, Hilfe, die angefordert werden kann, und eine effektive Reaktion auf kritische Gesundheitszustände *(Abb. 3.1)*:

- **Ausbildung des Personals:** Dies beinhaltet, wie Patienten überwacht werden sollen, die Interpretation von beobachteten Symptomen, das Erkennen von Anzeichen einer kritischen Verschlechterung, die Anwendung der ABCDE-Herangehensweise und einfacher Fertigkeiten, um den Patienten bis zur Ankunft von qualifizierterer Hilfe zu stabilisieren.
- **Patientenüberwachung:** Dies beinhaltet die regelmäßige klinische Überwachung und Dokumentation der Vitalzeichen der Patienten, es kann auch den Einsatz elektronischer Überwachungsgeräte einschließen.
- **Erkennen gefährdeter Patienten:** Dies beinhaltet die Anwendung aller verfügbaren Hilfsmittel, die dazu beitragen, dass diejenigen Patienten identifiziert werden, die ein erweitertes Monitoring oder Interventionen benötigen. Dazu gehören geeignete „Vitalzeichen-Checklisten" (Frühwarn-Scores) und festgelegte Alarmierungskrite-rien, die den Anwendern anzeigen, dass das Monitoring erweitert werden muss und Expertenhilfe erforderlich ist.
- **Alarmierung:** Ein Alarmplan zur Anforderung von Hilfe bei einem sich verschlechternden Patienten soll unmissverständlich formuliert und jedem Mitarbeiter be-kannt sein, zudem ist es wichtig, dass alle diesen Alarmplan auch verstanden haben. Häufig empfinden Ärzte und Krankenpflegepersonal es als schwierig, Hilfe anzufordern oder die Behandlung auszuweiten, da sie befürchten, ihre medizinische Urteilsfähigkeit könne kritisiert werden. Krankenhäuser sollen daher sicherstellen,

dass das Personal die Befugnis hat, Hilfe anzufordern, und darin ausgebildet ist, strukturierte Kommunikationswerkzeuge zu verwenden. Dies ist z. B. die „Situation-Background-Assessment-Recommendation"-Methode (Situation-Hintergrund-Be-urteilung-Empfehlung, SBAR) oder das System des „Reason-Story-Vital Signs-Plan" (Grund-Anamnese-Vitalzeichen-Plan, RSVP, Kapitel 2).

- **Reaktion:** Eine effektive Reaktion auf kritische Gesundheitszustände sollte durch rasch eintreffendes Krankenhauspersonal sichergestellt sein. Diese Mitarbeiter müssen über einen notfallmedizinischen bzw. intensivmedizinischen Hintergrund verfügen und erfahren sein.

Abbildung 3.1
Präventionskette

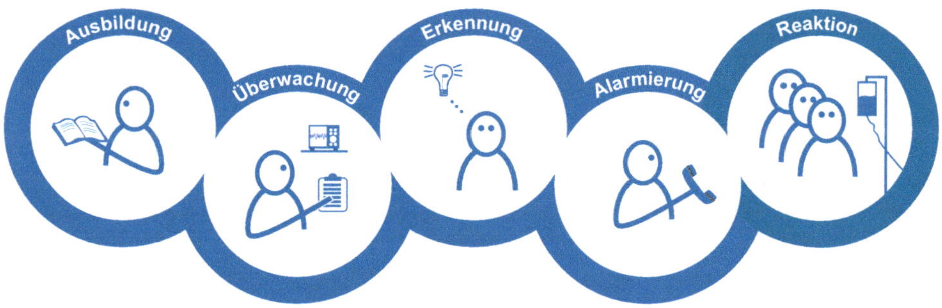

Tabelle 3.1
Beispiel für ein Frühwarn-Bewertungssystem (die Werte dienen als allgemeine Grundlage und können bei speziellen Patientengruppen abweichen)*
** Aus Prytherch et al. ViEWS – Towards a national early warning score for detecting adult in-patient deterioration. Resuscitation. 2010;81(8):932-7*

Wert	3	2	1	0	1	2	3
Puls/Min.		≤ 40	41-50	51-90	91-110	111-130	≥ 131
Atemfrequenz/Min.	≤ 8		9-11	12-20		21-24	≥ 25
Temperatur (°C)	≤ 35,0		35,1-36,0	36,1-38,0	38,1-39,0	≥ 39,1	
systolischer RR (mmHg)	≤ 90	91-100	101-110	111-249	≥ 250		
Sauerstoff-sättigung (%)	≤ 91	92-93	94-95	≥ 96			
inspiratorischer O_2-Anteil (FiO_2)				Raum-luft			jegliche O_2-Therapie
AVPU (Alert, Voice, Pain, Unresponsive)				wach			Ansprache Schmerzreiz bewusstlos

3. Erkennen von gefährdeten Patienten

Die klinischen Zeichen für eine Verschlechterung des Allgemeinzustands ähneln sich zumeist unabhängig von der Grunderkrankung. Dies liegt daran, dass sie eine Verschlechterung der Atemfunktion, der Kreislaufsituation oder der Neurologie widerspiegeln, d.h., sie deuten auf ABCDE-Probleme (s.u.) hin. Bei Patienten auf Normalstationen liegen häufig pathophysiologische Veränderungen vor. Trotzdem findet eine Erfassung und Dokumentation von wichtigen Vitalparametern bei akut Erkrankten noch immer seltener statt, als es wünschenswert wäre. Das Erfassen ganz einfacher Vitalparameter, etwa der Atemfrequenz, kann dazu beitragen, einen drohenden Kreislaufstillstand anzuzeigen. Viele Krankenhäuser verwenden heutzutage feste Alarmierungsregeln oder standardisierte Frühwarn-Bewertungssysteme (z.B. EWS = Early Warning Scores), um gefährdete Patienten rechtzeitig zu erkennen. Durch die Zuordnung von Punktwerten für die erhobenen Vitalparameter werden Abweichungen von vorher definierten „Normalwerten" erkannt. Aus der Summe der Werte oder der Beurteilung von Einzelwerten wird der Grad der nötigen Intervention abgeleitet, z.B. eine Verkürzung der Messintervalle, die Alarmierung des Stationsarztes oder des Notfallteams. Die Tabelle 3.1 zeigt ein Beispiel für ein Frühwarn-Bewertungssystem.

Die Frühwarn-Symptome und der somit erhobene Punktwert sind dynamisch und verändern sich im Laufe der Zeit. Daher soll häufiger nach dem Patienten geschaut werden, um herauszufinden, ob sein Zustand sich verbessert oder weiter verschlechtert. Wenn der Gesundheitszustand eines Patienten sich offensichtlich verschlechtert, soll bereits frühzeitig – auch schon vor dem Erreichen eines bestimmten Punktewerts – Hilfe angefordert werden. Eine höherer EWS-Punktewert ist mit einer Verschlechterung des Gesundheitszustands und einem höheren Risiko zu versterben assoziiert. Ein niedriger Wert hingegen bedeutet ein niedrigeres Risiko. Eine abgestufte, auf dem Frühwarn-Bewertungssystem basierende Reaktion soll nach dem jeweiligen Krankenhaus-Alarmierungssystem erfolgen (Tabelle 3.2).

Eine Alternative zu Frühwarn-Bewertungssystemen sind feste Alarmierungsregeln, bei denen der Alarm ausgelöst wird, wenn ein oder mehrere Vitalparameter extreme Abweichungen aufweisen. Die Überlegenheit eines dieser Systeme konnte bisher nicht gezeigt werden. Einige Krankenhäuser kombinieren einzelne Elemente dieser beiden Systeme. Auch dann, wenn Ärzte wegen der akuten Verschlechterung der Vitalzeichen eines Patienten angefordert werden, kommt es oft zu Verzögerungen, bis der Arzt nach dem Patienten schaut bzw. bis zur Verlegung des Patienten auf eine Intensiv- oder Wachstation.

4. Reaktion auf akute Erkrankungen

Die traditionelle Reaktion auf einen Kreislaufstillstand ist, wie das Wort schon sagt, eine Re-Aktion. Die Begriffe „Reanimationsteam" oder „Herzalarmteam" machen deutlich, dass diese Teams erst aktiviert werden, wenn der Kreislaufstillstand bereits eingetreten ist. In einigen Krankenhäusern wurden Reanimationsteams durch andere Teams ersetzt, z.B. das „medizinische Notfallteam" (engl. Medical Emergency Team, MET; Rapid Response Team; Critical Care Outreach Team), die für Patienten mit einer Verschlechterung des

Punktewerts im Frühwarn-Bewertungssystem oder auf Grundlage anderer spezieller Alarmierungskriterien gerufen werden können. Beispielsweise wird das medizinische Notfallteam nicht nur bei einem Kreislaufstillstand alarmiert, sondern auch für Patienten mit akuter Verschlechterung des Allgemeinzustands. Das medizinische Notfallteam besteht im Allgemeinen aus Ärzten und Pflegepersonal der Intensivstationen und/oder der Medizinischen Kliniken, die aufgrund bestimmter Einsatzkriterien angefordert werden (Tabelle 3.3).

Jeder Mitarbeiter des Krankenhauses kann ein medizinisches Notfallteam anfordern. Dessen frühzeitige Einbindung könnte die Anzahl der innerklinischen Kreislaufstillstände, Todesfälle oder ungeplante Aufnahmen auf die Intensivstation senken. Notfallteams können im Umgang mit kritischen Patienten eine wichtige Funktion einnehmen, indem sie Limitationen bei der Therapie festlegen (z.B. DNAR-Anweisungen = Do Not Attempt Resuscitation, Verzicht auf Wiederbelebungsmaßnahmen). Häufig bestehen die Interventionen des medizinischen Notfallteams aus einfachen Maßnahmen, wie z.B. der Gabe von Sauerstoff oder einer intravenösen Infusionsbehandlung. In der Praxis müssen die Vorteile eines medizinischen Notfallteams aber noch belegt werden.

Tabelle 3.2
Beispiel für ein auf dem Frühwarn-Bewertungssystem basierendes Eskalationsprotokoll

EWS	MINIMALE Kontroll-häufigkeit	Maßnahmen	
		Beobachterreaktion	Arztintervention
3–5	alle 4 Std.	Dienst habende Pflege informieren	
6	alle 4 Std.	Arzt informieren	Arztkontakt innerhalb 1 Std.
7–8	stündlich	Arzt informieren Monitoring erwägen	Arztkontakt innerhalb 30 Min. Facharzt/Oberarzt und/oder Notfallteam konsultieren
≥9	alle 30 Min.	Arzt informieren kontinuierliches Monitoring etablieren	Arztkontakt innerhalb 15 Min. Facharzt/Oberarzt und Intensiv-station konsultieren

Tabelle 3.3
Beispiel für Alarmierungskriterien eines medizinischen Notfallteams (MET)

MET-Alarmierungskriterien	
Atemweg	bedroht
Belüftung (Atmung)	alle Atemstillstände Atemfrequenz < 5/Min. Atemfrequenz > 36/Min.
Circulation	alle Kreislaufstillstände Pulsfrequenz < 40/Min. Pulsfrequenz > 140/Min. syst. Blutdruck < 90 mmHg
neurologische Defizite	plötzliche Bewusstseinseinschränkung Abfall des GCS um > 2 Punkte wiederholte oder anhaltende Krampfanfälle
andere	jeder andere Patient, der Sorge bereitet, jedoch nicht die o.g. Kriterien aufweist

Alle kritisch kranken Patienten sollen im Krankenhaus auf eine Station verlegt werden, die die bestmögliche Überwachung, pflegerische Versorgung und eine maximale Organersatztherapie anbieten kann. Das sind im Allgemeinen die Intensivstationen, Wachstationen und der Schockraum bzw. Reanimationsraum. Das ärztliche und pflegerische Personal in diesen Funktionsbereichen soll über Erfahrungen in erweiterten lebensrettenden Maßnahmen verfügen und in allen erforderlichen intensivmedizinischen Fertigkeiten geübt sein.

An Wochenenden und in der Nacht ist die Personalbesetzung in den Krankenhäusern am niedrigsten. Dies hat Auswirkungen auf die Patientenüberwachung, die Behandlung und auf den Behandlungserfolg. Erfolgt die Aufnahme auf eine periphere Station eines Krankenhauses am Abend oder am Wochenende, ist dies mit einer erhöhten Mortalität verbunden. Studien konnten zeigen, dass innerklinische Kreislaufstillstände am Abend, in der Nacht und am Wochenende häufiger unbeobachtet sind und geringere Überlebensraten zur Folge haben. Bei Patienten, die nachts von einer Intensivstation auf die Normalstation verlegt werden, besteht – verglichen mit denjenigen, die tagsüber oder auf eine Intermediärstation (Intermediate Care Station) verlegt werden – ein erhöhtes Risiko für eine erneute Aufnahme auf die Intensivstation oder für Versterben.

5. Ursachen für eine Zustandsverschlechterung und einen Atem-/Kreislaufstillstand

Eine Verschlechterung des Zustands und Atem-/Kreislaufstillstände können durch ein primäres Problem der Atemwege und/oder der Atmung und/oder kardiovaskulär bedingt sein (ABC-Probleme).

3

5.1 Verlegung der Atemwege

Eine detaillierte Darstellung des Managements der Atemwege finden Sie in Kapitel 7 dieses Handbuchs.

5.1.1 Ursachen

Eine Obstruktion der Atemwege kann vollständig oder partiell sein. Eine vollständige Obstruktion führt rasch zu einem Kreislaufstillstand. Oftmals geht eine partielle Verlegung einer vollständigen Atemwegsobstruktion voraus. Eine partielle Verlegung kann zu einem Hirn- oder Lungenödem, zu allgemeiner Erschöpfung, zu einem sekundären Versagen des Atemantriebs, zu einem hypoxischen Hirnschaden und letztlich zu einem Kreislaufstillstand führen.

Tabelle 3.4
Ursachen für eine Atemwegsobstruktion

Ursachen für eine Atemwegsobstruktion
• Beeinträchtigungen des zentralen Nervensystems
• Blut
• Erbrochenes
• Fremdkörper (z. B. Zähne, Essen)
• direkte Gesichts- oder Halsverletzungen
• Epiglottitis
• Schwellung des Pharynx (z. B. bei Infektion, Ödem)
• Laryngospasmus
• Bronchospasmus – dies bewirkt eine Verengung der kleinen Atemwege in der Lunge
• Bronchialsekret
• Tracheostoma-Verlegung

Eine Beeinträchtigung des zentralen Nervensystems kann zum Verlust der freien Atemwege und der Schutzreflexe führen. Zu den Ursachen zählen Kopfverletzungen, intrazerebrale Störungen, Hyperkapnie, die vigilanzmindernden Auswirkungen metabolischer Störungen (z. B. Diabetes mellitus), sowie Drogen/Medikamente einschließlich Alkohol, Opioide und Anästhetika. Eine Manipulation in den oberen Atemwegen kann bei bewusstseinsgetrübten Patienten einen Laryngospasmus hervorrufen, sofern die Schutzreflexe noch erhalten sind.

Bei manchen Leuten kann es während des Schlafens zu einer Obstruktion der Atemwege kommen (obstruktives Schlafapnoesyndrom). Dies tritt häufiger bei adipösen Patienten auf, und begleitende Faktoren – etwa der Einfluss sedierender Medikamente – können die Atemwegsobstruktion verschlimmern

5.1.2 Klinisches Bild (Erkennen des Problems)

Die Beurteilung der Atemwege ist bei jedem Patienten mit Obstruktionsrisiko wichtig. Ein Patient, der noch bei Bewusstsein ist, wird über Schwierigkeiten beim Atmen klagen. Er kann Erstickungsanfälle haben und wirkt gestresst. Bei einer teilweisen Verlegung bewirken die Atemanstrengungen hörbare Geräusche.

Bei einer kompletten Verlegung der Atemwege ist keinerlei Atemgeräusch vernehmbar, und es gibt keinen Luftstrom am Mund des Patienten. Sind Atembewegungen vorhanden, dann sind diese meist sehr angestrengt. Typischerweise ist der Einsatz der Atemhilfsmuskulatur zu beobachten, und es bestehen inverse Atembewegungen („Schaukelatmung"): Bei der Einatmung wird die Brust eingezogen, und das Abdomen hebt sich, während bei der Ausatmung das Gegenteil zu beobachten ist.

5.1.3 Behandlung

Absolute Priorität hat die Sicherstellung von freien Atemwegen. Behandeln Sie alle Probleme, die den Atemweg gefährden. So sollen beispielsweise Blut und Erbrochenes durch Absaugen aus den Atemwegen entfernt und – sofern dies nicht kontraindiziert ist – der Patient auf die Seite gedreht werden.

Verabreichen Sie so früh wie möglich Sauerstoff. Der Zielbereich ist eine pulsoxymetrisch gemessene arterielle Sauerstoffsättigung zwischen 94 und 98 %. Bei jedem Patienten mit eingeschränktem Bewusstsein, aus welchem Grund auch immer, soll auf eine aktuelle oder drohende Atemwegsverlegung geachtet werden. Es müssen Maßnahmen getroffen werden, um die Atemwege zu schützen und weitere Komplikationen wie die Aspiration von Mageninhalt zu verhindern, z. B. die Versorgung des Patienten in Seitenlage oder mit erhöhtem Oberkörper.

Das Spektrum der ggf. erforderlichen Techniken zum Offenhalten der Atemwege reicht von einfachen manuellen Manövern wie der Überstreckung des Kopfes/Anheben des Kinns, der Anwendung des Esmarch-Handgriffs, der Verwendung eines Güdel- oder Wendl-Tubus bis hin zur geplanten endotrachealen Intubation oder Tracheostomie. Ziehen Sie die Platzierung einer Magensonde in Betracht, damit der Magen entleert werden kann.

5.2 Belüftungsprobleme (Atmungsprobleme), B-Probleme

5.2.1 Ursachen

Eine Ateminsuffizienz kann akut oder chronisch sein. Sie kann kontinuierlich oder intermittierend auftreten und so ausgeprägt sein, dass sie einen Atemstillstand verursacht, der schnell zu einem Kreislaufstillstand führt. Ein Atemstillstand entsteht häufig durch die Kombination mehrerer Faktoren. So kann es beispielsweise bei einem Patienten mit chronisch respiratorischer Insuffizienz durch eine Lungenentzündung, Muskelschwäche oder Rippenbrüche zu einer fortschreitenden Erschöpfung der Atemfunktion kommen. Falls die Atmung nicht mehr ausreicht, um das Blut adäquat zu oxygenieren (Hypoxämie), wird es letztlich zu einem Kreislaufstillstand kommen.

- **Atemantrieb**

Eine Funktionseinschränkung des zentralen Nervensystems kann den Atemantrieb erniedrigen oder vollständig aufheben. Die Ursachen sind die gleichen wie bei einer durch Funktionseinschränkung des zentralen Nervensystems hervorgerufenen Obstruktion der Atemwege.

- **Atemarbeit**

Die wichtigsten Atemmuskeln sind das Zwerchfell und die Interkostalmuskeln. Letztere werden auf Höhe der jeweiligen Rippe innerviert und können gelähmt werden, falls es oberhalb dieses Niveaus zu einer Rückenmarksverletzung kommt. Die Innervation des Zwerchfells erfolgt auf Höhe des dritten, vierten und fünften Halswirbels. Bei einer schweren Verletzung des Rückenmarks oberhalb davon ist eine Spontanatmung nicht mehr möglich.

Viele Erkrankungen führen aufgrund einer Muskelschwäche oder Nervenschädigung zu einer unzulänglichen Atemarbeit (z. B. Myasthenia gravis, Guillain-Barré-Syndrom, Multiple Sklerose). Chronische Unterernährung und eine schwere, lang anhaltende Erkrankung können ebenfalls zu einer allgemeinen Schwäche beitragen.

Die Atmung kann zudem durch restriktive Anomalien der Thoraxwand beeinträchtigt werden, etwa durch eine Kyphoskoliose. Rippen- oder Sternumfrakturen tragen schmerzbedingt dazu bei, dass tiefe Atemzüge und Husten nicht möglich sind.

- **Lungenerkrankungen**

Die Lungenfunktion ist bei großen Flüssigkeits- bzw. Lufteinlagerungen im Pleuraspalt herabgesetzt (Pneumothorax, Hämatothorax). Ein Spannungspneumothorax führt zu einer rapiden Verschlechterung des Gasaustauschs, zur Verringerung des venösen Rückflusses zum Herzen und zu einem starken Abfall der kardialen Auswurfleistung. Schwere Lungen-erkrankungen behindern den Gasaustausch. Zu den Ursachen zählen Infektionen, Aspira-tion, Exazerbation einer chronisch-obstruktiven Lungenerkrankung (COPD), Asthma, Lun-genembolie, Lungenkontusion, akutes Atemnotsyndrom (ARDS) und Lungenödem.

5.2.2 Klinisches Bild (Erkennen des Problems)

Ein Patient, der bei Bewusstsein ist, wird über Kurzatmigkeit klagen und gestresst wirken. Die Anamnese und Untersuchung werden meist auf die zugrunde liegende Ursache hinweisen. Reizbarkeit, Verwirrung, Lethargie und eine Bewusstseinstrübung können Zeichen einer Hypoxämie und Hyperkapnie sein. Eine Zyanose kann sichtbar sein, sie ist jedoch ein spätes Symptom. Eine erhöhte Atemfrequenz (> 25/Min.) ist ein nützlicher und einfacher Indikator für Atemprobleme. Die Pulsoxymetrie bietet eine einfache und nicht invasive Methode zur Beurteilung der Oxygenierung *(Kapitel 15)*.

Sie ist jedoch kein zuverlässiger Indikator für die Atemtätigkeit, sodass ergänzend eine Blutgasanalyse (BGA) erforderlich ist, um den arteriellen Kohlendioxid-Partialdruck ($paCO_2$) und den pH-Wert zu ermitteln. Bei Patienten mit schweren respiratorischen Problemen sind ein Anstieg des $paCO_2$ und Abfall des pH-Werts häufig späte Zeichen für eine Verschlechterung.

5.2.3 Behandlung

Jedem hypoxischen Patienten wird Sauerstoff verabreicht und die zugrunde liegenden Ursachen behandelt. Verabreichen Sie Sauerstoff mit 15 l/Min. über eine High-Flow-O_2-Maske mit Reservoir. Sobald sich der Zustand des Patienten stabilisiert hat, wird die O_2-Maske getauscht und eine SpO_2 im Bereich von 94–98 % angestrebt. Findet sich beispielsweise ein Thoraxtrauma in der Anamnese, sollte ein Spannungspneumothorax vermutet und durch klinische Zeichen und Symptome bestätigt werden. Nach Bestätigung der Diagnose sollte mit einer großlumigen Kanüle (14 G) unverzüglich eine Entlastungspunktion im zweiten Interkostalraum in der Medioklavikularlinie durchgeführt werden (Nadelthorakozentese, Thoraxentlastungspunktion).

Patienten, die unter Atemnot oder zunehmender Erschöpfung leiden, benötigen eine Unterstützung der Atemfunktion. Eine nicht invasive Beatmung (Non Invasive Ventilation, NIV) über Maske oder Helm kann hilfreich sein und eine endotracheale Intubation und Beatmung verhindern. Bei Patienten, die nicht mehr adäquat atmen können, muss eine Intubationsnarkose mit kontrollierter Beatmung durchgeführt werden.

5.3 Kreislaufprobleme (C-Probleme)

5.3.1 Ursachen

Kreislaufprobleme können durch primäre Herzerkrankungen oder durch eine sekundäre Beeinträchtigung des Herzens infolge anderer Ursachen bedingt sein. Meistens beruht eine Störung des Herz-Kreislauf-Systems bei akut erkrankten Patienten auf einer Hypovolämie. Es kann zum plötzlichen Herzstillstand kommen, oder das Herz produziert über eine gewisse Zeit ein unzureichendes Herzzeitvolumen, bevor es dann zum Stillstand kommt.

- **Primäre Beeinträchtigungen der Herzfunktion**

Die häufigste Ursache für einen plötzlichen Herztod ist eine ischämie- oder infarktbedingte Arrhythmie. Ein auf einer Arrhythmie beruhender Kreislaufstillstand kann aber auch durch andere Herzerkrankungen, Überleitungsstörungen, Stromschlag oder einige Medikamente verursacht sein.

Zum plötzlichen Herztod kann es auch bei Herzfehlern, Herzbeuteltamponade, Ruptur des Herzmuskels, Myokarditis und hypertrophen Kardiomyopathien kommen.

Tabelle 3.5
Ursachen für ein Kammerflimmern

Ursachen für ein Kammerflimmern
• Akute koronare Syndrome (ACS, Kapitel 4)
• Hypertensive Herzerkrankung
• Erkrankung der Herzklappen
• Medikamente (z. B. Antiarrhythmika, trizyklische Antidepressiva, Digoxin)
• Vererbbare Herzkrankheiten (z. B. das Long-QT-Syndrom)
• Azidose
• Pathologisch veränderte Elektrolytkonzentrationen (z. B. Kalium, Magnesium, Calcium)
• Hypothermie
• Stromschlag

- **Sekundäre Beeinträchtigungen der Herzfunktion**

Das Herz wird auch von anderen Veränderungen im Organismus beeinflusst. Beispielsweise kann ein Herzstillstand durch eine Asphyxie infolge einer Atemwegsverlegung oder einer Apnoe bedingt sein, durch einen Spannungspneumothorax oder durch einen schweren Blutverlust. Bei schwerer Hypoxie und Anämie, Hypothermie, Verminderung der Perfusion und schwerem septischem Schock kommt es zur Beeinträchtigung der Herzfunktion, daraus resultierend kann ebenfalls ein Kreislaufstillstand auftreten.

5.3.2 Klinisches Bild (Erkennen des Problems)

Zu den Befunden und Symptomen einer Herzerkrankung gehören Brustschmerz, Kurzatmigkeit, Synkopen, Tachykardie, Bradykardie, Erhöhung der Atemfrequenz, Hypotension, eine schlechte periphere Durchblutung (Verlängerung der Rekapillarisierungszeit), Veränderungen des Bewusstseinszustands und die Oligurie. Bei den meisten vom plötzlichen Herztod betroffenen Menschen bestand eine Herzerkrankung, die möglicherweise vorher nicht bekannt war. Obwohl das Risiko bei Patienten mit bekannter schwerer Herzkrankheit größer ist, kommt der plötzliche Herztod häufiger bei Menschen vor, bei denen keine kardiale Anamnese vorlag. Ursachen für eine initial asymptomatische Herzerkrankung können hypertensive Herzerkrankungen, Aortenklappenerkrankungen, Kardiomyopathien, die Myokarditis und Koronarerkrankungen sein.

- **Prävention des plötzlichen Herztods in der Präklinik**

Die koronare Herzkrankheit (KHK) ist die häufigste Ursache für einen plötzlichen Herztod („Sudden Cardiac Death", SCD). Nonischämische Kardiomyopathien und Herzklappenfehler sind die Ursache für andere SCD-Ereignisse. Ein kleiner Prozentsatz der plötzlichen Herztode (SCD) wird durch vererbbare Anomalien (z. B. Long- und Short-QT-Syndrom, Brugada-Syndrom, hypertrophe Kardiomyopathie, arrhythmogene rechtsventrikuläre Kardiomyopathien) und angeborene Herzerkrankungen verursacht.

Bei Patienten mit einer bekannten Herzerkrankung ist die Synkope (mit oder ohne Prodromi – insbesondere kürzlich oder wiederkehrend) ein unabhängiger Risikofaktor für ein erhöhtes Todesrisiko. Auch scheinbar gesunde Kinder und junge Erwachsene, die einen plötzlichen Herztod (SCD) erleiden, können Vorzeichen und Symptome aufweisen (z. B. Synkope/Präsynkope, Brustschmerzen, Palpitationen, Herzrasen), dies sollte professionelle Helfer dazu veranlassen, sofort Expertenrat hinzuziehen, um einem Kreislaufstillstand vorzubeugen.

Anzeichen, die eine arrhythmogene Synkope sehr wahrscheinlich erscheinen lassen, sind:

- Synkope in Rückenlage
- Synkope, die während oder nach körperlicher Anstrengung einsetzt (obwohl Synko-pen nach körperlicher Anstrengung häufig vasovagal bedingt sind)
- Synkope ohne oder mit nur kurzen Vorzeichen
- wiederholtes Auftreten unerklärlicher Synkopen
- Synkope bei Personen, in deren Familie ein plötzlicher Herztod oder eine vererbbare Herzerkrankung bekannt ist.

Die systematische Abklärung des Risikos in dafür spezialisierten Kliniken wird v. a für die Personen empfohlen, in deren Familien junge Opfer eines plötzlichen Herztods (SCD) zu beklagen sind, oder für Patienten mit einer bekannten Herzerkrankung, die mit einem erhöhten Risiko für einen plötzlichen Herztod (SCD) einhergeht.

5.3.3 Behandlung

Behandeln Sie die zugrunde liegende Ursache des Kreislaufversagens. Bei vielen Patienten ist die intravenöse Infusionsbehandlung zielführend, um eine Hypovolämie zu behandeln. Untersuchen Sie Patienten mit Thoraxschmerz darauf, ob ein akutes Koronarsyndrom (ACS) vorliegt. Eine ausführ-liche Beschreibung der Behandlung eines akuten Koronarsyndroms (ACS) findet sich in Kapitel 4.

Die meisten Patienten mit pectanginösen Beschwerden fühlen sich besser, wenn sie aufrecht sitzen. In einigen Fällen kann eine Flachlagerung Angina-pectoris-Beschwerden auslösen oder verschlimmern. Erwägen Sie die Applikation eines Antiemetikums, vor allem dann, wenn der Patient über Übelkeit klagt.

Überlebende einer Episode mit Kammerflimmern erleiden wahrscheinlich eine weitere

Episode, wenn keine prophylaktische Behandlung erfolgt. Bei diesen Patienten kann eine perkutane koronare Intervention (PCI), eine aortokoronare Bypass-Operation oder ein implantierbarer Kardioverter-Defibrillator (ICD) sinnvoll sein.

Eine Behandlung der zugrunde liegenden Ursachen wird oftmals einen sekundären Kreislaufstillstand verhindern. Beispielhaft sei die zügige Optimierung der Perfusion vitaler Organe bei schwerer Sepsis (Early Goal Directed Therapy) erwähnt, die das Mortalitätsrisiko senkt. Zur kardiovaskulären Unterstützung gehört die Korrektur von Störungen des Elektrolythaushalts oder des Säure-Basen-Gleichgewichts, sowie eine Therapie zur Optimierung von Herzfrequenz, Rhythmus und Herzminutenvolumen.

Ein erweitertes kardiovaskuläres Monitoring und eine Echokardiografie können erforderlich sein. Eine Flüssigkeitstherapie und vasoaktive Substanzen sind eventuell notwendig, um die Füllung des Herzens günstig zu beeinflussen. Inotrope Substanzen und Vasokonstriktoren können nötig sein, um das Herzminutenvolumen und den Blutdruck zu steigern. In einigen Situationen sind eventuell mechanische Maßnahmen zur Kreislaufunterstützung (z. B. intraaortale Ballonpumpe, IABP) oder das Erwägen einer Herztransplantation notwendig.

6. Die ABCDE-Herangehensweise

6.1 Zugrunde liegende Prinzipien

Der grundsätzliche Ansatz zur Behandlung von sich im Zustand verschlechternden oder kritisch kranken Patienten ist immer gleich. Die zugrunde liegenden Prinzipien sind:

1. Untersuchen und behandeln Sie den Patienten anhand der ABCDE-Herangehensweise: A = Airway – Atemweg, B = Breathing – Belüftung der Lungen (Atmung, ggf. Beatmung), C = Circulation – Circulation (Kreislaufsituation und Blutungskontrolle), D = Disability – Defizite (der neurologischen Funktion), E = Exposure – Entkleiden, Erhalt von Körperwärme.
2. Führen Sie eine komplette ABCDE-Untersuchung und regelmäßige Neubeurteilungen durch.
3. Behandeln Sie zuerst lebensbedrohliche Probleme, bevor Sie den nächsten Untersuchungsschritt durchführen.
4. Überwachen Sie, ob die Behandlung Erfolg zeigt.
5. Überlegen Sie, ob zusätzliche Hilfe erforderlich ist. Fordern Sie frühzeitig geeignete Hilfe nach.
6. Setzen Sie alle Teammitglieder ein. Dadurch können verschiedene Maßnahmen, wie z. B. Untersuchungen, das Anschließen des Monitors und die Anlage eines i.v.-Zugangs, parallel durchgeführt werden.
7. Kommunizieren Sie ruhig und bestimmt. Nutzen Sie die in Kapitel 2 beschriebene SBAR- oder RSVP-Vorgehensweise.

8. Das Ziel der ersten Behandlungsschritte ist es, den Patienten am Leben zu halten und eine klinische Verbesserung des Allgemeinzustands zu erreichen. Dadurch wird Zeit gewonnen, um weitere Maßnahmen durchzuführen und Diagnosen zu stellen.
9. Bedenken Sie, dass es einige Minuten dauern kann, bis die Behandlung Wirkung zeigt.

6.2 Erste Schritte

1. Achten Sie auf ihre eigene Sicherheit und die des Patienten. Sorgen Sie für eine sichere Arbeitsumgebung. Benutzen Sie in angemessener Weise Schürzen, Handschuhe oder Schutzbrillen.
2. Gewinnen Sie zunächst einen ersten allgemeinen Eindruck vom Patienten, um zu erkennen, ob es ihm nicht gutgeht.
3. Falls der Patient wach ist, fragen Sie ihn: „Wie geht es Ihnen?" Ist der Patient bewusstlos oder scheint kollabiert zu sein, rütteln Sie ihn und fragen: „Hallo, ist alles in Ordnung?" Wenn der Patient normal antworten kann, hat er freie Atemwege, eine ungestörte Atmung und eine zerebrale Perfusion. Sollte er nur in kurzen Sätzen sprechen können, besteht wahrscheinlich ein Atemproblem. Falls der Patient nicht reagiert, so ist das ein sicheres Zeichen für einen kritischen Zustand.
4. Dieses erste schnelle „Sehen, Hören und Fühlen" bei der Einschätzung des Patienten sollte etwa 30 Sekunden dauern und wird oftmals zeigen, ob der Patient kritisch erkrankt ist und dringend versorgt werden muss. Sprechen Sie einen Kollegen an, um sicherzustellen, dass die geeignete Hilfe kommt.
5. Falls der Patient reaktionslos ist und keine normale Atmung aufweist (Schnappatmung ist keine normale Atmung), dann beginnen Sie eine CPR wie in Kapitel 5 beschrieben. Wenn Sie entsprechend trainiert sind, tasten Sie den Puls des Patienten, um festzustellen, ob ein Atemstillstand vorliegt. Falls irgendein Zweifel besteht, ob ein Puls vorhanden ist, beginnen Sie mit der CPR.
6. Erfassen Sie frühzeitig die Vitalparameter. Verwenden Sie bei allen kritisch kranken Patienten so früh wie möglich ein Pulsoxymeter, einen EKG-Monitor und eine nicht invasive Blutdruckmessung.
7. Legen Sie so schnell wie möglich einen i.v.-Zugang. Nehmen Sie dabei Blutproben für Untersuchungen.

6.3 A = Airway (Atemwege)

Eine Obstruktion der Atemwege ist eine Notfallsituation. Fordern Sie umgehend Expertenhilfe an. Unbehandelt führt eine Verlegung der Atemwege zur Hypoxie und dem Risiko einer Schädigung des Gehirns, der Nieren und des Herzens. In der Folge kann es zu einem Kreislaufstillstand und zum Tod kommen.

1. Achten Sie auf Zeichen einer Verlegung der Atemwege:

- Eine Atemwegsobstruktion verursacht paradoxe Bewegungen von Thorax und Abdomen („Schaukelatmung") und die Zuhilfenahme der Atemhilfsmuskulatur. Eine zentrale Zyanose ist ein spätes klinisches Zeichen der Atemwegsobstruktion. Bei einer kompletten Verlegung sind keine Atemgeräusche an Mund und Nase hörbar. Bei einer Teilverlegung ist der Luftstrom häufig vermindert, und die Atemgeräusche sind laut.

- Bei kritisch Kranken mit einer eingeschränkten Bewusstseinslage entwickelt sich häufig eine Obstruktion der Atemwege.

2. Behandeln Sie eine Obstruktion der Atemwege als medizinischen Notfall:

   - Fordern Sie sofort Expertenhilfe an. Unbehandelt führt eine Obstruktion zur Hypoxämie (niedriger paO_2) mit dem Risiko einer Schädigung des Gehirns, der Nieren, des Herzens sowie dem Risiko eines Kreislaufstillstands und des Todes.

   - In den meisten Fällen sind nur einfache Maßnahmen notwendig, um die Atemwege frei zu machen (z. B. Kopf überstrecken/Kinn anheben, Absaugen, Einlegen eines oropharyngeal- oder nasopharyngeal-Tubus). Sollten diese Maßnahmen nicht zum Erfolg führen, kann eine endotracheale Intubation notwendig werden.

3. Verabreichen Sie Sauerstoff in hoher Konzentration:

   - Verabreichen Sie Sauerstoff in einer hohen Konzentration, indem Sie eine Sauerstoffmaske mit Reservoirbeutel verwenden. Der O_2-Fluss soll ausreichend sein (üblicherweise 15 l/Min. betragen), damit der Reservoirbeutel bei der Einatmung nicht kollabiert. Applizieren Sie bei einem intubierten Patienten Sauerstoff in hoher Konzentration über den Beatmungsbeutel.

   - Bei einem akuten Versagen der Atmung sollen Sie die Sauerstoffkonzentration so wählen, dass Sie eine SpO_2 von 94–98 % erreichen. Bei Patienten mit einem chronisch erhöhten CO_2 (z. B. COPD) streben Sie eine Sauerstoffsättigung von 88–92 % an.

6.4 B = Breathing (Belüftung = Atmung, ggf. Beatmung)

Schon bei der ersten Untersuchung der Atmung müssen akut vital bedrohliche Zustände wie akutes schweres Asthma, Lungenödem, Spannungspneumothorax, ein massiver Hämatothorax oder eine Thoraxrigidität nach schwerer thorakaler Verbrennung erkannt und behandelt werden.

1. Achten Sie durch Sehen, Hören und Fühlen auf die Zeichen einer eingeschränkten Atmung: Schwitzen, zentrale Zyanose, Einsatz der Atemhilfsmuskulatur und Bauchatmung.

2. Bestimmen Sie die Atemfrequenz. Normal ist eine Atemfrequenz zwischen 12–20 Atemzügen pro Minute. Eine hohe oder ansteigende Atemfrequenz (> 25/Min.) ist ein Zeichen für ein Problem und zugleich Hinweis darauf, dass eine plötzliche Verschlechterung eintreten kann.

3. Prüfen Sie die Tiefe der Atemzüge und den Atemrhythmus. Ebenfalls ist zu prüfen, ob die Thoraxexkursionen beidseits gleich sind.

4. Erfassen Sie jegliche Deformitäten des Thorax, weil hierdurch im Falle einer Verschlechterung die pulmonalen Reserven eingeschränkt sein könnten. Sind Pulsationen der Jugularvenen sichtbar (z. B. bei akutem Asthma oder einem Spannungspneumothorax)? Liegen Thoraxdrainagen, und sind sie durchgängig? Ein aufgetriebenes Abdomen kann die Zwerchfellatmung beeinträchtigen und somit die Atemarbeit erschweren.

5. Ermitteln Sie die inspiratorische O_2-Konzentration und die pulsoxymetrisch gemes-sene Sättigung (SpO_2). Mit der Pulsoxymetrie kann eine Hyperkapnie nicht festgestellt werden. Sollte der Patient Sauerstoff erhalten, kann auch bei stark erhöhtem $paCO_2$ die O_2-Sättigung normal sein.

6. Hören Sie dicht am Gesicht des Patienten nach Atemgeräuschen. Blasige Rasselgeräusche deuten auf Sekrete in den Atemwegen hin, die gewöhnlich dadurch be-dingt sind, dass der Patient nicht richtig husten bzw. nur flach atmen kann. Ein Stridor oder Giemen deutet auf eine partielle, jedoch signifikante Obstruktion hin.

7. Perkutieren Sie den Brustkorb. Ein hypersonorer Klopfschall kann auf einen Pneumothorax hinweisen, ein abgeschwächter Klopfschall auf Pleuraergüsse oder eine Konsolidierung der Lunge.

8. Auskultieren Sie den Brustkorb. Bronchiales Atmen deutet auf eine Konsolidierung der Lunge mit offenen Atemwegen hin. Fehlende oder abgeschwächte Atemgeräusche können einen Pneumothorax, Pleuraergüsse oder eine Lungenkonsolidierung durch komplett verlegte Atemwege anzeigen.

9. Überprüfen Sie die Position der Trachea im Jugulum (oberhalb des Sternums). Eine seitliche Deviation zeigt eine Mediastinal-Verlagerung an (z. B. beim Pneumothorax, bei Lungenfibrose oder Pleuraergüssen).

10. Palpieren Sie die Thoraxwand. Achten Sie auf ein Hautemphysem (gilt bis zum sicheren Ausschluss als Zeichen für einen Pneumothorax) und auf Krepitationen.

11. Die spezielle Behandlung von Atemstörungen ist immer von der auslösenden Ursache abhängig. Dennoch sollten alle kritisch erkrankten Patienten Sauerstoff erhalten. Bei Patienten mit einer chronisch-obstruktiven Lungenerkrankung (COPD) könnte durch Gabe von hochkonzentriertem Sauerstoff der Atemantrieb gehemmt werden (d. h., die Patienten sind gefährdet, eine hyperkapnische Ateminsuffizienz zu erleiden). Dennoch werden auch diese Patienten hypoxische Organschäden oder einen Kreislaufstillstand erleiden, falls Sie zulassen, dass der Sauerstoffgehalt des Blutes sinkt. Unter solchen Umständen können aber niedrigere paO_2- und SpO_2-Werte toleriert werden. Verabreichen Sie den Patienten Sauerstoff über eine Venturi-Maske (24 % oder 28 %, jeweils mit 4 l/Min.). Als Zielwert ist bei den meisten COPD-Patienten eine pulsoxymetrisch ermittelte Sättigung von 88–92 % anzustreben. Falls verfügbar, sollen zur Ermittlung des geeigneten SpO_2-Zielwerts Blutgasanalysen einbezogen werden, die evtl. im Rahmen früherer Exazerbationen durchgeführt wurden. Manche Patienten mit chronischen Lungenerkrankungen haben eine eigene Venturi-Maske und in manchen Ländern haben die Patienten eine „Oxygen

Alert Card", die Auskunft darüber gibt, welches der anzustrebende SpO_2-Bereich ist.

12. Sollten die Atemzüge eines Patienten nicht tief genug oder die Atemfrequenz in-adäquat sein oder fehlen, lassen Sie sofort Expertenhilfe anfordern, und unterstützen Sie zwischenzeitlich die Atmung mit Beutel-Masken-Beatmung oder Beatmung über eine sogenannte Taschenmaske. Dies dient einer verbesserten Oxygenierung des Patienten. Ist der Patient noch kooperativ und liegt keine Obstruktion der Atemwege vor, sollten Sie eine nicht invasive Beatmung (NIV) in Betracht ziehen. Bei Patienten mit einer akuten Exazerbation einer COPD ist die NIV oftmals hilfreich und kann die Erfordernis einer Intubation und invasiven Beatmung verhindern.

6.5 C = Circulation (Kreislauf und Blutungskontrolle)

Bis zum Beweis des Gegenteils gilt bei fast allen internistischen oder chirurgischen Notfällen die Hypovolämie als die häufigste Ursache eines Schockzustands. Sofern keine offensichtlichen Symptome einer kardialen Ursache bestehen, sollen alle Patienten mit kühler Peripherie und erhöhter Herzfrequenz intravenöse Infusionen erhalten. Bei chirurgischen Patienten muss eine verdeckte oder offene Blutung ausgeschlossen werden.

Denken Sie daran, dass auch Atmungsprobleme wie ein Spannungspneumothorax den Kreislauf beeinträchtigen können. Ein solches Problem hätte schon bei B=Breathing (Atmung) erfasst und behoben werden müssen.

1. Untersuchen Sie die Hände und Finger: Sind sie blau, rosig, blass oder marmoriert?
2. Beurteilen Sie die Temperatur der Extremitäten durch Berühren der Hände des Patienten: Sind sie kalt oder warm?
3. Beurteilen Sie die Rekapillarisierungszeit (CRT=Capillary Refill Time, „Rekap-Zeit"). Pressen Sie eine Fingerspitze des Patienten für 5 Sekunden, sodass die Haut blass wird. Halten Sie die Hand des Patienten dabei auf Herzhöhe oder ein wenig darüber. Beobachten Sie jetzt die Zeit, bis die Druckstelle die gleiche Farbe hat wie der restliche Finger. Normalerweise sollte dies nicht länger als 2 Sekunden dauern. Eine Verlängerung der Rekap-Zeit deutet auf eine schlechte periphere Perfusion hin. Andere Faktoren können ebenfalls zu einer Verlängerung der Rekap-Zeit führen (z. B. eine kalte Umgebung, schlechte Lichtverhältnisse oder hohes Alter).
4. Beurteilen Sie die Venenfüllung. Bei einer Hypovolämie können die Venen schlecht gefüllt oder kollabiert sein.
5. Zählen Sie die Pulsfrequenz (oder vorzugsweise die Herzfrequenz, indem das Herz auskultiert wird).
6. Tasten Sie die peripheren und zentralen Pulse. Beurteilen Sie Vorhandensein, Frequenz, Qualität, Regelmäßigkeit und Vergleichbarkeit. Kaum tastbare zentrale Pulse lassen auf eine schlechte kardiale Auswurfleistung schließen, während ein springender Puls auf eine Sepsis hindeuten kann.
7. Messen Sie den Blutdruck des Patienten. Ein normaler Blutdruck ist auch im Schock

möglich, da ein niedriges Herzzeitvolumen kompensatorisch zur Erhöhung des peripheren Widerstands führt. Ein niedriger diastolischer Blutdruckwert weist auf eine arterielle Vasodilatation hin (wie in der Anaphylaxie oder Sepsis). Eine niedrige Amplitude (die Differenz zwischen systolischem und diastolischem Blutdruck, normal sind 35–45 mmHg, auch Pulsdruck genannt), deutet auf eine arterielle Vasokonstriktion (kardiogener Schock oder Hypovolämie) hin und kann mit einer Tachyarrhythmie einhergehen.

8. Auskultieren Sie das Herz. Sind Herzgeräusche oder ein Perikardreiben hörbar? Sind die Herztöne gut zu hören? Korrespondiert die hörbare Herzfrequenz mit dem tastbaren Puls?
9. Achten Sie auf weitere Zeichen einer schlechten kardialen Auswurfleistung, wie eine Verringerung der Vigilanz oder, falls ein Blasenkatheter vorhanden ist, auf eine Oligurie (Ausscheidung < 0,5 ml pro kg/KG und Stunde).
10. Suchen Sie gründlich nach externen Blutungen durch Wunden und Drainagen. Suchen Sie nach versteckten inneren Blutungen. (z. B. intrathorakal, intra-, retroperitoneal oder gastrointestinal). Versteckte Blutungen in den Thorax, ins Abdomen oder ins Becken können zu einem signifikanten Blutverlust führen, auch wenn die Drainagen nichts fördern.
11. Die spezifische Behandlung eines Herz-Kreislauf-Versagens ist von der Ursache abhängig, sie sollte jedoch die Verabreichung von Infusionen, Kontrolle von Blutungen und die Wiederherstellung einer adäquaten Gewebeperfusion beinhalten. Achten Sie auf Symptome, die eine unmittelbare Lebensgefahr anzeigen, und behandeln Sie diese mit höchster Dringlichkeit (z. B. eine Herzbeuteltamponade, massive oder kontinuierliche Blutungen oder einen septischen Schock).
12. Legen Sie einen oder mehrere großlumige i.v.-Zugänge (14 oder 16 G). Die Verwendung von kurzen großlumigen Kanülen ermöglicht die höchsten Infusionsraten.
13. Entnehmen Sie nach dem Legen des i.v.-Zugangs noch vor der ersten Infusionsgabe Blutproben für das Labor (z. B. Blutzucker, Blutbild, Elektrolyte, Gerinnung etc.), die Mikrobiologie und die Blutbank (serologische Verträglichkeitsprobe).
14. Heben Sie die Beine des Patienten an, falls keine Verletzungen dagegensprechen, oder bringen Sie den Patienten in die Trendelenburg-Lagerung. Geben Sie, falls die Herzfrequenz dabei ab- und der Blutdruck zunimmt, normotensiven Patienten einen Flüssigkeitsbolus von 500 ml warmer balancierter kristalloider Lösung über 5–10 Min. Geben Sie 1000 ml bei hypotensiven Patienten. Bei Patienten mit bekannter Herzinsuffizienz sollen kleinere Mengen infundiert (z. B. 250 ml) und eine engmaschige Überwachung durchgeführt werden. Achten Sie nach jedem Bolus auf feuchte Atemgeräusche.
15. Überprüfen Sie die Herzfrequenz und den Blutdruck in regelmäßigen Abständen (alle 5 Minuten). Als Zielwert dient der bekannte normale Blutdruck des Patienten. Sollte dieser nicht bekannt sein, ist ein systolischer Wert von > 100 mmHg anzustreben.

16. Verbessert sich der Zustand des Patienten nicht, wiederholen Sie den Flüssigkeitsbolus.

17. Bei Zeichen eines Herzversagens (Atemnot, erhöhte Herzfrequenz, gestaute Halsvenen, dritter Herzton und feuchte Rasselgeräusche bei der Auskultation) muss die Infusionsmenge verringert oder sogar gestoppt werden. Ziehen Sie in diesem Fall alternative Behandlungsmöglichkeiten zur Verbesserung der Gewebsperfusion in Betracht, z. B. positiv inotrope Substanzen oder Vasopressoren.

18. Hat der Patient primär Brustschmerzen, und Sie vermuten ein akutes Koronarsyndrom (ACS), leiten Sie frühzeitig ein 12-Kanal-EKG ab, und behandeln Sie initial mit Nitroglycerin, Acetylsalicylsäure (ASS) und Morphin. Behandeln Sie das ACS gemäß den Vorgaben, die in Kapitel 4 beschrieben sind.

6.6 D = Disability (Defizite der neurologischen Funktion)

Häufige Ursachen einer Bewusstlosigkeit sind eine ausgeprägte Hypoxie, Hyperkapnie, zerebrale Hypoperfusion oder die kurz zuvor erfolgte Applikation von Analgetika oder Sedativa.

1. Überprüfen Sie erneut die Punkte ABC. Schließen Sie eine Hypoxie und Hypotension aus, oder behandeln Sie diese.
2. Überprüfen Sie die Stationskurve des Patienten auf reversible medikamenteninduzierte Ursachen für eine Bewusstseinsstörung. Geben Sie bei Bedarf einen Antagonisten (z. B. Naloxon bei Opioidüberdosierung).
3. Untersuchen Sie die Pupillen auf Größe, Isokorie und Lichtreaktion.
4. Führen Sie eine rasche Vigilanzprüfung mithilfe der AVPU-Methode durch: A = **A**lert (wach), V = responds to **V**ocal stimuli (reagiert auf Ansprache), P = responds to **P**ainful stimuli (reagiert auf Schmerzreize), U = **U**nresponsive (keine Reaktion). Verwenden Sie als Alternative die Glasgow-Koma-Skala
5. Schließen Sie eine Hypoglykämie durch Blutzuckermessung aus (z. B. Blutzuckermessgerät oder BZ-Stick). Sollte der Blutzucker niedriger als 70 mg/dl (4 mmol/l) sein, verabreichen Sie 50 ml Glucose 10 % intravenös. Sollte es notwendig sein, geben Sie erneut einen Bolus von 50 ml Glucose 10 %, und wiederholen Sie dies jede Minute, bis der Patient wieder das Bewusstsein erlangt oder eine Gesamtmenge von 250 ml Glucose 10 % erhalten hat. Abweichungen hiervon sind jedoch nach regionalen Protokollen möglich. Messen Sie im Verlauf erneut den Blutzucker, um den Behandlungserfolg zu gewährleisten. Falls die Situation sich nicht bessert, erwägen Sie erneute Gaben von Glucose 10 %.
6. Denken Sie an andere mögliche Ursachen für ein herabgesetztes Bewusstsein, z. B. Elektrolytentgleisungen oder metabolische Störungen (erhöhte Ammoniak-Werte im Plasma bei Leberzirrhose).
7. Behandeln Sie bewusstlose Patienten in der Seitenlage, sofern der Atemweg nicht gesichert ist.
8. Achten Sie auf neurologische Defizite wie z. B. eine Aphasie oder andere Symptome eines Schlaganfalls.

6.7 E = Exposure (Entkleiden des Patienten, Erhalt von Körperwärme)

Für eine gründliche Untersuchung kann ein komplettes Entkleiden des Patienten notwendig sein. Respektieren Sie seine Würde, und halten Sie den Wärmeverlust so gering wie möglich.

6.7.1 Weitere Informationen gewinnen

1. Erheben Sie eine vollständige Anamnese mit dem Patienten, seinen Verwandten oder Freunden sowie dem beteiligten medizinischen Personal.

2. Überprüfen Sie die Patientenakte und -kurve:
    - Achten Sie auf die dokumentierten Vitalparameter und Trends.
    - Prüfen Sie, ob alle verordneten Medikamente gegeben wurden.
3. Überprüfen Sie Laborparameter und Röntgenbefunde.
4. Entscheiden Sie über den Ort der Weiterbehandlung (z.B. Station, Wachstation, Intensivstation).
5. Dokumentieren Sie alle Geschehnisse, Untersuchungen, Entscheidungen und Maßnahmen in den Patientenunterlagen.
6. Dokumentieren Sie die Reaktion des Patienten auf die Behandlung.
7. Erwägen Sie eine definitive Behandlung der auslösenden Grunderkrankung.

DIE WICHTIGSTEN LERNZIELE – ZUSAMMENFASSUNG

- Die meisten Patienten, die im Krankenhaus einen Kreislaufstillstand erleiden, weisen zuvor alarmierende Befunde und Symptome auf.
- Das frühzeitige Erkennen und die Behandlung von Patienten, deren Zustand sich verschlechtert, verhindert einige Kreislaufstillstände.
- Nutzen Sie zur frühzeitigen Erfassung von Patienten, die das Risiko für einen Atem-/Kreislaufstillstand aufweisen, standardisierte Vermeidungsstrategien (z.B. Frühwarn-Bewertungssysteme).
- Atemwegs-, Belüftungs-(Atmungs-) und Kreislaufprobleme (ABC-Probleme) können einen Atem-/Kreislaufstillstand verursachen.
- Nutzen Sie die ABCDE-Herangehensweise, um kritisch kranke Patienten zu untersuchen und zu behandeln.

LITERATUR

- Armitage M, Eddleston J, Stokes T. Recognising and responding to acute illness in adults in hospital: summary of NICE guidance. BMJ 2007;335:258-9.
- Soar J, et al. European Resuscitation Council Guidelines for Resuscitation 2015. Section 3. Adult Advanced Life Support. 10.1016/j.resuscitation.2015.07.016; p99 - p146
- Soar J, Callaway CW, Aibiki M, et al. Part 4: Advanced life support: 2015 International Consensus on Cardiopulmonary Resuscitation and Emergency Cardiovascular Care Science With Treatment Recommendations. 10.1016/j.resuscitation.2015.07.042; e71 - e122
- DeVita MA, Bellomo R, Hillman K, et al. Findings of the first consensus conference on medical emergency teams. Crit Care Med. 2006;34:2463-2478.
- DeVita MA, Smith GB, Adam SK, et al. "Identifying the hospitalised patient in crisis"— a consensus conference on the afferent limb of rapid response systems. Resuscitation 2010;81:375-82.

- Featherstone P, Chalmers T, Smith GB. RSVP: a system for communication of deterioration in hospital patients. Br J Nurs 2008;17:860-4.
- Luettel D, Beaumont K, Healey F. Recognising and responding appropriately to early signs of deterioration in hospitalised patients. London: National Patient Safety Agency; 2007.
- Marshall S, Harrison J, Flanagan B. The teaching of a structured tool improves the clarity and content of interprofessional clinical communication. Qual Saf Health Care 2009;18:137-40.
- Meaney PA, Nadkarni VM, Kern KB, Indik JH, Halperin HR, Berg RA. Rhythms and outcomes of adult in-hospital cardiac arrest. Crit Care Med 2010;38:101-8.
- National Confidential Enquiry into Patient Outcome and Death. An Acute Problem? London: National Confidential Enquiry into Patient Outcome and Death; 2005.
- NICE clinical guideline 50 Acutely ill patients in hospital: recognition of and response to acute illness in adults in hospital. London: National Institute for Health and Clinical Excellence; 2007.
- O'Driscoll BR, Howard LS, Davison AG. BTS guideline for emergency oxygen use in adult patients. Thorax 2008;63 Suppl 6:vi1-68.
- Smith GB. In-hospital cardiac arrest: Is it time for an in-hospital 'chain of prevention'? Resuscitation 2010:81:1209-11.
- Butcher BW, Quist CE, Harrison JD, Ranji SR. The effect of a rapid response team on resident perceptions of education and autonomy. J Hosp Med 2015;10:8-12.
- Sandroni C, D'Arrigo S, Antonelli M. Rapid response systems: are they really effective? Crit Care 2015;19:104
- Bossaert L, Perkins GD, Askitopoulou H, et al. European Resuscitation Council Guidelines for Resuscitation 2015 Section 11 The Ethics of Resuscitation and End-of-Life Decisions. 10.1016/j.resuscitation.2015.07.033; p301 - p310
- Herod R, Frost SA, Parr M, Hillman K, Aneman A. Long term trends in medical emergency team activations and outcomes. Resuscitation 2014;85:1083-7
- Tan LH, Delaney A. Medical emergency teams and end-of-life care: a systematic review. Crit Care Resusc 2014;16:62-8.

Kapitel 4

Akute Koronarsyndrome (ACS)

LERNZIELE

- Kenntnis des Krankheitsprozesses, aus dem das ACS entsteht
- Unterscheidung der verschiedenen Formen des ACS
- Sofortbehandlung des ACS
- Weiterbehandlung des Patienten nach einem ACS

1. Einleitung

Das akute Koronarsyndrom (ACS) umfasst:

- die instabile Angina pectoris
- den Nicht-ST-Strecken-Hebungsinfarkt (NSTEMI)
- den ST-Strecken-Hebungsinfarkt (STEMI).

Diese klinischen Syndrome sind Teil eines Spektrums, welches zum gleichen Krankheitsprozess gehört. Meistens wird dieser Prozess durch die Ruptur eines atheromatösen Plaques in einer Koronararterie eingeleitet, was folgende Auswirkungen hat:

- Einblutung in den Plaque, wodurch dieser anschwillt und das Lumen der Arterie einengt
- Kontraktion der glatten Gefäßmuskulatur innerhalb der Arterienwand, was zu einer weiteren Verengung des Lumens führt
- Thrombusbildung an der Plaqueoberfläche, was zu einem teilweisen oder vollständigen Verschluss des Lumens der Arterie führen kann oder zu einer distalen Embolisation.

Das Ausmaß der durch diese Ereignisse bedingten Verminderung des koronaren Blutflusses bestimmt weitgehend die klinische Präsentation des daraus resultierenden ACS.

1.1 Angina pectoris (stabil und instabil)

Angina pectoris (AP) ist ein Schmerz oder Unbehagen, welches durch eine Myokardischämie hervorgerufen wird und üblicherweise in der Brustmitte als Engegefühl oder als Schmerz wie bei einer Magenverstimmung empfunden wird. Wie bei einem akuten Myokardinfarkt (AMI) strahlt der Schmerz bzw. die Beschwerden oft in die Halsregion, in einen oder beide Arme, in den Rücken oder in die Oberbauchgegend aus. Manche Patienten spüren die AP eher in einem oder mehreren dieser Bereiche als in der Brust. Viele Patienten empfinden es auch mehr als Unbehagen denn als Schmerz. Wie auch der Herzinfarkt ist die Angina manchmal von Aufstoßen begleitet, was als Hinweis für eine Magenverstimmung als Genese des Unbehagens fehlinterpretiert werden kann. AP-Beschwerden, die nur durch körperliche Belastung hervorgerufen werden und nach dem Ende der Belastung wieder verschwinden, werden als stabile Angina pectoris bezeichnet und sind kein akutes Koronarsyndrom (ACS).

Im Gegensatz dazu wird die **instabile Angina** durch ein oder mehrere der folgenden Charakteristika definiert:

1. Belastungs-Angina, die über mehrere Tage mit steigender Häufigkeit auftritt und zunehmend schon nach geringer Belastung verspürt wird. Dies wird auch als „Crescendo-Angina" bezeichnet.
2. Episoden von Angina, die immer wieder unvorhergesehen und unabhängig von Belastung auftreten. Diese Episoden können von relativ kurzer Dauer sein (z. B. wenige Minuten), spontan aufhören oder durch die Verabreichung von sublingualem Nitroglyzerin vorübergehend gelindert werden, bevor sie innerhalb weniger Stunden neuerlich auftreten.
3. Eine nicht provozierte und längere Episode von Thoraxschmerzen, die den Verdacht auf einen akuten Myokardinfarkt (AMI) nahelegen, jedoch ohne das Vorliegen eines definitiven Beweises für einen Infarkt im EKG oder in den Laborwerten (s. u.).

Bei instabiler Angina kann das EKG

a) normal sein

b) Anzeichen einer akuten Myokardischämie zeigen (üblicherweise horizontale oder deszendierende ST-Strecken-Senkungen)

c) unspezifische Veränderungen zeigen (z. B. T-Wellen-Negativierungen).

Bei instabiler Angina pectoris sind die Herzenzyme üblicherweise normal (wobei zu bedenken ist, dass außer dem Myokardinfarkt auch andere Ursachen für eine Erhöhung von Muskelenzymen wie Creatininkinase [CK] infrage kommen) und es ist keine Troponinfreisetzung feststellbar. EKG-Veränderungen, insbesondere ST-Strecken-Senkungen, sind bei Patienten mit instabiler Angina pectoris Marker für ein erhöhtes Risiko von weiteren koronaren Ereignissen. Allerdings bedeuten ein normales EKG und das Fehlen einer Troponinerhöhung nicht notwendigerweise, dass ein Patient mit instabiler AP kein erhöhtes Risiko für weitere zeitnahe lebensbedrohliche koronare Ereignisse hat. Nur wenn das EKG und das Troponin normal sind und die weitere Risikostratifizierung (z. B. durch Provokationstests oder nicht invasive Bildgebung) keinen Hinweis auf eine reversible myokardiale Ischämie ergeben, sollen andere mögliche Ursachen eines akuten Thoraxschmerzes erwogen werden, wenn die anfängliche Anamnese eine instabile AP vermuten ließ.

1.2 Nicht-ST-Strecken-Hebungsinfarkt (NSTEMI)

Ein akuter Myokardinfarkt geht typischerweise mit Brustschmerzen einher, die als starke Enge im Brustkorb oder Oberbauch oder Unbehagen wie bei einer Magenverstimmung präsentiert werden. Diese Beschwerden bestehen normalerweise mindestens 20–30 Minuten, häufig auch länger. Der Brustschmerz/das Unbehagen strahlt oft in die Halsregion aus, in einen oder beide Arme, in den Rücken oder in die Oberbauchgegend. Manche Patienten spüren das Unbehagen eher in einem oder mehreren dieser Bereiche als in der Brust. Manchmal sind diese Beschwerden von Aufstoßen begleitet, was als Hinweis für eine Magenverstimmung als Ursache des Unbehagens fehlinterpretiert werden kann.

Falls die Symptomatik eines Patienten an einen Herzinfarkt denken lässt und dabei eine unspezifische EKG-Veränderung wie eine ST-Strecken-Senkung und/oder eine T-Wellen-negativierung *(Abb. 4.1, 4.2)* vorliegt – gelegentlich aber auch ein normales EKG – und es dabei zu einer Freisetzung von Troponin kommt (mit oder ohne erhöhte Plasmakonzentration der Herzenzyme), ist dies ein Hinweis darauf, dass es zu einer Myokardschädigung gekommen ist. Dies wird als „Nicht-ST-Strecken-Hebungsinfarkt" (NSTEMI) bezeichnet. Die Ursache dafür ist in der Regel kein plötzlicher kompletter Verschluss des entsprechenden Koronargefäßes, wie dies beim ST-Strecken-Hebungsinfarkt (STEMI) der Fall ist.

Das Ausmaß der Freisetzung von Troponin oder der Herzenzyme spiegelt das Ausmaß der Herzmuskelschädigung wider. Einige dieser Patienten haben ein hohes Risiko, dass es zu einem Verschluss des Koronargefäßes, zu einer weiteren Herzmuskelschädigung und zu einem plötzlichen arrhythmogenen Herztod kommt. Dieses Risiko ist in den ersten Stunden, Tagen und Monaten nach dem Ereignis am höchsten und nimmt mit der Zeit immer weiter ab.

Der NSTEMI und die instabile Angina pectoris werden gemeinsam auch als „Nicht-ST-Hebungs-ACS" bezeichnet, weil die Behandlung dieser beiden Formen im Wesentlichen gleich ist, sich in einigen Punkten aber von der Behandlung des STEMI unterscheidet. Die Behandlung des Nicht-ST-Hebungs-ACS wird vornehmlich durch die Einschätzung des Risikos bestimmt.

1.3 ST-Strecken-Hebungsinfarkt (STEMI)

Akut auftretende, infarkttypische Brustschmerzen, begleitet von ST-Strecken-Hebungen oder einem neu aufgetretenen Linksschenkelblock (LSB) im 12-Kanal-EKG sind die Grundlage für die Diagnose eines STEMI.

Solche Befunde weisen meist auf eine fortlaufende Myokardschädigung auf der Basis eines akuten vollständigen Verschlusses der „verantwortlichen" Koronararterie (nach initialer Plaque-ruptur) hin. Wenn keine Behandlung erfolgt, wird es im Stromgebiet der verschlossenen Arterie sehr wahrscheinlich zu einer weiteren Myokardschädigung kommen, die normalerweise ihren Ausdruck in der Entwicklung von Q-Zacken und einem R-Verlust im

EKG findet. Während der akuten Phase eines STEMI besteht ein beträchtliches Risiko für das Auftreten von Kam-mertachykardien (VT) und Kammerflimmern (VF) sowie von plötzlichem Tod *(Abb. 4.3)*.

2. Diagnose des akuten Koronarsyndroms (ACS)

Die Anamnese des Patienten sollte durch medizinisches Fachpersonal während des Erstkontakts sorgfältig erhoben werden. Sie kann die ersten Anhaltspunkte für ein ACS liefern, aus denen sich weitere Untersuchungen ableiten. Hieraus wiederum können sich Befunde ergeben, die dann im Rettungsdienst und der Notaufnahme das weitere Vorgehen beim Patienten bestimmen (Festlegung der Dringlichkeit, therapeutische Entscheidungen). Bei einigen Patienten (z.B. älteren Personen, Diabetikern, perioperativen Patienten) kann ein ACS ohne oder mit nur geringen Brustbeschwerden auftreten. Die durch Angina pectoris oder einen Myokardinfarkt hervorgerufenen Beschwerden werden oft sowohl von Patienten als auch vom medizinischen Personal als Unbehagen im Sinne einer Magenverstimmung fehlgedeutet. Symptome wie Aufstoßen, Übelkeit und Erbrechen sind nicht hilfreich, um kardiale Schmerzen von einer Magenverstimmung zu unterscheiden; diese Symptome können auch bei Angina pectoris und beim Herzinfarkt vorkommen.

2.1. Klinische Untersuchung

Die klinische Untersuchung ist für die Diagnose eines ACS nur von begrenztem Nutzen. Starke Schmerzen jeglicher Ursache können einige der üblicherweise bei einem ACS vorkommenden Symptome wie Schweißausbruch, Blässe und Tachykardie auslösen. Die Anamnese und die Untersuchung sind essenziell, um andere, offensichtliche Ursachen für den Brustschmerz (z.B. umschriebene ausgeprägte Druckempfindlichkeit der Brustwand) oder andere lebensbedrohliche Erkrankungen (z.B. Aortendissektion, Lungenarterienembolie) aufzudecken. Bei der Aortendissektion beginnen die Symptome üblicherweise ganz plötzlich und gehen mit heftigem Brustschmerz einher. Der Schmerzcharakter kann als scharf, reißend, schneidend oder stechend beschrieben werden.

Bei der Untersuchung können andere wesentliche Auffälligkeiten (z.B. Herzgeräusche, Zeichen der Herzinsuffizienz) gefunden werden, die die Auswahl der weiteren Untersuchungen und Behandlung beeinflussen. Bei Patienten mit akutem Brustschmerzen muss auch nach Zeichen für eine Aortendissektion gesucht werden, insbesondere, wenn eine thrombolytische Therapie beabsichtigt ist. Das Vorliegen einer Aortendissektion kann bei folgenden klinischen Zeichen in Erwägung gezogen werden: fehlender Puls oder Pulsdifferenz an einer oberen Extremität, akute Aortenklappeninsuffizienz oder Zeichen eines Schlaganfalls (durch Einbeziehung der Arteria carotis). Ziehen Sie auch bei denjenigen Patienten eine Aortendissektion in Betracht, wo der akute Brustschmerz mit einer deutlichen Hypotension einhergeht, jedoch keine Infarktzeichen im EKG vorliegen. Trotzdem darf bei einem Patienten mit typischer Anamnese und einem STEMI im EKG die Reperfusionstherapie nur dann verzögert werden, wenn massive klinische Hinweise auf eine Aortendissektion die vorherige Abklärung rechtfertigen.

Die initiale klinische Untersuchung stellt auch eine Standortbestimmung dar, um im weiteren Verlauf Veränderungen zu erkennen, sei es durch ein Fortschreiten des zugrunde liegenden Krankheitsprozesses oder durch eine Reaktion auf die Therapie.

Bei Patienten mit inferiorem oder posteriorem STEMI kann eine Halsvenenstauung (ohne Hinweis auf ein Lungenödem) auf einen ausgedehnten rechtsventrikulären (RV) Myokardinfarkt hindeuten; in diesem Fall kann auch das Kussmaul'sche Zeichen positiv sein (paradoxe Jugularvenenfüllung während der Inspiration). Diese Patienten sind häufig hypoton.

Abbildung 4.1
12-Kanal-EKG mit akuter ST-Strecken-Senkung als Ausdruck der Myokardischämie bei einem Patienten mit einem Nicht-ST-Strecken-Hebungs-ACS

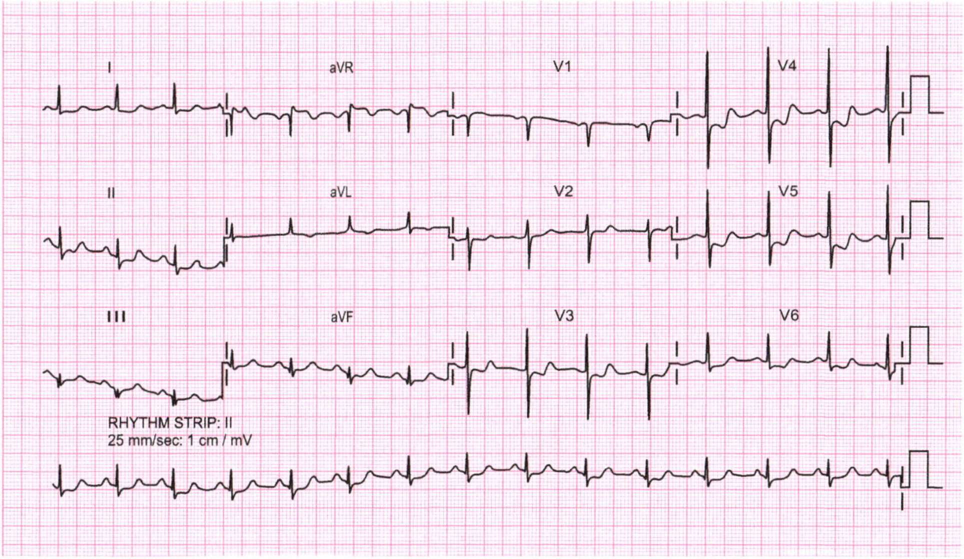

Abbildung 4.2
12-Kanal-EKG mit T- Negativierung bei einem Patienten mit NSTEMI

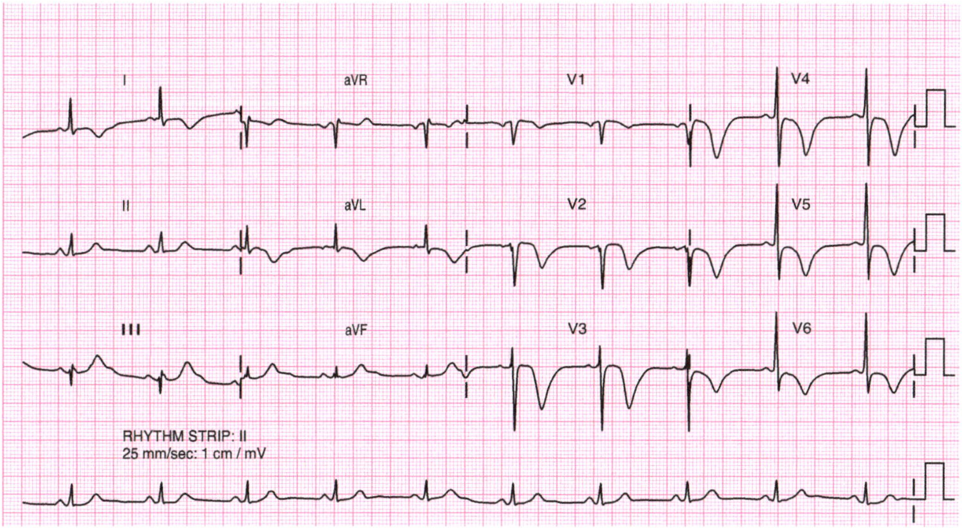

Abbildung 4.3
12-Kanal-EKG mit einsetzendem Kammerflimmern bei einem Patienten mit akutem anteroseptalen STEMI

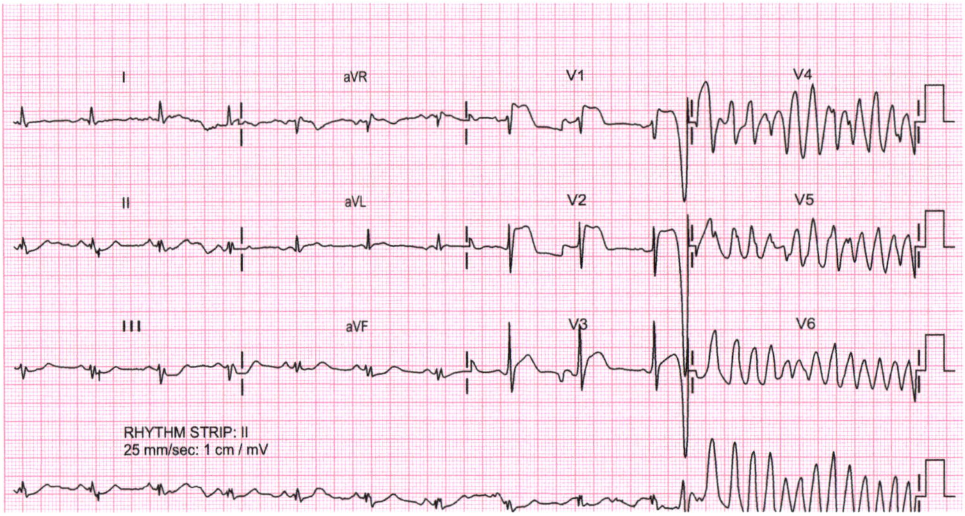

Abbildung 4.4
12-Kanal-EKG bei einem anterolateralen STEMI

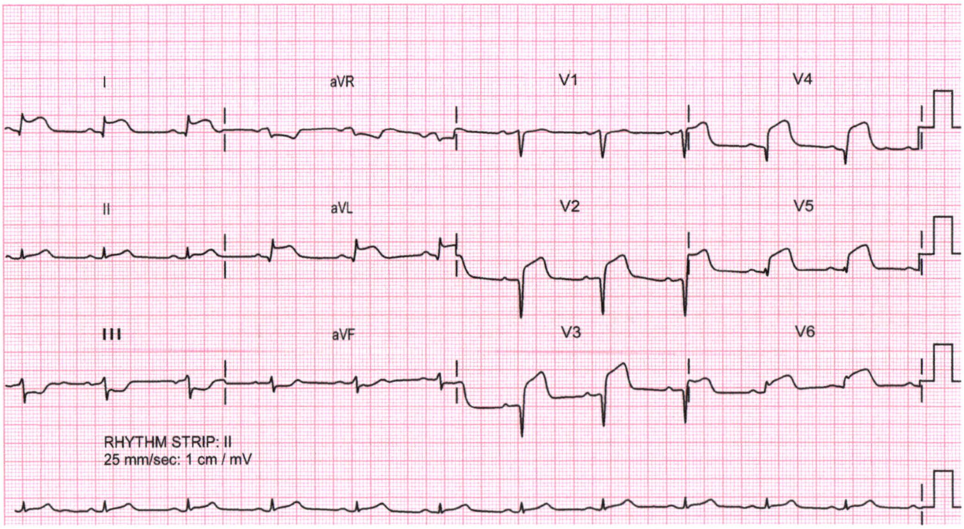

Abbildung 4.5
12-Kanal-EKG bei einem inferioren STEMI

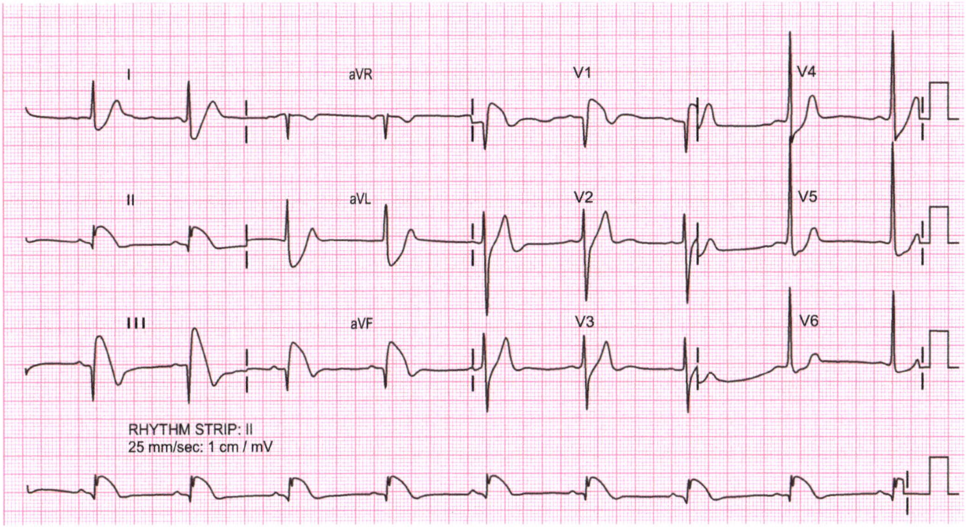

Abbildung 4.6
12-Kanal-EKG bei einem posterioren STEMI

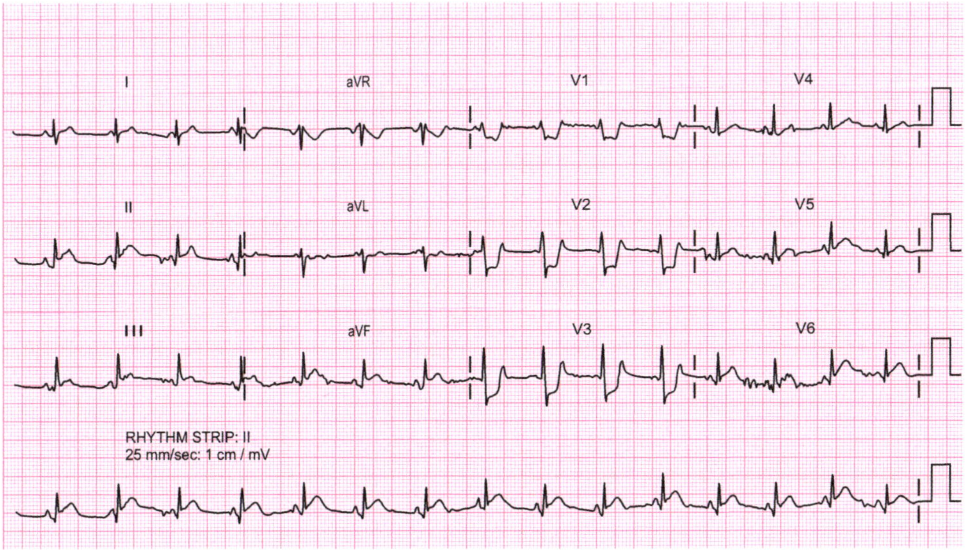

2.2 Untersuchungen

2.2.1 Das 12-Kanal-EKG

Das 12-Kanal-EKG ist die Schlüsseluntersuchung für die Beurteilung eines ACS. So stellt das Vorhandensein einer ST-Strecken-Hebung die Indikation für einen unverzüglichen Wiedereröffnungsversuch der verschlossenen Koronararterie dar (Reperfusionstherapie), entweder mittels einer primären perkutanen koronaren Intervention (PCI) oder einer präklinischen Fibrinolyse-Therapie. Falls ein ACS vermutet wird, muss so schnell wie möglich nach Patientenerstkontakt ein 12-Kanal-EKG ausgedruckt und ausgewertet werden. Dies ermöglicht eine schnellere Diagnosefindung und kürzere Reaktionszeiten in der Zielklinik. Typisches Kriterium für die Diagnose eines STEMI ist eine am J-Punkt gemessene ST-Strecken-Hebung, ohne dass Anzeichen für eine linksventrikuläre Hypertrophie oder ein Linksschenkelblock (LSB) bestehen. Erwägen Sie eine sofortige Reperfusionstherapie (vorzugsweise eine pri-märe perkutane koronare Intervention, PPCI) bei Patienten mit den klinischen Anzeichen für eine fortschreitende Myokardischämie und neuem oder vermutlich neuem LSB. Ein Herzschrittmacher mit im Ventrikel positionierter Sonde kann ebenfalls das Vorhandensein eines entstehenden Herzinfarkts verschleiern, dies kann eine dringende Angiografie erfor-dern, um die Diagnose zu bestätigen und die Behandlung einzuleiten.

Bei allen Patienten mit einem inferioren STEMI sollen die rechtspräkordialen Ableitungen erfasst werden, um das Vorliegen eines rechtsventrikulären Infarkts zu erkennen.

Eine isolierte ST-Strecken-Senkung ≥ 0,05 mV in den Ableitungen V1 bis V3 zeigt (indirekt) einen STEMI in der posterioren Hinterwandregion des Herzens an, was durch eine ST-Strecken-Hebung in den posterioren Ableitungen (V7–V9) bestätigt werden kann. (Anmerkung: der posteriore Hinterwandinfarkt ist abzugrenzen vom inferioren Hinterwandinfarkt mit ST-Strecken-Hebung in II, III, aVF sowie Senkung in I, aVL, V2–4). Trainierten Anwendern bietet das 12-Kanal-EKG sowohl im Rettungsdienst als auch in der Notaufnahme wertvolle Informationen. Ein im Rettungsdienst angefertigtes 12-Kanal-EKG ermöglicht eine umfassendere Voranmeldung in der aufnehmenden Klinik und beschleunigt dort therapeutische Entscheidungen nach der Ankunft. Viele Studien haben gezeigt, dass die Nutzung eines 12-Kanal-EKG im Rettungsdienst die Zeitspanne zwischen Krankenhausaufnahme des Patienten bis zum Beginn der Reper-fusionstherapie um 10–60 Minuten verkürzt. Sowohl bei PCI als auch Fibrinolyse wird so die Zeit bis zur Reperfusion gesenkt und die Überlebensrate gesteigert.

Dafür trainierte im Rettungsdienst eingesetzte Mitarbeiter (Notärzte, Rettungsassistenten, Notfallsanitäter, Pflegekräfte) können einen STEMI (definiert als ST-Strecken-Hebung von ≥ 0,1mV in mindestens zwei benachbarten Extremitätenableitungen oder > 0,2mV in zwei benachbarten Brustwandableitungen) mit hoher Spezifität und Sensitivität erkennen. Dabei ist die diagnostische Treffsicherheit mit der im Krankenhaus vergleichbar. Daher macht es Sinn, dass das Rettungsfachpersonal und im Rettungsdienst eingesetzte Pflegekräfte darin trainiert werden, auch ohne direkte ärztliche Beratung einen STEMI zu diagnostizieren, sofern dies von einer strikten Qualitätssicherung begleitet wird. Falls ein im Rettungsdienst angefertigtes EKG nicht an der Einsatzstelle interpretiert werden kann, ist eine computergestützte Auswertung oder das telemetrische Versenden sinnvoll. Die Anfertigung und das Versenden eines brauchbaren EKG beanspruchen normalerweise weniger als 5 Minuten. Eine computergestützte Interpretation des EKG kann die Spezifität der STEMI-Diagnose bei Patienten mit Verdacht auf ACS erhöhen, insbesondere für in der EKG-Interpretation unerfahrene Kliniker. Allerdings ist der Nutzen der computergestützten EKG-Interpretation von einer fehlerfreien Aufzeichnung abhängig. In der EKG-Auswertung unerfahrene Anwender können dann in die Irre geführt werden. Das bedeutet, dass die computergestützte EKG-Interpretation einen erfahrenen Kliniker nicht ersetzen sollte, sie kann aber als Ergänzung dienen.

2.2.2 Biomarker

Falls im EKG keine ST-Strecken-Hebung vorliegt, das Erscheinungsbild jedoch zu einem ACS passt und außerdem bestimmte Biomarker (Troponine, CK und CK-MB) in erhöhter Konzentration vorliegen, charakterisiert dies den Non-STEMI bzw. NSTEMI, dies macht auch jeweils den Unterschied zum STEMI bzw. der instabilen Angina pectoris aus. Aufgrund seiner höheren Sensitivität und Spezifität wird routinemäßig ein spezielles kardiales Troponin bestimmt. Erhöhte Troponinkonzentrationen tragen auch dazu bei, Patienten mit einem erhöhten Risiko für Komplikationen zu erkennen.

Um die Ergebnisse der Biomarkerbestimmung optimal zu nutzen, sollten Kliniker mit der Sensitivität, den in ihrer Klinik verwendeten Normalwerten und der Kinetik der Biomarkerfreisetzung bzw. des -abbaus vertraut sein. Es wurden hochsensitive (ultrasensitive) Tests für kardiale Troponine (cTn) entwickelt. Bei Patienten mit Symptomen, die auf eine kardiale Ischämie deuten, können sie die Sensitivität erhöhen und die Diagnose eines Herzinfarkts beschleunigen.

Bei allen Patienten, die sich in der Notaufnahme mit den Symptomen einer kardialen Ischämie vorstellen, sollen kardiale Biomarker im Rahmen der initialen Untersuchung bestimmt werden. Allerdings können die Biomarker in den ersten Stunden nach Auftreten der Symptome nicht zur Infarktdiagnostik genutzt werden, da sie aus dem geschädigten Myokard verzögert freigesetzt werden. Falls ein Patient sich innerhalb der ersten 6 Stunden nach Symptombeginn vorstellt und das kardiale Troponin negativ ist, sollen die Biomarker nach 2–3 Stunden und nach 6 Stunden erneut bestimmt werden (6 Stunden, wenn hochsensitives kardiales Troponin [hs-cT] gemessen wird, jedoch 12 Stunden bei normalem Troponin). Der Großteil der Patienten mit einem möglichen ACS hat kein ACS, daher ist die Identifikation derer, die tatsächlich ein ACS haben, eine Herausforderung. Aktuelle Studien berichten, dass die Rate der nicht erkannten ACS in der Notaufnahme bis zu 3,5 % beträgt, was die Morbidität und Mortalität deutlich erhöht.

- **Kardiale Troponine (Troponin T und Troponin I)**

Die herzspezifischen (kardialen) Troponine sind Bestandteile des kontraktilen Apparats der Myokardzellen. Da die Konzentration von Troponin im Blut von Gesunden praktisch nicht nachweisbar ist und die durch gängige Tests nachgewiesenen herzspezifischen Troponine nicht aus extrakardialen Quellen stammen, sind die Troponine sehr sensitive und spezifische Marker einer Schädigung des Herzens. Im Zusammenhang mit einer typischen klinischen Präsentation eines ACS bedeutet das Ansteigen des Troponins eine myokardiale Zellschädigung und damit die Diagnose eines Herzinfarkts (anstatt einer instabilen Angina pectoris). Zusätzlich ermöglicht die Messung von Troponin eine Risikobeurteilung. Je höher das Troponin ist, umso größer ist das Risiko für weitere Ereignisse. Die Kombination von ST-Strecken-Senkung im EKG und angestiegenem Troponin identifiziert eine Gruppe mit deutlich erhöhtem Risiko für einen folgenden Myokardinfarkt und einen plötzlichen Herztod.

Es wird nicht empfohlen, nach 0 und 2 Stunden ausschließlich hochsensitive kardiale Troponin(hs-cTn)-Tests zu verwenden, um die Diagnose ACS auszuschließen (definiert als ein 30-Tage-MACE < 1%, MACE = Major Adverse Cardiovascular Events, schwerwiegende kardiale Ereignisse). Ein negatives hochsensitives kardiales Troponin I (hs-cTnI), welches nach 0 und 2 Stunden gemessen wird, kann jedoch zum Ausschluss der Diagnose ACS genutzt werden, wenn der Patient zugleich gemäß der TIMI-Risiko-Punktwert (TIMI Score) ein niedriges Risiko (TIMI Punktwert 0–1) aufweist. Zum Ausschluss der Diagnose ACS kann auch ein zur Stunde 0 und nach 3–6 Stunden gemessenes negatives kardiales Troponin I oder T (cTnI oder cTnT) genutzt werden, wenn es in Verbindung mit bestimmten Skalen (Scores) verwendet wird und demnach ein sehr niedriges Risiko vorliegt (Vancouver Score = 0 oder North American CP Score von 0 and Alter < 50). Es gibt keine Daten, die die alleinige Verwendung von Point-of-Care(POCT)-Troponintests bei ACS-verdächtigen Patienten im Rettungsdienst stützen. In der Notaufnahme können Point-of-Care-Troponintests dazu beitragen, die Zeitspanne bis zur definitiven Behandlung und die Aufenthaltsdauer in der Notaufnahme zu senken.

2.2.3 Bildgebende Verfahren

Nicht invasive bildgebende Verfahren (CT-Angiografie, kardiale Magnetresonanztomografie, myokardiale Perfusionsszintigrafie und die Echokardiografie) wurden als Möglichkeiten unter-sucht, die Niedrigrisikogruppen zu filtern und Subgruppen zu erkennen, die sicher nach Hause entlassen werden können.

Darüber hinaus können Differenzialdiagnosen wie Aortendissektion, Lungenarterienembolie, Aortenstenose, hypertrophe Kardiomyopathie, Perikarderguss oder Pneumothorax erkannt werden. Aus diesem Grund soll die Echokardiografie ständig in der Notfallaufnahme verfügbar sein und bei allen Patienten mit Verdacht auf ACS eingesetzt werden. Es sind Studien notwendig, um die Rolle der Echokardiografie im Rettungsdienst zu bewerten.

Kürzlich wurde der Einsatz der mehrschichtigen Koronar-Computerangiografie (MDCTCA) für die Behandlung von Patienten mit akutem Brustschmerz in der Notaufnahme angeregt. Sie ist im Vergleich zur invasiven Koronarangiografie genauso zuverlässig, erlaubt differenzialdiagnostische Abklärungen und ist in der Notaufnahme sowohl machbar als auch praktikabel. Die MDCTCA hat für den Ausschluss von höhergradigen Koronarstenosen eine hohe Aussagekraft.

3. Einschätzung des Risikos

Die Festlegung der Behandlung wird hauptsächlich vom Ausmaß der Myokardschädigung und dem Risiko weiterer früher Koronarereignisse bestimmt. Es wurden Scores zur Risikobeurteilung und klinische Voraussage-Algorithmen entwickelt, die die

TIMI-Score
- Age ≥ 65
- ≥ 3 CAD risks:
  - art. Hypertonus
  - Hypercholesterinämie
  - Diabetes
  - Familyhistory
  - Smoker
- CAD (Stenose ≥ 50%)
- ASS past 7 days
- Angina (≥ 2 episoden/24h)
- ST-Änderung ≥ 0,5mm
- positive Herzenzyme

GRACE-Score (140 P.)
- Alter
- Puls
- RR sys
- Herzinsuff (Killipklass)
- Serumkreatinin
- ST-Streckenveränderung
- Troponin
- Asystolie bei Aufnahme

Vorgeschichte, die körperliche Untersuchung, das EKG und kardiale Troponine nutzen, um diejenigen Patienten mit ACS zu identifizieren, die ein erhöhtes Risiko für einen ungünstigen Verlauf aufweisen. Das „Global Registry of Acute Coronary Events" (GRACE-Register) und der TIMI-Risiko-Score werden am häufigsten benutzt. In einer kürzlich durchgeführten Metaanalyse waren der TIMI- und der GRACE-Risiko-Score die einzigen, die sich unter verschiedenen klinischen Bedingungen bewährt hatten, wobei der GRACE-Score besser abschnitt.

Bei Patienten mit ACS-Verdacht können selbst eine unauffällige Vorgeschichte und normale körperliche Untersuchungsergebnisse in Verbindung mit initial negativen Biomarkern sowie ein initial unauffälliges EKG nicht zum zuverlässigen Ausschluss eines ACS genutzt werden. Aus diesem Grund ist eine weitere Beobachtung für eine gewisse Zeit zwingend erforderlich für eine definitive Diagnose und um Therapieentscheidungen fällen zu können.

M = Morphin
O = O_2
N = Nitro
A = ASS
H = Heparin
B = β-Blocker

4. Sofortbehandlung

4.1 Allgemeine Maßnahmen bei jedem ACS

Beginnen Sie mit einer raschen klinischen Untersuchung, und schreiben Sie mindestens ein 12-Kanal-EKG. Verabreichen Sie sofort etwas zur Symptomlinderung, zur Begrenzung des Myokardschadens und zur Verringerung des Risikos eines Kreislaufstillstands. Die allgemeinen Sofortmaßnahmen zur Behandlung des ACS umfassen:

- 300 mg Acetylsalicylsäure (oral als Tablette, zerdrückt oder zum Kauen oder intravenös) so bald wie möglich.
- Nitroglycerin, als sublinguales Glyceroltrinitrat (Tablette oder Spray), außer der Patient ist hypotensiv, oder es wird ein ausgedehnter RV-Infarkt vermutet.
- Das Erreichen von Schmerzfreiheit ist von besonderer Bedeutung. Verabreichen Sie Morphin i.v. und titrieren Sie das Medikament, bis der Patient schmerzfrei ist. Vermeiden Sie jedoch eine Atemdepression oder übermäßige Sedierung.
- Erwägen Sie eine antithrombotische Therapie mit unfraktioniertem Heparin (UFH) oder niedermolekularem Heparin (Low Molecular Weight Heparin, LMWH) oder Fondaparinux.

Die meisten Patienten mit ischämischen Brustschmerzen werden sich wohler fühlen, wenn sie aufrecht sitzen. Unter bestimmten Bedingungen kann flaches Liegen Schmerzen hervorrufen oder verstärken. Erwägen Sie die Gabe von Antiemetika, insbesondere im Zusammenhang mit der Gabe von Opioid-Analgetika oder bei Übelkeit.

4.2 Behandlung eines STEMI (bzw. akuten Herzinfarkts mit neu aufgetretenem Linksschenkelblock)

Bei Patienten mit STEMI, die sich innerhalb von 12 Stunden nach Auftreten der Symptome vorstellen, muss unverzüglich eine mechanische oder medikamentöse Reperfusionstherapie eingeleitet werden. Das Ziel besteht darin, die noch nicht irreversibel geschädigte Herzmuskulatur wieder zu durchbluten. Klinische Studien haben gezeigt, dass eine Reperfusionstherapie die Infarktgröße reduziert sowie die Komplikationsrate und die Sterblichkeit beim Herzinfarkt senkt. Je eher eine Reperfusionstherapie nach Auftreten des Herzinfarkts beginnt, umso effektiver ist sie – im Laufe der Zeit nimmt der Nutzen stetig ab.

Insbesondere bei den Patienten, die das größte Risiko für einen raschen und ausgedehnten Myokardschaden oder Tod aufweisen, fällt eine Nutzen-/Risiko-Abwägung deutlich zugunsten der Reperfusionstherapie aus. Sind nach dem Auftreten von Brustschmerzen bereits mehr als 12 Stunden vergangen, sind die Risiken einer fibrinolytischen Therapie wahrscheinlich größer als der damit einhergehende Nutzen. Allerdings soll eine notfallmäßige perkutane Koronarintervention (PCI) in dieser Situation in Betracht gezogen werden, wenn es klinische oder im EKG erkennbare Hinweise auf eine anhaltende Ischämie gibt.

4.3 Sauerstoff

Patienten, die im Rahmen eines vermuteten ACS akuten Brustschmerz haben, benötigen keine Sauerstoffgabe, sofern sie nicht Zeichen von Hypoxie, Atemnot oder Herzinsuffizienz aufweisen. Es gibt zunehmend Hinweise darauf, dass eine Hyperoxie für Patienten mit unkompliziertem Herzinfarkt schädlich sein kann. Bei einem Kreislaufstillstand, der als Komplikation eines ACS auftritt, entwickelt sich schnell eine Hypoxie. Der ischämische Hirnschaden ist ein wesentlicher Faktor für neurologisch intaktes Überleben. Eine optimale Sauerstoffversorgung während der CPR ist daher entscheidend. Vermeiden Sie nach Wiederherstellung eines spontanen Kreislaufs (ROSC) sowohl eine Hyperoxie als auch eine Hypoxie (Kapitel „Postreanimationsbehandlung"). Verabreichen Sie 100 % Sauerstoff, bis die arterielle Sauerstoffsättigung zuverlässig gemessen werden kann. Stellen Sie die inspiratorische Sauerstoffkonzentration ab diesem Zeitpunkt so ein, dass eine arterielle Sauerstoffsättigung im Bereich von 94–98 % erreicht wird.

4.4 Koronare Reperfusionstherapie

Beim STEMI kann die koronare Reperfusionsbehandlung auf eine der folgenden zwei Arten erreicht werden:

- Mittels perkutaner koronarer Intervention (Percutaneous Coronary Intervention, PCI) – sie kann genutzt werden, um die verschlossene Arterie wieder zu eröffnen. Dies wird auch primäre PCI (PPCI) genannt.
- Mittels Fibrinolyse-Therapie – hiermit kann versucht werden, den Thrombus, der die Arterie verschließt und der den Herzinfarkt verursacht hat, aufzulösen.

Für Patienten mit einem STEMI ist die Koronarangiografie – egal ob mit oder ohne

Einlage eines Stents – zur wichtigsten Behandlung geworden. Die primäre PCI (PPCI) ist die bevorzugte Behandlung, weil sie im Vergleich mit der Fibrinolyse die Morbidität und Mortalität effektiver senkt, wenn folgende Bedingungen zutreffen: Die PPCI wird von erfahrenen, kontinuierlich trainierten Anwendern in einem Zentrum mit hohen Patientenzahlen und begrenzter Zeitspanne zwischen medizinischem Erstkontakt und erster Ballondilatation durchgeführt. Die Koronarangiografie wird genutzt, um das verschlossene Gefäß zu identifizieren. Danach wird ein Führungsdraht durch den verschließenden Thrombus geschoben und damit die Positionierung eines Ballons an der Stelle des Verschlusses ermöglicht, welcher dann dilatiert wird, um die Arterie wieder zu eröffnen. Hilfsmittel zur Aspiration können eingesetzt werden, um den Thrombus abzusaugen, und Glykoprotein IIb/IIIa-Antagonisten können intravenös oder direkt in die Koronararterie injiziert werden. Üblicherweise wird dann ein Stent in dem Abschnitt platziert, wo zuvor die Arterie verschlossen war, um das Risiko einer erneuten Stenose an dieser Stelle zu verringern.

Nach auftreten der Symptome innerhalb von 120 min bis zur PPCI? Ausonsten Fibrinolyse?

4.4.1 Primäre PCI (PPCI)

Die primäre PCI ist beim Großteil der Patienten die zuverlässigste Methode, um die infarktauslösende Koronararterie wieder zu eröffnen. Die Durchgängigkeit des Koronargefäßes kann bestätigt, gesichert und aufrechterhalten werden. Das Risiko für gravierende, insbesondere intrakranielle Blutungen ist geringer als bei der Fibrinolyse-Therapie.

Um den Patienten mittels PPCI verlässlich und zeitgerecht eine Reperfusion anbieten zu können, müssen ein vollständig ausgestattetes Katheterlabor und ein erfahrenes Team täglich rund um die Uhr zur Verfügung stehen. In jeder Region muss eine fehlerfreie, sichere Kommunikation und Behandlung implementiert sein, damit alle Patienten mit einem STEMI rasch eine PPCI erhalten können – am besten durch eine direkte Einlieferung in das Katheterzentrum. Die primäre PCI kann Patienten angeboten werden, wenn eine „First medical contact-to-balloon"-Zeit (Zeit vom medizinischem Erstkontakt und erster Ballondilatation, ESC-Leitlinien 2010) von 120 Minuten erreicht wird. Bei Patienten, die sich innerhalb von 2 Stunden nach Auftreten der Brustschmerzen vorstellen, soll die Zeitspanne vom medizinischen Erstkontakt bis zur Ballondilatation kleiner als 90 Minuten sein. Darüber hinausgehende Verzögerungen gehen mit einer höheren Mortalität einher.

Auch dort, wo die PPCI nicht unmittelbar verfügbar ist, hat das Ziel, so rasch wie möglich eine Reperfusion zu erreichen, weiterhin eine hohe Priorität. In dieser Situation kann die primäre fibrinolytische Therapie für die Patienten die beste Möglichkeit zu sein, eine frühzeitige Reperfusion zu erhalten.

Die Verzögerung bis zur PPCI kann durch folgende Verbesserungen des Rettungsdienstes wesentlich verkürzt werden:

- Im Rettungsdienst soll ein 12-Kanal-EKG so früh wie möglich geschrieben und hinsichtlich eines STEMI bewertet werden. Damit kann die Sterblichkeit der Patienten reduziert werden (sowohl bei denen, die für eine PPCI vorgesehen sind, als auch bei denen, die eine Fibrinolyse erhalten sollen).

- Das Erkennen eines STEMI kann durch Übertragung des EKG ins Krankenhaus erreicht werden oder durch Interpretation von Ärzten vor Ort (z. B. Haus-, Notarzt) oder durch intensiv trainiertes Pflege- oder Rettungsfachpersonal (mit oder ohne Computerunterstützung).

- Wenn die PPCI die geplante Strategie ist, trägt eine Alarmierung des Herzkatheterlabors (zum Zweck der PPCI) bereits durch den Rettungsdienst zur Mortalitätssenkung bei.

Folgende zusätzliche Elemente gehören zu einem effektiven Versorgungssystem:

- Die Einsatzbereitschaft des Herzkatheterlabors innerhalb von 20 Min. – täglich und rund um die Uhr (24/7).

- Die Rückmeldung der Daten des realen Zeitverlaufs vom Symptombeginn bis zur PCI.

Verabreichen Sie allen Patienten, die wegen eines STEMI eine PPCI erhalten, ein injizierbares Antikoagulans:

- 5.000 I.E. unfraktioniertes Heparin
- Enoxaparin.

4.4.2 Fibrinolyse-Therapie

In groß angelegten klinischen Studien konnte gezeigt werden, dass mit der Fibrinolyse-Therapie eine deutliche Reduktion der Mortalität des AMI erreicht werden kann, wenn diese innerhalb der ersten Stunden nach Beginn der Brustschmerzen durchgeführt wird. Einer der Hauptvorteile der Fibrinolyse-Therapie liegt darin, dass weder ein Herzkatheterlabor noch ein in der Angioplastie erfahrener Kardiologe erforderlich sind. Eine frühzeitige Reperfusion kann durch eine prähospitale fibrinolytische Therapie erreicht werden – dies ist besonders dann mit einem Nutzen für den Patienten verbunden, wenn die Transportzeit ins Krankenhaus sehr lang ist. Eine frühe Behandlung kann auch durch eine Minimierung der „door-to-needle time“ (Zeit vom Eintreffen im Krankenhaus bis zur Applikation der fibrinolytischen Therapie) erreicht werden.

Tabelle 4.1
Indikationen für eine sofortige Reperfusionstherapie bei akutem Herzinfarkt

Indikationen für eine sofortige Reperfusionstherapie bei akutem Herzinfarkt (AMI)
Patientenkontakt findet innerhalb von 12 Stunden nach dem Auftreten von Brustschmerzen, die an einen AMI (akuten Myokardinfarkt) denken lassen, statt. Plus:
ST-Strecken-Hebungen > 0,2 mV in 2 benachbarten Brustwandableitungen oder > 0,1 mV in 2 oder mehreren benachbarten Extremitätenableitungen. Oder:
Dominante R-Zacken und ST-Strecken-Senkungen in V1–V3 (posteriorer Infarkt). Oder:
Neu aufgetretener (oder vermutlich neu aufgetretener) LSB (Linksschenkelblock).

Tabelle 4.2
Kontraindikationen für eine Fibrinolyse-Therapie

Kontraindikationen für eine Fibrinolyse-Therapie
ABSOLUTE KONTRAINDIKATIONEN
• Nach hämorrhagischem Schlaganfall
• Ischämischer Schlaganfall in den letzten sechs Monaten
• Neoplasie oder Schädigung des zentralen Nervensystems
• Kürzliche (< 3 Wochen) größere Operationen, Kopfverletzung oder wesentliches Trauma
• Bestehende innere Blutungen (außer Menstruation) oder gastrointestinale Blutung innerhalb des letzten Monats
• Bekannte oder vermutete Aortendissektion
• Bekannte hämorrhagische Diathese (Blutungsneigung)
RELATIVE KONTRAINDIKATIONEN
• Therapierefraktäre Hypertonie (systolischer Blutdruck > 180 mmHg)
• Transitorisch ischämische Attacke (TIA) in den letzten 6 Monaten
• Therapie mit oralen Antikoagulanzien
• Schwangerschaft oder < 1 Woche nach Entbindung
• Nicht komprimierbare Gefäßpunktionsstelle
• Aktives peptisches Magengeschwür
• Fortgeschrittene Lebererkrankung
• Bakterielle Endokarditis
• Bekannte allergische Reaktion auf die zum Einsatz kommende fibrinolytische Substanz

Die Fibrinolyse-Therapie beinhaltet ein Blutungsrisiko, einschließlich der Gefahr einer Hirnblutung. Nicht für jeden Patienten ist diese Therapie sicher. Tabelle 4.1 zeigt die typischen Indikationen für eine Reperfusionstherapie; Tabelle 4.2 zeigt die typischen Kontraindikationen für eine Fibrinolyse-Therapie. Die meisten dieser Kontraindikationen sind relativ. Der erfahrene Kliniker wird entscheiden, ob der Nutzen einer Fibrinolyse die Risiken für den individuellen Patienten überwiegt bzw. ob eine notfallmäßige Angiografie mit Hinblick auf eine PPCI für den jeweiligen Patienten sinnvoller ist.

Abbildung 4.7 beschreibt die Möglichkeiten einer Reperfusionstherapie beim STEMI in Form eines Algorithmus.

4.4.3 Thrombozyten-Aggregationshemmung und Antikoagulation bei der Fibrinolyse-Therapie

Geben Sie allen STEMI-Patienten, die eine Fibrinolyse-Therapie erhalten:

- 300 mg Aspirin und
- 600 mg Clopidogrel (Anfangsdosis) und
- Antithrombintherapie: niedermolekulares Heparin (i.v.-Bolus, dann s.c.) oder unfraktioniertes Heparin (volle Dosis) oder Fondaparinux.

4.5 Rescue-PCI

Bei 20–30% der Patienten, die im Rahmen eines STEMI eine Fibrinolyse-Therapie erhalten, wird keine Reperfusion erreicht. Überwachen Sie Patienten während und nach der Gabe eines Fibrinolytikums engmasching mittels EKG-Monitoring. Schreiben Sie 60–90 Minuten nach Applikation des Fibrinolytikums ein 12-Kanal-EKG. Wenn die ST-Strecken-Hebung im Vergleich mit dem vor Fibrinolyse-Beginn geschriebenen EKG nicht um mehr als 50% zurückgegangen ist, deutet dies darauf hin, dass die Fibrinolyse-Therapie eine Wiedereröffnung der infarktbezoge-nen Koronararterie nicht erreicht hat. Da die meisten Patienten eine Opioidanalgesie erhalten haben werden, ist die Symptomatik ein weniger guter Parameter für die Beurteilung der erfolgreichen Reperfusion. Auch nach initial erfolgreicher Thrombolyse besteht ein erhebliches Risiko einer Reokklusion. Deshalb sollen Patienten in einer Herzüberwachungsstation auf-genommen und kontinuierlich mittels EKG-Monitoring überwacht werden.

Verlegen Sie den Patienten im Falle eines Reperfusionsversagens oder bei einer Reokklusion/einem Reinfarkt zum Zweck einer mechanischen Wiedereröffnung (PCI) sofort in ein Herzkatheterlabor. Bei einem Versagen der Thrombolyse wird dies als Rescue-PCI bezeichnet. Diese ist im Vergleich mit einer konservativen oder erneuten fibrinolytischen Therapie mit einer Verbesserung eines ereignisfreien Überlebens und einer Reduktion des Herzversagens vergesellschaftet. Es sei nochmals betont, dass die Rescue-PCI ohne Zeitverzögerung durchgeführt werden muss, um erfolgreich zu sein.

Die Rolle der „Facilitated PCI", wo eine fibrinolytische Therapie unmittelbar von einer PCI gefolgt ist, wird weiterhin diskutiert. Bis jetzt gibt es nur eine unzureichende Evidenz, die diese Strategie unterstützt; aber es laufen weitere Studien zu dieser Fragestellung.

4.6 Thrombozyten-Aggregationshemmer

Die auf eine arteriosklerotische Plaqueruptur folgende Thrombozyten-Aktivierung und -Aggregation sind zentrale pathophysiologische Mechanismen der akuten Koronarsyndrome. Die antithrombozytäre Therapie ist demzufolge eine grundlegende Behandlungsform des ACS, egal ob mit oder ohne ST-Strecken-Hebung, mit oder ohne Reperfusions- bzw. Revaskularisierungsbehandlung.

- **Acetylsalicylsäure (ASS)**

Verabreichen Sie so früh wie möglich allen Patienten mit Verdacht auf ACS eine orale Aufsättigungsdosis ASS (150–300 mg einer nicht magensaftresistenten Zubereitung) oder 150 mg eines i.v.-Präparats, sofern keine echte ASS-Allergie oder eine aktive Blutung vorliegt. ASS kann entsprechend lokaler Protokolle von den ersten medizinischen Kontaktpersonen, einem sonstigen Anwesenden oder auf Anweisung eines Leitstellenmitarbeiters gegeben werden.

- **ADP-Rezeptor-Antagonisten**

Die Inhibierung des ADP-Rezeptors der Thrombozyten durch die Thienopyridine Clopidogrel und Prasugrel (irreversible Blockierung) bzw. durch das Cyclopentyl-Triazolo-Pyrimidin Ticagrelor (reversible Blockierung) führt zu einer über die von ASS hervorgerufenen Aggregationshemmung hinausgehende Hemmung der Plättchenaggregation. Im Gegensatz zu Clopidogrel sind die Effekte von Prasugrel und Ticagrelor weitgehend unabhängig von einer genetisch bedingten Variabilität des Arzneimittelstoffwechsels bzw. der Arzneimittelaktivierung. Prasugrel und Ticagrelor (reversible Hemmung) führen daher zu einer zuverlässigeren, schnelleren und ausgeprägteren Hemmung der Plättchenaggregation.

4.6.1 ADP-Rezeptor-Inhibitoren beim Non-STEMI-ACS

- **Clopidogrel**

Wenn Clopidogrel zusammen mit Heparin und ASS bei Patienten mit Hochrisiko-Non-STEMI-ACS gegeben wird, verbessert dies das Behandlungsergebnis. Geben Sie im Falle eines geplanten konservativen Vorgehens eine Initialdosis von 300 mg, bei geplanter PCI kann auch einer initialen Dosis von 600 mg der Vorzug gegeben werden. Es existiert keine große Studie, die eine Vorbehandlung mit Clopidogrel mit einer periinterventionellen Gabe verglichen hat, weder mit 300 mg noch mit 600 mg Initialdosis („loading dose").

- **Prasugrel**

Prasugrel (60 mg Initialdosis) kann bei Patienten mit Hochrisiko-Non-STEMI-ACS und geplanter PCI erst gegeben werden, wenn vorab durch eine Angiografie nachgewiesen wurde, dass die Stenosen für eine PCI geeignet sind. Die Kontraindikationen (Vorgeschichte einer TIA/eines Schlaganfalls) und eine Nutzen-Risiko-Abwägung sollten bei Patienten mit Blutungsrisiko (Gewicht < 60 kg, Alter > 75 Jahre) beachtet werden.

- **Ticagrelor**

Entsprechend den aktuellen ESC-Leitlinien sollte Ticagrelor (180 mg Initialdosis) allen Patienten mit Non-STEMI-ACS und mittlerem bis hohem Risiko zusätzlich zu ASS gegeben werden, unabhängig davon, ob eine invasive Strategie geplant ist oder nicht. Verabreichen

Sie Patienten mit Non-STEMI-ACS, die konservativ behandelt werden sollen, Ticagrelor bzw. Clopidogrel, sobald die Diagnose feststeht. Es liegen keine ausreichenden Daten für oder gegen eine Vorbehandlung mit diesen Substanzen vor, wenn eine PCI die initiale Strategie darstellt.

4.7 Behandlung der instabilen Angina pectoris und eines NSTEMI

Sobald die Diagnose gestellt wurde, wird bei Patienten mit einem Non-STEMI-ACS eine parenterale Antikoagulation in Verbindung mit Thrombozyten-Aggregationshemmern empfohlen, weil dadurch die Häufigkeit schwerwiegender kardialer Ereignisse (MACE) gesenkt wird.

Abbildung 4.7
Reperfusionstherapie bei STEMI

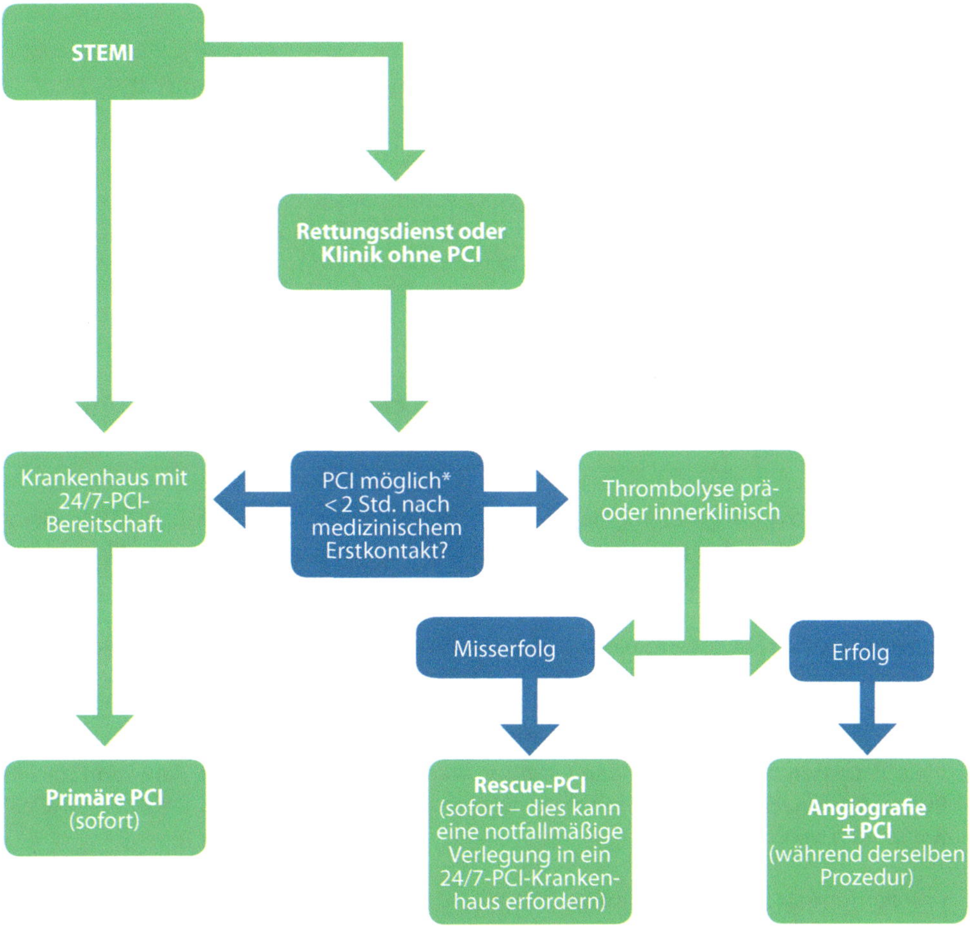

* Bei Patienten, die sich < 2 Stunden nach Schmerzbeginn vorstellen, sollte die Zeit vom medizinischen Erstkontakt bis PCI < 90 Minuten betragen. Falls nicht verfügbar, sofortige Fibrinolyse erwägen.

5. Weitere Behandlung von Patienten mit akuten Koronarsyndromen

5.1 Verdacht auf instabile Angina pectoris – Patienten mit niedrigem Risiko

Patienten mit Verdacht auf instabile Angina pectoris, die keine Vorgeschichte von Belastungsangina oder Myokardinfarkt aufweisen und zum Zeitpunkt der Vorstellung keine Merkmale eines hohen Risikos zeigen (d.h., EKG und Troponinspiegel sind nach 6–8 Stunden normal), sollten frühzeitig einer weiteren Risikobewertung – entweder mittels Belastungsstests oder nicht invasiver Bildgebung – zugeführt werden.

5.2 Verdacht auf Angina pectoris – hochrisikoinstabile AP und NSTEMI

Bei Patienten mit instabiler Angina pectoris und einem Hochrisikoprofil (z.B. ST-Strecken-Senkung in Ruhe, früher positiver Belastungstest oder positive nicht invasive Bildgebung) soll frühzeitige eine Koronarangiografie erwogen werden.

Patienten mit NSTEMI sollen gleichfalls als Hochrisikogruppe betrachtet werden. In der Mehrzahl der Fälle brauchen diese Patienten eine frühe Beurteilung mittels Koronarangiografie während des aktuellen Krankenhausaufenthalts – idealerweise innerhalb von 72 Stunden.

Viele Patienten aus diesen beiden Gruppen werden von einer Revaskularisation mittels PCI profitieren. Bei einigen wenigen kann eine aortokoronare Bypass-Operation (ACVB) notwendig sein.

Es sollen formale Systeme zur Risikostratifizierung, wie z.B. der GRACE-Score (Global Registry of Acute Coronary Events), genutzt werden, an denen sich das klinische Vorgehen orientieren soll. Die Patienten mit dem größten Risiko profitieren im Hinblick auf die Reduzierung weiterer gravierender kardialer Ereignisse am meisten von einer frühen Intervention.

5.3 STEMI

Auch wenn eine Fibrinolyse-Therapie durchgeführt wurde, wird bei vielen Patienten noch eine relevante Stenose oder ein instabiler Plaque in der auslösenden Koronararterie verblieben sein. Durch eine PCI kann eine Stabilisierung erreicht und damit das Risiko eines Wiederverschlusses der Arterie mit nachfolgendem Infarkt, Kreislaufstillstand oder plötzlichem Tod reduziert werden. Eine Koronarangiografie und, falls notwendig, eine PCI soll während des gleichen Krankenhausaufenthalts frühzeitig durchgeführt werden.

Bei Patienten mit vollständig abgelaufenem STEMI, die keine Reperfusionstherapie erhalten haben (z.B. wegen zu später Vorstellung), wird empfohlen, dass eine Koronarangiografie während des gleichen Krankenhausaufenthalts durchgeführt wird. Obwohl der Nutzen der Wiedereröffnung einer verschlossenen infarktbezogenen Koronararterie bei lange bestehendem STEMI ungewiss ist, finden sich oft Stenosen in anderen Koronararterien, die Ursache für weitere gravierende koronare Ereignisse in den folgenden Monaten sein können. Die Festlegung der Schwere und Lokalisation solcher Stenosen kann helfen, jene Patienten mit sehr hohem Risiko zu identifizieren, bei denen eine frühzeitige Intervention das Risiko reduzieren kann.

5.4 Ventrikuläre Rhythmusstörungen als Komplikation von akuten Koronarsyndromen

Treten ventrikuläre Rhythmusstörungen als Komplikation eines akuten Koronarsyndroms auf, dann legen Sie deren Signifikanz fest, indem Sie genau einschätzen, wie es dem Patienten geht, und den Beginn der Rhythmusstörung ermitteln. Wenn es innerhalb der ersten 24–48 Stunden nach einem STEMI zu einem Kreislaufstillstand mit VF/pVT kommt und die weitere Erholung unkompliziert ist, ist das Risiko weiterer ventrikulärer Rhythmusstörungen relativ niedrig und wird durch andere Faktoren, insbesondere den Schweregrad der linksventrikulären Funktionsstörung bestimmt. Wenn ein VF/pVT-Kreislaufstillstand im Zusammenhang mit einem Nicht-ST-Strecken-Hebungs-ACS auftritt, kann ein anhaltendes Risiko für erneute ventrikuläre Rhythmusstörungen bestehen. Wenn die Rhythmusstörung durch eine schwere Myokardischämie verursacht worden ist, ist eine Revaskularisation sehr dringend notwendig, um ein Wiederauftreten der Ischämie zu verhindern und das Risiko nachfolgender Rhythmusstörungen zu reduzieren. Falls dies nicht möglich ist oder wenn die Rhythmusstörung ohne Hinweis auf schwere Minderdurchblutung aufgetreten ist, bleibt das Risiko weiterer ventrikulärer Rhythmusstörungen für den Patienten bestehen. Solche Patienten sollten **vor der Krankenhausentlassung** einem Kardiologen vorgestellt werden, damit eine etwaige ICD-Implantation abgeklärt wird.

Auch Patienten mit VF/pVT-Kreislaufstillstand als späte Komplikation nach einem Herzinfarkt oder ohne Zusammenhang mit einem ACS haben ein Risiko für ein Wiederauftreten des Kreislaufstillstands und sollten dringend von einem Kardiologen gesehen werden, damit eine etwaige ICD-Implantation **vor der Krankenhausentlassung** abgeklärt wird.

5.4.1 Reperfusion nach erfolgreicher Wiederbelebung

Weil das ACS oft von einem akuten Koronararterienverschluss oder einer hochgradigen Koronararterienstenose begleitet wird, stellt es eine häufige Ursache für einen prähospitalen Kreislaufstillstand (Out-of-Hospital Cardiac Arrest, OHCA) dar. Das invasive Vorgehen (d.h. frühe Koronarangiografie, gefolgt von sofortiger PCI, wenn diese notwendig erscheint) ist bei dieser Patientengruppe umstritten, insbesondere bei Patienten nach lang dauernder Reanimation und Fehlen von spezifischen EKG-Kriterien, weil konkrete Ergebnisse aus-stehen und in erheblichem Maße Ressourcen beansprucht werden (einschließlich der Verlegung von Patienten in PCI-Zentren).

- **PCI nach ROSC mit ST-Strecken-Hebung**

Die höchste Inzidenz an akuten Koronarläsionen findet sich bei Patienten, bei denen im Anschluss an ROSC im abgeleiteten EKG eine ST-Strecken-Hebung bzw. ein Linksschenkelblock beobachtet wird. Es ist sehr wahrscheinlich, dass das frühe invasive Vorgehen bei Patienten mit STEMI eine Strategie darstellt, die relevante Vorteile bringt.

Basierend auf den vorhandenen Daten soll die notfallmäßige Untersuchung im Herzkatheterlabor (und sofortige PCI, falls notwendig) bei ausgewählten erwachsenen Patienten mit ROSC nach vermutlich kardial bedingtem OHCA mit ST-Strecken-Hebung im EKG durchgeführt werden.

Beobachtungsstudien weisen darauf hin, dass optimale Ergebnisse nach OHCA durch eine Kombination aus gezieltem Temperaturmanagement und PCI erreicht werden. Diese beiden Maßnahmen können im Rahmen eines standardisierten Postreanimationsprotokolls Teil einer Gesamtstrategie zur Verbesserung des neurologisch intakten Überlebens dieser Patientengruppe sein.

- **PCI nach ROSC bei Patienten ohne ST-Strecken-Hebung**

Anders als bei einem ACS-Patienten, der nicht im Kreislaufstillstand ist, sind die empfohlenen diagnostischen Methoden zum Nachweis einer koronaren Ischämie in dieser Situation weniger zuverlässig. Es ist sinnvoll, nach ROSC eine notfallmäßige Abklärung im Herzkatheterlabor für die Patienten zu diskutieren, die das höchste Risiko für eine koronare Ursache des Kreislaufstillstands aufweisen. Eine Reihe von Faktoren, wie Alter des Patienten, Dauer der Reanimation, hämodynamische Instabilität, der vorliegende Herzrhythmus, der neurologische Status bei Aufnahme im Krankenhaus und die Wahrscheinlichkeit einer kardialen Ursache kann die Entscheidung zur Intervention beeinflussen. In einer kürzlich erschienenen Konsens-Stellungnahme der European Association for Percutaneous Cardiovascular Interventions (EAPCI) wurde betont, dass bei Patienten nach OHCA bei Vorhandensein von ST-Strecken-Hebungen sofort eine Herzkatheteruntersuchung er-folgen soll bzw. dass diese bei anderen Patienten ohne eindeutigen Nachweis einer nicht koronaren Ursache des Kreislaufstillstands sobald wie möglich (in weniger als 2 Stunden) in Betracht gezogen werden soll, insbesondere wenn die Patienten hämodynamisch instabil sind. Bei Patienten, die nicht in einem PCI-Zentrum erstbehandelt werden, soll die Verlegung zur Angiografie und PPCI, falls indiziert, auf der Grundlage einer individuellen Abwägung zwischen dem erwarteten Nutzen einer frühen Angiografie und den Risiken des Patiententransports erfolgen.

5.5 Andere Komplikationen des akuten Koronarsyndroms

5.5.1 Herzinsuffizienz

Bei Patienten, die als Komplikation eines akuten Myokardinfarkts (AMI) oder anderer ACS-Formen eine Herzinsuffizienz entwickeln, ist das Risiko für eine weitere Verschlechterung, einen Kreislaufstillstand und den Tod erhöht. Zur Senkung des Risikos ist bei diesen Patienten eine sofortige und wirksame Behandlung der Herzinsuffizienz erforderlich. Applizieren Sie Schleifendiuretika (z.B. Furosemid) und/oder Nitroglycerin (sublingual und/oder intravenös) als unmittelbare symptomatische Therapie. Schleifendiuretika sollen routinemäßig verabreicht werden, um die Symptome zu beherrschen; aber Bedarf und Dosis sollen in den ersten Tagen mindestens täglich überprüft werden. Stellen Sie sicher, dass eine ACE-Hemmertherapie (ACE=Angiotensin-Konversions-

Enzym) begonnen worden ist, und steigern Sie die Dosierung nach Verträglichkeit bis zum Erreichen der Zieldosis. Bei Patienten mit ACE-Hemmer-Unverträglichkeit soll die Gabe eines Angiotensin-Rezeptorblockers erwogen werden. Verabreichen Sie Beta-Rezeptorenblocker, sofern sie nicht kontraindiziert sind oder vom Patienten nicht vertragen werden. Erwägen Sie eine zusätzliche Therapie mit einem Aldosteron-Antagonisten (z.B. Eplerenon oder Spironolacton), wenn eine mehr als leichtgradige Einschränkung der systolischen linksventrikulären Funktion vorliegt (Ejektionsfraktion von 40 % oder weniger).

5.5.2 Kardiogener Schock

Dieser umfasst eine schwere Hypotonie mit Minderdurchblutung der Peripherie, häufig begleitet von Lungenödem, Schwindel oder Verwirrtheit, infolge zerebraler Minderdurchblutung, und Oligurie, infolge Mangeldurchblutung der Nieren. Die Mortalität ist sehr hoch, kann aber durch eine frühe Revaskularisation (PCI) reduziert werden.

Das akute Koronarsyndrom ist die häufigste Ursache eines kardiogenen Schocks, hauptsächlich verursacht durch einen ausgedehnten Myokardischämiebereich oder eine mechanische Komplikation des Myokardinfarkts. Wenngleich er nicht häufig auftritt, so beträgt die Kurzzeitsterblichkeit des kardiogenen Schocks bis zu 40 %, im Gegensatz dazu ist die Lebensqualität der lebend entlassenen Patienten gut. Eine frühe invasive Strategie (primäre PCI, zeitnah nach Fibrinolyse durchgeführte PCI) ist bei den Patienten indiziert, die für eine Revaskularisation infrage kommen. Obwohl die intraaortale Ballonpumpe (IABP) in der täglichen Praxis oftmals zur Behandlung des kardiogenen Schocks verwendet wird, gibt es keine Belege, die den Einsatz des Verfahrens stützen.

Bei Patienten mit inferiorem Infarkt, klinischen Schockzeichen und Lungenauskultation ohne Stauung besteht der Verdacht auf einen rechtsventrikulären Infarkt. Eine ST-Strecken-Hebung ≥ 0,1 mV in Ableitung V4R ist ein guter Indikator für einen rechtsventrikulären Infarkt. Diese Patienten weisen eine Krankenhaussterblichkeit von bis zu 30 % auf und haben erheblichen Nutzen von einer Reperfusionstherapie. Vermeiden Sie Nitrate und andere Vasodilatatoren; behandeln Sie die Hypotension mit intravenösen Infusionslösungen.

5.6 Andere Herzrhythmusstörungen

Detaillierte Ausführungen zur Behandlung anderer Herzrhythmusstörungen werden in Kapitel 11 erörtert.

Falls Vorhofflimmern im Zusammenhang mit einem akuten Koronarsyndrom (ACS) auftritt, weist dies in einem gewissen Maß auf eine Linksherzinsuffizienz hin: Die Behandlung soll einerseits diesen Umstand berücksichtigen und andererseits auf die Kontrolle der Herzfrequenz oder des Rhythmus ausgerichtet sein.

Falls ein AV-Block im Zusammenhang mit einem akuten Hinterwandinfarkt auftritt, besteht häufig ein erhöhter Vagotonus (Vagusaktivierung). Die QRS-Komplexe sind oft schmal (< 0,12 Sek.), und die Herzfrequenz muss dabei nicht besonders niedrig sein. Behandeln Sie eine symptomatische Bradykardie unter diesen Umständen mit Atropin und, falls notwendig, mit Theophyllin. Erwägen Sie eine vorübergehende Schrittmacherbehandlung nur dann, wenn die Bradykardie und die Hypotonie nach Atropingabe weiter bestehen. Ein totaler AV-Block (AV-Block III°) ist in dieser Situation meist vorübergehend, und eine permanente Schrittmacherbehandlung ist nur selten notwendig.

Wenn ein AV-Block bei einem akuten Vorderwandinfarkt auftritt, so bedeutet dies übli-cherweise, dass ein ausgedehnter Myokardschaden vorliegt, und deutet auf eine schlechte Prognose hin. Dabei sind die QRS-Komplexe meistens breit (> 0,12 Sek.), und die Herzfre-quenz ist niedrig und spricht nicht auf Atropin an. Hier ist üblicherweise eine vorübergehen-de Schrittmachertherapie erforderlich und soll nicht verzögert werden. Viele Patienten, die eine solche Situation überleben, werden einen permanenten Schrittmacher benötigen.

5.7 Kardiale Rehabilitation

Bei allen Patienten nach akutem Koronarsyndrom kann ein effektives Programm einer kardialen Rehabilitation die Rückkehr zu einem normalen Leben beschleunigen und Maßnahmen fördern, die ein weiteres Risiko reduzieren (s. u.). Es ist nachgewiesen, dass eine effektive kardiale Rehabilitation die Notwendigkeit einer erneuten Krankenhausbehandlung reduziert. Die kardiale Rehabilitation ist ein kontinuierlicher Prozess, der auf der Herzüberwa-chungsstation beginnt und dann wohnortnah weitergeführt wird. Ziele sind eine Änderung des Lebensstils und Sekundärprävention.

5.8 Präventive Maßnahmen

Bei Patienten mit ACS sollen präventive Maßnahmen frühzeitig nach der Krankenhausaufnahme begonnen werden, bereits begonnene Präventivmaßnahmen werden fortgesetzt. Die Präventivmaßnahmen verbessern die Prognose durch Reduzierung gravierender uner-wünschter kardiovaskulärer Ereignisse (MACE). Die medikamentöse Prävention umfasst Betablocker, ACE-Hemmer/Angiotensin-Rezeptorblocker und Statine ebenso wie eine Basisbehandlung mit ASS und, sofern indiziert, Thienopyridin-Derivaten (ADP-Antagonisten).

5.8.1 Betablocker

Es gibt keine Daten, die die routinemäßige i.v.-Gabe von Betablockern im Rettungsdienst oder in der Notaufnahme stützen. Die frühe i.v.-Betablocker-Gabe ist bei Patienten mit Hypotension oder Zeichen der Stauungsinsuffizienz kontraindiziert. Sie kann bei fehlenden Kontraindikationen in speziellen Situationen indiziert sein, etwa bei schwerer Hypertonie oder tachykarden Rhythmusstörungen. Es ist sinnvoll, eine niedrig dosierte orale Betablocker-Therapie erst dann zu beginnen, wenn der Patient stabilisiert wurde.

5.8.2 Andere Antiarrhythmika

Abgesehen von Betablockern gibt es keine Daten, die den Einsatz einer antiarrhythmischen Prophylaxe nach einem ACS stützen. Die meisten frühen Todesfälle beim ACS werden durch

Kammerflimmern (VF) verursacht, dabei ist die Inzidenz von VF in den ersten Stunden nach Symptombeginn am höchsten. Die Wirkungen von prophylaktisch bei Patienten mit ACS verabreichten Antiarrhythmika (Lidocain, Magnesium, Disopyramid, Mexiletin, Verapamil, Sotalol, Tocainamid) sind untersucht worden. Die Prophylaxe mit Lidocain senkte die Häufigkeit von VF, kann jedoch die Sterblichkeit erhöhen. Die Routinebehandlung mit Magnesium bei Patienten mit AMI reduziert die Sterblichkeit nicht. Die in den ersten Stunden eines ACS durchgeführte Arrhythmieprophylaxe mit Disopyramid, Mexiletin, Verapamil oder anderen Antiarrhythmika beinflusst die Sterblichkeit ebenfalls nicht. Die Prophylaxe mit Antiarrhythmika wird deshalb nicht empfohlen.

5.8.3 Inhibitoren des angiotensinkonvertierenden Enzyms (ACE-Hemmer) und Angiotensin-Rezeptorblocker

Wenn sie Patienten mit akutem Myokardinfarkt verabreicht werden – mit und ohne frühe Reperfusionstherapie – verringern orale ACE-Hemmer die Sterblichkeit. Die günstigen Effekte sind bei Patienten mit Vorderwandinfarkt, Lungenstauung oder einer linksventrikulären Ejektionsfraktion < 40 % am ausgeprägtesten. Verabreichen Sie keine ACE-Hemmer, wenn der systolische Blutdruck zum Zeitpunkt der Aufnahme < 100 mmHg beträgt oder bei bekannten Kontraindikationen gegenüber dieser Substanzklasse. Verabreichen Sie aus den o. g. Gründen insbesondere bei Patienten mit Vorderwandinfarkt, Lungenstauung oder einer linksventrikulären Ejektionsfraktion < 40 % innerhalb der ersten 24 Stunden nach Symptombeginn einen oralen ACE-Hemmer, unabhängig davon, ob eine frühe Reperfusionstherapie geplant ist. Intravenöse ACE-Hemmer sollen hingegen nicht innerhalb der ersten 24 Stunden nach Symptombeginn gegeben werden. Verwenden Sie bei Patienten, die ACE-Hemmer nicht vertragen, einen Angiotensin-Rezeptorblocker.

5.8.4 Lipidsenkende Behandlung

Statine reduzieren das Auftreten wesentlicher unerwünschter kardiovaskulärer Ereignisse (MACE), sofern sie früh in den ersten Tagen nach Auftreten eines ACS gegeben werden. Erwägen Sie den Beginn einer Statintherapie bei allen Patienten innerhalb von 24 Stunden nach Symptombeginn eines ACS, sofern keine Kontraindikationen bestehen. Falls Patienten bereits Statine erhalten, soll die Therapie fortgeführt werden.

Die kürzlich veröffentlichten Leitlinien der Europäischen Gesellschaft für Kardiologie (European Society of Cardiology, ESC) betonen die Bedeutung von Betablockern als Mittel der ersten Wahl bei der Behandlung von ventrikulären Rhythmusstörungen und zur Prävention des plötzlichen Herztods:

> Die elektrische Kardioversion oder Defibrillation ist bei Patienten mit akutem Koro-narsyndrom (ACS) das Mittel der Wahl, um akute ventrikuläre Rhythmusstörungen zu terminieren. Eine frühe Verabreichung (möglicherweise i.v.) von Betablockern kann dazu beitragen, das erneute Auftreten von Rhythmusstörungen zu verhindern. Eine antiarrhythmische Therapie mit Amiodaron sollte nur dann in Betracht gezogen werden, wenn Episoden mit VF oder VT häufiger auftreten und diese mittels aufeinanderfolgender Kardioversionen bzw. Defibrillationen nicht kontrolliert werden können. Die intravenöse Gabe von Lidocain kann in Erwägung gezogen werden, wenn es wiederholt zu VT oder VF kommt, welches auf Betablocker oder Amiodaron

nicht anspricht, oder wenn Kontraindikationen bzgl. Amiodaron vorliegen. Wiederholte polymorphe VT, die in ein Kammerflimmern (VF) degenerieren, können auf Betablocker ansprechen. Außerdem kann auch eine ausgeprägte Sedierung dazu beitragen, Episoden von VF oder VT zu reduzieren. Die Verwendung anderer Antiarrhythmika (z. B. Procainamid, Propafenon, Ajmalin, Flecainid) wird nicht empfohlen.

Bei Patienten mit einer LV-Dysfunktion (mit oder ohne Herzinsuffizienz), die im Rahmen einer anhaltenden VT medikamentös behandelt werden sollen, soll das Ziel in einer maximalen Sympathikusblockade bestehen.

DIE WICHTIGSTEN LERNZIELE – ZUSAMMENFASSUNG

- Die akuten Koronarsyndrome (ACS) umfassen die instabile Angina pectoris, den Nicht-ST-Strecken-Hebungsinfarkt und den ST-Strecken-Hebungsinfarkt.
- Verabreichen Sie Patienten mit einem akuten Koronarsyndrom Acetylsalicylsäure (ASS), Nitroglycerin und Morphin.
- Eine schnelle initiale Einschätzung unter Zuhilfenahme der Anamnese, der klinischen Untersuchung und des 12-Kanal-EKG hilft bei der Erstellung der Diagnose und zur Abschätzung des unmittelbaren Risikos.
- Erwägen Sie eine sofortige Reperfusionstherapie bei jenen Patienten mit akutem Herzinfarkt, die eine ST-Strecken-Hebung oder einen neuen LSB haben.
- Eine effektive Beurteilung und sofortige Behandlung der Patienten mit akuten Koronarsyndromen reduziert das Risiko eines Kreislaufstillstands und Todes.

LITERATUR

- Nikolaou N. et al, European Resuscitation Council Guidelines for Resuscitation 2015 Section 8. Initial management of acute coronary syndromes 10.1016/j.resuscitation.2015.07.030; p263 - p276
- Nikolaou N, Welsford M, Beygui F, et al. Part 5: Acute coronary syndromes: 2015 International Consensus on Cardiopulmonary Resuscitation and Emergency Cardiovascular Care Science With Treatment Recommendations. 10.1016/j.resuscitation.2015.07.043; e123 - e148
- Bassand JP, Hamm CW, Ardissino D, et al. Guidelines for the diagnosis and treatment of non-ST-segment elevation acute coronary syndromes. Eur Heart J 2007;28:1598-660. www.escardio.org
- Department of Health 2008. Treatment of Heart Attack National Guidance. Final Report of the National Infarct Angioplasty Project (NIAP). www.dh.gov.uk
- Silber S, Albertsson P, Aviles FF, et al. The Task Force for Percutaneous Coronary Interventions of the European Society of Cardiology. Guidelines for Percutaneous Coronary Interventions. European Heart Journal 2005;26:804-47. www.escardio.org
- Thygesen K, Alpert JS, White HD. Universal definition of myocardial infarction. Eur Heart J 2007;28:2525-38. www.escardio.org
- Van de Werf F, Bax J, Betriu A, et al. Management of acute myocardial infarction in patients presenting with persistent ST-segment elevation: the Task Force on the Management of ST-Seg-

ment Elevation Acute Myocardial Infarction of the European Society of Cardiology. Eur Heart J 2008;29:2909-45. www.escardio.org

- Stub D, Smith K, Bernard S, et al. Air Versus Oxygen in ST-Segment Elevation Myocardial Infarction. Circulation 2015.
- Amsterdam EA, Wenger NK, Brindis RG, et al. 2014 AHA/ACC guideline for the management of patients with non-ST-elevation acute coronary syndromes: executive summary: a report of the American College of Cardiology/American Heart Association Task Force on Practice Guidelines. Circulation 2014;130:2354-94.
- Noc M, Fajadet J, Lassen JF, et al. Invasive coronary treatment strategies for out-of-hospital cardiac arrest: a consensus statement from the European association for percutaneous cardiovascular interventions (EAPCI)/stent for life (SFL) groups. EuroIntervention 2014;10:31-7.
- American College of Emergency P, Society for Cardiovascular A, Interventions, et al. 2013 ACCF/AHA guideline for the management of ST-elevation myocardial infarction: a report of the American College of Cardiology Foundation/American Heart Association Task Force on Practice Guidelines.
  J Am Coll Cardiol 2013;61:e78-140.
- Cabello JB, Burls A, Emparanza JI, Bayliss S, Quinn T. Oxygen therapy for acute myocardial infarction. The Cochrane database of systematic reviews 2013;8:CD007160
- Priori S et al. 2015 ESC Guidelines for the management of patients with ventricular arrhythmias and the prevention of sudden cardiac death. European Heart Journal doi:10.1093

Kapitel 5

Innerklinische Notfallversorgung (Reanimation)

LERNZIELE

- Wie eine Wiederbelebung im Krankenhaus begonnen wird
- Wie die Wiederbelebung weitergeführt wird, wenn höher qualifizierte Hilfe eintrifft
- Die Bedeutung einer qualitativ hochwertigen CPR mit minimalen Unterbrechungen

1. Einleitung

Nach einem Kreislaufstillstand im Krankenhaus ist die Unterscheidung zwischen Basismaß-nahmen (BLS) und erweiterten lebensrettenden Maßnahmen (ALS) eher willkürlich. In der Praxis ist der Übergang fließend. Die Öffentlichkeit erwartet, dass das medizinische Personal eine kardiopulmonale Wiederbelebung (CPR) beherrscht. Für alle Kreislaufstillstände im Krankenhaus muss deshalb sichergestellt sein, dass

- ein Atem-/Kreislaufstillstand sofort erkannt wird.
- Hilfe über eine einheitliche Telefonnummer angefordert werden kann.
- Die Wiederbelebung sofort begonnen wird und, falls indiziert, so schnell wie möglich eine Defibrillation erfolgt (innerhalb von höchstens 3 Minuten).

Dieses Kapitel richtet sich vorrangig an medizinisches Fachpersonal, welches die ersten Schritte bei einem innerklinischen Kreislaufstillstand durchführen muss. Die Ausführungen können jedoch auch für medizinisches Fachpersonal nützlich sein, das in anderen Bereichen des Krankenhauses arbeitet.

2. Warum ist Wiederbelebung im Krankenhaus anders?

Die genaue Reihenfolge der Maßnahmen bei einer innerklinischen Wiederbelebung ist von verschiedenen Faktoren abhängig, dazu zählen:

- Ort (klinischer/nicht klinischer Bereich; überwachter/nicht überwachter Bereich),
- Ausbildung/Fertigkeiten der Ersthelfer,

- Anzahl der Ersthelfer,
- vorhandenes Material,
- Art der Organisation des Krankenhauses in Hinblick auf Notfälle und Wiederbelebungen; z.B. medizinisches Notfallteam (MET), Wiederbelebungsteam.

2.1 Ort des Kreislaufstillstands

Bei Patienten, die engmaschig überwacht werden, wird ein Atem-/Kreislaufstillstand üblicherweise rasch erkannt. Patienten, die sich in einem Bereich ohne kontinuierliche Überwachung befinden, können sich über eine gewisse Zeit unbemerkt verschlechtert haben und einen unbeobachteten Kreislaufstillstand erleiden. Alle Patienten mit hohem Risiko, einen Kreislaufstillstand zu erleiden, sollen in einem Bereich betreut werden, in dem eine kontinuierliche Überwachung und sofortige Wiederbelebung gewährleistet wird. Patienten, Besucher und Mitarbeiter können ebenfalls einen Kreislaufstillstand in nicht klinischen Bereichen erleiden (z.B. auf Parkplätzen oder Gängen). Patienten mit einem Kreislaufstillstand müssen eventuell an einen anderen Ort gebracht werden, um sie effektiv reanimieren zu können.

2.2 Ausbildung der Ersthelfer

Alle medizinischen Mitarbeiter müssen in der Lage sein, einen Kreislaufstillstand zu erkennen, Hilfe herbeizurufen und mit der Wiederbelebung zu beginnen. Die Mitarbeiter sollen die Maßnahmen, für die sie ausgebildet sind, ausführen. Z.B. wird das Personal der Intensivstation oder Notaufnahme bessere Kenntnisse in Wiederbelebung haben als jene, die nicht regelmäßig damit konfrontiert sind. Krankenhauspersonal, das auf einen Kreislaufstillstand reagiert, kann ganz unterschiedliche Fertigkeiten für das Management von Atemweg, Belüftung (Atmung) und Circulation (Kreislauf) haben. Ersthelfer müssen die Techniken anwenden, die sie gelernt haben.

2.3 Anzahl der Mitarbeiter

Der einzelne Mitarbeiter muss sicherstellen, dass weitere Hilfe dazukommt. Normalerweise ist anderes Personal in der Nähe, und mehrere Maßnahmen können gleichzeitig durchgeführt werden. Gewöhnlich besteht in Krankenhäusern während der Nacht und an den Wochenenden die schwächste Personalbesetzung. Das kann die Patientenüberwachung, -behandlung und das Outcome beeinflussen. Studiendaten belegen, dass die Überlebensrate nach innerklinischen Kreislaufstillständen während der Nacht und an Wochenenden niedriger ist.

2.4 Verfügbare Ausrüstung

Das Personal in allen klinischen Bereichen soll unmittelbaren Zugang zu Reanimationsmaterial und Medikamenten haben, um sofort mit Wiederbelebungsmaßnahmen beginnen zu können. Idealerweise soll die Ausrüstung (einschließlich des Defibrillators) sowie die jeweilige Anordnung der Ausrüstung und Medikamente im gesamten Krankenhaus standardisiert sein. Sie sollen sich mit dem Material in Ihrem Bereich vertraut machen.

Eine Übersichtsarbeit des britischen Resuscitation Council befasste sich mit Meldungen an die National Patient Safety Agency. Die Übersichtsarbeit zeigte auf, dass es bei der Versorgung von kritischen Patienten und Reanimationen durch Materialprobleme (z.B. fehlendes Material oder nicht funktionierende Ausrüstungsgegenstände) oftmals zu ernsthaften Zwischenfällen kommt. Die Notfallausrüstung muss regelmäßig auf Vollständigkeit und Funktionstüchtigkeit überprüft werden. Die Stationierung von AEDs soll dort, wo das Personal keine Ausbildung in der Rhythmuserkennung hat oder Defibrillatoren selten zum Einsatz kommen, erwogen werden, und zwar in den Bereichen der Patientenversorgung und außerhalb davon.

Nach einer erfolgreichen Reanimation ist es oft notwendig, die Patienten auf eine andere Station (z.B. Intensivstation) oder in ein anderes Krankenhaus zu verlegen. Für diese Transporte soll eine geeignete Ausrüstung und Medikamente zur Verfügung stehen. Für intubierte und beatmete Patienten soll die Kapnografie verfügbar sein *(Kapitel 7)*.

Abbildung 5.1
Algorithmus für das Management der innerklinischen Reanimation

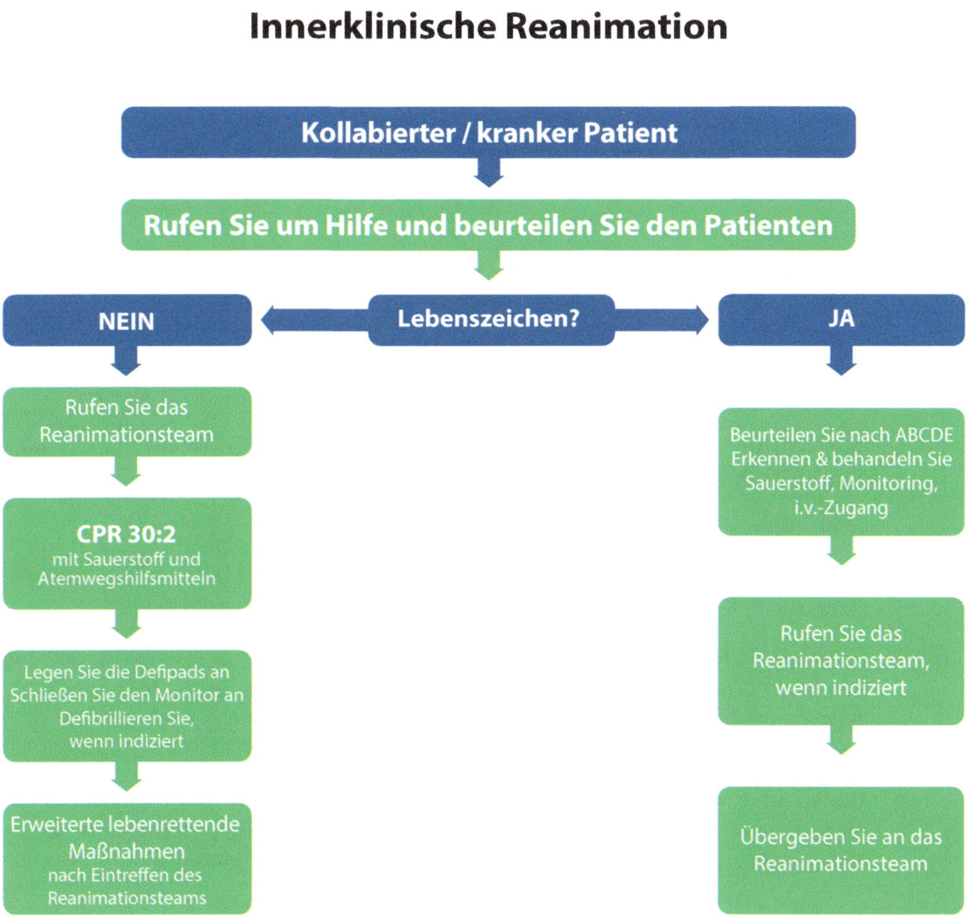

2.5 Reanimationsteam

Das Reanimationsteam kann in der Form eines traditionellen „Herzalarmteams" organisiert werden, das nur alarmiert wird, sobald ein Kreislaufstillstand auftritt. Alternativ können Krankenhäuser Strategien einführen, mit deren Hilfe Risikopatienten erkannt und Notfallteams (z.B. ein medizinisches Notfallteam, MET) herbeigerufen werden, noch bevor der Kreislaufstillstand auftritt. Der Ausdruck „Reanimationsteam" spiegelt die Palette möglicher Notfallteams wider. Kreislaufstillstände im Krankenhaus sind selten plötzlich oder unerwartet. Eine Strategie zur Erkennung von Risikopatienten kann einige Kreislaufstillstände verhindern oder dazu beitragen, dass keine aussichtslosen Reanimationsversuche an Patienten durchgeführt werden, die davon wahrscheinlich nicht profitieren werden *(Kapitel 3).*

Im Allgemeinen nutzen Reanimationsteams nur selten eine formale Vor- oder Nachbesprechung (Briefings und Debriefings), um die Aufgabenverteilung und Tätigkeiten während einer Reanimation zu planen. Die Mitglieder eines Reanimationsteams sollen sich vor einem eventuellen Einsatz (z.B. bei Dienst- oder Schichtbeginn) zu einer kurzen gemeinsamen Vorbesprechung und Planung treffen. Außerdem sollen die Teammitglieder nach jedem Einsatz ihre Rollen und ihre Tätigkeit während der Reanimation nachbesprechen. Am besten basiert die Nachbesprechung auf Grundlage der während einer Patientenversorgung gesammelten Daten.

3. Vorgehen bei kollabierten Patienten im Krankenhaus

Einen Algorithmus für die initiale Behandlung eines innerklinischen Kreislaufstillstands zeigt Abb. 5.1.

3.1 Achten Sie auf Ihre Sicherheit

Es gibt nur wenige Berichte über Mitarbeiter, die durch die Durchführung einer Wiederbelebung zu Schaden gekommen sind.

- Ihre persönliche Sicherheit und die des Wiederbelebungsteams hat oberste Priorität während jedes Wiederbelebungsversuchs.
- Überprüfen Sie, ob die Umgebung des Patienten sicher ist.
- Ziehen Sie so früh wie möglich Handschuhe an. Andere Schutzmaßnahmen wie Schutzbrillen, Schürzen und Gesichtsmasken können notwendig sein.
- Das Risiko einer Infektion ist viel niedriger als vermutet. Es gibt einzelne Berichte von Infektionen mit Tuberkulose (Tbc) und „Severe Acute Respiratory Syndrome (SARS)". Eine Ansteckung mit HIV während der Wiederbelebung wurde bis jetzt nicht berichtet.
- Tragen Sie eine vollständige persönliche Schutzausrüstung, wenn das Opfer mit schwerwiegenden Krankheiten wie SARS oder Tbc infiziert ist. Beachten Sie die örtlichen Infektionsschutzvorschriften, um das Risiko zu minimieren.

- Seien Sie vorsichtig mit spitzen Gegenständen. Eine dafür vorgesehene Abwurfbox soll vorhanden sein. Wenn Patienten unter Reanimation transportiert werden müssen, soll mit Bedacht vorgegangen werden.
- Seien Sie vorsichtig bei Patienten, die Giftstoffen ausgesetzt waren. Vermeiden Sie eine Mund-zu-Mund-Beatmung und Kontakt mit der Ausatemluft des Patienten bei Blausäure- oder Schwefelwasserstoff-Vergiftungen.
- Vermeiden Sie Kontakt mit ätzenden Substanzen (z. B. starken Säuren, Basen, Paraquat – einem Kontaktherbizid/Pflanzenschutzmittel) oder bei Substanzen, die über die Haut oder den Respirationstrakt aufgenommen werden können (z. B. Organophosphate).
- Es gibt keine Berichte über Infektionen, die durch Wiederbelebungstrainings aufgetreten sind. Es sollen jedoch trotzdem Vorsichtsmaßnahmen beachtet werden, um mögliche Kreuzinfektionen über die Übungspuppen zu verhindern. Reinigen Sie die Übungspuppen regelmäßig, und desinfizieren Sie diese nach jedem Gebrauch gründlich. Einige Puppen haben Einmalgesichtsteile und -atemwege, die eine Aufbereitung vereinfachen.

3.2 Prüfen Sie, ob der Patient reagiert

- Wenn Sie sehen, wie ein Patient kollabiert, oder wenn Sie einen scheinbar bewusstlosen Patienten auffinden, rufen Sie zuerst um Hilfe, und untersuchen Sie dann den Bewusstseinszustand des Patienten (schütteln und laut ansprechen).
- Schütteln Sie vorsichtig die Schultern des Patienten, und sprechen ihn laut an: „Wie geht es Ihnen?" *(Abb. 5.2)*.
- Wenn andere Mitarbeiter in der Nähe sind, können Maßnahmen gleichzeitig durchgeführt werden.

Abbildung 5.2
Schütteln und laut rufen

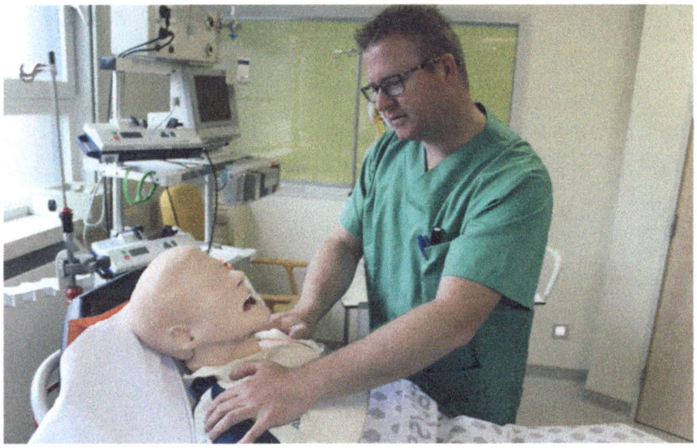

3.3 A Falls der Patient reagiert

- Eine sofortige Untersuchung ist erforderlich. Rufen Sie um Hilfe. Abhängig von der Organisation innerhalb des Krankenhauses kann dies auch ein medizinisches Notfallteam (z. B. MET) sein.
- Während der Wartezeit soll der Patient entsprechend der ABCDE-Herangehensweise (Atemweg, Belüftung [= Atmung], Circulation, Defizite der neurologischen Funktion, Entkleiden/Erhalt von Körperwärme) untersucht und behandelt werden.
- Geben Sie dem Patienten Sauerstoff, und nutzen Sie die Pulsoxymetrie, um die Sauerstoffgabe zu steuern.
- Schließen Sie den Patienten an einen Monitor an (zumindest Pulsoxymetrie, EKG und RR-Messung), und erfassen Sie die Vitalparameter.
- Legen Sie einen venösen Zugang.
- Bereiten Sie eine Übergabe an das weiterbehandelnde Team vor, und verwenden Sie dafür ein strukturiertes Kommunikationswerkzeug wie die „Situation-Hintergrund-Beurteilung-Empfehlung(SBAR)"-Methode oder die „Reason–Story–Vital Signs–Plan (RSVP)"-Methode *(Kapitel 2)*.

Abbildung 5.3
Hals nackenwärts überstrecken und Kinn anheben

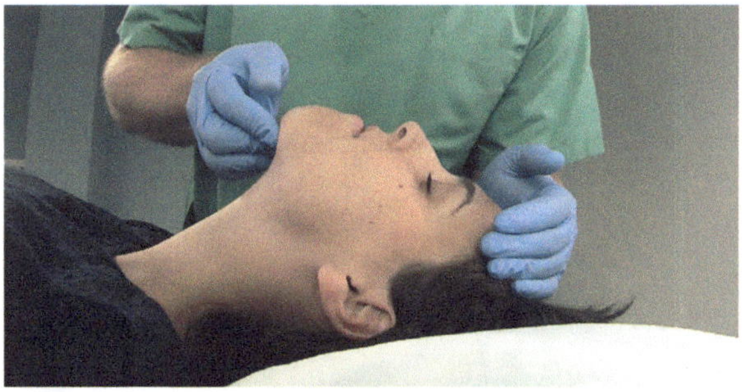

Abbildung 5.4
Untersuchen, ob der Patient atmet oder sonstige Bewegungen vorhanden sind

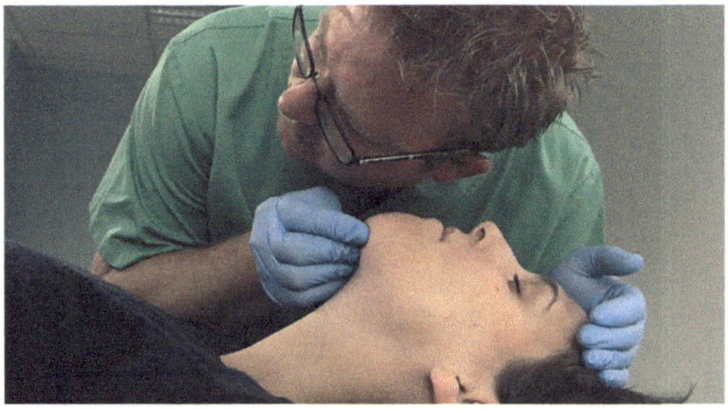

3.3 B Der Patient reagiert nicht auf Ansprache

- Der genaue Ablauf hängt von Ihrer Ausbildung und der Erfahrung bei der Überprüfung von Atmung und Kreislauf bei kritisch kranken Patienten ab. Eine agonale Atmung (gelegentliche Schnappatmung, langsame, mühsame oder geräuschvolle Atmung) kommt häufig in der frühen Phase eines Kreislaufstillstands vor. Dies ist ein Zeichen für einen Kreislaufstillstand und sollte nicht mit Lebenszeichen verwechselt werden.
- Rufen Sie um Hilfe (falls noch nicht erfolgt).
- Drehen Sie den Patienten auf den Rücken.
- Öffnen Sie den Atemweg des Patienten, indem Sie den Hals nackenwärts überstrecken und das Kinn anheben *(Abb. 5.3)*.
- Falls das Risiko einer Verletzung der HWS besteht, soll der obere Atemweg mithilfe des Esmarch-Handgriffs (Unterkiefer anheben) geöffnet werden, dabei soll gleichzeitig durch eine zweite Person (wenn genügend Personal vorhanden ist) eine manuelle achsengerechte Stabilisierung der HWS vorgenommen werden (MILS = Manual In-Line Stabilisation). Sollte der Atemweg trotz Anhebens des Unterkiefers weiterhin verlegt sein, überstrecken Sie den Kopf vorsichtig und schrittweise nackenwärts, bis der Atemweg frei ist. Das Freimachen der Atemwege, die Atmung und Oxygenierung sind wichtiger als Sorgen hinsichtlich einer möglichen HWS-Verletzung.

Während Sie den Atemweg offen halten: Sehen, hören und fühlen Sie maximal 10 Sekunden *(Abb. 5.4)*, um festzustellen, ob der Patient normal atmet (gelegentliche Schnappatmung, langsame, mühsame oder geräuschvolle Atmung ist nicht normal) oder andere Lebenszeichen zeigt.

- Achten Sie auf Bewegungen des Brustkorbs.
- Hören Sie am Mund des Patienten nach Atemgeräuschen.
- Fühlen Sie die Ausatemluft an Ihrer Wange.

Suchen Sie nach Kreislaufzeichen:

- Es kann schwierig sein, mit Sicherheit eine Pulslosigkeit festzustellen. Wenn der Patient keine Lebenszeichen zeigt (Bewusstsein, gezielte Bewegungen, normale Atmung, Husten) oder irgendwelche Zweifel bestehen, dann beginnen Sie sofort mit der Wiederbelebung bis qualifiziertere Hilfe eintrifft oder der Patient wieder Lebenszeichen zeigt.
- Es ist unwahrscheinlich, dass die Durchführung von Thoraxkompressionen bei einem Patienten mit schlagendem Herzen schädliche Auswirkungen hat. Hingegen wird das Überleben negativ beeinflusst, falls es bei der Diagnose Kreislaufstillstand und dem Beginn der CPR zu Verzögerungen kommt, daher muss dies vermieden werden.
- Nur diejenigen, die in der Durchführung von erweiterten lebensrettenden Maßnahmen erfahren sind, sollen den Karotispuls überprüfen, während zugleich

auf Lebenszeichen geachtet wird *(Abb. 5.5)*. Diese rasche Untersuchung soll nicht länger als 10 Sekunden dauern. Beginnen Sie sofort mit der Wiederbelebung, falls irgendwelche Zweifel am Vorhandensein oder Fehlen eines Pulses bestehen.

- Beginnen Sie sofort mit der Wiederbelebung, falls der Patient keine Lebenszeichen aufweist, keinen Puls hat oder wenn irgendwelche Zweifel bestehen.
- Auch Patienten, die auf einer Intensivstation (oder in vergleichbaren Bereichen) monitorüberwacht werden, müssen klinisch untersucht werden, um einen Kreislaufstillstand zu bestätigen.

Abbildung 5.5
Simultane Atem- und Pulskontrolle

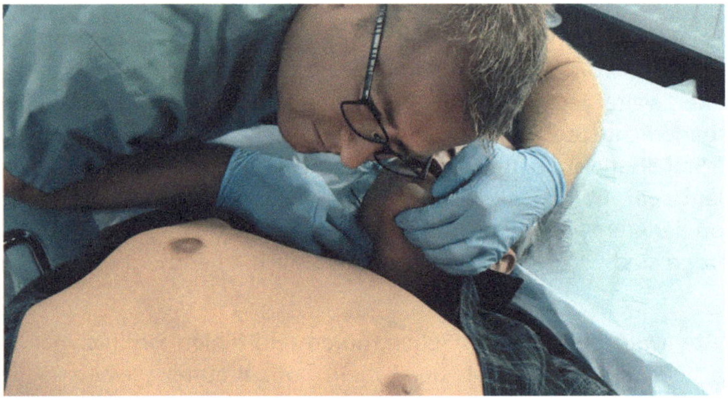

3.4 A Falls ein Puls oder andere Lebenszeichen vorhanden sind

- Eine sofortige Untersuchung ist erforderlich. Abhängig von der Organisation innerhalb des Krankenhauses kann diese auch ein medizinisches Notfallteam oder Reanimationsteam durchführen. Während der Wartezeit auf das Team soll der Patient entsprechend der ABCDE-Herangehensweise untersucht und behandelt werden. Geben Sie dem Patienten Sauerstoff, schließen Sie einen Monitor an, und legen Sie einen i.v.-Zugang.
- Folgen Sie den in 3.3 A beschriebenen Schritten, während Sie auf das Team warten.
- Der Patient hat ein sehr großes Risiko, sich weiter zu verschlechtern und einen Kreislaufstillstand zu erleiden. Daher muss er kontinuierlich überwacht werden, bis das Team eintrifft.

3.4 B Falls kein Puls oder andere Lebenszeichen vorhanden sind

- Ein Mitarbeiter beginnt mit der Wiederbelebung, während andere das Reanimationsteam alarmieren und das für Notfälle benötigte Material und den Defibrillator holen. Falls nur ein Mitarbeiter vor Ort ist, bedeutet das, dass der Patient allein gelassen werden muss.

- Verabreichen Sie 30 Thoraxkompressionen, gefolgt von 2 Beatmungen.
- Führen Sie die Kompressionen mit etwa 5 cm Tiefe durch, jedoch nicht mehr als 6 cm.
- Die Thoraxkompressionen sollen mit einer Geschwindigkeit von 100–120/Min. durchgeführt werden.
- Entlasten Sie nach jeder Kompression vollständig, stützen Sie sich nicht auf dem Brustkorb auf.
- Minimieren Sie Unterbrechungen, und stellen Sie qualitativ hervorragende Thorax-kompressionen sicher.
- Es ist anstrengend, qualitativ hervorragende Thoraxkompressionen für eine längere Zeit durchzuführen. Versuchen Sie, den Mitarbeiter, der die Kompressionen durchführt, alle 2 Minuten auszutauschen.
- Halten Sie die Atemwege frei, und beatmen Sie den Patienten mit den am besten geeigneten unverzüglich verfügbaren Hilfsmitteln. Begonnen werden sollte mit einer Beatmung über Taschenmaske oder einer Beutel-Masken-Beatmung, bei der eine Person die Maske hält und die andere den Beatmungsbeutel komprimiert. Diese Techniken können durch einen Oropharyngealtubus ergänzt werden. Alternativ können Sie eine supraglottische Atemweghilfe (SGA) in Verbindung mit einem Beatmungsbeutel verwenden. Die endotracheale Intubation soll nur von denjenigen Anwendern durchgeführt werden, die dafür ausgebildet wurden, Erfahrung haben und routiniert in der Anwendung sind.
- Die Kapnografie (mit Kurvendarstellung) muss verwendet werden, um die korrekte Lage des Endotrachealtubus zu bestätigen und die Beatmungsfrequenz anzuzeigen. Der Nutzen der Kapnografie zum Zwecke der Qualitätsüberwachung der CPR und für die Erkennung eines eventuellen Eintritts von ROSC wird an anderer Stelle besprochen.
- Beatmen Sie so, dass die Inspiration 1 Sekunde dauert und eine normale Brustkorbbewegung sichtbar ist. Verabreichen Sie zusätzlich Sauerstoff mit dem Ziel, die höchstmögliche Konzentration zum frühestmöglichen Zeitpunkt zu erzielen.
- Führen Sie die Thoraxkompressionen ohne Unterbrechung durch (außer für eine Defibrillation oder Pulskontrollen, wenn indiziert), sobald der Patient endotracheal intubiert oder eine supraglottische Atemweghilfe eingeführt wurde. Beatmen Sie den Patienten etwa 10-mal pro Minute. Vermeiden Sie eine Hyperventilation (sowohl hinsichtlich zu hoher Beatmungsfrequenz als auch zu hoher Tidalvolumina).
- Erwägen Sie die Durchführung einer Mund-zu-Mund-Beatmung, falls kein Material zum Freihalten des Atemwegs und zur Beatmung verfügbar ist. Falls es medizinische Gründe zum Verzicht auf die Mund-zu-Mund-Beatmung gibt oder Sie dazu außerstande sind, führen Sie Thoraxkompressionen durch, bis weitere Hilfe oder Atemwegsmaterial da ist.
- Kleben Sie selbstklebende Elektroden (Pads) auf den Brustkorb des Patienten, sobald der Defibrillator da ist, und führen Sie die Thoraxkompressionen währenddessen fort. Machen Sie dann eine kurze EKG-Rhythmusanalyse. Falls

selbstklebende Elektroden (Pads) nicht verfügbar sind, verwenden Sie Paddles. Durch die selbstklebenden Pads oder eine „Quick-Look"-Paddle-Technik kann die Rhythmusanalyse schneller als mit aufgeklebten EKG-Elektroden erfolgen. Falls ein manueller Defibrillator vorhanden ist und ein VF/pVT besteht, wird der Defibrillator geladen, während ein Mitarbeiter die Thoraxkompressionen fortsetzt. Stoppen Sie die Thoraxkompressionen, sobald der Defibrillator geladen ist, geben Sie den Schock ab, und beginnen Sie danach sofort erneut mit den Kompressionen. Gewährleisten Sie, dass niemand während der Schockabgabe den Patienten berührt. Besprechen Sie die sichere Durchführung der Defibrillation mit dem Team, bevor dann die geplante Unterbrechung der Thoraxkompressionen erfolgt.

- Befolgen Sie die Sprachanweisungen des Geräts, falls Sie mit einem automatisierten externen Defibrillator (AED) arbeiten. Versuchen Sie, die Pausen bei den Thorax-kompressionen zu minimieren, indem Sie den Anweisungen des Geräts unverzüglich folgen.
- Falls Sie in Ihrem Arbeitsumfeld keine selbstklebenden Defi-Elektroden zur Verfügung haben, sollen alternative Defibrillationsstrategien zur Anwendung kommen, um trotz einer Verwendung von Paddles die Prä-Schock-Pause zu minimieren.
- Beginnen Sie nach Abgabe des Defibrillationsschocks unverzüglich mit den Thoraxkompressionen. Sorgen Sie für minimale Unterbrechungen der Thoraxkompressionen. Falls Sie einen manuellen Defibrillator verwenden, ist es möglich, die Zeitspanne zwischen Stopp und Wiederbeginn der Thoraxkompressionen auf unter 5 Sekunden zu begrenzen.
- Führen Sie die Wiederbelebungsmaßnahmen fort, bis das Reanimationsteam eintrifft oder der Patient Lebenszeichen zeigt. Beachten Sie die Sprachanweisungen, falls ein AED verwendet wird.
- Sowie mit der Wiederbelebung begonnen wurde und falls ausreichend Personal zur Verfügung steht, sollen ein i.v.-Zugang und Reanimationsmedikamente (z. B. Adrenalin), die das Reanimationsteam wahrscheinlich einsetzen wird, vorbereitet werden.
- Legen Sie fest, wer die verantwortliche Person ist, die die Übergabe an den Leiter des Reanimationsteams macht. Nutzen Sie für die Übergabe ein strukturiertes Kommunikationswerkzeug, z. B. eine Übergabe nach SBAR (Situation, Background, Assessment, Recommendation – Situation, Hintergrund, Untersuchung, Empfehlungen) oder RSVP (Reason, Story, Vital signs, Plan – Grund, Anamnese, Vitalfunktionen, Handlungsplan). Dafür soll auch die Patientenkrankenakte zur Verfügung stehen.
- Die Qualität der Thoraxkompressionen ist bei innerklinischen Reanimationen oftmals nicht ausreichend. Die Notwendigkeit ununterbrochener Thoraxkompressionen kann nicht oft genug betont werden. Selbst kurze Unterbrechungen wirken sich katastrophal auf das Patienten-Outcome aus. Daher muss jegliches Bemühen darin liegen sicherzustellen, dass während des gesamten Reanimationsablaufs effektive Thoraxkompressionen kontinuierlich aufrechterhalten werden. Die Thoraxkompressionen sollen beim Start der Reanimation begonnen und unun-

terbrochen fortgeführt werden, mit Ausnahme kurzer Unterbrechungen für spezielle Interventionen (z. B. Rhythmusanalyse). Die meisten Maßnahmen können ohne Unterbrechung der Thoraxkompressionen erfolgen. Der Teamleiter soll die Qualität der CPR im Auge behalten und die betreffenden Mitarbeiter austauschen, falls die Qualität nicht reicht.

- Eine kontinuierliche Überwachung des $etCO_2$ kann während der Reanimation zur Überwachung der Qualität genutzt werden, ein Anstieg des $etCO_2$ kann als Indikator für einen ROSC während der Thoraxkompressionen dienen.

Abbildung 5.6
Alarmierung des Reanimationsteams

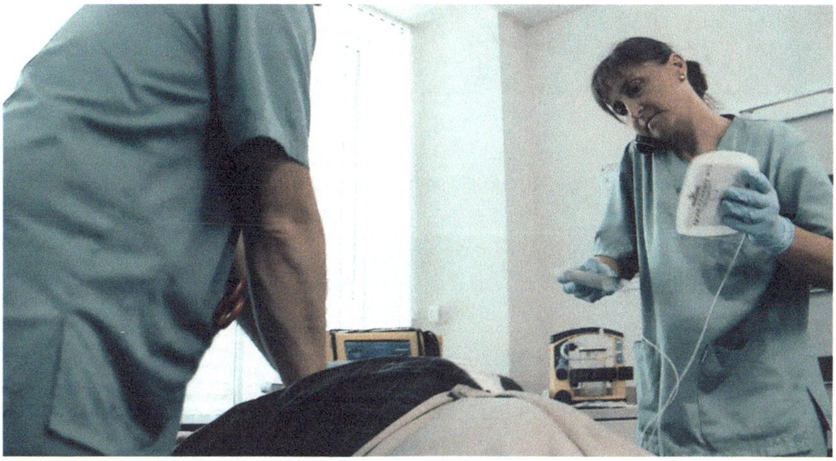

Abbildung 5.7
Handposition für die Thoraxkompressionen

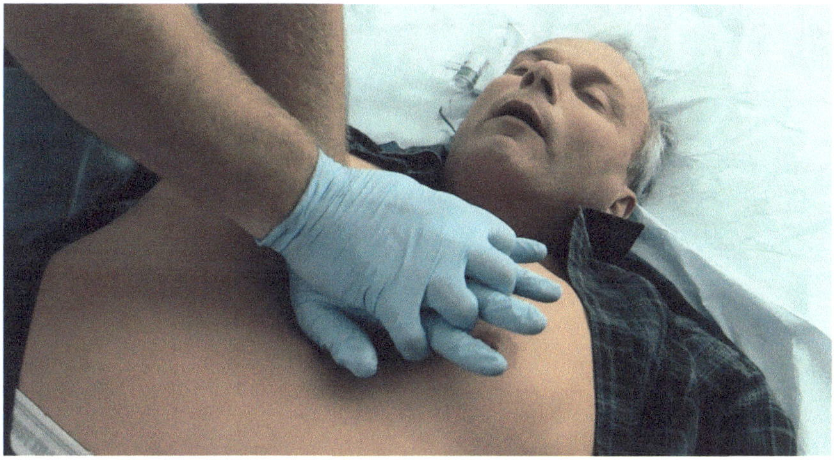

Abbildung 5.8

Platzierung der Hände in der Mitte der unteren Sternumhälfte

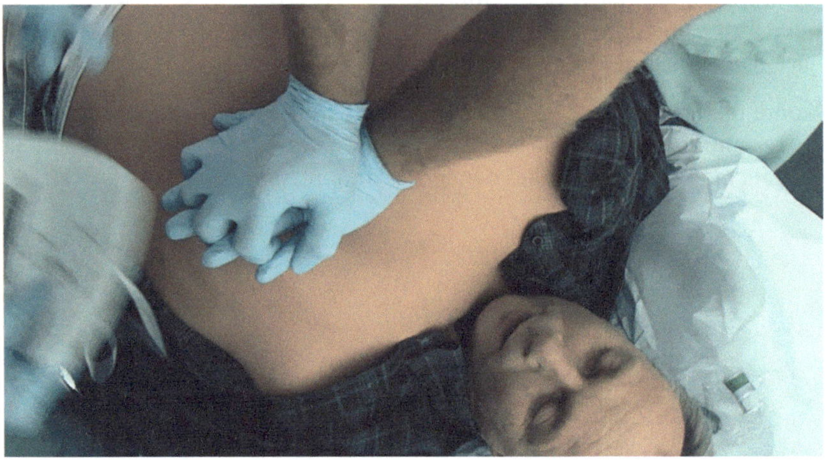

Abbildung 5.9

Führen Sie die Thoraxkompressionen fort, während die selbstklebenden Elektroden angebracht werden

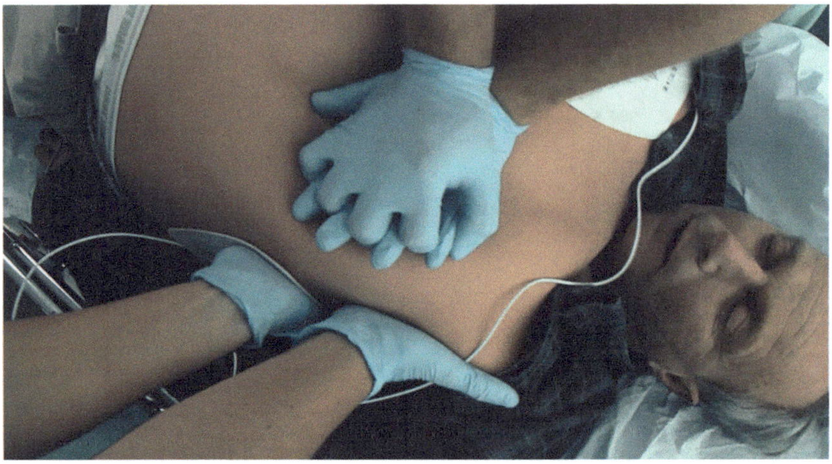

3.4 C Falls der Patient nicht atmet, aber einen Puls hat (Atemstillstand)

- Beatmen Sie den Patienten (wie oben beschrieben), und überprüfen Sie den Puls alle 10 Beatmungen (etwa jede Minute).
- Diese Diagnose darf nur gestellt werden, wenn Sie in der Überprüfung der Atmung und des Kreislaufs geübt sind oder der Patient andere Lebenszeichen zeigt (z. B. warm und gut durchblutet, d. h., es besteht eine normale Rekapillarisierungszeit).
- Falls irgendein Zweifel besteht, ob ein Puls vorhanden ist, beginnen Sie mit Thoraxkompressionen, bis erfahrenere Hilfe eintrifft.
- Alle Patienten mit Atemstillstand werden einen Kreislaufstillstand erleiden, sofern der Atemstillstand nicht sofort und effektiv behandelt wird.

5

4. Auswertung nach Kreislaufstillstand

Alle innerklinischen Wiederbelebungen sollen ausgewertet und in das nationale Kreislaufstillstand-Register eingebracht werden. Diese Daten ermöglichen eine Auswertung und Berichterstattung hinsichtlich der Inzidenz und dem Wiederbelebungsergebnis nach Kreislaufstillstand. Ziel ist u.a. die Identifizierung und Förderung von Faktoren, die zu verbesserter Prävention, Behandlung und Outcome nach Kreislaufstillstand führen. Eine Teilnahme an dem Register bedeutet, dass Ihre Organisation Daten zum Kreislaufstillstand sammelt und dazu beiträgt, dass diese auf nationaler Ebene in standardisierter Form erhoben werden können, was wiederum eine Verbesserung der Patientenversorgung ermöglicht.

DIE WICHTIGSTEN LERNZIELE – ZUSAMMENFASSUNG

- Der genaue Handlungsablauf einer Wiederbelebung im Krankenhaus hängt vom Ort, den Fertigkeiten der erstversorgenden Mitarbeiter, der Anzahl der Mitarbeiter, dem vorhandenen Material und der Art der Organisation des Krankenhauses in Hinblick auf Notfälle und Wiederbelebungen ab.
- Führen Sie qualitativ hochwertige Thoraxkompressionen durch. Komprimieren Sie dabei mit einer Frequenz von 100–120/Min. und einer Kompressionstiefe von etwa 5 cm, jedoch nicht mehr als 6 cm. Entlasten Sie den Thorax zwischen den Kompressionen vollständig.
- Minimieren Sie die Unterbrechungen der Thoraxkompressionen bei Durchführung anderer Maßnahmen, das bedeutet, dass alle Unterbrechungen geplant werden müssen, bevor Sie die Thoraxkompressionen unterbrechen.

LITERATUR

- Soar J, et al. European Resuscitation Council Guidelines for Resuscitation 2015. Section 3. Adult Advanced Life Support. 10.1016/j.resuscitation.2015.07.016; p99 - p146
- Soar J, Callaway CW, Aibiki M, et al. Part 4: Advanced life support: 2015 International Consensus on Cardiopulmonary Resuscitation and Emergency Cardiovascular Care Science With Treatment Recommendations. 10.1016/j.resuscitation.2015.07.042; e71 - e122
- Sandroni C, D'Arrigo S, Antonelli M. Rapid response systems: are they really effective? Crit Care 2015;19:104
- Nolan JP, Soar J, Smith GB, et al. Incidence and outcome of in-hospital cardiac arrest in the United Kingdom National Cardiac Arrest Audit. Resuscitation 2014;85:987-92.
- Nolan JP, Soar J, Smith GB, et al. Incidence and outcome of in-hospital cardiac arrest in the United Kingdom National Cardiac Arrest Audit. Resuscitation 2014;85:987-92.
- Jones DA, DeVita MA, Bellomo R. Rapid-response teams. The New England journal of medicine 2011;365:139-46.
- Jones DA, DeVita MA, Bellomo R. Rapid-response teams. The New England journal of medicine 2011;365:139-46.
- Abella BS, Alvarado JP, Myklebust H, et al. Quality of cardiopulmonary resuscitation during in-hospital cardiac arrest. JAMA 2005;293:305-10.
- Chan PS, Krumholz HM, Nichol G, Nallamothu BK. Delayed time to defibrillation after in-hospital cardiac arrest. N Engl J Med 2008;358:9-17.
- Edelson DP, Abella BS, Kramer-Johansen J, et al. Effects of compression depth and pre-shock pauses predict defibrillation failure during cardiac arrest. Resuscitation 2006;71:137-45.
- Edelson DP, Litzinger B, Arora V, et al. Improving in-hospital cardiac arrest process and outcomes with performance debriefing. Arch Intern Med 2008;168:1063-9.
- Gabbott D, Smith G, Mitchell S, et al. Cardiopulmonary resuscitation standards for clinical practice and training in the UK. Resuscitation 2005;64:13-9.
- Koster RW, Baubin MA, Caballero A, et al. European Resuscitation Council Guidelines for Resuscitation 2010. Section 2. Adult basic life support and use of automated external defibrillators. Resuscitation 2010;81:1277-92.
- Marshall S, Harrison J, Flanagan B. The teaching of a structured tool improves the clarity and content of interprofessional clinical communication. Qual Saf Health Care 2009;18:137-40.
- Meaney PA, Nadkarni VM, Kern KB, Indik JH, Halperin HR, Berg RA. Rhythms and outcomes of adult in-hospital cardiac arrest. Crit Care Med 2010;38:101-8.
- National Patient Safety Agency. Establishing a standard crash call telephone number in hospitals. Patient Safety Alert 02. London: National Patient Safety Agency; 2004.
- O'Driscoll BR, Howard LS, Davison AG. BTS guideline for emergency oxygen use in adult patients. Thorax 2008;63 Suppl 6:vi1-68.
- Peberdy MA, Ornato JP, Larkin GL, et al. Survival from in-hospital cardiac arrest during nights and weekends. JAMA 2008;299:785-92.
- Resuscitation Council (UK). Guidance for safer handling during resuscitation in healthcare settings. November 2009. http://www.resus.org.uk/pages/safehand.pdf

Kapitel 6

Behandlungsalgorithmus der erweiterten lebensrettenden Maßnahmen

LERNZIELE

- Wie der Behandlungsalgorithmus der erweiterten lebensrettenden Maßnahmen anzuwenden ist
- Die Bedeutung von Thoraxkompressionen hoher Qualität mit minimalen Unterbrechungen
- Die Behandlung von defibrillierbaren und nicht defibrillierbaren Rhythmen
- Der Zeitpunkt und der Modus der Applikation von Medikamenten während des Kreislaufstillstands
- Die potenziell reversiblen Ursachen des Kreislaufstillstands

1. Einleitung

Die mit einem Kreislaufstillstand einhergehenden Herzrhythmen werden in zwei Gruppen unterteilt: defibrillierbare Rhythmen (Kammerflimmern/pulslose ventrikuläre Tachkardie (VF/pVT)) und nicht defibrillierbare Rhythmen (pulslose elektrische Aktivität (PEA)/ Asystolie). Der grundlegende therapeutische Unterschied besteht in der Notwendigkeit zur Defibrillation bei Patienten mit VF/pVT. Die weiteren Maßnahmen sind in beiden Gruppen identisch und beinhalten Thoraxkompressionen, Atemwegsmanagement und Beatmung, einen Gefäßzugang, die Adrenalingabe sowie das Erkennen und die Korrektur potenziell reversibler Ursachen.

Der Behandlungsalgorithmus der erweiterten lebensrettenden Maßnahmen *(Abb. 6.2)* stellt ein standardisiertes Vorgehen zur Behandlung des Kreislaufstillstands dar. Dies hat den Vorteil, eine zielführende Behandlung ohne langwierige Diskussion zu ermöglichen. Er gibt jedem Mitglied des Reanimationsteams die Möglichkeit, den nächsten Schritt in der Behandlung vorherzusagen und sich entsprechend vorzubereiten, wodurch sich die Effizienz des Teams erhöht. Obwohl der ALS-Behandlungsalgorithmus bei den meisten Fällen mit Kreislaufstillstand anwendbar ist, können zusätzliche Interventionen beim Kreislaufstillstand in besonderen Situationen indiziert sein *(Kapitel 12)*.

Maßnahmen, die nachweisbar zu einer verbesserten Überlebensrate nach Kreislaufstillstand beitragen, sind die sofortige und effektive kardiopulmonale Reanimation (CPR) durch Zeugen des Ereignisses, Thoraxkompressionen hoher Qualität sowie die frühe Defibrillation bei VF/pVT. Durch die Anwendung von Adrenalin wird häufiger das Wiedererlangen eines Spontankreislaufs (Return of Spontaneous Circulation, ROSC) erreicht, allerdings konnte für kein Medikament und für keine erweiterten Maßnahmen zur Sicherung des Atemwegs eine verbesserte Überlebensrate bis zur Krankenhausentlassung gezeigt werden. Demzufolge sind diese Maßnahmen zwar noch Bestandteil der erweiterten lebensrettenden Maßnahmen, jedoch nur von zweitrangiger Bedeutung nach ununterbrochenen Thoraxkompressionen und früher Defibrillation.

2. Defibrillierbare Rhythmen (VF/pVT)

Der erste dokumentierte EKG-Rhythmus ist bei prähospitalem und innerklinischem Kreislaufstillstand in etwa 20 % ein Kammerflimmern (VF) oder eine pulslose ventrikuläre Tachykardie (pVT). Bei etwa 25 % aller Reanimationen, bei denen eine PEA oder Asystolie als initialer EKG-Rhythmus besteht, tritt zu irgendeinem Zeitpunkt der Reanimation ein VF oder eine pVT auf.

2.1 Behandlung defibrillierbarer Rhythmen (VF/pVT)

1. Bestätigen Sie den Kreislaufstillstand – suchen Sie nach Lebenszeichen, oder überprüfen Sie gleichzeitig Atmung und Puls, wenn Sie darin trainiert sind.
2. Alarmieren Sie das Reanimationsteam.
3. Führen Sie ununterbrochene Thoraxkompressionen durch, und bringen Sie währenddessen selbstklebende Defibrillationselektroden (Pads) auf – eine direkt unterhalb des rechten Schlüsselbeins und die zweite in der Position V6 in der mittleren Axillarlinie.
4. Planen Sie alle Maßnahmen, bevor Sie die kardiopulmonale Reanimation für die EKG-Rhythmusanalyse unterbrechen, und besprechen Sie den Plan mit Ihrem Team.
5. Unterbrechen Sie die Thoraxkompressionen für maximal 2 Sekunden, um den Rhythmus im EKG zu analysieren. Beginnen Sie dann sofort wieder mit Thoraxkompressionen.
6. Bestätigen Sie VF/pVT. Falls Zweifel bestehen, nutzen Sie einen Ausdruck des EKG. Die dafür vorgesehene Person wählt am Defibrillator die adäquate Energie (150–200 J bei biphasischer Defibrillation für den ersten Schock und 150–360 J für die nachfolgenden Defibrillationen) und drückt die Taste zum Laden des Defibrillators *(Abb. 6.1)*.
7. Fordern Sie alle Helfer bis auf denjenigen, der die Thoraxkompressionen durchführt, bei Laden des Defibrillators auf, vom Patienten zurückzutreten, und entfernen Sie jede Sauerstoffquelle, soweit erforderlich. Vergewissern Sie sich, dass der Helfer, der die Thoraxkompressionen durchführt, der einzige ist, der den Patienten noch berührt.

8. Fordern Sie den Kollegen, der die Thoraxkompressionen durchführt, auf, vom Patienten zurückzutreten, sobald der Defibrillator geladen ist; geben Sie den Schock ab, sobald dieser den Patienten nicht mehr berührt *(Abb. 6.3)*.
9. Beginnen Sie unverzüglich mit der Herz-Lungen-Wiederbelebung (Kompressionen/Beatmungen 30 : 2), ohne eine EKG-Rhythmusanalyse oder Pulskontrolle durchzuführen. Fangen Sie mit den Thoraxkompressionen an.
10. Reanimieren Sie für 2 Minuten weiter; der Leiter des Teams bereitet das Team für die nächste Unterbrechung der CPR vor.
11. Unterbrechen Sie die CPR kurz, um den EKG-Monitor zu kontrollieren.
12. Wiederholen Sie die Schritte 6–11 bei VF/pVT, und geben Sie den zweiten Schock ab.
13. Wiederholen Sie die Schritte 6–8, falls VF/pVT weiter besteht und geben Sie den drit-ten Schock ab. Beginnen Sie danach sofort mit der CPR (Kompressionen/Beatmungen 30 : 2), ohne eine EKG-Rhythmusanalyse oder Pulskontrolle durchzuführen, beginnen Sie mit den Thoraxkompressionen.
14. Falls ein intravenöser oder intraossärer Zugang liegt, verabreichen Sie innerhalb der nächsten 2 Minuten 1 mg Adrenalin und 300 mg Amiodaron.
15. Die Verwendung der Kapnografie (mit Kurvendarstellung) kann es ermöglichen, einen ROSC ohne Unterbrechung der Thoraxkompressionen zu erkennen. Somit kann die Kapnografie genutzt werden, um eine unnötige Bolusinjektion von Adrenalin nach Eintritt eines ROSC zu vermeiden. Verabreichen Sie kein Adrenalin, falls Sie während der laufenden CPR einen ROSC vermuten. Geben Sie das Adrenalin dann nach der nächsten Rhythmusanalyse, falls der Kreislaufstillstand weiter besteht.
16. Weiteres Adrenalin wird in der Praxis bei anhaltendem VF/pVT im Abstand von jeweils 2 Zyklen des ALS-Algorithmus in einer Dosierung von 1 mg i.v. verabreicht.

Abbildung 6.1
Fortführung von Thoraxkompressionen, während ein manueller Defibrillator geladen wird

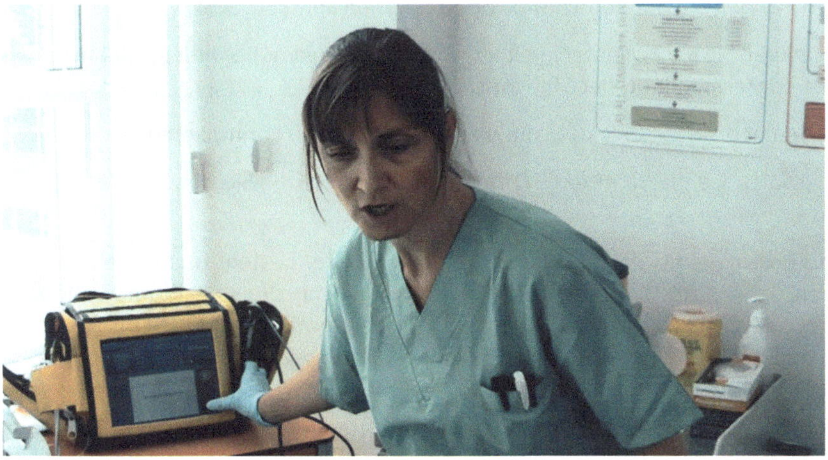

Prüfen Sie den EKG-Monitor, falls während der Reanimation Lebenszeichen auftreten (gezielte Bewegungen, normale Atmung oder Husten) oder ein Anstieg des $etCO_2$ zu erkennen ist.

Suchen Sie nach Zeichen für einen Spontankreislauf (ROSC), wenn bei der Rhythmuskontrolle eine elektrische Aktivität zu sehen ist, die mit einem Auswurf vereinbar ist:

- Überprüfen Sie einen zentralen Puls sowie das endtidale CO_2, sofern verfügbar.
- Beginnen Sie mit den Maßnahmen der Postreanimationsbehandlung, sofern es Zeichen für einen Spontankreislauf gibt.
- Reanimieren Sie weiter, und wechseln Sie im Algorithmus auf den Pfad der nicht defibrillierbaren Rhythmen, falls keine Zeichen für einen Spontankreislauf (ROSC) vorhanden sind.

Reanimieren Sie weiter, und wechseln Sie im Algorithmus auf den Pfad der nicht defibrillierbaren Rhythmen, wenn eine Asystolie zu sehen ist.

Abbildung 6.2
Behandlungsalgorithmus der erweiterten lebensrettenden Maßnahmen

Advanced Life Support

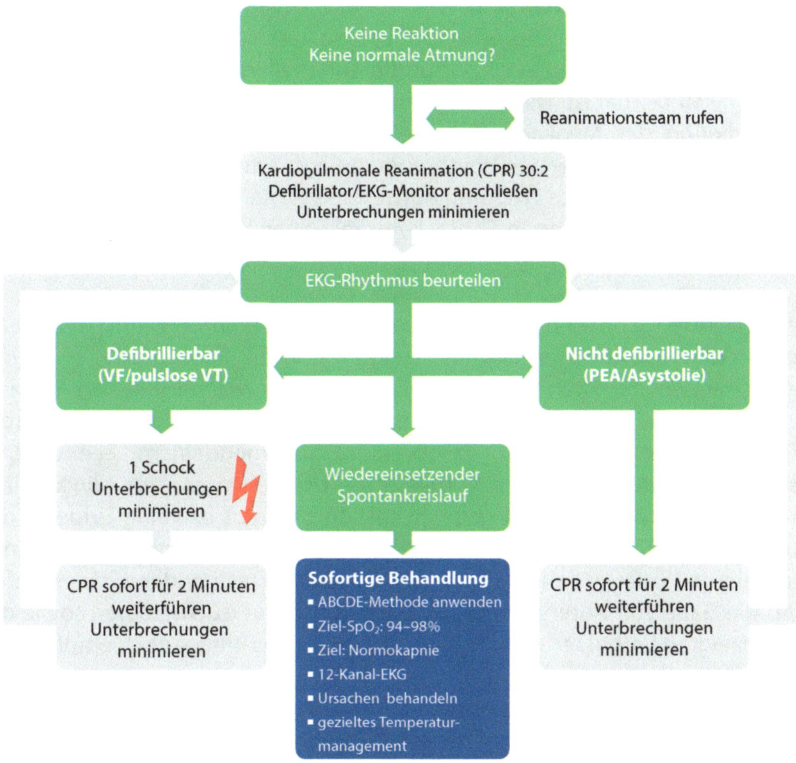

Während CPR
- CPR hoher Qualität sichern: Frequenz, Tiefe, Entlastung
- Unterbrechungen der Thoraxkompression minimieren
- Sauerstoff geben
- Kapnographie verwenden
- Thoraxkompression ohne Unterbrechung, wenn Atemweg gesichert
- Gefäßzugang (intravenös oder intraossär)
- Adrenalin alle 3–5 Minuten
- Amiodaron nach dem 3. Schock

Reversible Ursachen behandeln

Hypoxie	Herzbeuteltamponade
Hypovolämie	Intoxikation
Hypo-/Hyperkaliämie/metabolisch	Thrombose (kardial oder pulmonal)
Hypo-/Hyperthermie	Spannungspneumothorax

Erwägen
- Ultraschalluntersuchung
- Verwendung von mechanischen Reanimationsgeräten für Transport oder weitere Behandlung
- Coronarangiographie und perkutane Coronarintervention (PCI)
- Extrakorporale CPR

Das Zeitintervall zwischen dem Stoppen der Thoraxkompressionen und der Schockabgabe muss minimiert werden und soll 5 Sekunden idealerweise nicht überschreiten. Bei län-geren Unterbrechungen der Thoraxkompressionen ist die Wahrscheinlichkeit für die Wie-derherstellung eines Spontankreislaufs nach dem Schock reduziert.

Die Thoraxkompressionen werden sofort nach der Schockabgabe ohne eine EKG-Analyse oder Pulskontrolle wieder aufgenommen, da es selbst im Falle einer erfolgreichen Defibrillation mit Wiederherstellung eines perfundierenden Rhythmus sehr selten vorkommt, dass ein Puls gleich tastbar ist. Die Verzögerung während der Pulskontrolle bewirkt eine weitere Schädigung des Myokards, falls kein perfundierender Rhythmus hergestellt wurde. Wenn ein perfundierender Rhythmus vorliegt, erhöhen Thoraxkompressionen nicht die Wahrscheinlichkeit des erneuten Auftretens von Kammerflimmern. Bei Vorliegen einer Post-Schock-Asystolie können Thoraxkompressionen Kammerflimmern induzieren, was hilfreich ist.

Falls durch den dritten Schock noch kein ROSC erzielt werden konnte, kann die Verwendung von Adrenalin den myokardialen Blutfluss steigern und die Chance einer erfolgreichen Defibrillation mit dem nächsten Schock erhöhen. Trotz der weitverbreiteten Anwendung von Adrenalin während der Reanimation ist festzuhalten, dass keine placebokontrollierte Studie für die Gabe irgendeines Vasopressors zu irgendeinem Zeitpunkt eines Herzstillstands beim Menschen ein verbessertes Überleben bis zur Klinikentlassung in gutem neurologischem Zustand gezeigt hat. Zurzeit gibt es keine Evidenz, die die routinemäßige Gabe eines Wirkstoffs oder die Gabe von Vasopressoren in einer bestimmten Abfolge unterstützt oder widerlegt. Trotz des Fehlens ausreichender wissenschaftlicher Daten wird die Gabe von Adrenalin auf der Basis von Tierversuchsstudien sowie der am Menschen gezeigten Verbesserung des Kurzzeitüberlebens immer noch empfohlen.

Der Zeitpunkt der Adrenalingabe kann bei ALS-Anwendern zu Irritationen führen, dieser Aspekt muss während des Trainings hervorgehoben werden. Im Training soll betont werden, dass die Verabreichung von Medikamenten zu keiner Unterbrechung der CPR und zu keiner Verzögerung der Defibrillation führen darf. Die erste Adrenalingabe erfolgt unmittelbar nach dem dritten Schock, 300 mg Amiodaron werden ebenfalls nach dem dritten Schock verabreicht. Unterbrechen Sie die CPR vor der Medikamentengabe nicht zum Zweck einer EKG-Rhythmusanalyse, außer es liegen eindeutige Zeichen für einen ROSC vor.

Abbildung 6.3
Schockabgabe

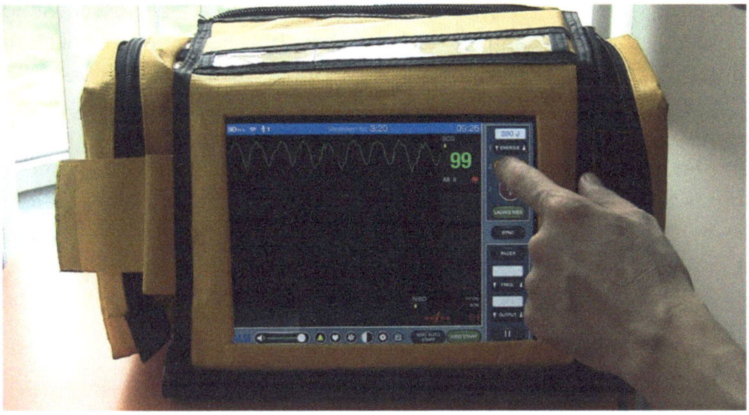

Weitere Dosen von Adrenalin werden nach jedem zweiten 2-Minuten-Zyklus gegeben (das entspricht einer Gabe alle 3–5 Minuten), solange der Kreislaufstillstand andauert. Wenn VF/pVT andauert oder wieder auftritt, geben Sie eine weitere Dosis von 150 mg Amiodaron. Lidocain kann in einer Dosis von 1 mg/kgKG gegeben werden, wenn Amiodaron nicht verfügbar ist. Lidocain sollte aber nicht gegeben werden, wenn vorher bereits Amiodaron appliziert wurde.

Versuchen Sie, einen zentralen Puls zu tasten, und suchen Sie nach anderen Hinweisen auf einen Kreislauf (z. B. plötzlicher Anstieg des $etCO_2$ oder Nachweis eines kardialen Auswurfs im invasiven Monitoring), wenn bei der Rhythmusanalyse zwei Minuten nach einem Schock ein nicht defibrillierbarer und organisierter Rhythmus (regelmäßige oder schmale Komplexe) vorliegt. Die Rhythmuskontrollen müssen kurz sein, und Pulskontrollen dürfen nur vorgenommen werden, wenn ein organisierter Rhythmus zu sehen ist. Unterbrechen Sie keine Thoraxkompressionen, um einen Puls zu tasten, wenn während der 2-Minuten-CPR ein organisierter Rhythmus beobachtet wird, es sei denn, es liegen Lebenszeichen vor, die für das Vorhandensein eines Kreislaufs sprechen. Wenn beim Vorliegen eines organisierten EKG-Rhythmus Zweifel daran bestehen, ob ein Puls vorhanden ist, führen Sie die CPR fort. Falls der Patient ROSC hat, beginnen Sie mit der Postreanimationsbehandlung. Wenn der Rhythmus des Patienten in Asystolie oder PEA wechselt, folgen Sie dem Pfad für nicht defibrillierbare Rhythmen (siehe unten).

Bei schockrefraktärem VF/pVT ist es wichtig, die Position und den Kontakt der Defibrillationselektroden zu überprüfen. Die Dauer der jeweils individuellen Reanimationsbemühungen unterliegt der klinischen Beurteilung, hierbei sollte die erwartete Aussicht auf Erfolg in die Überlegungen mit einbezogen werden. Sofern der Beginn der Reanimation als angebracht erschien, ist es üblicherweise auch sinnvoll, die Reanimation fortzuführen, solange Kammerflimmern oder Kammertachykardie fortbestehen.

Wenn Zweifel darüber bestehen, ob eine Asystolie oder ein sehr feines Kammerflimmern vorliegt, soll nicht versucht werden zu defibrillieren; an Stelle dessen werden Thoraxkompressionen und Beatmung fortgesetzt. Sehr feines Kammerflimmern, welches schwierig von der Asystolie zu unterscheiden ist, kann wahrscheinlich nicht durch eine Defibrillation in einen perfundierenden Rhythmus konvertiert werden. Durch das Fortführen von CPR mit guter Qualität können Amplitude und Frequenz des Kammerflimmerns vergrößert und somit die Wahrscheinlichkeit der erfolgreichen Defibrillation und Wiederherstellung eines perfundierenden Rhythmus verbessert werden. Wiederholte Schockabgaben in der Absicht, einen Rhythmus zu defibrillieren, der für sehr feines Kammerflimmern gehalten wird, vergrößern den myokardialen Schaden einerseits direkt durch den Stromfluss und andererseits indirekt durch die Unterbrechungen des koronaren Blutflusses. Defibrillieren Sie nur dann, wenn es sich bei dem Rhythmus eindeutig um ein Kammerflimmern handelt.

2.1.1 Präkordialer Faustschlag

Die Erfolgsrate eines einzelnen präkordialen Faustschlags zur Kardioversion eines defibrillierbaren Rhythmus ist sehr gering. Seine routinemäßige Anwendung wird daher nicht empfohlen. Die Durchführung macht nur dann Sinn, wenn er ohne Verzögerung bei einem am Monitor beobachteten VF/pVT-Kreislaufstillstand angewendet wird, um das Eintreffen des Defibrillators zu überbrücken. Hierzu erfolgt mit der ulnaren Seite der leicht geballten Faust ein kräftiger Schlag auf die untere Hälfte des Sternums aus etwa 20 cm Höhe. Ziehen Sie die Faust danach rasch zurück, um einen impulsartigen Stimulus zu erzeugen. Es gibt vereinzelte Berichte, dass durch einen präkordialen Faustschlag ein perfundierender Rhythmus in einen Rhythmus ohne Puls konvertiert wurde.

2.1.2 Beobachtetes Kammerflimmern/pulslose ventrikuläre Tachykardie während Monitoring

Wenn ein Patient im Herzkatheterlabor, einer kardiologischen Überwachungsstation, einer Intensivstation oder nach einem herzchirurgischen Eingriff einen **beobachteten** Kreislaufstillstand **unter Monitoring** hat und ein manueller Defibrillator rasch verfügbar ist:

- Bestätigen Sie den Kreislaufstillstand, und rufen Sie um Hilfe.
- Geben Sie bis zu drei schnell aufeinanderfolgende Schocks.
- Prüfen Sie nach jeder Schockabgabe rasch den EKG-Rhythmus und, falls sinnvoll, ob ROSC eingetreten ist.
- Beginnen Sie unmittelbar nach der dritten Defibrillation mit den Thoraxkompressionen, und setzen Sie diese für 2 Minuten fort, falls der dritte Schock erfolglos war.

Diese 3-Schock-Strategie kann ebenfalls in Betracht gezogen werden, wenn der Patient bereits an einen manuellen Defibrillator angeschlossen ist und einen beobachteten Kreislaufstillstand auf der Basis von VF/pulsloser VT bekommt, allerdings ist dies selten. Es gibt keine Daten, die eine 3-Schock-Strategie in diesen Situationen unterstützen, allerdings ist es wenig wahrscheinlich, dass die Thoraxkompressionen die ohnehin hohe Wahrscheinlichkeit der Wiederherstellung eines Spontankreislaufs noch weiter erhöhen, wenn die Defibrillation unmittelbar nach Einsetzen von VF erfolgt.

2.2 Nicht defibrillierbare Rhythmen (PEA und Asystolie)

Die pulslose elektrische Aktivität (PEA) ist definiert als organisierte kardiale elektrische Aktivität ohne irgendeinen tastbaren Puls. Bei diesen Patienten liegen oftmals myokardiale Kontraktionen vor, die allerdings zu schwach sind, um einen tastbaren Puls oder Blutdruck zu produzieren. Eine PEA kann durch behandelbare reversible Ursachen *(siehe unten)* bedingt sein. Die Überlebenswahrscheinlichkeit nach Kreislaufstillstand PEA oder Asystolie ist gering, wenn nicht eine reversible Ursache gefunden werden kann, die schnell und effektiv behandelt wird.

Eine Asystolie ist das Fehlen elektrischer Aktivität im EKG. Stellen Sie bei der Reanimation sicher, dass die EKG-Elektroden korrekt auf dem Brustkorb angebracht sind und die richtige Ableitung gewählt ist. Achten Sie auch auf die Amplitudeneinstellung. Überprüfen Sie bei Vorliegen einer Asystolie stets sorgfältig, ob P-Wellen vorhanden sind, da in dieser Situation ein Kammerstillstand unter Umständen effektiv mittels Herzschrittmacher behandelt werden kann. Versuche der Schrittmacherstimulation bei einer „echten" Asystolie haben dagegen wenig Aussicht auf Erfolg.

Behandlung einer PEA oder Asystolie

1. Beginnen Sie die CPR im Verhältnis 30:2.
2. Prüfen Sie, ob die Elektroden und EKG-Kabel korrekt angelegt sind, falls eine Asystolie im Monitor zu sehen ist.
3. Setzen Sie die Thoraxkompressionen ohne Pausen für die Beatmung fort, sobald der Atemweg gesichert ist.
4. Verabreichen Sie 1 mg Adrenalin, sobald ein i.v./i.o.-Zugang gelegt wurde. Wiederholen Sie dies nach jedem zweiten 2-Minuten-Zyklus CPR (d.h. etwa alle 3–5 Minuten).
5. Überprüfen Sie den Rhythmus nach 2 Minuten erneut. Reanimieren Sie sofort weiter, falls eine Asystolie vorliegt.
6. Überprüfen Sie, ob ein Puls tastbar ist, wenn ein organisierter Herzrhythmus vorliegt.
7. Bei vorhandenem Puls oder Vorliegen von Lebenszeichen beginnen Sie mit der Postreanimationstherapie.
8. Bei Pulslosigkeit und fehlenden Lebenszeichen:
   - Reanimieren Sie weiter.
   - Überprüfen Sie den EKG-Rhythmus alle 2 Minuten, und gehen Sie entsprechend vor.
   - Geben Sie alle 3–5 Minuten 1 mg Adrenalin i.v. (nach jedem zweiten 2-Minuten-Zyklus CPR.
   - Wechseln Sie im Algorithmus zum Pfad „defibrillierbare Rhythmen", wenn

bei der Rhythmusanalyse VF/pVT vorliegt.

9. Wenn bei der Rhythmuskontrolle eine Asystolie oder ein agonaler Rhythmus beob-achtet wird:
    - Führen Sie CPR fort.
    - Überprüfen Sie den Rhythmus nach 2 Min., und gehen Sie entsprechend vor.
    - o Geben Sie weiterhin Adrenalin 1 mg i.v. alle 3–5 Min. (nach jedem zweiten 2-Minuten-CPR-Zyklus).

Überprüfen Sie nach dem Stellen der Diagnose Asystolie immer gründlich, ob im EKG P-Wellen vorhanden sind, da dieser Rhythmus auf eine Herzschrittmachertherapie reagieren kann. Bei einer „echten" Asystolie bringt eine Schrittmacherstimulation dagegen wenig.

3. Maßnahmen während der CPR

Während der Behandlung von andauerndem VF/pVT oder PEA/Asystolie liegt der Schwer-punkt der Maßnahmen auf Thoraxkompressionen guter Qualität, auf dem Erkennen und Behandeln potenziell reversibler Ursachen (4 Hs und HITS), der Sicherung des Atemwegs und dem Legen eines Gefäßzugangs.

Während einer im Verhältnis 30:2 durchgeführten CPR kann der zugrunde liegende Rhythmus unter Umständen während der Pausen für die Beatmung gut erkennbar sein. Wenn in einer dieser kurzen Pausen Kammerflimmern beobachtet wird (unabhängig davon, ob man sich im Pfad für defibrillierbare oder für nicht defibrillierbare Rhythmen befindet), soll keine Defibrillation durchgeführt werden; reanimieren Sie stattdessen weiter, bis der 2-Minuten-Zyklus beendet ist. Das Team soll jedoch in Anbetracht des vorliegenden Kammerflimmerns darauf vorbereitet sein, am Ende des 2-Minuten-CPR-Zyklus mit minimaler Unterbrechung einen Schock abzugeben.

3.1. Führen Sie qualitativ exzellente Thoraxkompressionen mit minimalen Unterbrechungen durch

Die Qualität von Thoraxkompressionen und Beatmung sind wichtige Einflussgrößen für das Ergebnis der Reanimation, dennoch werden diese häufig durch medizinisches Fachpersonal schlecht durchgeführt. Vermeiden Sie Unterbrechungen der Thoraxkompressionen, da diese den koronaren Perfusionsdruck wesentlich reduzieren. Stellen Sie eine adäquate Kompressionstiefe (ca. 5 cm, aber nicht mehr als 6 cm) und Kompressionsfrequenz (100–120/Min.) sicher, und entlasten Sie den Brustkorb zwischen den Kompressionen vollständig.

Sobald der Atemweg gesichert ist, werden die Thoraxkompressionen ohne Pausen während der Beatmung durchgeführt. Sorgen Sie nach jeweils 2 Minuten – oder bei Bedarf früher – für eine Ablösung der Person, welche die Thoraxkompressionen durchführt, um eine Ermüdung zu vermeiden. Benutzen Sie Anzeige-/Feedbackgeräte, falls diese verfügbar sind. Beachten Sie, dass manche Geräte bei einer Reanimation im Bett nicht das

Eindrücken der Matratze einbeziehen und demzufolge falsche Rückmeldungen geben.

3.2 Atemwege und Beatmung

Die endotracheale Intubation bietet die zuverlässigste Form der Atemwegssicherung, soll jedoch ausschließlich von Anwendern durchgeführt werden, die darin gut geübt sind und die Intubation regelmäßig und fortlaufend durchführen. Ein Defibrillationsversuch darf durch die endotracheale Intubation nicht verzögert werden. Ein im erweiterten Atemwegsmanagement erfahrener Anwender soll laryngoskopieren und intubieren, ohne dass dafür die Thoraxkompressionen unterbrochen werden. Falls es nötig ist, kann eine kurze Pause bei den Thoraxkompressionen die Passage des Tubus durch die Stimmritze ermöglichen, wobei diese Pause kürzer als 5 Sekunden sein sollte. Alternativ kann der Intubationsversuch auf die Zeit nach Wiedererlangung eines Spontankreislaufs verschoben werden, um jegliche Unterbrechungen der Thoraxkompressionen zu vermeiden.

Keine Studien konnten bisher zeigen, dass die endotracheale Intubation die Überlebensrate nach Kreislaufstillstand erhöht. Bestätigen Sie die korrekte Tubuslage nach der Intubation nach Möglichkeit mittels Kapnografie (mit Kurvendarstellung), und sichern Sie den Tubus adäquat. Beatmen Sie mit einer Frequenz von 10/Min., hyperventilieren Sie den Patienten nicht. Setzen Sie nach der endotrachealen Intubation die Thoraxkompressionen mit 100–120/Min. ohne Unterbrechungen für die Beatmungen fort. Eine Unterbrechung der Thoraxkompressionen führt zu einem erheblichen Abfall des koronaren Perfusionsdrucks. Wenn die Kompressionen dann wieder fortgeführt werden, gibt es eine Verzögerung, bevor der ursprüngliche koronare Perfusionsdruck wiederhergestellt ist. Nicht zuletzt aus diesem Grund führen Kompressionen ohne Unterbrechungen für die Beatmung zu einem wesentlich höheren mittleren koronaren Perfusionsdruck.

Wenn kein in der endotrachealen Intubation erfahrener Anwender anwesend ist, stellt ein supraglottisches Atemwegshilfsmittel (SGA, z. B. Larynxmaske, Larynxtubus oder i-gel) eine akzeptable Alternative dar. Versuchen Sie nach der Sicherung des Atemwegs mit einem supraglottischen Atemwegshilfsmittel, kontinuierliche Thoraxkompressionen ohne Unterbrechungen während der Beatmungen durchzuführen. Wenn größere Leckagen während der Beatmung auftreten und die Beatmung inadäquat ist, müssen die Thoraxkompressionen unterbrochen werden, um die Beatmung zu ermöglichen (verwenden Sie in diesem Fall ein Kompressions-Beatmungs-Verhältnis von 30:2).

3.3 Gefäßzugang

Legen Sie einen Gefäßzugang, falls das noch nicht geschehen ist. Obwohl die maximalen Wirkstoffspiegel nach Injektion von Medikamenten über einen zentralvenösen Katheter höher und die Kreislaufzeiten kürzer als nach Injektion in einen periphervenösen Zugang sind, erfordert die Anlage eines zentralvenösen Zugangs eine Unterbrechung der CPR und ist mit verschiedenen potenziellen Komplikationen assoziiert. Die Punktion peripherer Venen ist schneller, einfacher und sicherer. Nach Injektion von Medikamenten über eine periphere Vene muss ein Flüssigkeitsbolus von mindestens 20 ml gegeben und die entsprechende Extremität für 10–20 Sekunden hochgelagert werden, damit das Medikament den zentralen Kreislauf besser erreicht. Wenn der intravenöse Zugang nicht innerhalb der ersten 2 Minuten der Reanimation gelegt werden kann, ziehen Sie die Anlage eines intraossären (i.o.) Zugangs in Betracht *(Abb. 6.4)*. Die Punktionsstellen an Tibia und Humerus sind einfach zugänglich und bieten vergleichbare Durchflussraten für Infusionslösungen. Bei der Reanimation wird nach intraossärer Gabe von Medikamenten eine adäquate Plasmakonzentration erreicht. Verschiedene Studien zeigen, dass der i.o.-Zugang zur Volumengabe und Medikamentenapplikation sicher und effektiv ist.

4. Verwendung von intraossären (i.o.-) Zugängen während des Kreislaufstillstands

4.1. Einleitung

Intraossäre Infusionen sind als Zugang zum Gefäßsystem seit fast einem Jahrhundert bekannt. Im letzten Jahrzehnt haben sie insbesondere beim Einsatz im Rahmen einer Wiederbelebung bei Erwachsenen eine Renaissance erfahren *(Abb. 6.4)*. Dies ist einerseits die Folge einer Anzahl von Studien, die nahelegen, dass der i.o.-Zugang eine gute Alternative zum intravenösen (i.v.-) Zugang darstellt, liegt andererseits aber auch in der Entwicklung von akkubetriebenen Geräten zum Einbringen der i.o.-Nadel begründet, einer Technik, für die die Ergebnisse eines aktuellen systematischen Reviews sprechen. Bei Patienten, bei denen die Anlage eines periphervenösen Zugangs nicht möglich ist, ist ein intraossärer Zugang schneller zu etablieren als ein zentralvenöser Zugang (zentralvenöser Katheter, ZVK). Außerdem erfordert eine ZVK-Anlage während der Reanimation ein beträchtliches Können und kann zu längeren Unterbrechungen der Thoraxkompressionen führen. Obwohl keine konkrete Evidenz vorliegt, empfiehlt der ERC nach ca. 2 Minuten einen intraossären Zugang zu erwägen, wenn die Anlage eines intravenösen Zugangs nicht möglich ist.

4.1.1 Praktische Überlegungen

Bei Erwachsenen gibt es drei vorrangig empfohlene Punktionsorte:

- die proximale Tibia,
- die distale Tibia,
- der proximale Humerus.

Zunächst soll evaluiert werden, ob bei dem Patienten Kontraindikationen für einen i.o.-Zugang vorliegen. Dies sind:

- Eine Fraktur oder Prothese in dem ausgewählten Knochen,
- Eine kürzlich (in den letzten 24–48 Stunden) durchgeführte i.o.-Kanülierung in derselben Extremität, dies bezieht auch Fehlversuche ein,
- Anzeichen für eine Infektion im Bereich der Punktionsstelle,
- Unvermögen, die anatomischen Landmarken zu identifizieren.

4.1.2 Anlage des i.o.-Zugangs

Training mit den in der klinischen Praxis verwendeten Hilfsmitteln ist unentbehrlich. Je nachdem, welches Gerät verwendet wird, können die Punktionsorte, die Identifikation von anatomischen Landmarken und die Technik des Einbringens der Nadel unterschiedlich sein. Kommt es bei der Identifizierung der Landmarken oder beim Einbringen der Nadel zu Fehlern, steigt das Risiko, dass die Anlage misslingt oder Komplikationen auftreten.

1. Nachdem der Zugang gelegt wurde, muss seine korrekte Lage bestätigt werden, bevor darüber Medikamente oder Infusionslösungen appliziert werden. Über die Kanüle sollte aspiriert werden, wenn dabei Blut zu sehen ist, zeigt dies eine korrekte i.o.-Lage an. Das Ausbleiben von Blut bei der Aspiration bedeutet jedoch nicht unbedingt, dass der Punktionsversuch gescheitert ist. Es existieren Berichte, dass i.o.-Blut für Laboranalysen verwendet wurde, z. B. Glukose, Hämoglobin und Elektrolyte. Die Proben müssen als Knochenmarkaspirat gekennzeichnet werden, bevor sie ins Labor geschickt werden.

2. Der Zugang soll mit etwas Flüssigkeit durchgespült werden, um sicherzustellen, dass er korrekt liegt. Dabei muss auf Leckagen und Paravasat geachtet werden. Am besten erfolgt dies mit 0,9-%iger Kochsalzlösung über eine kurze Verlängerung, sodass die Spritze nicht direkt auf den i.o.-Zugang gesetzt wird.

3. Sobald der i.o.-Zugang gelegt wurde, können darüber Reanimationsmedikamente wie Adrenalin und Amiodaron verabreicht werden. Auch Infusionslösungen und Blutprodukte kann man darüber applizieren, allerdings wird zum Erreichen angemessener Flussgeschwindigkeiten ein Druckinfusionsbeutel oder eine 50-ml-Spritze erforderlich sein.

4. Beachten Sie die Herstellerangaben hinsichtlich der Fixierung des i.o.-Zugangs und der maximalen Liegezeit.

Komplikationen, die im Zusammenhang mit i.o.-Zugängen auftreten können, sind:

- Paravasate in die Weichteile im Bereich der Punktionsstelle,
- Dislokation des Zugangs,
- Embolie,
- Kompartmentsyndrom infolge eines Paravasats,
- Fraktur des Knochens oder Absplitterung während des Einbringens der Kanüle,
- Schmerzen, hervorgerufen durch die Verabreichung von Medikamenten/ Infusionen,
- Infektion/Osteomyelitis.

Abbildung 6.4
Beispiele für Hilfsmittel zur Anlage eines intraossären Zugangs

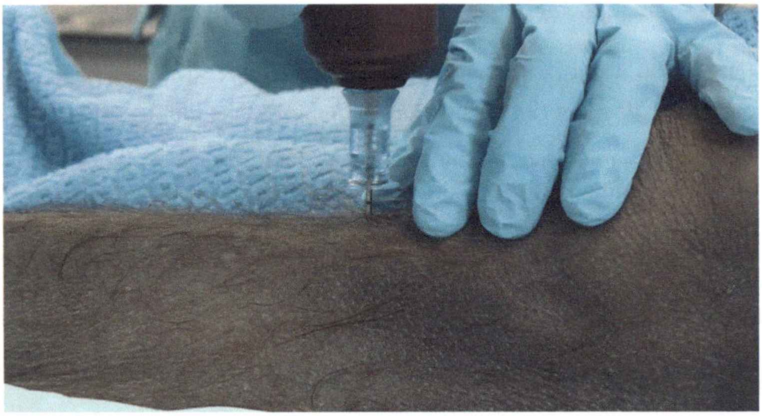

5. Reversible Ursachen

Bei jedem Kreislaufstillstand müssen potenzielle Ursachen oder erschwerende Faktoren, die eine spezifische Behandlung erfordern, in Betracht gezogen werden. Zur besseren Merkbarkeit wurden diese in zwei Gruppen zu jeweils 4 Begriffen – basierend auf ihren Anfangsbuchstaben – zusammengefasst: die 4 „Hs" und die „HITS" *(Abb. 6.5)*. Weitere Einzelheiten zu den besonderen Situationen bei der Reanimation sind in Kapitel 12 beschrieben.

- Hypoxie
- Hypovolämie
- Hyperkaliämie, Hypokaliämie, Hypoglykämie, Hypokalzämie, Azidose und andere metabolische Entgleisungen
- Hypothermie
- Herzbeuteltamponade
- Intoxikationen
- Thromboembolien (Lungenembolie oder Herzinfarkt)
- Spannungspneumothorax.

Abbildung 6.5
Die 4 Hs und die HITS

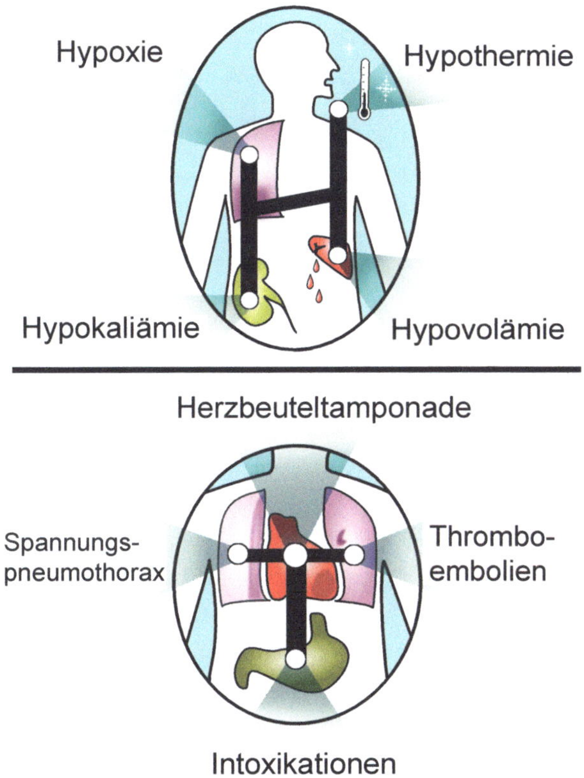

• Die 4 Hs

Minimieren Sie das Risiko der **Hypoxie** durch eine adäquate Beatmung mit 100 % Sauerstoff. Stellen Sie sicher, dass der Brustkorb sich angemessen hebt und beidseitig Atemgeräusche auskultierbar sind. Überprüfen Sie sorgfältig, dass keine bronchiale oder ösophageale Fehllage des Tubus vorliegt, indem Sie die Techniken anwenden, die in Kapitel 7 beschrieben werden.

Eine pulslose elektrische Aktivität, die durch eine **Hypovolämie** verursacht wurde, beruht meist auf einem schweren Blutverlust. Die Diagnose einer Blutung kann naheliegend sein, so z. B. bei einem Trauma *(Kapitel 12)*, jedoch kann die Blutung bei anderen Ursachen auch schwer zu erkennen sein, wie beispielsweise bei gastrointestinalen Blutungen oder der Ruptur eines Aortenaneurysma. Das intravasale Volumen soll mit Infusionen und Blut rasch wieder aufgefüllt werden, gleichzeitig ist die dringliche interventionelle Blutungskontrolle (z. B. durch einen Chirurgen) erforderlich.

Eine **Hyperkaliämie**, Hypokaliämie, Hypoglykämie, Hypokalzämie, Azidose und andere meta-bolische Entgleisungen können durch Laboruntersuchungen erkannt werden oder aber anhand der Anamnese des Patienten (z. B. Nierenversagen) naheliegend sein *(Kapitel 12).*

Ein 12-Kanal-EKG kann diagnostische Hinweise geben. Die intravenöse Gabe von Kalziumchlorid ist bei Hyperkaliämie, Hypokalzämie sowie Überdosierung von Kalzium-Kanal-Blockern angebracht.

Gehen Sie bei jedem Ertrinkungsunfall von einer **Hypothermie** aus *(Kapitel 12)*; verwenden Sie ein für niedrige Temperaturen geeignetes Thermometer.

- **HITS**

Eine **Herzbeuteltamponade** ist schwierig zu diagnostizieren, da gestaute Halsvenen und Hypotonie als typische Zeichen während des Kreislaufstillstands nicht beurteilbar sind. Bei einem Kreislaufstillstand nach penetrierendem Thoraxtrauma oder nach einem herzchirurgischen Eingriff besteht der dringende Verdacht auf eine Tamponade – in dieser Situation soll eine Nadelperikardiozentese oder Notfallthorakotomie in Erwägung gezogen werden *(Kapitel 12).*

Eine **Intoxikation** mit therapeutischen oder giftigen Substanzen kann bei Fehlen spezifischer Hinweise auf eine akzidentelle oder beabsichtigte Intoxikation schwierig zu erkennen sein, allerdings können die Giftstoffe unter Umständen später mittels Laboruntersuchungen nachgewiesen werden *(Kapitel 12).* Falls verfügbar, sollen die geeigneten Antidote gegeben werden, allerdings ist meist vor allem eine symptomatische Therapie notwendig.

Die häufigste Ursache für eine thrombembolische oder mechanische Obstruktion des Kreislaufs ist eine massive Lungenembolie. Erwägen Sie die sofortige Gabe eines Thrombolytikums, falls Sie annehmen, dass eine Lungenembolie die Ursache für den Kreislaufstillstand ist. Es existieren Fallberichte darüber, dass durch eine Thrombolysebehandlung, die während der CPR nach Lungenembolie begonnen wurde – auch nach mehr als 60 Minuten Reanimationsdauer –, ein Überleben mit gutem neurologischem Ergebnis erreicht werden konnte. Wenn Sie in diesen Fällen eine Fibrinolyse durchführen, sollen Sie die Reanimation für mindestens 60–90 Minuten weiterführen, bevor Sie den Reanimationsversuch beenden.

Ein **Spannungspneumothorax** kann primär Ursache einer PEA sein, z. B. als Folge zentralvenöser Punktionsversuche. Die Diagnose wird klinisch gestellt. Entlasten Sie den Spannungspneumothorax schnellstmöglich durch Minithorakotomie oder Punktionsentlastung.

6. Ultraschalluntersuchung während der erweiterten lebensrettenden Maßnahmen

Obwohl keine Studie gezeigt hat, dass das Outcome im Kreislaufstillstand durch bildgebende Verfahren verbessert werden kann, besteht kein Zweifel daran, dass die Echokardiografie das Potenzial dafür aufweist, reversible Ursachen des Kreislaufstillstands aufzuzeigen. Spezielle Protokolle für eine Ultraschalluntersuchung während der CPR können dazu

Abbildung 6.6
Kapnografie

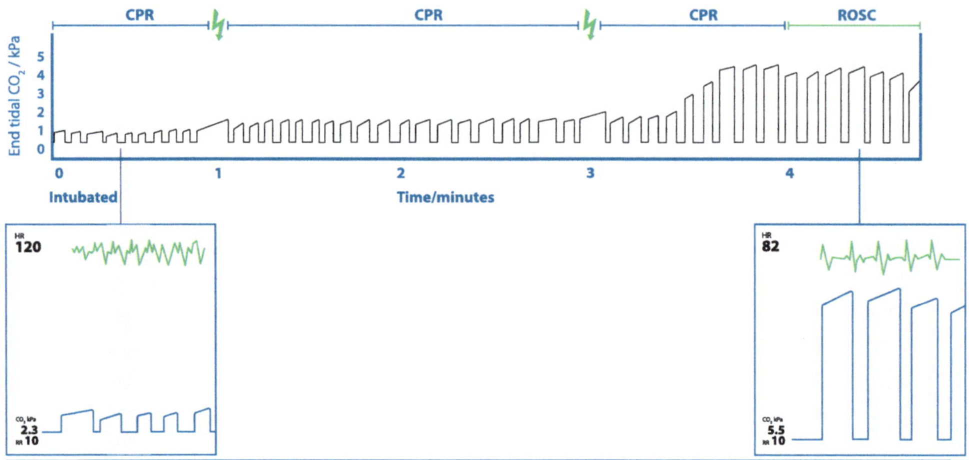

Abbildung 6.7
Kapnografie
„A: Start Exspiration; B: Ende Exspiration = etCO₂"

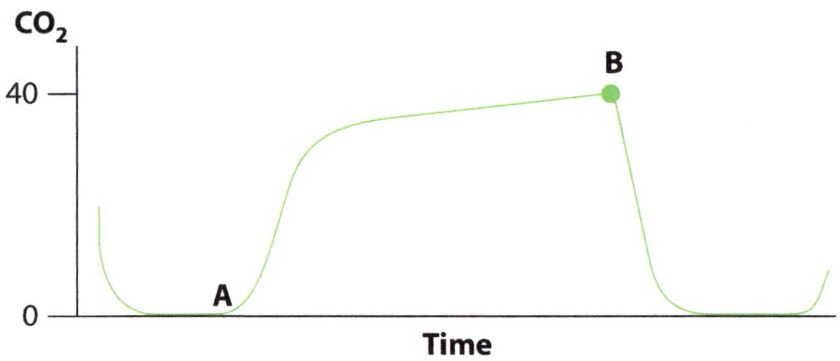

Abbildung 6.8
Spontanatmung

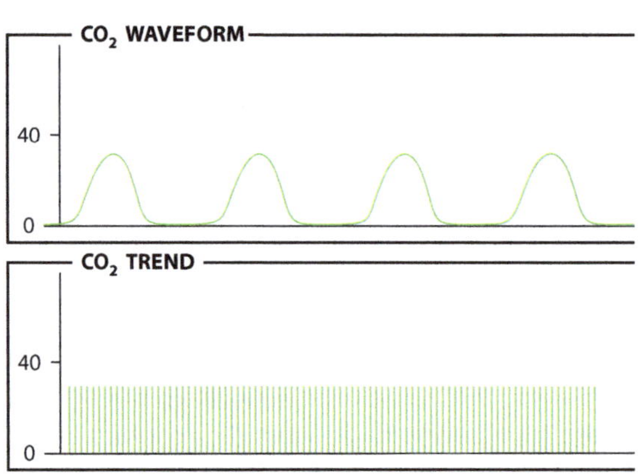

Abbildung 6.9
Beatmeter Patient

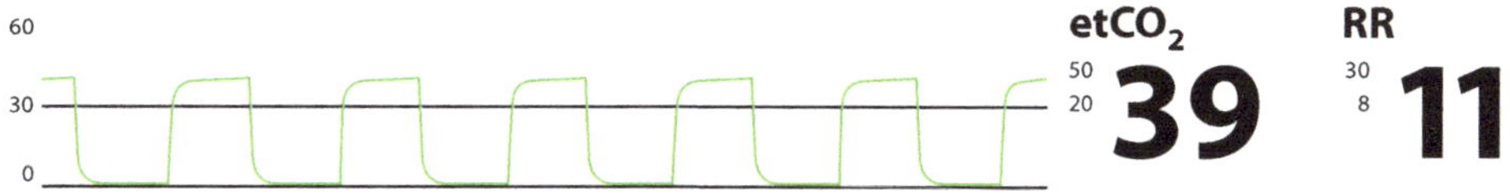

Abbildung 6.10
CPR von hoher Qualität

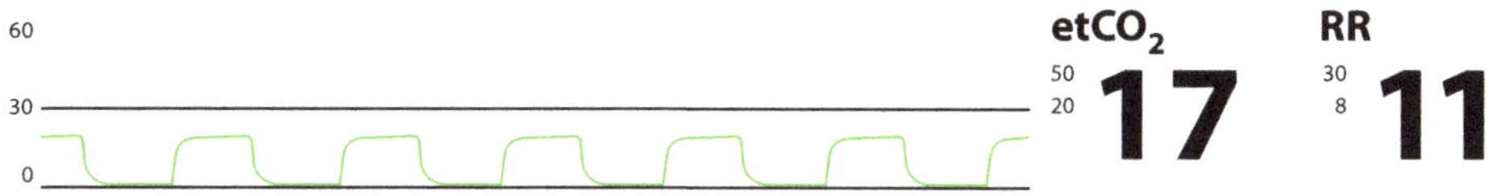

Abbildung 6.11
Thoraxkompressionen durch ermüdeten Helfer

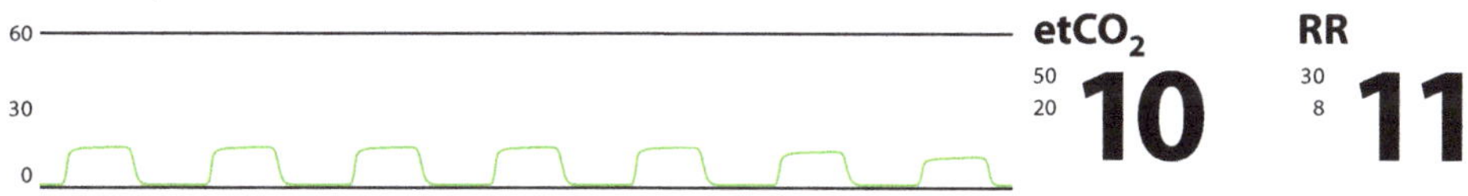

Abbildung 6.12
$etCO_2$ bei ROSC

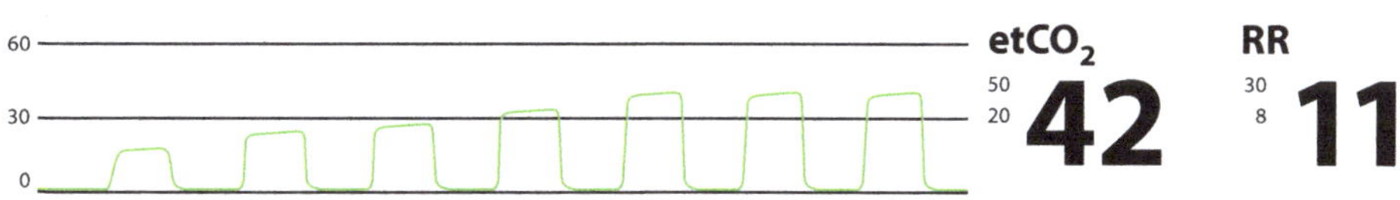

Abbildung 6.13
Dauerhaft geringes $etCO_2$ – assoziiert mit schlechter Prognose

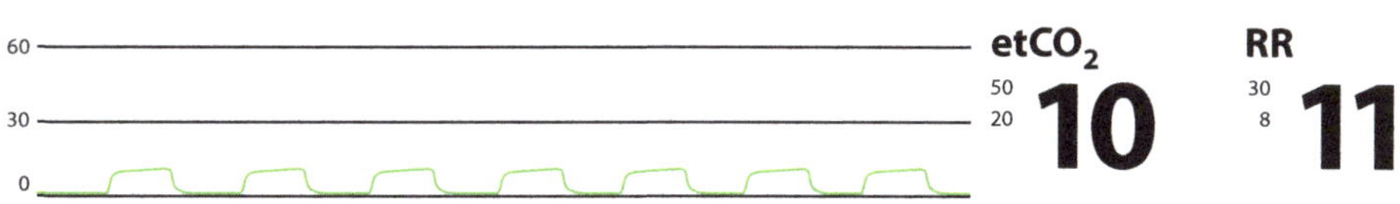

Abbildung 6.14
Diskonnektion

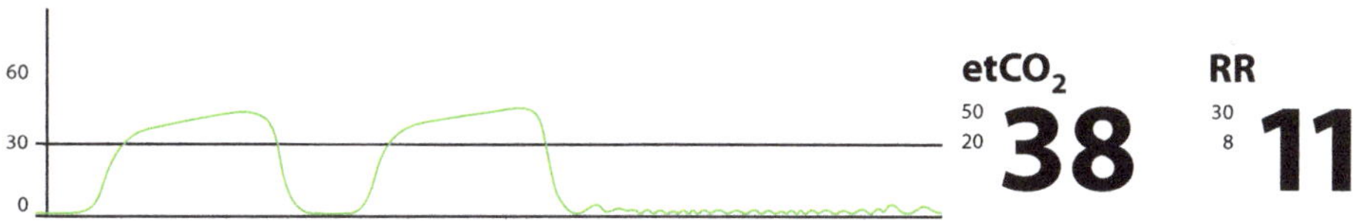

beitragen, reversible Ursachen eines Kreislaufstillstands (z.B. Herzbeuteltamponade, Lungenembolie, Hypovolämie, Pneumothorax) und eine Pseudo-PEA zu erkennen. Wenn ein Sonografiegerät für darin ausgebildete Ärzte verfügbar ist, kann das Verfahren durchaus hilfreich bei der Diagnosestellung und Behandlung der potenziell reversiblen Ursachen des Kreislaufstillstands sein. Die Integration von Ultraschalluntersuchungen in die erweiterten Maßnahmen der Reanimation erfordert beträchtliches Training, wenn die Unterbrechungen der Thoraxkompressionen minimal sein sollen. Es wird eine subxiphoidale Position des Schallkopfs empfohlen. Wenn der Schallkopf unmittelbar vor der geplanten Pause für die Rhythmusanalyse aufgesetzt wird, kann ein gut ausgebildeter Untersucher innerhalb von 10 Sekunden Ultraschallbilder erhalten. Das Fehlen von Herzwandbewegungen im Ultraschall während der Reanimation ist prädiktiv für den Tod, obwohl Angaben zu Sensitivität und Spezifität nicht vorliegen.

7. Lebenszeichen

Stoppen Sie die CPR kurz, und analysieren Sie den EKG-Rhythmus, wenn der Patient während der Reanimation Lebenszeichen aufweist (z. B. regelmäßige Atemanstrengungen, Bewegungen) oder auf dem Monitor sichtbare Zeichen für einen Spontankreislauf (z.B. plötzlicher Anstieg des exspiratorischen CO_2 oder eine arterielle Blutdruckkurve) erscheinen. Falls ein organisierter Rhythmus im EKG vorliegt, tasten Sie den Puls. Beginnen Sie mit der Postreanimationstherapie, wenn ein Puls tastbar ist, bei Vorliegen einer Peri-Arrest-Arrhythmie behandeln Sie diese. Führen Sie CPR fort, wenn kein Puls tastbar ist. Bei Verwendung der Kapnografie kann ein einsetzender Spontankreislauf ohne Unterbrechung der Thoraxkompressionen erkannt werden. Bei Einsetzen eines Spontankreislaufs unter laufender CPR kann ein signifikanter Anstieg des $etCO_2$ sichtbar sein.

8. Kapnografie im Rahmen der ALS-Maßnahmen

8.1 Einleitung

Kohlendioxid (CO_2) ist ein Abfallprodukt des Stoffwechsels. Etwa 400 Liter werden täglich gebildet. Es wird über das Blut zu den Lungen transportiert und dort abgeatmet. Im Blut wird der Partialdruck des CO_2 gemessen, im arteriellen Blut ($paCO_2$) beträgt der mittlere Normalwert 5,3 kPa (Normalbereich von 4,7–6,0 kPa), das entspricht 40 mmHg (Normalbereich von 35–45 mmHg). Die Kohlendioxidkonzentration kann auch in der Exspirationsluft gemessen werden und wird entweder in Volumenprozent oder als Partialdruck angegeben. Die Konzentration verändert sich im Verlauf der Ausatmung und erreicht am Ende ihren höchsten Wert, das sog. endtidale CO_2 ($etCO_2$), welches die nützlichste ist. Abb. 6.6 zeigt die CO_2-Kurve im Verlauf der Wiederbelebung, angefangen von qualitativ eingeschränkter Thoraxkompression, wohin-gegen ein Anstieg der CO_2-Kurve qualitativ hochwertige Thoraxkompressionen widerspiegelt mit unmittelbar anhaltendendem Anstieg bei ROSC.

8.2 Begriffe

Die Begriffe, die die Messung von Kohlendioxid beschreiben, sind vom griechischen „capnos" abgeleitet, was Rauch bedeutet. Ein Kapnometer ist ein Apparat, welcher die Konzentration von Kohlendioxid (CO_2) misst und das Ergebnis als Zahlenwert anzeigt, entweder in Prozent oder als Partialdruck. Ein Kapnograf ist ein Apparat, der den Verlauf des ausgeatmeten Kohlendioxids in Form einer Kurve darstellt (so wie die CO_2-Konzentration sich im zeitlichen Verlauf verändert) und außerdem einen Zahlenwert anzeigt. Die Kapnografie (Kurvendarstellung plus numerischer Wert) ist für die klinische Verwendung das nützlichste Hilfsmittel *(Abb. 6.7–6.14)*.

8.3 Equipment

Recht verbreitet ist bei der Erfassung des ausgeatmeten CO_2 die sog. Nebenstrommessung (Side-Stream). Dabei wird ein Konnek (T-Stück) an geeigneter Stelle im ausgeatmeten Luftstrom platziert, üblicherweise nah am Endotrachealtubus bzw. der supraglottischen Atemwegshilfe. Das T-Stück hat einen kleinen seitlichen Abgang, an dem ein dünner Schlauch befestigt ist. Es wird kontinuierlich eine bestimmte Menge Gas abgesaugt, z. B. 50 ml/Min. und dann mittels Infrarot-Spektroskopie analysiert. Dabei erfasst das Gerät, wie viel infrarotes Licht von dem gemessenen Molekül (in diesem Fall CO_2) absorbiert wird. Die absorbierte Menge Licht ist proportional zur Konzentration des absorbierten Moleküls. Das Gerät vergleicht den ermittelten Wert mit einem hinterlegten Standard und kann auf diese Art die CO_2-Konzentration anzeigen. Eine andere Messmethode ist die sog. Hauptstrommessung, bei welcher sich die Infrarot-Lichtquelle und der Sensor in einer Küvette befinden, die direkt im Atemstrom platziert wird, üblicherweise direkt auf dem Endotrachealtubus bzw. der supraglottischen Atemwegshilfe. Die ausgeatmete Luft wird in diesem Fall direkt im Luftstrom (am Sensor) gemessen, und es wird keine Luft abgesaugt, um sie an anderer Stelle zu analysieren. Beide Messmethoden finden sowohl bei Transportmonitoren als auch bei stationär verwendeten Monitoren Anwendung.

- **Wodurch wird das endtidale Kohlendioxid beeinflusst?**

Drei Faktoren beeinflussen das endtidale CO_2 ($etCO_2$):

- die Produktion durch den zellulären Stoffwechsel,
- der Transport in die Lungen – das Herzzeitvolumen,
- die Elimination durch die Atmung.

Beim Gesunden ist der bedeutendste Faktor eine Veränderung des Stoffwechsels, wodurch normalerweise die Produktion von CO_2 gesteigert wird. Dies bewirkt kompensatorisch Anpassungen beim CO_2-Transport (Steigerung des Herzzeitvolumens) sowie eine Anpassung bei der CO_2-Elimination (gesteigerte Atemtätigkeit). Bei kritsch kranken Patienten besteht üblicherweise eine Beeinträchtigung des CO_2-Transports (reduziertes Herzzeitvolumen) oder der CO_2-Elimination (insuffiziente Ventilation) oder eine Kombination aus beidem. Dies bewirkt eine Veränderung des arteriellen und in der Folge auch des endtidalen CO_2-Gehalts. Während eines Kreislaufstillstands wird kein Blut mehr in die Lungen transportiert, und obwohl weiterhin anhaltend CO_2 gebildet wird, kommt es somit zu einem Abfall des CO_2-Werts auf null, sofern der Patient beatmet wird. Wird nun mit Thoraxkompressionen begonnen, kommt es zu einem Blutfluss in die Lungen, wenn auch auf niedrigem Niveau, und der CO_2-Gehalt steigt an, falls der Patient beatmet wird. Je höher das durch die Thoraxkompressionen erzielte Herzzeitvolumen ist, umso höher wird auch der gemessene CO_2-Gehalt sein.

- **Welche Informationen können durch die $etCO_2$-Messung während der kardiopulmonalen Reanimation gewonnen werden?**

1. **Verifizierung der Lage des Endotrachealtubus**
   Ob der Patient korrekt (in die Trachea) intubiert wurde, lässt sich mittels Kapnografie mit hoher Sensitivität und Spezifität nachweisen.

2. **Qualität der Thoraxkompressionen**
   Je besser die Thoraxkompressionen durchgeführt werden, umso höher ist das erzielte Herzzeitvolumen, mit dem CO_2 in die Lungen transportiert wird. Dies wiederum führt zu einer erhöhten endtidalen CO_2-Konzentration. Exzellente Thoraxkompressionen führen üblicherweise zu $etCO_2$-Werten im Bereich von 2,0–2,5 kPa (15–18 mmHg).

3. **Wiederkehr des Spontankreislaufs (Return of Spontaneous Circulation, ROSC)**
   Setzt bei dem Betroffenen wieder ein Spontankreislauf (ROSC) ein, ist unmittelbar ein anhaltender Anstieg des $etCO_2$-Werts zu beobachten. Dies ist oftmals der erste Hinweis auf einen ROSC und geht anderen Indikatoren voraus, etwa einem tastbaren Puls. Der Grund dafür ist, dass durch den einsetzenden Kreislauf im Gewebe angehäuftes Kohlendioxid in die Lungen transportiert wird, daher ist oftmals zunächst ein deutlicher Anstieg des $etCO_2$-Werts zu verzeichnen.

4. **Hilfestellung bei der Beatmung**
   Häufig hyperventilieren die Retter den Patienten während des Kreislaufstillstands. Das liegt typischerweise an einer zu hohen Beatmungsfrequenz und weniger am Tidalvolumen. Eine exzessive Beatmung reduziert die Koronarperfusion und die Überlebensrate. Durch die Kapnografie wird auch die Beatmungsfrequenz angezeigt, somit kann die Inzidenz einer Hyperventilation gesenkt werden.

5. **Einschätzung der Prognose**
   Ein höherer $etCO_2$-Wert während der Wiederbelebung deutet auf eine größere Wahrscheinlichkeit hin, dass der Patient einen ROSC erlangt und bis zur Krankenhausentlassung überlebt. In einer Studie wurde gesehen, dass ein $etCO_2$-Wert von < 1,9 kPa (< 14 mmHg) für die Vorhersage, das Ereignis nicht zu überleben, eine Sensitivität und Spezifität von 100% aufwies. Im Verlauf einer 30 Minuten andauernden Reanimation sinkt die exspiratorische Kohlendioxidkonzentration, unter Umständen fällt sie bis auf null. Es gibt allerdings verschiedene Faktoren, die die Verlässlichkeit der Kapnografie zur

Prognoseeinschätzung limitieren. Dazu gehören interindividuelle Unterschiede, der Einfluss der Ursache auf den Kreislaufstillstand, das Problem von selbsterfüllenden Prophezeiungen in Studien, ein Mangel an Vertrauen in die Präzision der Messung während CPR und die Notwendigkeit einer erweiterten Atemwegssicherung während der CPR, um $etCO_2$-Werte messen zu können. Darum empfehlen wir, dass kein $etCO_2$-Wert zu irgendeinem Zeitpunkt der Reanimation für sich genommen zur Beendigung der Wiederbelebung herangezogen werden soll. Die $etCO_2$-Werte sollen für die Prognoseabschätzung lediglich im Rahmen eines multimodalen Ansatzes zur Entscheidungsfindung genutzt werden.

9. Abbruch der Reanimation und Todesfeststellung

Wenn die Versuche, einen Spontankreislauf wiederherzustellen, scheitern, sollte der Leiter des Notfallteams mit seinem Team über den Abbruch der CPR diskutieren. Die Entscheidung über den Abbruch der Maßnahmen erfordert klinisches Beurteilungsvermögen und das sorgfältige Abwägen der Wahrscheinlichkeit, einen spontanen Kreislauf zu erreichen.

Beobachten Sie den Patienten nach Abbruch der Reanimation mindestens 5 Minuten lang, bevor Sie den Tod feststellen. Das Fehlen der mechanischen Herzfunktion wird üblicherweise durch eine Kombination der folgenden Kriterien bestätigt:

- Fehlen eines zentralen Pulses,
- Fehlen von Herztönen bei der Auskultation.

Eines oder mehrere der folgenden Kriterien können zusätzlich hilfreich sein:

- Asystolie in kontinuierlich laufendem EKG,
- Fehlen einer Pulskurve bei Verwendung einer invasiven arteriellen Druckmessung,
- Fehlen von Kontraktionen in der Echokardiografie.

Falls in dieser Beobachtungsphase wieder irgendeine kardiale oder Atemaktivität auftritt, soll ab dem Zeitpunkt, an dem diese Aktivität wieder sistiert, erneut eine 5-minütige Beobachtungsphase folgen. Nach 5 Minuten anhaltendem Atem-/Kreislaufstillstand soll man sich vergewissern, dass die Pupillen nicht auf Licht reagieren, die Kornealreflexe fehlen und jedwede motorische Reaktion auf einen supraorbitalen Druck ausbleibt. Der Zeitpunkt, zu dem diese Kriterien erfüllt sind, wird als Todeszeitpunkt dokumentiert.

LITERATUR

- Soar J, et al. European Resuscitation Council Guidelines for Resuscitation 2015. Section 3. Adult Advanced Life Support. 10.1016/j.resuscitation.2015.07.016; p99 - p146
- Soar J, Callaway CW, Aibiki M, et al. Part 4: Advanced life support: 2015 International Consensus on Cardiopulmonary Resuscitation and Emergency Cardiovascular Care Science With Treatment Recommendations. 10.1016/j.resuscitation.2015.07.042; e71 - e122
- Truhlar A, Deakin CD, Soar J, et al. European Resuscitation Council Guidelines for Resuscitation

2015 Section 4 Cardiac Arrest in Special Circumstances. 10.1016/j.resuscitation.2015.07.017; p147 - p200

- Weiser G, Hoffmann Y, Galbraith R, Shavit I 2012 Current advances in intraosseous infusion – A systematic review. Resuscitation 83 (2012) 20– 26
- Reades R, Studnek JR, Vandeventer S, Garrett J. 2011 Intraosseous versus intravenous vascular access during out-of-hospital cardiac arrest: a randomized controlled trial. Ann Emerg Med. Dec;58(6):509-16.
- Kolar M, Krizmaric M, Klemen P, Grmec S. Partial pressure of end-tidal carbon dioxide successful predicts cardiopulmonary resuscitation in the field: a prospective observational study. Crit Care. 2008;12(5):R115. doi:10.1186/cc7009
- Heradstveit BE, Sunde K, Sunde GA, Wentzel-Larsen T, Heltne JK. Factors complicating interpretation of capnography during advanced life support in cardiac arrest—a clinical retrospective study in 575 patients. Resuscitation. 2012 Jul;83(7):813-8.
- Cook TM, Woodall N, Harper J, Benger J; Fourth National Audit Project. Major complications of airway management in the UK: results of the Fourth National Audit Project of the Royal College of Anaesthetists and the Difficult Airway Society. Part 2: intensive care and emergency departments. Br J Anaesth. 2011 May;106(5):632-42.

KAPITEL 7

Atemwegsmanagement und Beatmung

Abschnitt 1

Einfache Techniken zum Freimachen der Atemwege und Beatmen

LERNZIELE

- Ursachen und Erkennen einer Atemwegsverlegung
- Techniken des Atemwegsmanagements zu Beginn der Reanimation
- Verwendung einfacher Hilfsmittel, um die Atemwege offen zu halten
- Verwendung einfacher Hilfsmittel zur Beatmung

1. Einleitung

Bei Patienten, die reanimiert werden müssen, sind die Atemwege häufig verlegt. Üblicherweise ist der Grund hierfür der Bewusstseinsverlust. Gelegentlich können verlegte Atemwege aber auch der primäre Auslöser eines Kreislaufstillstands sein. Daher ist es essenziell, sofort zu überprüfen, ob die Atemwege frei sind und, falls erforderlich, den Patienten anschließend zu beatmen. Diese Maßnahmen tragen dazu bei, hypoxische Sekundärschäden am Gehirn und anderen lebenswichtigen Organen zu verhindern. Ohne ausreichende Oxygenierung wird es unmöglich sein, einen organisierten, perfundierenden Herzrhythmus zu erreichen. Allerdings gelten diese Prinzipien weniger für den Fall eines beobachteten Kreislaufstillstands, bei dem ein Defibrillator rasch verfügbar ist. In diesem Fall steht die sofortige Defibrillation im Vordergrund, erst danach befasst man sich mit den Atemwegen.

2. Ursachen einer Atemwegsverlegung

Eine Verlegung der Atemwege kann teilweise oder vollständig sein. Sie kann auf jeder Ebene von Nase und Mund bis hinunter in die Luftröhre auftreten. Beim bewusstlosen Patienten tritt die Atemwegsverlegung am häufigsten im Bereich des weichen Gaumens und der Epiglottis auf. Eine Verlegung kann aber auch durch Erbrochenes oder Blut verursacht werden (als Folge der Regurgitation von Mageninhalt oder eines Traumas) oder durch Fremdkörper. Eine Beeinträchtigung der Atemwege im Bereich des Larynx kann Folge von Schwellungen (im Rahmen einer Brandverletzung), Entzündungen oder anaphylaktischen Reaktionen sein. Eine Reizung der oberen Atemwege kann einen Laryngospasmus auslösen. Eine Verengung der Atemwege unterhalb der Larynxebene kommt seltener vor, kann aber durch exzessive Bronchialsekretion, Schleimhautödem, Bronchospasmus, Lungenödem oder Aspiration von Mageninhalt verursacht worden sein.

3. Erkennen von teilweise oder komplett verlegten Atemwegen

Eine Atemwegsverlegung ist nicht immer offensichtlich und wird daher auch von professionellen Mitarbeitern im Gesundheitswesen häufig nicht erkannt, geschweige denn von Laien. Die „Sehen, hören, fühlen"-Herangehensweise ist eine einfache, systematische Methode, um eine teilweise oder komplette Verlegung der Atemwege zu erkennen.

- SEHEN – ob sich Brustkorb und Abdomen bewegen.
- HÖREN und FÜHLEN – ob ein Luftstrom an Mund und Nase vorhanden ist.

Bei teilweiser Atemwegsverlegung ist das Einatmen von Luft vermindert und üblicherweise geräuschvoll:

- Ein inspiratorischer Stridor wird durch Obstruktion auf Larynxebene oder oberhalb davon verursacht.
- Ein exspiratorischer Stridor lässt auf eine Obstruktion der unteren Luftwege schließen, die während der Exspiration zum Kollabieren und zum Verlegen neigen.
- Gurgeln – dies lässt auf flüssige oder halbfeste Substanzen in den oberen Atemwegen schließen.
- Schnarchen – es entsteht, wenn der Rachen teilweise durch die Zunge oder den Gaumen verlegt ist.
- Krächzen oder Stridor – so hört sich ein Laryngospasmus oder eine Obstruktion an.

Eine komplette Atemwegsverlegung löst bei einem Patienten, der zu atmen versucht, gegenläufige Brust- und Bauchbewegungen aus, die auch als „Schaukelatmung" oder paradoxe Atmung bezeichnet werden.

Während einer Atemwegsverengung wird die Atemhilfsmuskulatur eingesetzt, wobei sich die Nacken- und Schultermuskeln kontrahieren, um die Bewegungen des Brustkorbs zu unterstützen. Es können auch inter- und subcostale sowie tracheale Einziehungen vorkommen. Eine genaue Beobachtung von Nacken, Brustkorb und Abdomen soll eine Differenzierung von Atembewegungen bei kompletter Atemwegsverlegung und normalen Atembewegungen ermöglichen. Hören Sie auf den Luftstrom: Normales Atmen soll ruhig sein, eine komplette Verlegung ist lautlos; und laute Atemgeräusche deuten auf eine partielle Atemwegsobstruktion hin. Wenn der Patient einen Atemstillstand hat, sodass keinerlei Atembewegungen erkennbar sind, kann eine vollständige Atemwegsverlegung daran erkannt werden, dass es nicht gelingt, den Patienten mit Überdruck zu beatmen.

3.1 Patienten mit Tracheostomie oder permanentem Tracheostoma

Patienten mit einer Trachealkanüle oder einem permanenten Tracheostoma (üblicherweise nach einer Laryngektomie) können eine Atemwegsverlegung aufgrund einer Verstopfung der Trachealkanüle oder des Stomas entwickeln – die Atemwegsverlegung kann bei diesen Patienten nicht auf der Ebene des Rachens auftreten. Entfernen Sie jegliches Fremdmaterial aus dem Stoma bzw. der Trachealkanüle. Wenn notwendig, entfernen Sie die Trachealkanüle oder wechseln diese. Nach Entfernung einer blockbaren Trachealkanüle sollte eine Beatmung des Patienten nach Abdichtung des Stomas möglich sein, entweder mittels einer Beutel-Masken-Beatmung (Maske auf dem Gesicht) oder nach oraler Intubation mit einem üblichen Endotrachealtubus. Falls ein Patient ein dauerhaftes Stoma hat, verabreichen Sie Sauerstoff, und unterstützen Sie nötigenfalls die Atmung über das Stoma, aber nicht über den Mund.

3.2 Ersticken

Eine Verlegung der Atemwege durch einen Fremdkörper ist ein seltener Auslöser für einen unfallbedingten Tod, allerdings potenziell behandelbar. Da die meisten Erstickungsanfälle mit Essen zu tun haben, werden sie üblicherweise auch beobachtet. Da die Betroffenen am Anfang noch bei Bewusstsein sind und reagieren können, besteht oft die Gelegenheit für frühe lebensrettende Maßnahmen.

3.2.1 Erkennen

Fremdkörper können sowohl leichte als auch schwere Atemwegsverlegungen hervorrufen. Die Symptome, die eine Differenzierung zwischen leichter und schwerer Atemwegsverlegung ermöglichen, sind in Tabelle 7.1 aufgeführt.

3.2.2 Behandlungsablauf für Erwachsene bei einem Erstickungsanfall (Fremdkörper in den Atemwegen)

1. Falls der Patient Anzeichen einer leichten Atemwegsverlegung aufweist *(Abb. 7.1)*:
    - Ermutigen Sie ihn, anhaltend zu husten, aber tun Sie nichts anderes.

2. Falls der Patient Zeichen einer schweren Atemwegsverlegung zeigt und bei Bewusstsein ist:
    - Verabreichen Sie bis zu 5 Rückenschläge.
        - Stellen Sie sich seitlich und ein wenig hinter den Patienten.
        - Unterstützen Sie den Brustkorb mit einer Hand, und beugen Sie den Patienten nach vorn.
        - Verabreichen Sie mit dem Ballen Ihrer anderen Hand bis zu 5 kräftige Schläge zwischen die Schulterblätter.
    - Prüfen Sie nach jedem Schlag zwischen die Schulterblätter, ob die Atemwegsverlegung behoben werden konnte.
    - Falls keiner der 5 Schläge zwischen die Schulterblätter den Atemweg freimachen konnte, führen Sie bis zu 5 Oberbauchkompressionen durch.
        - Stellen Sie sich hinter den Patienten, und legen Sie beide Arme um seinen Oberbauch.
        - Ballen Sie die Faust, und legen Sie sie zwischen Nabel und Brustkorb.
        - Wiederholen Sie dies bis zu 5-mal.
    - Falls die Verlegung immer noch nicht beseitigt ist, fahren Sie abwechselnd mit 5 Rückenschlägen und 5 Oberbauchkompressionen fort.
3. Alarmieren Sie das Reanimationsteam, und beginnen Sie mit CPR, falls der Patient bewusstlos wird.
4. Sobald jemand vor Ort ist, der dafür ausgebildet wurde, soll unverzüglich mittels Laryngoskopie und Magillzange versucht werden, den Fremdkörper aus den Atemwegen zu entfernen.

Tabelle 7.1
Anzeichen eines Erstickungsanfalls (Fremdkörper in den Atemwegen)

Anzeichen eines Erstickungsanfalls:	
• Anfall ereignet sich während des Essens. • Patient greift sich eventuell an den Hals.	
Anzeichen schwerer Atemwegsverlegung:	**Anzeichen leichter Atemwegsverlegung:**
Reaktion auf die Frage „Haben Sie einen Erstickungsanfall"? • Patient ist unfähig zu sprechen. • Patient kann eventuell noch nicken.	*Reaktion auf die Frage „Haben Sie einen Erstickungsanfall"?* • Patient kann sprechen und antwortet mit Ja.
Andere Anzeichen: • Patient kann nicht atmen. • Die Atmung klingt keuchend. • Stille Hustenversuche. • Patient kann bewusstlos sein.	*Andere Anzeichen:* • Patient kann sprechen, atmen und husten.

Abbildung 7.1
Erstickungsalgorithmus beim Erwachsenen

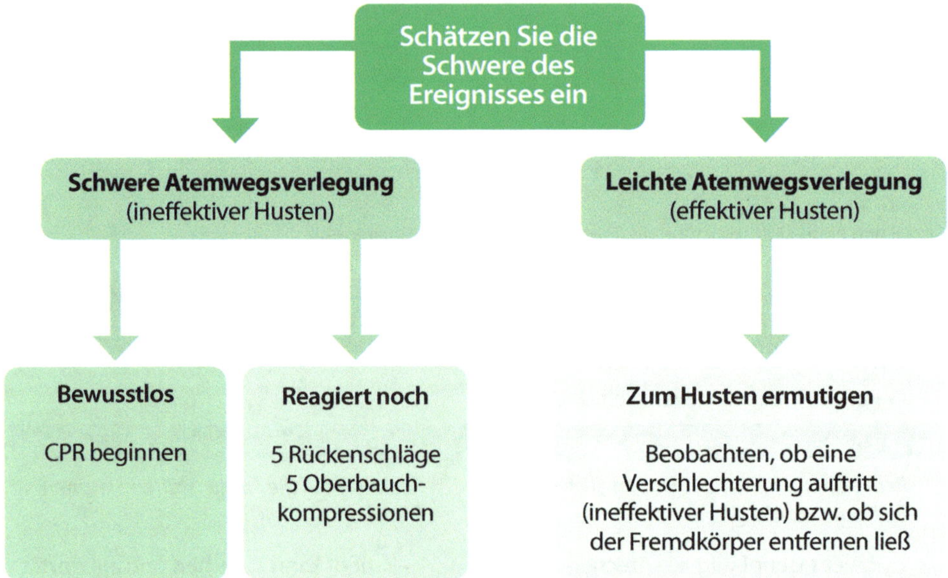

4. Einfache Techniken zum Freimachen der Atemwege

Sobald eine Atemwegsverlegung erkannt wurde, müssen sofort Maßnahmen ergriffen werden, um die Verlegung zu beseitigen und die Atemwege frei zu halten. Drei Manöver, die angewendet werden können, um die oberen Atemwege frei zu machen, sind:

- Überstrecken des Halses,
- Anheben des Kinns,
- Vorschieben des Unterkiefers (Esmarch-Handgriff).

4.1 Überstrecken des Halses und Anheben des Kinns

Legen Sie eine Hand an die Stirn des Patienten, und überstrecken Sie den Hals vorsichtig nach hinten; legen Sie die Fingerspitzen der anderen Hand unter das Kinn des Patienten, und heben Sie das Kinn vorsichtig an, um die vorderen Anteile des Halses zu strecken *(Abb. 7.2)*.

Abbildung 7.2
Überstrecken des Halses und Anheben des Kinns

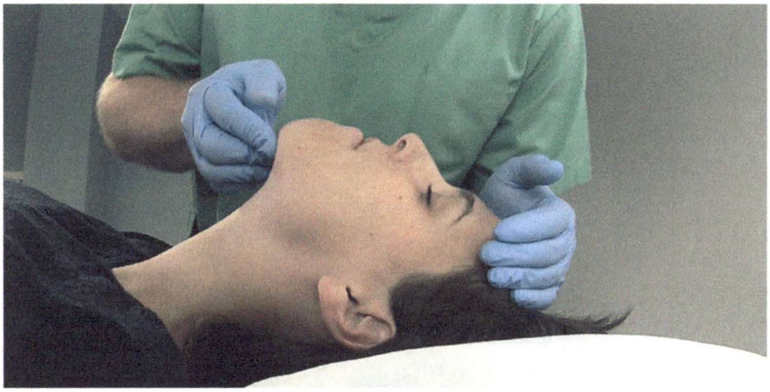

4.2 Vorschieben des Unterkiefers (Esmarch-Handgriff)

Das Vorschieben des Unterkiefers (Esmarch-Handgriff) stellt eine alternative Maßnahme dar, um den Unterkiefer nach vorn zu bringen und damit eine Obstruktion durch die Zunge, den weichen Gaumen und die Epiglottis zu beseitigen *(Abb. 7.3)*. Dieser Handgriff ist besonders in Verbindung mit dem Überstrecken des Halses erfolgreich.

7

4.2.1 Technik des Esmarch-Handgriffs

- Identifizieren Sie den Unterkieferwinkel.
- Öffnen Sie unter Verwendung der Daumen vorsichtig den Mund, indem Sie das Kinn nach unten drücken.
- Mit hinter dem Kieferwinkel platzierten Zeige- und anderen Fingern üben Sie nun gleichmäßigen Druck nach oben und vorn aus, um den Unterkiefer anzuheben.

Diese einfachen Methoden sind in den meisten Fällen erfolgreich, wenn die Atemwegsverlegung durch einen Verlust des Muskeltonus im Pharynx verursacht ist. Überprüfen Sie nach jedem Manöver den Erfolg durch „Sehen, hören, fühlen". Falls die Atemwege nicht frei gemacht werden konnten, müssen Sie nach anderen Ursachen der Atemwegverlegung suchen. Ein fester Fremdkörper, der im Mund sichtbar ist, soll mit den Fingern entfernt werden. Zerbrochene oder verschobene Gebissteile sollen ebenfalls entfernt, gut sitzende Prothesen dagegen belassen werden, weil sie die Form des Munds aufrechterhalten und so die Mund-zu-Maske-Beatmung bzw. die Beutel-Masken-Beatmung erleichtern.

Abbildung 7.3
Esmarch- Handgriff

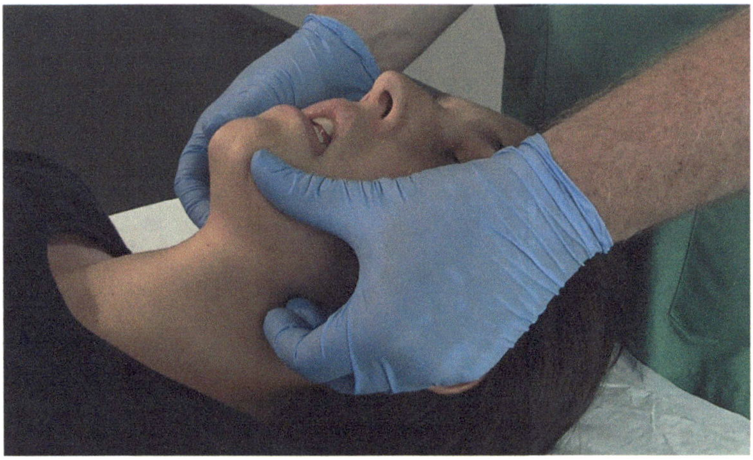

4.3 Atemwegsmanöver bei Patienten mit Verdacht auf Verletzung der Halswirbelsäule

Wenn Verdacht auf eine Wirbelsäulenverletzung besteht (z. B. wenn der Patient gestürzt ist oder auf den Kopf oder Hals geschlagen wurde oder nach einem Kopfsprung in seichtes Wasser), halten Sie während einer Reanimation Kopf, Hals, Brustkorb und die Lumbalregion in einer neutralen Position. Ein exzessives Überstrecken des Halses kann die Verletzung und die Schäden am Halsrückenmark verstärken; dies sind allerdings theoretische Überlegungen – das tatsächliche Risiko ist unbekannt. Besteht der Verdacht auf eine Halswirbelsäulenverletzung, soll durch Einsatz des Esmarch-Handgriffs oder durch das Anheben des Kinns in Kombination mit einer manuellen achsengerechten Stabilisierung (Manual In-Line Stabilisation, MILS) des Kopfes und Halses durch eine Hilfsperson ein freier Atemweg geschaffen werden. Besteht eine lebensbedrohliche Atemwegsverlegung trotz effektiver Durchführung des Kinnanhebens oder des Esmarch-Handgriffs weiter, muss der Hals bis zum Freiwerden der Atemwege vorsichtig Stück für Stück überstreckt werden; der offene Atemweg hat vor Sorgen hinsichtlich einer potenziellen Verletzung der Halswirbelsäule Priorität.

5. Einfache Hilfsmittel zum Freihalten der Atemwege

Obwohl es überhaupt keine Daten für die Verwendung von Oropharyngeal- oder Nasopharyngealtuben während einer Reanimation gibt, sind diese Hilfsmittel oftmals hilfreich und mitunter sogar entscheidend, um den Atemweg offen zu halten. Die Position von Kopf und Hals muss zu dem Zweck ebenfalls erhalten bleiben. Oropharyngeal- oder Nasopharyngealtuben sind dazu geeignet, eine Verlegung durch den weichen Gaumen und ein Zurücksinken der Zunge und des weichen Gaumens beim bewusstlosen Patienten zu verhindern, aber das Überstrecken des Halses und der Esmarch-Handgriff sind mitunter dennoch notwendig.

5.1 Oropharyngealtubus (Guedeltubus)

Oropharyngealtuben (Guedeltuben) sind in verschiedenen Größen für den Einsatz vom Neugeborenen bis zum Erwachsenen verfügbar. Die benötigte Größe des Oropharyngealtubus wird abgeschätzt, indem man dessen Länge mit der vertikalen Distanz zwischen Schneidezähnen und Kieferwinkel abgleicht. Die üblichen Größen sind 2, 3 und 4 für kleine, mittelgroße und große Erwachsene. Während des Einführens eines oropharyngealen Tubus (Oropharyngealtubus) kann es passieren, dass die Zunge hineingedrückt und damit die Atemwegsverlegung verschlimmert wird, anstatt sie zu verbessern. Es kann passieren, dass der Oropharyngealtubus in der Vallecula positioniert wird, einer Einbuchtung zwischen Zungengrund und Epiglottis. Auch kann die Epiglottis das Lumen verlegen. Eine korrekte Einführtechnik sollte dieses Problem verhindern. Führen Sie den Oropharyngealtubus nur bei bewusstlosen Patienten ein: Wenn glossopharyngeale und laryngeale Reflexe noch erhalten sind, kann es zum Erbrechen oder Laryngospasmus kommen.

5.1.1 Korrektes Einführen eines Oropharyngealtubus

- Öffnen Sie den Mund des Patienten, und überzeugen Sie sich, dass keine Fremdkörper vorhanden sind, die in den Larynx gedrückt werden könnten (wenn Fremdmaterial vorhanden ist, verwenden Sie eine Absaugung, um es zu entfernen).
- Führen Sie den Oropharyngealtubus mit seiner Öffnung „in die falsche Richtung weisend" in die Mundhöhle ein, bis der Übergang zwischen hartem und weichem Gaumen erreicht wird, und drehen Sie ihn dann um 180 Grad *(Abb. 7.5)*. Dann wird er weiter eingeführt, bis er im Pharynx liegt. Diese Drehtechnik minimiert das Risiko, die Zunge nach hinten und unten zu drücken. Entfernen Sie den Oropharyngealtubus wieder, wenn der Patient würgt oder presst. Die richtige Lage wird durch eine bessere Durchgängigkeit der Atemwege angezeigt und dadurch, dass das abgeflachte, verstärkte Teilstück zwischen den Zähnen des Patienten sitzt, oder an der Kieferleiste bei zahnlosen Patienten. Ein Esmarch-Handgriff kann dazu beitragen, dass der letzte Teil des Einführvorgangs besser gelingt.

Behalten Sie die Überstreckung des Halses und Anhebung des Kinns oder den Esmarch-Handgriff nach dem Einführen bei, und kontrollieren Sie die freien Atemwege und die Beatmung, indem Sie die „Sehen, hören, fühlen"-Technik verwenden. Gewährleisten Sie bei Verdacht auf Verletzungen der Halswirbelsäule eine achsengerechte Lagerung und Immobilisation von Kopf und Hals. Bei Verwendung eines dünnen, flexiblen Absaugkatheters ist es normalerweise möglich, durch den Oropharyngealtubus abzusaugen.

Abbildung 7.4
Abmessen der korrekten Größe eines Oropharyngealtubus

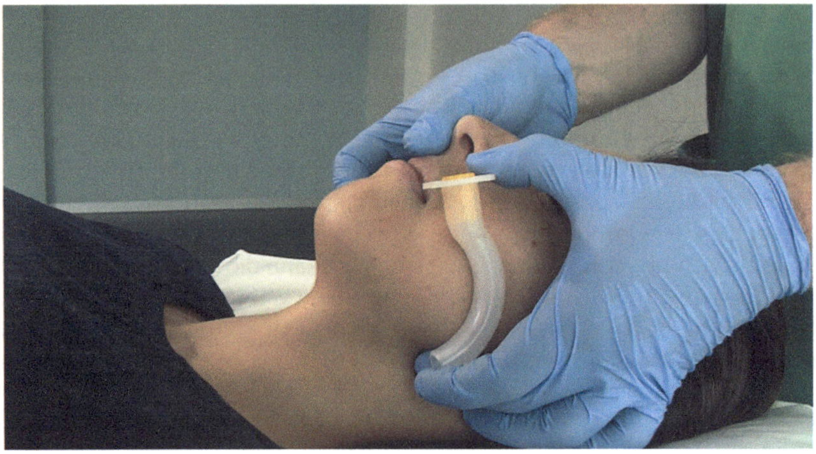

Abbildung 7.5
Einführen eines Oropharyngealtubus

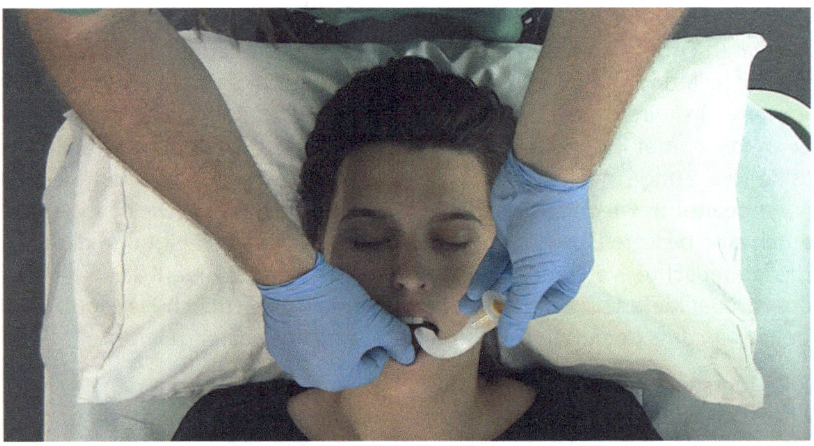

5.2 Nasopharyngealtubus (Wendltubus)

Von Patienten, die nicht tief bewusstlos sind, werden Nasopharyngealtuben besser toleriert als Oropharyngealtuben. Bei Patienten mit Kieferklemme, Trismus oder Gesichtsverletzungen kann er lebensrettend sein.
Bei einer Schädelbasisfraktur ist ein versehentliches Einführen des Nasopharyngealtubus in die Schädelhöhle möglich, aber extrem selten. Bei Vorliegen einer bekannten oder vermuteten Schädelbasisfraktur ist ein Oropharyngealtubus zu bevorzugen; wenn das aber nicht möglich und der Atemweg verlegt ist, kann das vorsichtige Einführen eines Nasopharyngealtubus lebensrettend sein (hier kann der Nutzen das Risiko deutlich überwiegen).

Die Nasopharyngealtubengrößen werden in Millimetern, entsprechend ihrem inneren Durchmesser, angegeben, wobei die Länge mit dem Durchmesser zunimmt. Die traditionelle Methode, die Größe des Nasopharyngealtubus zu bestimmen (Messung anhand des kleinen Fingers des Patienten oder der Nasenlöcher), korreliert nicht mit der Anatomie des Luftwegs und ist unzuverlässig. Beim Einführen kann die Schleimhaut der Nasenhöhle verletzt werden, was in bis zu 30 % zu einer Blutung führt. Ist der Nasopharyngealtubus zu lang, kann er einen laryngealen oder glossopharyngealen Reflex auslösen, sodass es zum Laryngospasmus oder zu Erbrechen kommt.

5.2.1 Korrektes Einführen eines nasopharyngealen Tubus

- Kontrollieren Sie die Durchgängigkeit des rechten Nasenlochs.
- Bei einigen Modellen benötigt man als besondere Vorsichtsmaßnahme eine Sicherheitsnadel oder einen Sicherheitsring, um das Verschwinden in das Nasenloch zu verhindern. Diese sollten dann VOR der Anwendung befestigt werden.
- Befeuchten Sie den Tubus gründlich mit einem wasserlöslichen Gleitmittel.
- Führen Sie das abgeschrägte Tubusende vertikal mit leichten Drehbewegungen dem Nasenboden entlang ein *(Abb. 7.6)*. Die Biegung des Tubus sollte zu den Füßen des Patienten zeigen. Sollten Sie auf irgendeinen Widerstand stoßen, entfernen Sie den Tubus, und versuchen Sie, ihn im linken Nasenloch einzuführen.
- Überprüfen Sie nach dem vollständigen Einführen des Nasopharyngealtubus mit der „Sehen, hören, fühlen"-Technik seine Durchgängigkeit und ob der Atemweg frei ist. Ein Anheben des Kinns oder der Esmarch-Handgriff können immer noch erforderlich sein, um die Atemwege offen zu halten. Behalten Sie bei Verdacht auf eine Verletzung der Halswirbelsäule die achsengerechte Ausrichtung und Immobilisation von Kopf und Nacken bei.

Abbildung 7.6
Einführen eines Nasopharyngealtubus

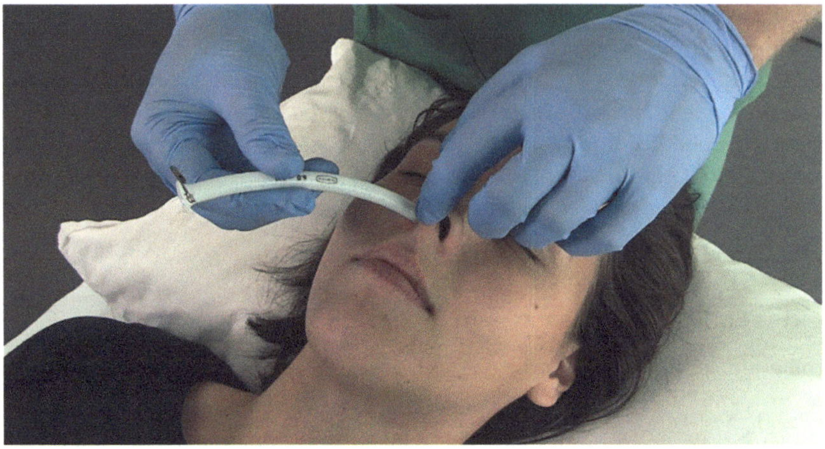

6. Sauerstoff

Verabreichen Sie während der Reanimation die maximal verfügbare Sauerstoffkonzentration. Ein Beatmungsbeutel kann mit einer Gesichtsmaske, einem Endotrachealtubus und mit allen supraglottischen Atemwegshilfen (SGA) konnektiert werden. Ohne zusätzlichen Sauerstoff wird mit einem Beatmungsbeutel bei der Beatmung des Patienten lediglich Raumluft verabreicht (21 % Sauerstoffkonzentration). Die Sauerstoffkonzentration kann bis auf 85 % erhöht werden, wenn an den Beutel ein Reservoirsystem angeschlossen und mindestens 10 l Sauerstoff/Min. verwendet wird. Nachdem der Patient ROSC hat und die arterielle Sauerstoffsättigung zuverlässig gemessen werden kann, wird die inspiratorische Sauerstoffkonzentration so eingestellt, dass die arterielle Sauerstoffsättigung im Bereich von 94–98 % liegt. Vermeiden Sie dabei eine Hypoxämie, welche für den Patienten schädlich ist. Verringern Sie die inspiratorische Sauerstoffkonzentration erst dann, wenn die arterielle Sauerstoffsättigung zuverlässig gemessen werden kann.

7. Beatmung

Bei jedem Patienten, bei dem die Spontanatmung nicht ausreichend ist oder fehlt, wird so schnell wie möglich mit der Beatmung begonnen. Die Beatmung mit Ausatemluft (Mund-zu-Mund-Beatmung) ist effektiv, aber die vom Helfer ausgeatmete Sauerstoffkonzentration beträgt nur 16–17 %. Daher muss sie so bald wie möglich durch Beatmung mit sauerstoffangereicherter Luft ersetzt werden. Obwohl eine Mund-zu-Mund-Beatmung den Vorteil hat, dass sie keiner Ausrüstung bedarf, ist diese Technik für die Anwender unangenehm, besonders wenn Erbrochenes oder Blut vorhanden sind. Insbesondere bei Patienten, die den Helfern unbekannt sind, ist damit zu rechnen, dass diese vor einer Mund-zu-Mund-Beatmung zurückschrecken.

Es gibt nur vereinzelte Fallberichte über Helfer, die sich im Rahmen der CPR eine Infektion zugezogen haben (z. B. Tuberkulose oder ein schweres akutes Atemnotsyndrom, SARS). Von einer HIV-Übertragung durch eine CPR ist niemals berichtet worden. Es sind einfache

Hilfsmittel erhältlich, die es ermöglichen, dass ein direkter Kontakt von Person zu Person verhindert wird; manche dieser Geräte können auch das Kreuzinfektionsrisiko zwischen Retter und Patient reduzieren.

Die Taschenmaske ähnelt einer anästhesiologischen Gesichtsmaske und ermöglicht eine Mund-zu-Maske-Beatmung. Sie hat ein Ventil, welches die Luft nur in eine Richtung durchlässt, sodass die vom Patienten ausgeatmete Luft vom Helfer weggeleitet wird. Die Maske ist transparent, sodass Erbrochenes oder Blut des Patienten gesehen werden können. Einige Masken haben einen Sauerstoffanschluss. Wenn Sie Masken ohne Sauerstoffanschluss verwenden, kann zusätzlicher Sauerstoff verabreicht werden, indem man den O_2-Schlauch unter der Maske platziert und eine ausreichende Abdichtung sicherstellt. Verwenden Sie die 2-Hand-Technik, um die Abdichtung mit dem Gesicht des Patienten zu optimieren.

Sind das Tidalvolumen oder der inspiratorische Flow zu hoch, werden hohe Beatmungsdrücke erzeugt und damit die Gefahr von Mageninsufflation, was wiederum zu erhöhtem Risiko der Regurgitation und pulmonaler Aspiration führt. Die Gefahr der Insufflation von Luft in den Magen steigt in folgenden Fällen:

- fehlerhafte Ausrichtung von Kopf und Nacken sowie verlegter Atemweg,
- insuffizienter ösophagealer Sphinkter (wie bei allen Patienten mit Kreislaufstillstand),
- hoher Beatmungsdruck.

Falls der inspiratorische Flow zu gering ist, verlängert sich die Inspirationszeit, und die verfügbare Zeit für Thoraxkompressionen wird verkürzt. Verabreichen Sie jede Beatmung über etwa eine Sekunde mit so viel Volumen, dass dies zu einer normalen Thoraxbewegung führt; dies entspricht einem Kompromiss zwischen adäquatem Tidalvolumen und Minimierung des Risikos der Magenüberblähung, zusätzlich besteht mehr Zeit für die Durchführung der Thoraxkompressionen. Geben Sie während einer CPR mit nicht gesichertem Atemweg zwei Beatmungen nach jeder Sequenz von 30 Thoraxkompressionen. Eine unbeabsichtigte Hyperventilation tritt während der Reanimation oft auf. Während dies in kleinen Fallserien an Menschen den intrathorakalen und den Beatmungsspitzendruck erhöhte, konnten im Tierexperiment keine nachteiligen Effekte nachgewiesen werden. Bei kontinuierlich verabreichten Thoraxkompressionen wird eine Beatmungsfrequenz von 10/Min. empfohlen, sofern der Atemweg gesichert wurde.

7.1 Vorgehen bei der Mund-zu-Maske-Beatmung

- Bringen Sie den Patienten in Rückenlage und den Kopf in eine Schnüffelposition; d. h. mit einem Kissen unter dem Hals und leicht rückwärts überstrecktem Hals.
- Setzen Sie die Maske auf das Gesicht des Patienten, verwenden Sie dazu beide Daumen.
- Ziehen Sie den Unterkiefer mit den übrigen Fingern „in die Maske hinein", indem Sie hinter dem Kieferwinkel Druck ausüben (Esmarch-Handgriff). Gleichzeitig pressen Sie die Maske mit den Daumen auf das Gesicht, um sie gut abzudichten.
- Beatmen Sie vorsichtig durch das Inspirationsventil, und beobachten Sie, ob der

Brustkorb sich normal hebt.

- Stoppen Sie die Beatmung, und beobachten Sie das Senken des Brustkorbs.
- Etwaige Lücken zwischen Maske und Gesicht können verkleinert werden, indem man den Kontaktdruck anpasst, die Haltung der Finger und Daumen verändert oder den Esmarch-Handgriff verstärkt.
- Falls Sauerstoff verfügbar ist, wird er über den Anschluss mit 10 l/Min. verabreicht.

7.2 Der selbstfüllende Beatmungsbeutel

Der selbstfüllende Beatmungsbeutel kann an eine Gesichtsmaske, einen Endotrachealtubus, oder eine supraglottische Atemwegshilfe (SGA) angeschlossen werden. Wird der Beutel zusammengedrückt, wird der Inhalt in die Lungen des Patienten abgegeben. Beim Loslassen wird die ausgeatmete Luft über ein Einwegventil in die Umgebung abgegeben; der Beutel füllt sich dann automatisch wieder über eine Öffnung am gegenüberliegenden Ende. Verwendet man den Beutel ohne zusätzlichen Sauerstoff, wird die Lunge des Patienten nur mit Umgebungsluft beatmet (Sauerstoffkonzentration 21 %). Diese kann auf ca. 45 % erhöht werden, indem man eine Sauerstoffversorgung mit 10 l/Min. direkt am Lufteinlassventil des Beutels anschließt. Wenn ein Reservoir angeschlossen und die Sauerstoffzufuhr maximal erhöht wird, kann eine inspiratorische Sauerstoffkonzentration von etwa 85 % erreicht werden. Wenn sich der Beutel wieder füllt, wird er sowohl mit Sauerstoff aus dem Reservoir als auch durch den kontinuierlichen Fluss über den angeschlossenen Sauerstoffschlauch gefüllt. Mit einem Demand-Ventil können sogar Konzentrationen bis 100 % erreicht werden.

DIE WICHTIGSTEN LERNZIELE – ZUSAMMENFASSUNG

- Freie Atemwege und die Beatmung des Patienten sind wichtige Bestandteile einer CPR.
- Einfache Atemwegsmanöver, mit oder ohne einfache Hilfsmittel, führen oftmals zu einem freien Atemweg.
- Geben Sie allen Patienten hohe Sauerstoffkonzentrationen, bis die arterielle Sauerstoffsättigung gemessen werden kann.

Obwohl der Beatmungsbeutel eine Beatmung mit hohen Sauerstoffkonzentrationen erlaubt, erfordert seine Verwendung beträchtliche Fertigkeiten. Wird er mit einer Gesichtsmaske verwendet, ist es oft schwierig, einen dichten Verschluss zwischen der Maske und dem Gesicht des Patienten herzustellen, gleichzeitig den freien Atemweg zu sichern und mit der anderen Hand den Beutel zusammenzudrücken. Jede größere Undichtigkeit hat eine Hypoventilation zur Folge. Wenn der Atemweg nicht frei ist, kann Luft auch in den Magen gelangen. Dies erschwert die Beatmung zusätzlich und erhöht das Risiko von Regurgitation und Aspiration. Die natürliche Neigung, eine undichte Stelle durch übertriebenes Zusammendrücken des Beatmungsbeutels zu kompensieren, resultiert in höheren Beatmungsdrücken und einer Überblähung des Magens. Manche Beatmungsbeutel haben einen Flussbegrenzer, der den Spitzendruck limitiert. Ziel ist hierbei, die Überblähung des Magens zu reduzieren. Der Krikoid-Druck kann das Risiko der

Magenüberblähung verringern, erfordert aber die Anwesenheit eines zweiten geübten Helfers. Ein inkorrekt angewandter Krikoid-Druck kann die Beatmung des Patienten erschweren. Die 2-Personen-Technik zur Beatmung mit dem Beatmungsbeutel ist zu bevorzugen *(Abb. 7.7)*. Ein Mitarbeiter hält die Gesichtsmaske und führt mit beiden Händen den Esmarch-Handgriff aus, der andere Mitarbeiter drückt den Beutel zusammen. Auf diese Weise wird eine bessere Abdichtung erzielt, und die Lungen des Patienten können effektiver und sicherer beatmet werden.

Abbildung 7.7
Die 2-Helfer-Methode bei der Beutel-Masken-Beatmung

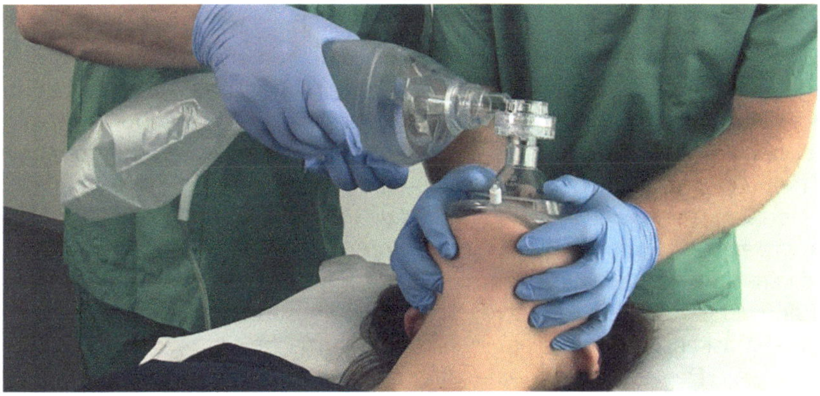

Abschnitt 2
Alternative Hilfsmittel zur Atemwegssicherung

LERNZIEL

- Der Stellenwert supraglottischer Atemwegshilfsmittel während der CPR.

1. Einleitung

Die effektive Durchführung einer Beutel-Masken-Beatmung erfordert ein beträchtliches Maß an Können und Erfahrung. Die Anwendung durch ungeübtes Personal führt wahrscheinlich zur Verabreichung von ineffektiven Tidalvolumina und zur Magenüberblähung, verbunden mit dem daraus resultierenden Risiko von Regurgitation und Aspiration. Die endotracheale Intubation wird im Allgemeinen als die beste Methode zur Sicherung der Atemwege während einer Reanimation angesehen. Studien haben gezeigt, dass es ohne gute Ausbildung und anhaltendes Training inakzeptabel häufig zu Komplikationen kommt, dazu gehört die unbemerkte ösophageale Fehlintubation (2,4–17 % in mehreren Studien, darunter solche aus Paramedic-Systemen) oder das unbemerkte Herausrutschen des Tubus. Langwierige Intubationsversuche sind schädlich. Das Unterlassen der Thoraxkompressionen während dieser Zeit beeinträchtigt die koronare und cerebrale Perfusion. Im Rahmen der Atemwegsicherung während einer Reanimation sind verschiedene alternative Hilfsmittel eingesetzt worden. Im Vergleich mit der Beutel-Masken-Beatmung können supraglottische Atemwegshilfsmittel (Supraglottic Airway Devices, SADs) eine effektivere Beatmung ermöglichen und das Risiko einer Magenbelüftung reduzieren. Darüber hinaus sind supraglottische Atemwegshilfsmittel leichter einzuführen als ein Endotrachealtubus.

Es gibt keine Daten, die die routinemäßige Verwendung von irgendwelchen spezifischen Atemwegstechniken während des Kreislaufstillstands unterstützen. Die im individuellen Fall beste Technik ist abhängig von den genauen Umständen des Kreislaufstillstands und der Kompetenz des Anwenders.

2. Die Larynxmaske (Laryngeal Mask Airway, LMA)

Die Larynxmaske (LMA) besteht aus einem Tubus mit breitem Innendurchmesser und einem elliptisch geformten aufblasbaren Cuff, der sich um die Larynxöffnung legt. Die Original-LMA (LMA Classic), welche wiederverwendbar ist, ist während der CPR untersucht worden, allerdings hat keine dieser Studien die LMA direkt mit der endotrachealen Intubation verglichen. Obwohl die LMA Classic im Rahmen der elektiven Anästhesie noch häufig verwendet wird, wurde sie doch von den supraglottischen Atemwegshilfsmitteln (SGA) der zweiten Generation verdrängt, weil diese mehrere vorteilhafte Eigenschaften aufweisen, insbesondere beim Einsatz in der Notfallmedizin. Die meisten dieser SGA sind als Einmalartikel verfügbar und gewährleisten einen höheren Leckagedruck als die LMA Classic, einige von ihnen haben ein Lumen, über welches eine Magensonde eingeführt werden kann.

2.1 Vorgehen beim Einführen einer Larynxmaske

- Setzen Sie die Thoraxkompressionen während des Einführversuchs fort.
- Wählen Sie eine Larynxmaske in geeigneter Größe, und entleeren Sie den Cuff vollständig. Die Größe 5 ist für die meisten Männer passend, die Größe 4 für die meisten Frauen. Tragen Sie auf den Cuff (auf jenen Teil, der nicht in Kontakt mit dem Larynx kommt) großzügig wasserlösliches Gleitmittel auf.
- Beugen Sie den Nacken des Patienten ein wenig, und überstrecken Sie den Hals (versuchen Sie, eine neutrale Ausrichtung des Kopfes und Halses aufrechtzuerhalten, wenn der Verdacht auf eine Verletzung der Halswirbelsäule besteht).
- Die LMA wird wie ein Stift gehalten und in den Mund eingeführt. Abb. 7.8 zeigt das Einführen einer Larynxmaske der 2. Generation. Die Spitze wird hinter die oberen Schneidezähne geschoben, wobei die Außenfläche am Gaumen entlanggleitet, bis sie die hintere Rachenwand erreicht. Die Maske wird dann nach hinten und unten entlang der Wölbung der Rachenhinterwand weitergeschoben. Bei Erreichen des hinteren Teils des Hypopharynx ist ein Widerstand zu spüren. Wenn möglich, sollte ein Helfer den Esmarch-Handgriff anwenden, sobald die LMA in den Mund eingeführt wurde – dieses Manöver vergrößert den Raum im hinteren Pharynx und macht ein erfolgreiches Platzieren einfacher. Eine leichte Drehbewegung (bis zu 45 °) kann dazu beitragen, eine erschwerte Passage der LMA auf Pharynxebene zu überwinden, falls es auf dieser Ebene zunächst zu Schwierigkeiten beim Einführen kam.
- Konnektieren Sie die Blockerspritze, und befüllen Sie den Cuff mit Luft (40 ml für eine LMA Größe 5 und 30 ml für eine LMA Größe 4); alternativ befüllen Sie den Cuff bis zu einem Druck von 60 cm H_2O. Wenn das Einführen erfolgreich war, wird sich die LMA als Zeichen der richtigen Cuffposition ein bis zwei Zentimeter aus dem Mund herausheben, und der Kehlkopf wird nach vorn gedrückt.
- Sollte die Platzierung der LMA nach 30 Sekunden nicht gelungen sein, oxygenieren Sie den Patienten unter Verwendung einer Taschenmaske oder mit Beutel und Maske, bevor Sie einen weiteren Einführversuch mit der LMA unternehmen.
- Gewährleisten Sie freie Atemwege, indem Sie während der Beatmung über dem Brustkorb hören und auf beidseitige Brustkorbbewegungen achten. Eine deutlich hörbare Undichtigkeit lässt auf eine Fehllage der Larynxmaske schließen. Bei ausreichenden Thoraxbewegungen kann ein kleines Leck aber hingenommen werden.
- Führen Sie, falls verfügbar, einen Beißschutz neben der LMA ein, und befestigen Sie die LMA mit einem Pflaster oder einer Binde.

Abbildung 7.8
Einführen einer Larynxmaske der 2. Generation

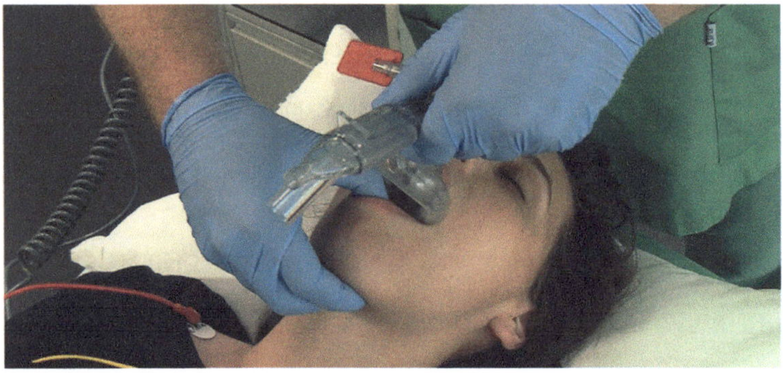

3. Die I-gel-Larynxmaske

Bei der I-gel handelt es sich ebenfalls um eine supraglottische Atemwegshilfe. Der Cuff ist aus einem thermoplastischen Elastomergel gefertigt und muss nicht geblockt werden. Weiterhin sind ein Beißschutz und ein dünnes Lumen zum Legen einer Magensonde vorhanden. Sie ist einfach einzusetzen, erfordert nur minimalen Schulungsaufwand, und es kann ein laryngealer Abdichtedruck von 20–24 cm H_2O erreicht werden. In zwei Manikin-Studien war das Einführen der I-gel deutlich schneller möglich als bei einigen anderen Atemwegshilfen. Die Einfachheit der Einführung und ihr günstiger Leckagedruck machen sie theoretisch sehr attraktiv als Luftweg für in der Intubation Unerfahrene unter Reanimationsbedingungen. Anwendungen der I-gel während des Herzstillstands wurden berichtet, es werden aber weitere Daten zu deren Einsatz erwartet.

4. Der Larynxtubus

Der Larynxtubus (LT) ist ein weiteres supraglottisches Atemwegshilfsmittel, welches im Anästhesiebereich und vor allem im Rettungsdienst eingesetzt wird. Er besteht aus einem einlumigen Tubus und verfügt über zwei Cuffs – einen ösophagealen und einen pharyngealen. Über nur ein Ventil werden beide Cuffs zugleich aufgeblasen. Das Einführen und die Atemwegsdrücke, die erreicht werden, sind mit der LMA vergleichbar, wenn der Larynxtubus durch Nichtanästhesisten eingeführt wird. Den Larynxtubus gibt es weiterhin in einer Variante, die das Einlegen einer Magensonde über ein zusätzliches Lumen erlaubt (Laryngeal Tube Suction/LT-S) sowie als Einmalartikel (Laryngeal Tube Disposable/LT-D).

4.1 Korrektes Einführen eines Larynxtubus

- Setzen Sie die Thoraxkompressionen während des Einführversuchs fort. Wählen Sie für den Patienten einen Larynxtubus in geeigneter Größe, und entleeren Sie den Cuff vollständig. Wenn die Körpergröße des Patienten mehr als 180 cm beträgt, wird die Größe 5 korrekt sein; Größe 4 wird für Patienten mit einer Körpergröße zwischen 155–180 cm verwendet; Größe 3 bei Patienten mit einer Körpergröße < 155. Benetzen Sie die Spitze des Larynxtubus mit einem wasserlöslichen Gleitmittel.

- Bringen Sie den Kopf des Patienten in die Schnüffel- oder Neutralposition. Insbesondere bei Verdacht auf eine Verletzung der Halswirbelsäule sollte die Neutralposition von Kopf und Hals aufrechterhalten werden.
- Die Spitze des Larynxtubus wird unterhalb der oberen Schneidezähne gegen den harten Gaumen gedrückt. Lassen Sie den LT dann in der Mitte des Mundes nach unten gleiten, bis ein federnder Widerstand spürbar ist oder der Larynxtubus vollständig eingeführt ist.
- Blocken Sie den Cuff des Larynxtubus nun auf einen Druck von 60 cm H_2O. Dies soll am besten mit einem Cuffdruckmesser gemacht werden, alternativ mit der farbkodierten Blockerspritze, die die empfohlene Luftmenge anzeigt, die zum Blocken des jeweiligen Larynxtubus erforderlich ist.
- Sollte der Larynxtubus nach 30 Sekunden nicht erfolgreich eingeführt sein, oxygenieren Sie den Patienten unter Verwendung einer Taschenmaske oder mit Beutel und Maske, bevor Sie einen weiteren Einführversuch mit dem Larynxtubus unternehmen.
- Gewährleisten Sie freie Atemwege, indem Sie während der Beatmung über dem Brustkorb hören und auf beidseitige Brustkorbbewegungen achten. Eine deutlich hörbare Undichtigkeit lässt auf eine Fehllage des Larynxtubus schließen. Bei ausreichenden Thoraxbewegungen kann ein kleines Leck aber hingenommen werden.
- Führen Sie, falls verfügbar, einen Beißschutz neben dem Larynxtubus ein und befestigen Sie den Larynxtubus mit einem Pflaster oder einer Binde.

5. Limitierungen des Larynxtubus

- Bei hohem Atemwegswiderstand oder schlechter Compliance der Lunge (Lungenödem, Bronchospasmus, COPD) besteht das Risiko, dass große Luftmengen an den Cuffs vorbei entweichen. Dies kann zu einer Hypoventilation des Patienten führen. Die größte Menge der Luft entweicht in diesem Fall über den Mund des Patienten, aber es kann auch zu einer gewissen Magenbelüftung kommen.
- Es gibt keine Daten, die zeigen konnten, ob es möglich oder nicht möglich ist, den Patienten ohne Unterbrechung der Thoraxkompressionen adäquat zu beatmen. Ununterbrochene Thoraxkompressionen können an den Ballons zum Entweichen von Luft führen. Initial sollen ununterbrochene Thoraxkompressionen durchgeführt werden. Diese sind aber zu beenden, wenn dies zum Entweichen großer Luftmengen und nachfolgend zu einer Hypoventilation des Patienten führt.
- Es besteht theoretisch das Risiko einer Aspiration von Mageninhalt, da der Larynxtubus keinen kompletten Aspirationsschutz bietet. Allerdings wurde diese Kompli-

kation bisher selten dokumentiert.

- Falls der Patient nicht tief bewusstlos ist, kann das Einführen des Larynxtubus einen Hustenreiz, Pressen oder einen Laryngospasmus verursachen. Dies kommt bei Patienten im Kreislaufstillstand nicht vor.

- Sollte eine adäquate Platzierung des Larynxtubus nicht möglich sein, dann entleeren Sie die Cuffs, und entfernen Sie den Larynxtubus. Nach Neupositionierung des Kopfs versuchen Sie erneut, den LT zu platzieren.

- Selten kommt es beim Einführen des Larynxtubus durch das Verlagern der Zunge in Richtung des hinteren Pharynx zur Verlegung des Atemwegs. Sollte dies vorkommen, muss der Larynxtubus entlüftet und neu positioniert werden.

Um den Larynxtubus korrekt anwenden zu können, ist ein Training an Patienten unter kontrollierten Rahmenbedingungen erforderlich. Dies sollte unter Aufsicht eines erfahrenen Anwenders (z.B. eines Anästhesisten) erfolgen.

DIE WICHTIGSTEN LERNZIELE – ZUSAMMENFASSUNG

- Supraglottische Atemwegshilfen sind gute Alternativen zur Beutel-Masken-Beatmung und sollen, falls möglich, immer an ihrer Stelle eingesetzt werden.

- Supraglottische Atemwegshilfen sollen außerdem anstelle der endotrachealen Intubation eingesetzt werden, außer es ist ein im Intubieren sehr gut trainierter Anwender unmittelbar vor Ort. Darüber hinaus sollen supraglottische Atemwegshilfen eingesetzt werden, falls der Intubationsversuch misslungen ist.

Abschnitt 3
Endotracheale Intubation und Notfallkoniotomie

LERNZIELE

- Vor- und Nachteile der endotrachealen Intubation während der kardiopulmonalen Reanimation.
- Methoden zur Bestätigung der korrekten Lage des endotrachealen Tubus.
- Rolle von Punktions- und chirurgischer Notfallkoniotomie.

1. Endotracheale Intubation

Es gibt keine ausreichende Evidenz zur Befürwortung oder Ablehnung einer spezifischen Technik zum Freihalten der Atemwege und zur Beatmung bei Erwachsenen mit einem Kreislaufstillstand. Trotzdem wird die endotracheale Intubation als die optimale Methode betrachtet, um einen freien und sicheren Atemweg zu schaffen und sicherzustellen. Sie sollte nur angewendet werden, wenn sehr geübtes Personal zur Verfügung steht, welches die Prozedur mit entsprechender Fertigkeit und Erfahrung durchführen kann.

Verglichen mit der Beutel-Masken-Beatmung gelten folgende Vorteile einer endotrachealen Intubation als anerkannt:

- Möglichkeit, ohne Unterbrechung der Thoraxkompressionen zu beatmen,
- Möglichkeit der zuverlässigen Beatmung, vor allem wenn die Compliance der Lungen und/oder des Thorax niedrig ist,
- Minimierung der Gefahr der Luftinsufflation in den Magen und damit vermindertes Regurgitationsrisiko,
- Schutz vor pulmonaler Aspiration von Mageninhalt,
- die Hände der Mitarbeiter bleiben für andere Aufgaben frei.

Die erwiesenen Nachteile der endotrachealen Intubation gegenüber der Beutel-Masken-Beatmung beinhalten:

- das Risiko einer unerkannten Fehlintubation,
- ein längerer Zeitraum ohne Thoraxkompressionen während des Intubationsversuchs – Versuche einer endotrachealen Intubation sind für nahezu 25 % aller CPR-Unterbrechungen verantwortlich,

- eine relativ große Zahl an gescheiterten Intubationsversuchen,
- die endotracheale Intubation ist eine anspruchsvolle Fertigkeit, die schwer zu erlernen ist und eines kontinuierlichen Trainings bedarf.

Professionelle Mitarbeiter im Gesundheitswesen, die in der Präklinik intubieren, sollen dies ausschließlich im Rahmen von strukturierten und überwachten Programmen tun, diese sollen ein umfassendes kompetenzbasiertes Training und regelmäßige Möglichkeiten der Auffrischung beinhalten. Das Rettungsteam muss die Risiken und den Nutzen der endotrachealen Intubation gegenüber der Notwendigkeit, effektive Thoraxkompressionen aufrechtzuerhalten, abwägen. Der Intubationsversuch kann eine kurze Unterbrechung der Thoraxkompressionen mit sich bringen, andererseits sind keine weiteren Unterbrechungen der Thoraxkompressionen notwendig, wenn der Patient einmal intubiert ist. Personal, das in erweitertem Atemwegsmanagement erfahren ist, soll in der Lage sein, ohne Unterbre-chung der Thoraxkompressionen zu laryngoskopieren – eine kurze Unterbrechung der Thoraxkompressionen wird allenfalls notwendig sein, um den Tubus durch die Stimmritze zu schieben. Um jegliche Unterbrechungen der Thoraxkompressionen zu verhindern, kann der Intubationsversuch alternativ bis zum Wiedererlangen eines Spontankreislaufs (ROSC) aufgeschoben werden. Kein Intubationsversuch soll zu einer mehr als 5 Sekunden dauernden Unterbrechung der Thoraxkompressionen führen. Beginnen Sie wieder mit der Beutel-Masken-Beatmung oder einer Beatmung mithilfe einer supraglottischen Atemwegshilfe, falls die Intubation unter diesen Bedingungen nicht durchführbar ist. Nach erfolgter endotrachealer Intubation muss die korrekte Tubuslage überprüft und der Tubus adäquat gesichert werden.

1.1 Bestätigung der richtigen Lage des Endotrachealtubus

Eine unerkannte ösophageale Fehlintubation ist im Rahmen eines Intubationsversuchs die schlimmste Komplikation. Dieses Risiko lässt sich reduzieren, indem die primären und sekundären Techniken der Tubuslageverifizierung stets routinemäßig angewandt werden.

1.1.1 Klinische Zeichen

Die primäre Einschätzung beinhaltet die Beobachtung von beidseitigen Brustkorbbewegungen, eine Auskultation über dem Epigastrium (hier sollen keine Geräusche zu hören sein) sowie eine beidseitige Auskultation der Lungen auf Höhe der mittleren Axillarlinie (es sollen beidseits ausreichende Atemgeräusche hörbar sein). Klinische Zeichen einer korrekten Tubuslage (Beschlagen des Tubus, Brustkorbbewegungen, Atemgeräusche bei der Auskultation sowie fehlende Geräusche über dem Epigastrium) sind nicht zuverlässig.

Die Bestätigung der trachealen Tubuslage durch exspiriertes Kohlendioxid oder einen Ösophaguslagedetektor soll das Risiko einer unerkannten ösophagealen Fehlintubation reduzieren, allerdings schwankt die Aussagekraft der erhältlichen Hilfsmittel beträchtlich. Darüber hinaus ermöglicht keine dieser Techniken die Diffenzierung, ob sich der Tubus in einem der Hauptbronchien befindet oder ob er korrekt in der Trachea positioniert wurde.

1.1.2 Ösophaguslagedetektoren

Der Ösophaguslagedetektor erzeugt einen Sog am trachealen Ende des endotrachealen Tubus, und zwar entweder durch Zurückziehen des Kolbens einer großen Spritze oder durch Entlastung eines zuvor zusammengedrückten elastischen Ballons. Luft aus den unteren Atemwegen kann durch den endotrachealen Tubus, der in der durch Knorpelspangen „versteiften" Trachea liegt, leicht angesaugt werden. Liegt der Tubus aber im Ösophagus, kann keine Luft aspiriert werden, da der Ösophagus kollabiert, wenn eine Aspiration versucht wird. Der Ösophaguslagedetektor kann bei stark adipösen Patienten, in der Spätschwangerschaft, bei schwerem Asthma oder bei Vorliegen ausgiebiger trachealer Sekretion irreführend sein; unter diesen Umständen kann die Trachea kollabieren, wenn eine Aspiration versucht wird

1.1.3 Kohlendioxidmessung in der Exspirationsluft

7

Kohlendioxid(CO_2)-Detektoren messen die Konzentration von aus den Lungen ausgeatmetem Kohlendioxid. Ist nach sechs Beatmungen immer noch ausgeatmetes CO_2 vorhanden, weist dies auf eine Lage des endotrachealen Tubus in der Trachea oder im Hauptbronchus hin.

Im Allgemeinen gibt es folgende drei Arten von Kohlendioxid-Detektoren:

1. Die kolorimetrische endtidale Kohlendioxidmessung ($etCO_2$) funktioniert mittels eines Lackmuspapiers, welches sich bei Vorhandensein von Kohlendioxid verfärbt. Das Farbspektrum reicht dabei von lila ($etCO_2$ < 0,5 %) über Brauntöne ($etCO_2$ 0,5–2 %) bis gelb ($etCO_2$ > 2 %). Man geht davon aus, dass der Tubus in der Trachea positioniert wurde, wenn die braune Farbe nach einigen Beatmungen anhält. Obwohl die kolorimetrische Kohlendioxidmessung die Tubuslage bei Patienten mit guter Kreislauffunktion sehr gut anzeigt, ist die Aussagekraft dieser Hilfsmittel beim Patienten im Kreislaufstillstand weniger zuverlässig als die klinische Einschätzung. Dies liegt daran, dass der pulmonale Blutfluss im Kreislaufstillstand so gering sein kann, dass kaum endtidales Kohlendioxid messbar ist. Außerdem können sechs Beatmungen bei ösophagealer Lage des Endotrachealtubus zur Magenüberblähung, Regurgitation und Aspiration führen.

2. Reine Kapnometer, die lediglich das endtidale Kohlendioxid (mittels Infrarotspektroskopie) als digitalen Zahlenwert anzeigen, ohne den zeitlichen Verlauf der Kohlen-dioxidabatmung als Kurve darzustellen.

3. Endtidale Kapnografen, die zusätzlich den zeitlichen Verlauf der Kohlendioxidabatmung als Kurve darstellen, sind die zuverlässigsten Hilfsmittel zur Tubuslageverifizierung beim Kreislaufstillstand. Es konnte gezeigt werden, dass die Kapnografie im Kreislaufstillstand eine 100-%ige Sensitivität und 100-%ige Spezifität bezüglich der korrekten trachealen Tubuslage aufweist.

Die Kapnografie (mit Kurvendarstellung) ist die Methode, die im Kreislaufstillstand die größte Sensitivität und Spezifität der trachealen Tubuslage aufweist, und zwar zur initialen Lagebestätigung aber auch zur kontinuierlichen Lageüberwachung. Sie soll die klinische Beurteilung (Auskultation und sichtbare Tubuslage zwischen den Stimmbändern) ergänzen. Die Kapnografie kann allerdings nicht dabei helfen, zwischen trachealer und bronchialer Positionierung des Tubus zu unterscheiden, hier ist eine sorgfältige Auskultation entscheidend. Da es tragbare Monitore gibt, die über die Option zur Kapnografie verfügen, ist es überall möglich (im Rettungsdienst, in der Notaufnahme, an sonstigen innerklinischen Orten, wo Intubationen durchgeführt werden), die initiale Lagebestätigung und kontinuierliche Lageüberwachung damit durchzuführen. Darüber hinaus kann die Kapnografie ein empfindlicher Indikator für das Wiederauftreten eines Spontankreislaufs (ROSC) sein. Die Beobachtung der Kapnografiekurve kann sich bei nicht defibrillierbaren Kreislaufstillständen (PEA) als nützlich erweisen.

2. Notfall-Koniotomie

Gelegentlich ist es unmöglich, einen apnoeischen Patienten mit einem Beatmungsbeutel zu beatmen bzw. einen endotrachealen Tubus oder ein anderes Hilfsmittel einzuführen. Dies kann bei Patienten der Fall sein, die ein ausgedehntes Gesichtstrauma oder eine mechanische Obstruktion im Larynxbereich z. B. aufgrund von Ödemen (Anaphylaxie) oder Fremdkörpern haben. Unter diesen Umständen wird es notwendig sein, einen invasiven Atemweg unterhalb der Ebene der Obstruktion zu schaffen. Die Notfall-Koniotomie ist ein definitiver Atemweg, über den der Patient beatmet werden kann, bis eine semielektive Intubation oder Tracheostomie durchgeführt werden kann. Die Punktions-Notfall-Koniotomie („Nadel-Notfall-Koniotomie") ist allerdings eher zur Überbrückung einer kürzeren Zeitspanne geeignet, da sie nur eine befristete Oxygenierung ermöglicht. Für diese Technik wird eine großlumige Kanüle benötigt, die nicht abknickt, sowie eine Sauerstoffquelle, die den Sauerstoff mit hohem Fluss liefert. Die Anwendung kann schwere Barotraumen verursachen. Zudem kann es beim Abknicken der Kanüle leicht zum Versagen der Technik kommen. Weiterhin ist sie für den Transport von Patienten ungeeignet.

2.1 Chirurgische Notfall-Koniotomie

Im Gegensatz zur Nadel-Notfall-Koniotomie bietet die chirurgische Vorgehensweise einen Atemweg, der mit einem geblockten Tubus gesichert ist. Man kann mit höheren Atemwegsdrücken beatmen und endotracheal absaugen. Die chirurgische Notfall-Koniotomie ermöglicht eine Beatmung auch dann, wenn auf Stimmbandebene oder oberhalb davon eine komplette Atemwegsverlegung besteht.

2.1.1 Vorgehen bei der chirurgischen Notfall-Koniotomie

- Bringen Sie den Patienten in Rückenlage, und überstrecken Sie den Hals, falls möglich.
- Identifizieren Sie die Krikothyreoid-Membran; das ist die Vertiefung zwischen dem Schildknorpel (Thyroid = Adamsapfel) und dem Ringknorpel (Krikoid).
- Führen Sie zunächst mit dem Skalpell einen Hautschnitt, entsprechend der

Längsachse des Patienten (vertikal) über dieser Membran, durch. Danach führen Sie einen Querschnitt (horizontal) durch die Krikothyreoid-Membran. Dies verhindert die Verletzung der oberhalb liegenden Arteria cricothyroidea.

- Benutzen Sie den Griff des Skalpells oder eine Klemme, um den Schnitt in der Krikothyreoid-Membran zu erweitern.
- Führen Sie nun einen Trachealtubus in geeigneter Größe in die Trachea ein, und blocken Sie ihn. Führen Sie den Tubus nicht zu weit in die Trachea ein: Die Karina ist von dieser Stelle nicht sehr weit entfernt.
- Beatmen Sie mit einem konventionellen selbstfüllenden Beatmungsbeutel mit hoher Sauerstoffkonzentration. Die Ausatmung erfolgt direkt über den Tubus. Auch eine tracheale Absaugung ist nun möglich.
- Bestätigen Sie die korrekte Tubuslage mittels Auskultation und Kapnografie.
- Aufgrund des Risikos bei der Anwendung dieser Technik (Gefahr von sekundären Schäden) sollte sie nur angewendet werden, wenn sich der Patientenzustand aufgrund nicht beherrschbarer Atemwegprobleme verschlechtert.

DIE WICHTIGSTEN LERNZIELE – ZUSAMMENFASSUNG

- Wenn sie von jemandem mit entsprechendem Können und Erfahrung durchgeführt wird, stellt die endotracheale Intubation eine effektive Technik des Atemwegsmanagements während der kardiopulmonalen Reanimation dar.
- In ungeübten Händen ist die Intubation durch zu lange Unterbrechungen der Thoraxkompression sowie das Risiko des Misserfolgs und/oder anderer Komplikationen (wie eine unerkannte ösophageale Intubation) potenziell schädlich.

Abschnitt 4
Einfache Grundlagen der maschinellen Beatmung

LERNZIEL

- Die Bedeutung einfacher automatischer Beatmungsgeräte in der Peri-Arrest-Phase

Es gibt nur sehr wenige Untersuchungen, die die spezifischen Aspekte der Beatmung während der Anwendung erweiterter lebensrettender Maßnahmen (ALS) beleuchten. Es gibt einige Daten, die zeigen, dass die Anzahl der Beatmungen, die von professionellen Helfern während der Reanimation verabreicht werden, viel zu hoch ist. Eine Vielzahl kleiner tragbarer automatischer Beatmungsgeräte kann während der Wiederbelebung eingesetzt werden. Sie sind normalerweise gasbetrieben. Wenn eine Sauerstoffflasche sowohl zur Sauerstoffversorgung des Patienten als auch zum Betreiben des Beatmungsgeräts verwendet wird, kann der Inhalt sehr schnell aufgebraucht sein. Die meisten automatischen Beatmungsgeräte versorgen den Patienten während der Inspiration mit einem konstanten Gasfluss. Das abgegebene Volumen hängt von der Inspirationszeit ab (eine längere Zeit erzielt ein größeres Tidalvolumen). Da der Druck in den Atemwegen während der Inspiration steigt, haben diese Geräte oft eine Druckbegrenzung, um die Lungen vor einem Barotrauma zu schützen. Die Ausatmung geschieht passiv in die Umgebung.

Stellen Sie das automatische Beatmungsgerät anfänglich so ein, dass ein Tidalvolumen von 6 ml/kg KG (bezogen auf das Idealgewicht des Patienten) mit einer Beatmungsfrequenz von 10/Min. abgegeben wird. Einige Beatmungsgeräte haben aufeinander abgestimmte Markierungen auf den Einstellknöpfen, um eine schnelle und einfache Einstellung für Patienten unterschiedlicher Größen zu ermöglichen. Mit anderen Beatmungsgeräten lassen sich wiederum verschiedene (auch anspruchsvollere) Beatmungsformen durchführen. Bei Vorhandensein eines Spontankreislaufs wird die richtige Einstellung durch eine Analyse der arteriellen Blutgase des Patienten bestimmt. Ist der Patient intubiert, ist es nicht mehr notwendig, die Thoraxkompressionen für die Inspiration zu unterbrechen. Falls ein supraglottischer Atemweg verwendet wird und es durch die Abgabe der Thorax-kompressionen zu einer bedeutsamen Leckage kommt, wird es notwendig sein, die Thoraxkompressionen mit den Beatmungen zu synchronisieren.

DAS WICHTIGSTE LERNZIEL – ZUSAMMENFASSUNG

- Einfache automatische Beatmungsgeräte können während der kardiopulmonalen Reanimation ein nützliches Hilfsmittel sein, obwohl es nur begrenzte Daten für ihre Anwendung gibt. Ihre sichere Anwendung erfordert eine entsprechende Ausbildung.

LITERATUR

- Soar J, et al. European Resuscitation Council Guidelines for Resuscitation 2015. Section 3. Adult Advanced Life Support. 10.1016/j.resuscitation.2015.07.016; p99 - p146
- Soar J, Callaway CW, Aibiki M, et al. Part 4: Advanced life support: 2015 International Consensus on Cardiopulmonary Resuscitation and Emergency Cardiovascular Care Science With Treatment Recommendations. 10.1016/j.Resuscitation.2015.07.042; e71 - e122
- Nolan JP, Soar J. Airway techniques and ventilation strategies. Curr Opin Crit Care 2008;14:279-86.
- Wang HE, Simeone SJ, Weaver MD, Callaway CW. Interruptions in cardiopulmonary Resuscitation from paramedic endotracheal intubation. Ann Emerg Med 2009;54:645-52.

Kapitel 8

EKG-Monitoring und strukturierte Interpretation von Herzrhythmen

LERNZIELE

- Indikationen zum EKG-Monitoring
- Technik des EKG-Monitorings
- Entstehung des EKG
- Bedeutung der geschriebenen EKGs
- Herzrhythmen im Rahmen des Kreislaufstillstands
- Erkennen anderer häufiger Herzrhythmusstörungen

1. Einleitung

Bei einem Kreislaufstillstand ist die Beurteilung des Herzrhythmus bedeutsam für das Einleiten der korrekten Therapie. Legen Sie deshalb so früh wie möglich ein EKG-Monitoring an. Bei vielen Patienten, die bereits aufgrund eines Herzstillstands reanimiert wurden, besteht ein erhöhtes Risiko für erneut auftretende Rhythmusstörungen und Kreislaufstillstände. Überwachen Sie diese Patienten am EKG-Monitor so lange, bis das Rezidivrisiko als sehr gering eingeschätzt werden kann.

Bei manchen Patienten besteht eine Herzrhythmusstörung, die mit der Gefahr eines Kreislaufstillstands oder anderer schwerwiegender Verschlechterungen des Gesundheitszustands einhergeht. Das frühzeitige Erkennen und Behandeln der Rhythmusstörung kann im Einzelfall den Kreislaufstillstand oder eine lebensbedrohliche Verschlechterung verhindern. Als Risikopatienten sind diejenigen zu betrachten, die anhaltende Rhythmusstörungen in Verbindung mit strukturellen Herzerkrankungen, Brustschmerzen, Bewusstseinsstörungen, Herzinsuffizienz, reduziertem Bewusstsein oder Schocksymptomen aufweisen. Alle Patienten, bei denen eine anhaltende Rhythmusstörung das Risiko einer

Verschlechterung beinhaltet, benötigen ein EKG-Monitoring, und es soll, wann immer möglich, ein qualitativ hochwertiges 12-Kanal-EKG geschrieben werden. Das Monitoring allein erlaubt nicht immer das genaue Erkennen einer Rhythmusstörung. Deshalb soll immer ein 12-Kanal-EKG zur Dokumentation der Rhythmusstörung geschrieben werden, damit dieses bei künftigen Ereignissen zum Vergleich herangezogen werden kann, falls erforderlich.

Einige Patienten weisen Symptome auf (üblicherweise Synkopen), die durch intermittierende Rhythmusstörungen verursacht werden. Werden solche Rhythmusstörungen nicht dokumentiert und behandelt, können diese zu einem Herzkreislaufstillstand oder zum plötzlichen Herztod führen. Allerdings kann die Rhythmusstörung bei der initialen Untersuchung fehlen. Deshalb benötigen Patienten, die eine oder mehrere Synkopen erlitten haben, eine genaue klinische Untersuchung und ein 12-Kanal-EKG. Patienten mit unkomplizierten Ohnmachtsanfällen, situativen Synkopen (verursacht z.B. durch Husten oder Miktion) oder durch orthostatische Dysregulation verursachte Synkopen benötigen kein EKG-Monitoring und normalerweise auch keine Krankenhauseinweisung. Bei denjenigen Patienten, die unerklärbare Synkopen (v.a. während sportlicher Betätigung), Synkopen auf Basis struktureller Herzerkrankungen oder Synkopen mit einem abnormalen EKG (v.a. ein verlängertes QT-Intervall oder verbreitete QRS-Komplexe ≥0,12 Sekunden) erlitten haben, soll ein EKG-Monitoring und eine weitere Abklärung durch einen Kardiologen begonnen werden.

Eine einfache EKG-Ableitung ist keine verlässliche Technik, um Hinweise auf eine Myokardischämie (ST-Strecken-Senkung/Hebung oder Veränderungen der T-Wellen) zu erkennen. Bei einem Patienten mit Brustschmerzen und Verdacht auf ein akutes Koronarsyndrom muss wiederholt ein 12-Kanal-EKG geschrieben werden.

Im Kreislaufstillstand ist das Erkennen der defibrillierbaren Rhythmen, Kammerflimmern/ pulslose ventrikuläre Tachykardie (VF/pVT) ausschlaggebend für eine erfolgreiche Therapie. Automatisierte externe Defibrillatoren (AED) und Geräte mit halbautomatischer Beratungsfunktion (ein sog. Shock Advisory Defibrillator, SAD) können diese Rhythmen durch eine elektronische Auswertung verlässlich erkennen. Falls ein defibrillierbarer Rhythmus vorliegt, lädt der Defibrillator die geeignete Energie und informiert den Anwender über die Notwendigkeit der Schockabgabe. Die Einführung von AEDs hat es ermöglicht, dass Helfer ohne ausreichende Kenntnisse in Rhythmus-Diagnostik – sowohl innerklinisch als auch in der Öffentlichkeit – bei VF/pVT erfolgreich eine Therapie einleiten können.

Die korrekte Diagnose einiger Herzrhythmusstörungen erfordert Fachwissen und Erfahrung, allerdings kann auch der Nichtfachmann die meisten Rhythmusstörungen ausreichend beurteilen, damit eine geeignete Therapie eingeleitet werden kann. Die oberste Priorität ist dabei, das Vorliegen einer Rhythmusstörung sowie bedrohlich schneller oder langsamer Herzfrequenzen zu erkennen. Nutzen Sie die in diesem Kapitel beschriebene strukturierte Herangehensweise für die Rhythmusinterpretation, um Fehler zu vermeiden. Die Dring-lichkeit der Therapie wird vor allem durch die Auswirkungen der Rhythmusstörung auf den Patientenzustand und weniger durch die Art der Rhythmusstörung bestimmt. Bei einer Rhythmusstörung muss zuerst der Zustand des Patienten beurteilt werden (nutzen Sie dazu das ABCDE-Schema). Erst dann erfolgt die bestmögliche Interpretation des Rhythmus. Behandeln Sie den Patienten, nicht das EKG!

2. Techniken des EKG-Monitorings

2.1 EKG-Monitore

EKG-Monitore zeigen das EKG auf einem Bildschirm in Echtzeit an. Das Signal wird durch selbstklebende Elektroden auf der Haut des Patienten abgeleitet und über Kabel oder Telemetrie zum Monitor übertragen. Viele Geräte haben weitere Funktionen, wie die Möglichkeit, EKG-Streifen auszudrucken oder zu speichern. Die meisten Geräte verfügen über eine Anzeige der Herzfrequenz, einige haben programmierbare Alarme, die bei Über- oder Unterschreitung eines eingestellten Herzfrequenzbereichs warnen.

Viele Geräte ermöglichen das Monitoring anderer Werte, wie Blutdruck oder Sauerstoffsättigung, die für die Beurteilung von Risikopatienten wichtig sind. Die digitale Verarbeitung des EKG ermöglicht eine elektronische Analyse des Herzrhythmus. Wenn ein Patient ein EKG-Monitoring benötigt, muss auch gewährleistet sein, dass der Monitor beobachtet wird, sodass bei einer Rhythmusänderung sofort gehandelt werden kann.

2.1.1 Anlegen des EKG-Monitorings

Die EKG-Elektroden sollen so, wie in Abb. 8.1 gezeigt, angelegt werden. Dadurch wird das Erfassen der „modifizierten Extremitätenableitungen I, II und III" ermöglicht. Die Haut muss dabei trocken und fettfrei sein (evtl. mit Alkoholtupfer o. Ä. reinigen); die Elektroden sollen auf wenig behaartem Gebiet oder nach Rasur dicht behaarter Stellen angebracht werden. Die Elektroden sollen eher über knöchernen Arealen als über der Muskulatur angebracht werden, damit Interferenzen durch Muskelartefakte im EKG minimiert werden. Bei Bedarf können abweichende Positionen verwendet werden (z. B. bei Trauma, postoperativ oder bei Hauterkrankungen).

Abbildung 8.1
Position der Klebeelektroden für ein EKG-Monitoring der modifizierten Extremitätenableitungen

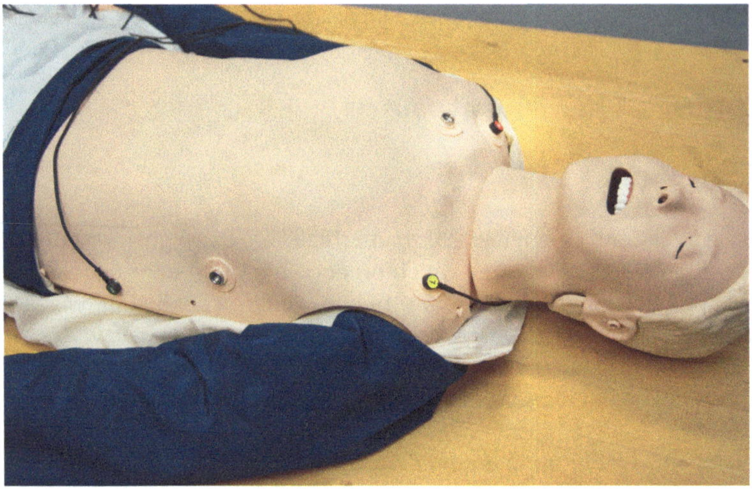

Meistens sind die Ableitungen zur Erleichterung des Anschlusses farbcodiert. Typischerweise wird für die modifizierten Extremitätenableitungen das Ampelschema angewendet: rot (rechter Arm), gelb (linker Arm) und grün (linkes Bein – normalerweise links über dem Abdo-men oder im unteren Bereich der Brustwand platziert).

Mitunter ist ein viertes Kabel vorhanden (schwarz), welches auf der rechten Seite über dem Abdomen oder der unteren Brustwand platziert wird.

Primär soll die Ableitung II für das Monitoring benutzt werden, da hierbei im Regelfall eine gute Amplitude der P-Wellen und der QRS-Komplexe gegeben ist. Wechseln Sie jedoch zu einer anderen Ableitung, falls notwendig, um das bestmögliche EKG-Bild zu erhalten. Es soll versucht werden, Muskel- und Bewegungsartefakte zu minimieren, indem man dem Patienten die Notwendigkeit des Monitorings erklärt und ihn warm und ruhig hält.

2.1.2 Notfallmäßiges EKG-Monitoring

Im Notfall, z.B. bei einem kollabierten Patienten, soll der EKG-Rhythmus sobald wie möglich durch Aufkleben von selbstklebenden Defibrillatorelektroden („Pads") analysiert werden. Diese können neben dem Monitoring auch für eine patientenferne („Hands Free") Schockabgabe verwendet werden *(Abb. 8.2)*. Kleben Sie die Pads in der üblichen Position auf, unter dem rechten Schlüsselbein und an der linken Brustwand in der mittleren Axillarlinie. Kann die übliche Position nicht verwendet werden, ist die anterior-posteriore Platzierung als Alternative sinnvoll (z.B. bei rechts-pektoral implantiertem Schrittmacher, Thoraxtrauma). Auch durch das Aufsetzen von Hardpaddles eines manuellen Defibrillators kann der Herzrhythmus schnell ermittelt werden. In den meisten Bereichen wurden jedoch diese Hardpaddles durch selbstklebende Defibrillator-Pads ersetzt.

Abbildung 8.2
Selbstklebende Defibrillator-Pads

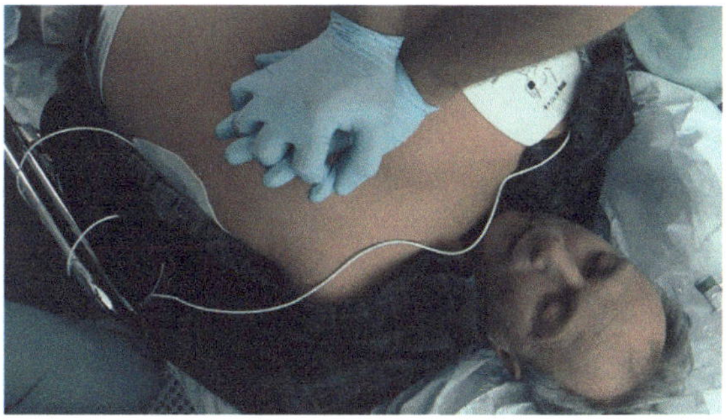

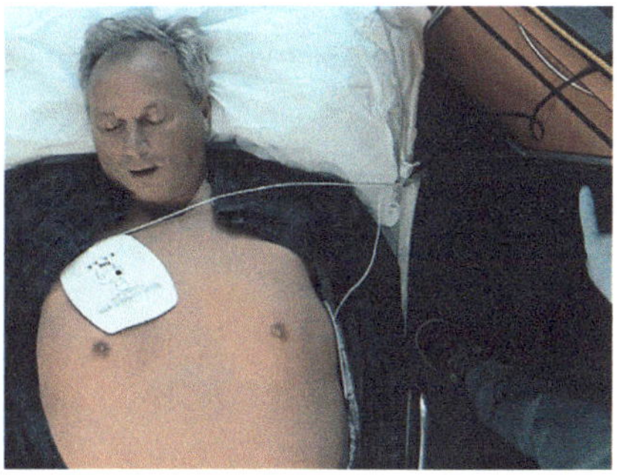

3. Diagnostik am EKG-Monitor

Nutzen Sie die Anzeige oder ausgedruckte EKG-Streifen eines EKG-Überwachungsmonitors nur für eine Rhythmuserkennung. ST-Strecken-Veränderungen oder weitere differenzierte Beurteilungen können am EKG-Monitor nicht diagnostiziert werden. Bei Auftreten einer Rhythmusstörung am Monitor soll allerdings, wann immer möglich, ein Rhythmusstreifen ausgedruckt bzw. gespeichert werden.

Hält eine Rhythmusstörung lange genug an, dann dokumentieren Sie diese im 12-Kanal-EKG. Es ist nicht immer möglich, eine Rhythmusstörung in nur einer einzigen Ableitung zu erkennen. Das Herz ist ein dreidimensionales Organ, und erst im 12-Kanal-EKG werden die elektrischen Signale des Herzens dreidimensional erfasst. Manchmal sind einzelne Aspekte, die eine präzise Rhythmusdiagnostik ermöglichen, nur in ein oder zwei Ableitungen des 12-Kanal-EKG vorhanden und können in den anderen Ableitungen nicht erkannt werden *(Abb. 8.3)*.

Diese EKG-Aufzeichnungen können bei der primären Rhythmusdiagnostik hilfreich sein, sind allerdings ebenso wichtig für die weitere Verlaufskontrolle und Langzeittherapie. Deswegen bedarf die effektive Behandlung jeglicher Rhythmusstörungen, auch die bei einem Kreislaufstillstand, einer qualitativ guten EKG-Aufzeichnung, aber auch einer Interpretation und Behandlung zu diesem Zeitpunkt.

Nützliche Informationen über Art und Herkunft einer tachykarden Herzrhythmusstörung können auch über das Erfassen der Reaktion auf bestimmte Maßnahmen (z. B. Karotissinus-Massage, Adenosin-Gabe) mittels EKG-Streifen gewonnen werden. Wann immer möglich, soll der Effekt einer solchen Maßnahme auf einem fortlaufenden EKG-Ausdruck festgehalten werden, am besten in mehreren Ableitungen *(Abb. 8.4)*.

Abbildung 8.3
12-Kanal-EKG, das eine Vorhoftachykardie zeigt. Diese ist jedoch nur in Ableitung V1 deutlich erkennbar.

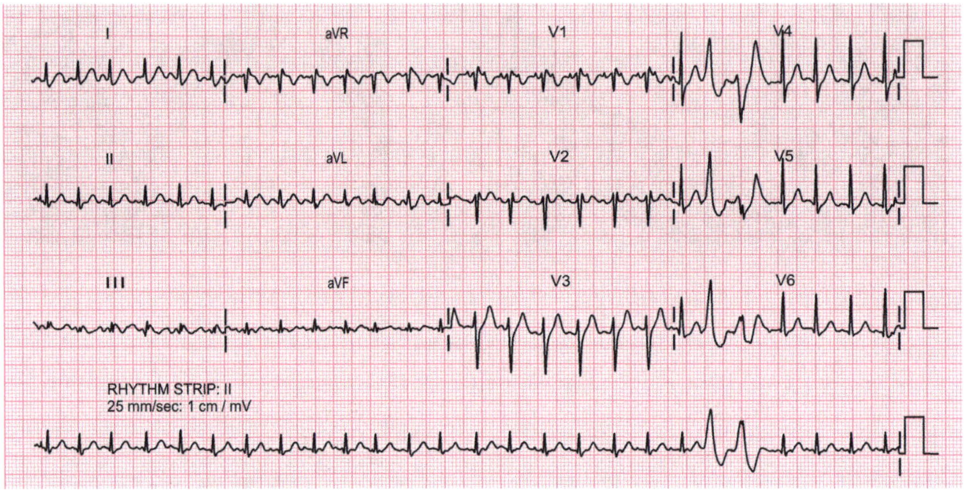

Abbildung 8.4
12-Kanal-EKG, das den Effekt von Adenosin bei einem Vorhofflattern zeigt. Der vorübergehende AV-Block zeigt deutlich, dass diese reguläre Schmalkomplex-Tachykardie ein Vorhofflattern mit 2:1-AV-Überleitung war

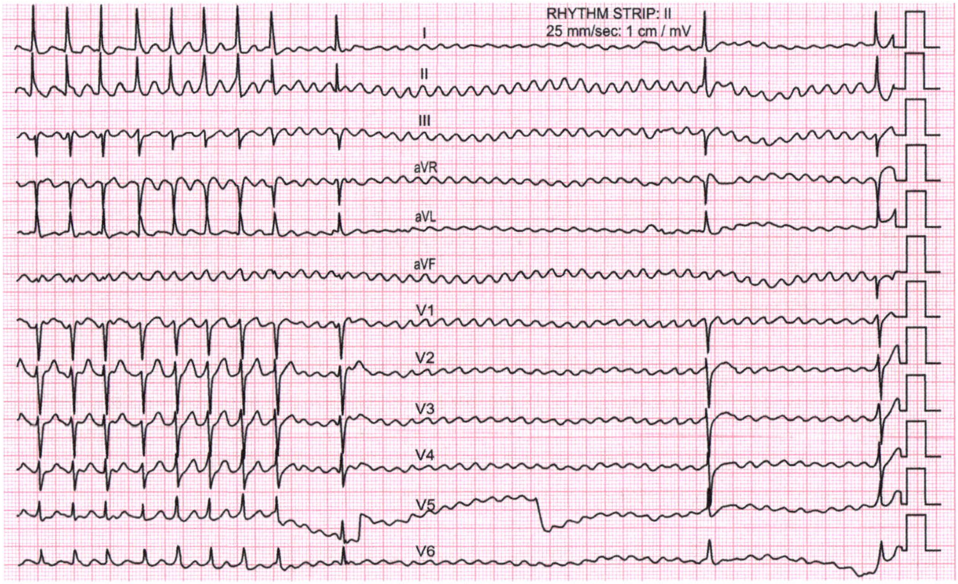

4. Grundlagen der Elektrokardiografie

Im Ruhezustand sind die Zellen des Reizleitungssystems und des Myokards polarisiert. Es besteht eine Spannungsdifferenz von ungefähr 90 mV zwischen dem Zellinneren (das negativ geladen ist) und dem Extrazellulärraum. Eine plötzliche Verschiebung von Ionen durch die Zellmembran bewirkt eine Depolarisation, wodurch die elektrischen Signale entstehen, welche durch das Reizleitungssystem geleitet werden und die Kontraktion der Myokardzellen verursachen.

Bei einem normalen Sinusrhythmus beginnt die Depolarisation in einer Gruppe spezialisierter Schrittmacherzellen, die Sinusknoten (auch SA-Knoten, sinuatrialer Knoten) genannt wird. Dieser ist nahe der Eintrittsstelle der oberen Vena cava in den rechten Vorhof lokalisiert. Eine Depolarisationswelle läuft dann vom Sinusknoten ausgehend über das Vorhof-Myokard. Dieser Vorgang imponiert im EKG als P-Welle *(Abb. 8.5).*

Die Kontraktion der Vorhöfe ist die mechanische Antwort auf diesen elektrischen Impuls.

Die Überleitung des elektrischen Impulses auf die Ventrikel geschieht durch ein spezialisiertes Leitungsgewebe *(Abb. 8.6).*

Abbildung 8.5
Bestandteile des normalen EKG-Signals

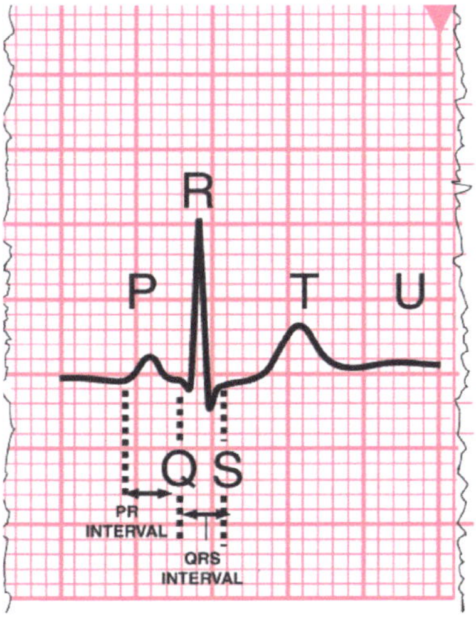

Abbildung 8.6
Reizbildungs-/-leitungssystem des Herzens

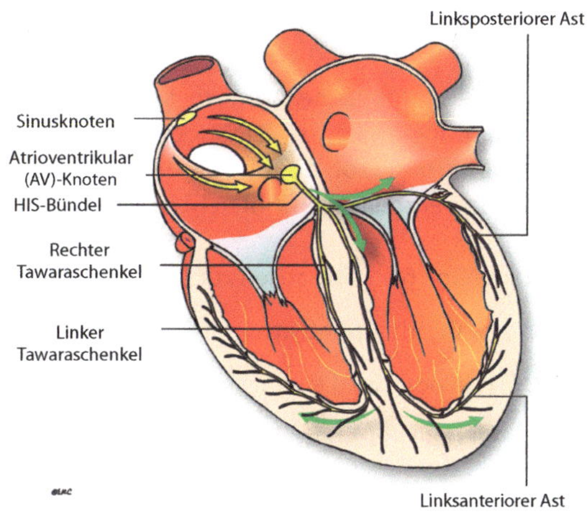

Beginnend mit einer Verzögerung im Atrioventrikular(AV)-Knoten, findet über spezialisiertes Leitungsgewebe (Purkinje-Fasern) eine schnelle Weiterleitung auf das ventrikuläre Myokard statt. Das HIS-Bündel verteilt diese Fasern vom AV-Knoten zum rechten und linken Schenkel (Tawaraschenkel), die den rechten und linken Ventrikel versorgen. Die schnelle Weiterleitung über diese Fasern ermöglicht eine koordinierte Kontraktion der beiden Ventrikel.

Die Depolarisation des HIS-Bündels, der beiden Tawaraschenkel und des Ventrikel-Myokards erscheint auf dem EKG als der QRS-Komplex *(Abb. 8.5)*. Die Kammerkontraktion ist die mechanische Antwort auf diesen elektrischen Impuls.

Zwischen P-Welle und dem QRS-Komplex befindet sich eine kurze isoelektrische Strecke, die vor allem die Verzögerung der Überleitung durch den AV-Knoten darstellt. Der normale Ablauf einer Vorhof-Depolarisation, gefolgt von einer Kammer-Depolarisation (P-Welle gefolgt von QRS-Komplex) ist der Sinusrhythmus (Rhythmusstreifen 1).

Die dem QRS-Komplex folgende T-Welle entsteht durch die Erregungsrückbildung in den Zellen des Reizleitungssystems und im Ventrikel-Myokard (ventrikuläre Repolarisation).

Weil das normale Reizleitungssystem den Impuls schnell auf beide Ventrikel verteilt, ist der normale QRS-Komplex von relativ kurzer Dauer (normalerweise unter 0,12 Sekunden).

Wenn einer der beiden Tawaraschenkel pathologisch verändert oder defekt ist, wird die schnelle Weiterleitung in den entsprechenden Ventrikel verhindert. Der depolarisierende Impuls wandert stattdessen auf dem anderen Schenkel schnell zum entsprechenden Ventrikel und erst dann langsamer durch das normale Kammer-Myokard zu dem Ventrikel, dessen Schenkel beschädigt ist. Dieser Zustand wird als Schenkelblock bezeichnet. Weil dabei die Depolarisation beider Ventrikel länger dauert (da sie hintereinander erfolgt), ist der QRS-Komplex im EKG verbreitert (0,12 Sekunden oder länger).

5. Interpretation eines EKG-Rhythmusstreifens

Um einige rhythmische Abnormalitäten ganz exakt zu erkennen, kann viel Fachwissen und Erfahrung nötig sein. Dennoch wird eine einfache, strukturierte Herangehensweise bei der Interpretation des EKG-Streifens eine für die Therapieentscheidung ausreichende Rhythmusbeurteilung ermöglichen.

Die folgenden 6 Schritte sollen zur Analyse jedes EKG-Rhythmus(-streifens) verwendet werden:

1. Ist überhaupt elektrische Aktivität vorhanden?
2. Wie hoch ist die ventrikuläre (QRS-)Frequenz?
3. Ist der QRS-Komplex schmal oder verbreitert?
4. Ist der QRS-Rhythmus regelmäßig oder unregelmäßig?
5. Ist Vorhofaktivität erkennbar?
6. Stehen Vorhofaktivität und Kammeraktivität miteinander in Beziehung? Falls ja, wie?

Jeder EKG-Rhythmus kann unter Verwendung der ersten vier Schritte genau beschrieben (z.B. unregelmäßige Schmalkomplex-Tachykardie, regelmäßige Breitkomplex-Tachykardie, etc.) sowie sicher und effektiv behandelt werden.

5.1 Ist überhaupt elektrische Aktivität vorhanden?

Falls Sie keinerlei elektrische Aktivität erkennen können, dann prüfen Sie, ob die Höhe der Amplitudeneinstellung nicht zu gering ist; prüfen Sie außerdem die Elektroden und Kabel-verbindungen zwischen dem Patienten und dem Monitor.

Untersuchen Sie den Patienten: Ist ein Puls vorhanden? Falls der Patient pulslos und immer noch keine Aktivität auf dem EKG erkennbar ist, liegt eine Asystolie vor (Rhythmusstreifen 2). Zumeist sind sowohl Vorhof- als auch Kammerasystolie vorhanden, wobei eine Linie ohne Ausschläge vorliegt. Eine völlig gerade oder auch unterbrochene Linie zeigt üblicherweise die Diskonnektion einer Ableitung an. Bei einer Asystolie zeigt das EKG typischerweise leichte Schwankungen der Basislinie, es können auch elektrische Interferenzen aufgrund von Beatmung oder Thoraxkompressionen vorliegen.

Nach Eintreten einer Kammerasystolie kann über einen kurzen Zeitraum noch Vorhofaktivität (normalerweise P-Wellen, aber gelegentlich auch Vorhofflimmern/-flattern) vorhanden sein. Das EKG zeigt eine Vorhofaktivität bei fehlenden QRS-Komplexen: Dies ist ein ventrikulärer Stillstand *(Rhythmusstreifen 3)*. Es ist wichtig, dies zu erkennen, denn die Schrittmacheranwendung kann in dieser Situation eher zu einer Auswurfleistung des Herzens führen als in den Fällen mit kompletter Asystolie *(Kapitel 10)*.

Ist der Patient bei vorhandener elektrischer Aktivität pulslos, so muss entschieden werden, ob erkennbare QRS-Komplexe vorhanden sind. Bei fehlenden QRS-Komplexen und Vorliegen schneller, bizarr geformter und arrhythmischer Ausschläge im EKG liegt ein Kammerflimmern vor *(Rhythmusstreifen 4)*. Beim Kammerflimmern (VF) ist sämtliche Koordination der elektrischen Erregung verloren gegangen, und es ist keine effektive Kontraktion sowie damit auch keine nachweisbare Auswurfleistung vorhanden.

Das Kammerflimmern kann abhängig von der Amplitude in grob *(Rhythmusstreifen 4)* und fein *(Rhythmusstreifen 5)* eingeteilt werden. Falls Zweifel bestehen, ob eine Asystolie oder feines Kammerflimmern vorliegt, soll kein Defibrillationsversuch unternommen werden. Führen Sie stattdessen die Beatmung und Thoraxkompressionen fort. Feines Kammerflimmern, das schwer von einer Asystolie zu unterscheiden ist, kann üblicherweise nicht durch eine Schockabgabe in einen Rhythmus mit kardialer Auswurfleistung konvertiert werden. Durch die Fortführung einer qualitativ hochwertigen CPR können Amplitude und Frequenz des Kammerflimmerns sowie damit auch die Chance einer erfolgreichen Defibrillation in einen perfundierenden Rhythmus (ROSC) verbessert werden. Wiederholte Schockabgaben bei einem Rhythmus, der für ein feines Kammerflimmern gehalten wird, verstärken den myokardialen Schaden – sowohl direkt durch den Stromfluss als auch indirekt durch die Unterbrechungen des koronaren Blutflusses *(Kapitel 6)*. Ist eine elektrische Aktivität vorhanden und sind QRS-Komplexe zu erkennen, wird mit den folgenden Schritten der EKG-Rhythmusanalyse fortgefahren.

Ist der Patient pulslos, aber es sind Komplexe im EKG auszumachen, von denen man erwarten würde, dass diese einen Auswurf produzieren, dann liegt eine pulslose elektrische Aktivität (PEA) vor. Verzögern Sie keinesfalls eine CPR durch weitere EKG-Rhythmusanalysen.

5.2 Wie hoch ist die ventrikuläre (QRS-)Frequenz?

Die normale (ventrikuläre) Ruheherzfrequenz beträgt 60–100 Schläge/Min. Eine Herzfrequenz unter 60 Schlägen/Min. wird als Bradykardie bezeichnet, eine Frequenz über 100 Schlägen/Min. als Tachykardie. Das normale EKG-Papier ist ein Millimeterpapier, bei dem sich alle 5 mm etwas fetter gedruckte Linien befinden. Die Standardschreibgeschwindigkeit beträgt 25 mm/Sek., eine Geschwindigkeit, bei der fünf große Quadrate (oder 25 kleine zu je 1 mm) eine Sekunde darstellen. Beachten Sie, dass eine Schreibgeschwindigkeit von 50 mm/Sek. in manchen Ländern den Standard darstellt. Die beste Methode zur schnellen Abschätzung der Herzfrequenz ist das Auszählen der Anzahl von QRS-Komplexen innerhalb eines Streifens von 6 Sekunden Länge (das sind 30 große Quadrate) und diesen Wert mit 10 zu multiplizieren. Dies ermöglicht ein Abschätzen der Herzfrequenz, selbst wenn eine leichte Arrhythmie besteht. So ist z. B., wenn in 30 großen Quadraten 20 QRS-Komplexe zu sehen sind, die Herzfrequenz 200/Min. *(Abb. 8.7)*. Falls die ausgedruckten Rhythmusstreifen kürzer sind, nehmen Sie die Anzahl der QRS-Komplexe in einem 3-Sekunden-Intervall (15 große Quadrate), und multiplizieren Sie den Wert mit 20.

Abbildung 8.7
Errechnen der Herzfrequenz aus einem Rhythmusstreifen (20 QRS-Komplexe in 30 großen Quadraten = 200/Min.)

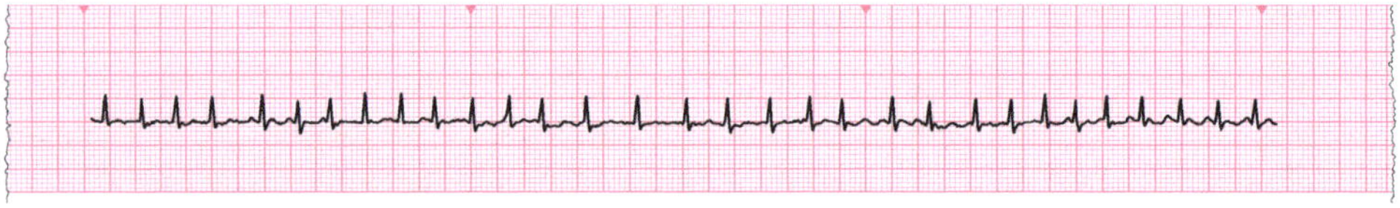

5.3 Ist die QRS-Breite normal oder verlängert?

Die obere Grenze des Normalwerts für das QRS-Intervall beträgt 0,12 Sek. (3 kleine Quadrate). Wenn die QRS-Breite kleiner ist, dann stammt der Rhythmus von oberhalb der Bifurkation des HIS-Bündels und kann aus dem Sinusknoten, den Vorhöfen oder dem AV-Knoten, aber nicht aus dem ventrikulären Myokard stammen. Beträgt die QRS-Dauer 0,12 Sek. oder mehr, stammt der Rhythmus aus dem Ventrikel-Myokard, oder es kann sich um einen supraventrikulären Rhythmus bei aberranter Überleitung (z. B. bei Schenkelblock) handeln.

5.4 Ist der Rhythmus regelmäßig oder unregelmäßig?

Die Antwort auf diese Frage ist nicht immer so einfach, wie es scheint. Gerade bei schnellen Herzfrequenzen können die Unterschiede von Schlag zu Schlag bei verschiedenen Rhythmusstörungen weniger auffällig sein. Einige Rhythmen mögen sogar abschnittsweise regelmäßig sein, sind aber wegen intermittierender Änderungen des R-R-Intervalls unregelmäßig. Fertigen Sie einen EKG-Rhythmusstreifen von ausreichender Länge an, und inspizieren Sie ihn sorgfältig. Messen Sie jedes R-R-Intervall aus, und vergleichen Sie es mit anderen, um Unregelmäßigkeiten zu entdecken, die auf den ersten Blick nicht offensichtlich sind. Spezielle Zirkel sind hilfreich, um die R-R-Intervalle zu vergleichen. Als Alternative kann der Abstand zwischen zwei identischen, benachbarten Punkten im Herzzyklus (üblicherweise die Spitzen der R-Zacken) auf einem Blatt Papier markiert werden, dann kann mit einem anderen Abschnitt des Rhythmusstreifens verglichen werden. Bei einem regelmäßigen Rhythmus passt die Abstandmarkierung zu jedem R-Zacken Paar.

Wenn der Rhythmus unregelmäßig ist, so muss entschieden werden:

- Ist er völlig unregelmäßig, ohne erkennbare Muster im R-R-Intervall?
- Ist der Grundrhythmus regelmäßig mit intermittierenden Unregelmäßigkeiten?
- Liegt eine zyklisch wiederkehrende Variation des R-R-Intervalls vor?

Falls ein zyklisches Muster vorliegt, muss die Beziehung zwischen QRS-Zacken und P-Wellen wie unten beschrieben sorgfältig analysiert werden. Wenn die R-R-Intervalle insgesamt völlig unregelmäßig sind, aber das Erscheinungsbild des QRS-Komplexes dabei gleichförmig, so liegt höchstwahrscheinlich ein Vorhofflimmern vor (Rhythmusstreifen 6).

Ein regelmäßiger Grundrhythmus kann durch Extrasystolen (Ektopien) unregelmäßig erscheinen. Extrasystolen können in Vorhöfen oder Kammern entstehen. Der Ort der Entstehung bedingt ihr Erscheinungsbild im EKG.

Wenn der QRS-Komplex ektoper Schläge schmal ist (unter 0,12 Sekunden), so entsteht die Extrasystole wahrscheinlich oberhalb des Ventrikel-Myokards (z. B. in der Vorhofmuskulatur oder dem AV-Knoten).

Breitkomplex-Extrasystolen können ventrikulären Ursprungs sein, oder es handelt sich um eine supraventrikuläre Extrasystole bei gleichzeitigem Schenkelblock.

Bei mit breitem Kammerkomplex übergeleiteter Vorhofextrasystole findet sich vor dem verbreiterten QRS-Komplex eine in der Regel gut sichtbar abgrenzbare P-Welle. Die Abgrenzung kann bei früh einfallenden Vorhofextrasystolen aufgrund von Überschneidungen mit der vorhergehenden T-Welle in Einzelfällen schwierig sein (sog. P-auf-T-Vorhofextrasystolen). Bei ventrikulären Extrasystolen findet sich gelegentlich eine P-Welle nach dem QRS-Komplex. Hierbei handelt es sich um eine retrograde ventrikulo-atriale Überleitung.

Eine verfrüht auftretende Extrasystole (d. h. vor Erscheinen der nächsten regulären Sinus-erregung) mit breitem Kammerkomplex (ventrikuläre Extrasystole) ist in Rhythmusstreifen 7 zu sehen.

Eine Extrasystole, die vom AV-Knoten oder dem Ventrikel-Myokard nach einer längeren Pause ausgeht, beispielsweise bei einer Sinusbradykardie oder nach Sinusknotenstillstand, wird als Ersatzsystole bezeichnet (Rhythmusstreifen 8). Dies lässt vermuten, dass der Entstehungsort im AV-Knoten oder im Ventrikel liegt und als Ersatzschrittmacher fungiert, weil die physiologische Schrittmacherfunktion des Sinusknotens zu langsam oder ausgefallen ist. Extrasystolen können einzeln, als Paar (Couplets) oder als Trio (Triplets) vorkommen. Falls drei Extrasystolen oder mehr hintereinander auftreten, liegt eine Salve vor.

Eine intermittierend auftretende Rhythmusstörung, die von Perioden mit normalem Sinusrhythmus unterbrochen wird, bezeichnet man als paroxysmal.

Wenn Extrasystolen abwechselnd mit Sinusschlägen auftreten, spricht man von einem Bigeminus. Abhängig vom Ursprung der Extrasystole kann ein atrialer oder ventrikulärer Bigeminus vorliegen.

5.5. Ist Vorhofaktivität erkennbar?

Sobald der Rhythmus hinsichtlich Frequenz, QRS-Dauer (=Breite) und Regelmäßigkeit beurteilt ist, untersuchen Sie das EKG sorgfältig nach Zeichen einer Vorhofaktion. Diese kann schwierig oder unmöglich zu entdecken sein, entweder weil tatsächlich keine vorliegt oder aber weil die Vorhofaktivität teilweise oder vollständig durch QRS-Komplexe oder T-Wellen verdeckt wird. Falls Sie nicht absolut sicher sind, ob eine Vorhofaktivität besteht, dürfen Sie auch nicht davon ausgehen.

Abhängig vom Ursprung der Rhythmusstörung und der untersuchten EKG-Ableitung, können P-Wellen positiv, negativ oder biphasisch sein. Bei Vorliegen von U-Wellen können diese als P-Wellen fehlinterpretiert werden. P-Wellen können mit QRS-Komplexen, der ST-Strecke oder T-Wellen zusammenfallen und diese deformieren. Häufig können erst mit einem 12-Kanal-EKG in einer oder zwei Ableitungen P-Wellen erkannt werden, was in der initialen EKG-Monitor-Ableitung nicht möglich war. Die Ableitung V1 ist häufig geeignet, um eine Vorhofaktivität wie P-Wellen (Sinusknoten) oder Vorhofflimmern klar darzustellen. Die P-Wellen sind üblicherweise auch in der Ableitung II gut zu erkennen.

Auch andere Arten der Vorhofaktivität können vorliegen. Beim Vorhofflattern sind als Zeichen der Vorhofaktivität Flatterwellen vorhanden – absolut regelmäßig wiederkehrende Erhebungen mit „Sägezahn-Muster" – häufig in einer Frequenz um 300/Min. Typischerweise sind diese in den inferioren Ableitungen (II, aVF, III) am besten zu erkennen *(Abb. 8.4)*.

Beim Vorhofflimmern breiten sich Ströme und Depolarisationswellen zufällig über beide Vorhöfe aus. P-Wellen liegen nicht vor. Die Flimmerwellen können als schnelle Abweichungen von der Grundlinie in variabler Amplitude und Dauer – meist am besten in Ableitung V1 – erkannt werden. Bei manchen Patienten können diese jedoch von so geringer Amplitude sein, dass überhaupt keine Vorhofaktivität erkannt wird.

Auch bei Tachykardien ist möglicherweise keine Vorhofaktivität zwischen den QRS-Komplexen erkennbar. Falls der Rhythmus im Vorhof entsteht (z.B. Vorhofflimmern/-flattern), kann ein Erkennen durch eine Verlangsamung der ventrikulären Frequenz während der EKG-Aufzeichnung, vorzugsweise in mehreren Ableitungen, gelingen. Zum Beispiel kann es bei einer regelmäßigen Tachykardie von 150/Min., bedingt durch Vorhofflattern mit 2:1-Block, unmöglich sein, die Flatterwellen mit Sicherheit zu erkennen. Durch vagale Stimulation oder einen i.v.-Bolus Adenosin kann die vorübergehende Zunahme des AV-Blocks die Flatterwellen erkennbar machen und zur Diagnosestellung führen *(Abb. 8.4)*.

Form und Richtung der P-Wellen sind hilfreich, um zu identifizieren, ob der Rhythmus aus dem Vorhof stammt. Beim Sinusrhythmus beispielsweise sind die P-Wellen in den Ableitungen II und aVF positiv. Bei retrograder Erregung der Vorhöfe durch die Region des AV-Knotens (bei Knoten- oder Kammerrhythmen) ist die P-Welle in den Ableitungen II und aVF negativ, da die Depolarisation der Vorhöfe entgegen der normalen Richtung verläuft.

Die Frequenz und Regelmäßigkeit der P-Wellen (auch die Frequenz von Flatterwellen) werden so wie beim QRS-Komplex bestimmt.

5.6 Steht die Vorhofaktivität in Beziehung zur Kammeraktivität – und falls ja, wie?

Bei gleichbleibendem Abstand zwischen jeder P-Welle und dem nachfolgenden QRS-Komplex liegt wahrscheinlich eine normale Überleitung zwischen Vorhöfen und Kammern vor, und die Kammerdepolarisation wird durch die Vorhofdepolarisation hervorgerufen. Untersuchen Sie einen langen EKG-Rhythmusstreifen, damit auch geringe Veränderungen im PR-Intervall nicht übersehen werden.

8

Bitte beachten Sie, dass der Begriff „PR-Intervall" in diesem Text verwendet wird, gleichwohl wird in manchen europäischen Ländern stattdessen der Begriff „PQ-Intervall" benutzt. Im Zusammenhang mit der Rhythmusinterpretation sind die beiden Begriffe austauschbar.

Manchmal verläuft die Reizleitung zwischen Vorhöfen und Kammern in umgekehrter Richtung (z. B. wenn die ventrikuläre Erregung retrograd durch den AV-Knoten verläuft und dann auch die Vorhöfe depolarisiert). Dann erscheinen P-Wellen kurz nach dem QRS-Komplex. Mitunter ist die Unterscheidung zwischen dieser Situation und einem sehr langen PR- oder PQ-Intervall schwierig.

In anderen Fällen fällt erst durch sorgfältige Untersuchung die fehlende Beziehung zwischen P-Wellen und QRS-Komplexen auf. Dies ist ein Zeichen dafür, dass die Erregung von Vorhöfen und Kammern unabhängig voneinander stattfindet, mitunter auch als atrioventrikuläre Dissoziation bezeichnet. Beispiele dafür sind:

- ein kompletter (drittgradiger) AV-Block; dabei liegen gleichzeitig eine normale Sinusfrequenz und eine unterhalb des AV-Knotens entstehende regelmäßige Bradykardie vor.

- Bei manchen Formen einer ventrikulären Tachykardie können regelmäßige, verbreiterte QRS-Komplexe und regelmäßige P-Wellen in einer anderen, niedrigeren Frequenz unabhängig von den QRS-Komplexen (nebeneinander) vorkommen.

Schwierig kann die Beurteilung dann sein, wenn die Beziehung zwischen P-Wellen und QRS-Komplexen in einem periodischen Muster variiert. Dies kann als atrioventrikuläre

Dissoziation fehlinterpretiert werden. Am ehesten liegt dies bei einer Form des zweitgradigen AV-Blocks vor (sogenannter AV-Block II° Typ Wenckebach oder Mobitz I). Es muss ein langer Rhythmusstreifen nach wiederkehrenden Mustern und Zeitabständen zwischen P-Wellen und QRS-Komplexen untersucht werden. Zu beachten ist, dass beim kompletten AV-Block der QRS-Rhythmus zumeist absolut regelmäßig ist.

Beim Vorhofflimmern (AF) ist die Vorhofaktivität absolut unregelmäßig, und daher besteht keine erkennbare Beziehung zwischen der Vorhofaktivität und der resultierenden unregelmäßigen Kammererregung. Falls das Vorhofflimmern mit einem regelmäßigen, langsamen Kammerrhythmus einhergeht, ist es wahrscheinlich, dass dies durch einen kompletten AV-Block bei gleichzeitigem Vorhofflimmern hervorgerufen ist.

Beim Vorhofflattern kann ein gleichbleibendes Verhältnis zwischen Flatterwellen und QRS-Komplexen vorliegen, ansteigend von einer 1:1- über eine 2:1-, 3:1-Überleitung usw. Manchmal ist auch hier die Beziehung wechselnd, woraus ein unregelmäßiger QRS-Rhythmus resultiert. Dann liegt ein Vorhofflattern mit variablem AV-Block vor.

6. EKG-Rhythmen beim Kreislaufstillstand

Die Rhythmen bei einem Kreislaufstillstand können in drei Gruppen eingeteilt werden:

- Kammerflimmern (VF) und einige Fälle einer pulslosen ventrikulären Tachykardie (pVT),
- Asystolie,
- pulslose elektrische Aktivität (PEA).

Extreme Bradykardien und seltener auch sehr schnelle supraventrikuläre Rhythmusstörungen können einen derartigen Abfall der Auswurfleistung bedingen, dass im Prinzip ein Kreislaufstillstand vorliegt.

6.1 Kammerflimmern (VF)

Das charakteristische Erscheinungsbild des Kammerflimmerns (Rhythmusstreifen 4) ist normalerweise einfach zu erkennen, und es handelt sich um den einzigen EKG-Rhythmus, der nicht so systematisch analysiert werden muss wie zuvor in diesem Kapitel beschrieben. Falls es so scheint, als wäre auf dem Monitor ein Kammerflimmern zu sehen, muss der Patient sofort untersucht werden, um festzustellen, ob eine sofortige Defibrillation indiziert ist oder ob das Bild artefaktbedingt zustande kam. Sofern der Patient einen Puls hat, ist der Rhythmus kein Kammerflimmern (VF).

Zwei Rhythmusstörungen können unter bestimmten Bedingungen dem Kammerflimmern ähneln, da beide schnell und unregelmäßig sind sowie mit breiten Komplexen einhergehen.

Die eine dieser Rhythmusstörungen ist die polymorphe ventrikuläre Tachykardie

(Rhythmusstreifen 12). Sie kann einen Kreislaufstillstand verursachen und ist in dem Fall sofort wie ein Kammerflimmern (VF) zu behandeln. Deshalb führt eine Fehlbeurteilung hier nicht zu einer unangemessenen Therapie. Trotzdem ist es wichtig, das Auftreten einer polymorphen ventrikulären Tachykardie zu dokumentieren und diese zu erkennen. Erst dann können Ursachen erkannt, korrigiert und die geeignete Behandlung eingeleitet werden, um ein Wiederauftreten zu vermeiden.

Der zweite dieser Rhythmusstörungen ist das AF (Vorhofflimmern) bei Vorliegen einer akzessorischen Leitungsbahn, welche die Vorhof- und Kammermuskulatur miteinander verbindet (Wolff-Parkinson-White-Syndrom, WPW-Syndrom). Einige dieser akzessorischen Leitungsbahnen können sehr schnell überleiten, wobei Vorhof-erregungen manchmal mit 300/Min. oder schneller auf die Kammern übergeleitet werden. Daraus resultiert eine unregelmäßige Breitkomplex-Tachykardie mit einer gewissen Variabilität der QRS-Komplexbreite *(Abb. 8.8)*, die üblicherweise nicht einem Kammerflimmern ähnelt, jedoch fälschlich für eine polymorphe ventrikuläre Tachykardie gehalten werden kann. Unbehandelt kann dies zum Kreislaufstillstand durch ventrikuläre Tachykardie oder Kammerflimmern führen. Wenn durch ein AF mit WPW-Syndrom ein Kreislaufstillstand verursacht wird, ist die korrekte Therapie die sofortige Defibrillation (wie bei jeder pulslosen Breitkomplex-Tachykardie). Auch hier würde also eine Fehlinterpretation als VT oder VF nicht zur falschen Behandlung führen. Es sei nochmals betont, dass das Erkennen und Dokumentieren des Rhythmus deshalb von Bedeutung ist, weil der Patient dadurch umgehend die angemessene Behandlung (ggf. durch einen Experten) bekommen kann. Dies dient dem Ziel, den Patienten vor den Risiken zu bewahren, die ein erneutes Auftreten dieser potenziell bedrohlichen Rhythmusstörung mit sich bringen kann.

6.2 Ventrikuläre Tachykardie (VT)

Eine ventrikuläre Tachykardie (VT) kann durch verminderte Auswurfleistung zum Kreislaufstillstand führen. Dies ist vor allem bei hohen Frequenzen und strukturellen Herzerkrankungen der Fall (z. B. bei eingeschränkter linksventrikulärer Pumpfunktion, schwerer linksventrikulärer Hypertrophie, Aortenstenose). Eine ventrikuläre Tachykardie (VT) kann plötzlich in ein Kammerflimmern übergehen. Eine pulslose ventrikuläre Tachykardie wird genau wie ein Kammerflimmern (VF) mittels sofortiger Defibrillation behandelt.

Bei vorhandener Auswurfleistung (d. h. tastbarem Puls) soll eine ventrikuläre Tachykardie entsprechend dem Breitkomplex-Tachykardie-Algorithmus behandelt werden, der in Kapitel 11 beschrieben ist.

Die QRS-Komplexe können ein mono- oder polymorphes Erscheinungsbild haben. Bei der monomorphen ventrikulären Tachykardie *(Rhythmusstreifen 10)* ist der Rhythmus regelmäßig (zumindest annähernd). Die Frequenz kann irgendwo zwischen 100 und 300/Min. liegen, selten schneller. Während einer Episode mit einer ventrikulären Tachykardie ist es ungewöhnlich, mehr als leichte Schwankungen der Herzfrequenz zu sehen (ganz im Unterschied zu Reaktionen auf medikamentöse antiarrhythmische Therapien). Oft bestehen noch Vorhofaktionen, die unabhängig von der Kammeraktion erfolgen. Durch die Identifizierung von P-Wellen, die von den QRS-Komplexen entkoppelt sind, kann der Rhythmus eindeutig als ventrikuläre Tachykardie eingeordnet werden. Gelegentlich können diese Vorhoferregungen zu den Ventrikeln übergeleitet werden, was zu „Capture Beats" oder fusionierten Erregungen („Fusion Beats") führt (Rhythmusstreifen 11). Ein „Capture Beat" erzeugt während einer monomorphen ventrikulären Tachykardie einen einzelnen normal aussehenden QRS-Komplex, ohne im Verlauf die Rhythmusstörung zu unterbrechen. Bei der Fusionssystole wandert eine Depolarisationswelle vom AV-Knoten hinunter zu den Kammern, während gleichzeitig eine Depolarisationswelle vom Kammerfokus, der die Rhythmusstörung erzeugt, hinaufwandert. Als Ergebnis entsteht ein „hybrider" (= gemischter) QRS-Komplex, der aus der „Fusion" des normalen QRS-Komplexes mit dem Komplex der monomorphen VT hervorgegangen ist.

Abbildung 8.8
12-Kanal-EKG mit Präexzitation bei einem Patienten mit Vorhofflimmern und Wolff-Parkinson-White-Syndrom

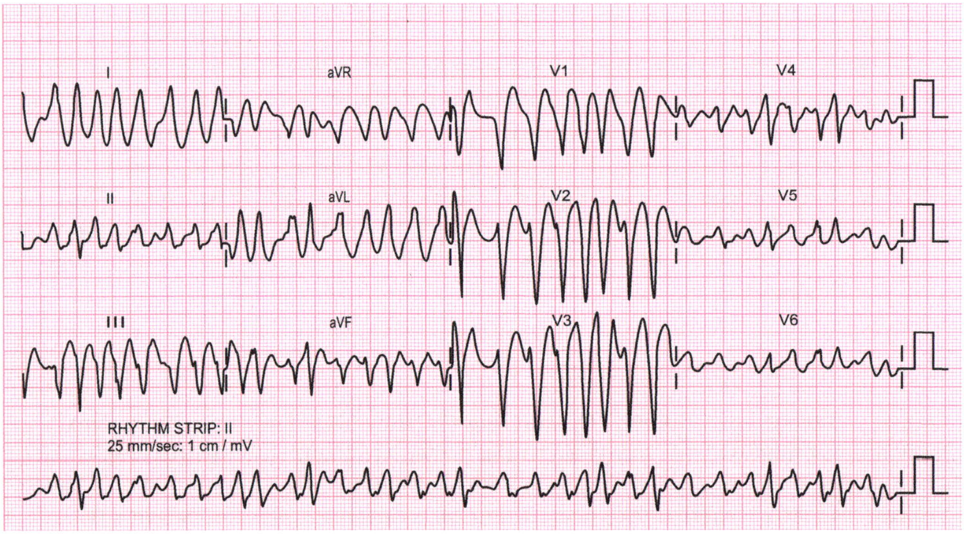

Bei einem Schenkelblock führt eine supraventrikuläre Tachykardie (SVT) zum Bild einer Breitkomplex-Tachykardie. Nach einem Herzinfarkt liegt der Ursprung einer Breitkomplex-Tachykardie meistens in den Kammern. Sicherheitshalber sollte in diesem Zusammenhang jede Breitkomplex-Tachykardie bis zum Beweis des Gegenteils als Kammer-Tachykardie angesehen werden.

Eine wichtige Variante einer polymorphen VT ist die Torsade de pointes (TDP bzw. TDP-VT), bei der die elektrische Achse im EKG ständig rotiert, sodass ein sinusartiges Muster entsteht (auch Spitzenumkehr-Tachykardie genannt; Rhythmusstreifen 12). Gewöhnlich tritt diese Rhythmusstörung bei Patienten mit einem verlängerten QT-Intervall auf. Die erbliche Genese wird diskutiert, eine TDP kann aber auch durch Medikamente verursacht werden (Antiarrhythmika eingeschlossen); seltener ist sie Erscheinungsform einer Myokardischämie. Viele Patienten mit einer Torsade de pointes bieten begleitend eine Hypokaliämie und/oder eine Hypomagnesiämie. Es ist wichtig, eine TDP als solche zu erkennen, da die effektivste Behandlung (Verhindern von wiederkehrenden Episoden) die Gabe von Magnesium und die Korrektur weiterer Elektrolytabweichungen (z.B. des Serumkaliums) sowie das Absetzen anderer Auslöser (z.B. Medikamente) beinhaltet. Ebenso kann die Anwendung eines Overdrive-Pacings erforderlich sein. Medikamente, die das QT-Intervall verlängern (einschließlich Amiodaron), sollten bei einer TDP-VT vermieden werden. Die Torsade de pointes kann einen Kreislaufstillstand verursachen (in diesem Fall erfolgt die Behandlung durch Defibrillation), und sie kann ebenfalls zum Kammerflimmern degenerieren.

6.3 Asystolie

Der Kurvenverlauf einer Asystolie wurde bereits abgehandelt *(Rhythmusstreifen 2)*. Manchmal stellt sich die Frage, ob der vorliegende Rhythmus eine Asystolie oder ein sehr feines Kammerflimmern ist. In solchen Fällen besteht die unverzügliche Behandlung in der Durchführung einer exzellenten CPR. Sollte tatsächlich ein feines Kammerflimmern vorliegen, kann eine gut durchgeführte CPR die Amplitude und Frequenz des Kammerflimmerns erhöhen, sodass nicht nur die Diagnose deutlicher, sondern auch eine erfolgreiche Defibrillation wahrscheinlicher wird.

6.4 Pulslose elektrische Aktivität (PEA)

Der Begriff „pulslose elektrische Aktivität (PEA)" bezeichnet keinen speziellen Herzrhythmus. Der Begriff kennzeichnet eine Situation, bei der die klinischen Zeichen einer fehlenden kardialen Auswurfleistung bestehen, obwohl man bei der jeweils vorliegenden elektrischen Aktivität einen Auswurf erwarten würde. Die PEA hat normalerweise eine sehr schlechte Prognose; besonders wenn ein ausgedehnter Herzinfarkt die Ursache ist. Eine massive Lungenembolie, ein Spannungspneumothorax, eine Perikardtamponade oder ein massiver Blutverlust können möglicherweise eher behandelbare Ursachen sein.

7. Bedrohliche Herzrhythmusstörungen (Peri-Arrest)

Diese Rhythmusstörungen werden entsprechend der Herzfrequenz als bradykarde Rhythmusstörung, tachykarde Rhythmusstörung oder Rhythmusstörung mit normaler Frequenz bezeichnet *(Kapitel 11)*. Bei einem instabilen Patienten ist die frühzeitige Behandlung wichtiger, als langwierige Versuche anzustellen, um herauszufinden, um welchen Rhythmus es sich genau handelt.

7.1 Bradykarde Rhythmusstörungen

Bei einer ventrikulären (QRS-) Frequenz von weniger als 60 Schlägen/Min. (Rhythmusstreifen 13) liegt eine Bradykardie vor. Eine Bradykardie kann bei sehr sportlichen Menschen oder im Schlaf physiologisch sein, sie kann auch das beabsichtigte Ergebnis einer Therapie (z.B. bei Beta-Rezeptorenblockern) sein. Eine pathologische Bradykardie kann durch eine Fehlfunktion des Sinusknotens hervorgerufen werden oder durch teilweise oder komplette Störungen der atrioventrikulären Überleitung. Bei einigen dieser Patienten kann eine Behandlung mit einem implantierten Herzschrittmacher notwendig werden *(Rhythmusstreifen 14)*.

Die Notfallbehandlung der meisten Bradykardien beinhaltet die Gabe von Atropin und/ oder einer Herzschrittmachertherapie. Manchmal kann der Einsatz sympathomimetischer Medikamente wie Adrenalin erforderlich sein. Die Behandlungsbedürftigkeit ist eher von den hämodynamischen Auswirkungen der Rhythmusstörung und dem Risiko der Entwicklung einer Asystolie abhängig und weniger von der exakten EKG-Klassifizierung der Bradykardie. Eine extreme Bradykardie kann einem Kreislaufstillstand mitunter vorausgehen, dieser kann durch eine schnelle Behandlung verhindert werden. Die wichtigste bradykarde Rhythmusstörung in diesem Zusammenhang ist ein kompletter AV-Block (siehe unten).

7.1.1 AV-Block ersten Grades

Das PR-Intervall bezeichnet die Zeitspanne vom Beginn der P-Welle bis zum Anfang des QRS-Komplexes (egal, ob dieser mit einer Q-Zacke oder einer R-Zacke beginnt). Das normale PR-Intervall liegt zwischen 0,12 und 0,2 Sekunden. Bei einem AV-Block ersten Grades wird das PR-Intervall größer als 0,2 Sekunden (Rhythmusstreifen 15), dies ist kein ungewöhnlicher Befund. Statt des in diesem Text verwendeten Begriffs „PR-Intervall" wird in manchen europäischen Ländern der Begriff „PQ-Intervall" benutzt. Im Zusammenhang mit der Rhythmusinterpretation sind die beiden Begriffe austauschbar. Der AV-Block ersten Grades entsteht aus einer verzögerten Überleitung im AV-Knoten (zwischen AV-Knoten und HIS-Bündel). Unter bestimmten Bedingungen kann dies physiologisch sein (beispielsweise bei trainierten Sportlern). Es gibt eine Vielzahl anderer Ursachen für einen AV-Block ersten Grades, einschließlich primärer Erkrankungen des Reizleitungssystems (z.B. Fibrose), verschiedene strukturelle und ischämische Herzerkrankungen oder Medikamente, die die AV-Knoten-Überleitung verzögern. Allerdings ist ein AV-Block ersten Grades selten symptomatisch und muss meistens nicht behandelt werden.

7.1.2 AV-Block zweiten Grades

Ein AV-Block zweiten Grades liegt vor, wenn einige, aber nicht alle P-Wellen auf die Ventrikel übergeleitet werden. Dies führt zu fehlenden QRS-Komplexen nach einigen P-Wellen. Zwei Typen eines AV-Blocks zweiten Grades werden unterschieden:

- **Mobitz-Typ-I-Block oder Wenckebach-Periodik**

Das PR- oder PQ-Intervall wird nach jeder P-Welle zunehmend länger, bis schließlich eine P-Welle ohne nachfolgenden QRS-Komplex auftritt. Typischerweise wiederholt sich dieser Verlauf *(Rhythmusstreifen 16)*.

Jeder Zustand, der die AV-Überleitung verzögert, kann eine Wenckebach-Periodik hervorbringen. In wenigen Fällen kann dies physiologisch auftreten, z.B. bei Athleten mit einem hohen vagalen Tonus. Abgesehen davon ist der Wenckebach-AV-Block stets pathologisch.

Dies kann auch bei einer Ischämie aufgrund eines akuten (v.a. inferioren) Myokardinfarkts auftreten. Eine asymptomatische Wenckebach-Periodik muss in den meisten Fällen nicht sofort behandelt werden. Die Behandlungsbedürftigkeit wird vom Risiko einer Weiterentwicklung zu einer kompletten AV-Blockade oder einer Asystolie bestimmt.

- **Mobitz-Typ-II-Block**

Bei allen im AV-Knoten übergeleiteten Herzaktionen besteht ein konstantes PQ- bzw. PR-Intervall, aber auf einige der P-Wellen folgt kein QRS-Komplex. Dies kann zufällig geschehen ohne wiederkehrendes Muster. Bei Patienten mit einem Mobitz-II-AV-Block besteht ein erhöhtes Risiko, dass sich daraus ein kompletter AV-Block oder eine Asystolie entwickelt.

- **2:1- und 3:1-AV-Blockierung**

Der Ausdruck 2:1-AV-Blockierung beschreibt die Situation, bei der nur jeder zweiten P-Welle ein QRS-Komplex folgt *(Rhythmusstreifen 17)*. Einer 2:1-Blockierung kann ein Mobitz-I- oder Mobitz-II-AV-Block zugrunde liegen, es kann jedoch schwierig sein, die beiden anhand des EKG zu unterscheiden. Falls neben der 2:1-Blockierung ebenso ein Schenkelblock (mit breiten QRS-Komplexen) vorliegt, besteht wahrscheinlich ein Mobitz-II-Block. Hingegen kommt eine 3:1-Blockierung *(Rhythmusstreifen 18)* eher als recht seltene Variante eines Mobitz-II-AV-Blocks vor. Entscheidend für die Behandlung dieser Rhythmen (s.a.: „Algorithmus für die Behandlung von Bradykardien" – Kapitel 11) ist die Auswirkung auf den Patienten. Nach dem Erkennen des Blocks und der Einleitung jeglicher unmittelbar notwendiger Behandlung, soll das kardiale Monitoring fortgesetzt und eine genaue Abklärung durch einen Kardiologen arrangiert werden.

7.1.3 AV-Block dritten Grades

Bei einem AV-Block dritten Grades (kompletter AV-Block) gibt es keinerlei Beziehung mehr zwischen den P-Wellen und den QRS-Komplexen. Die Vorhof- und Kammerdepolarisation entsteht unabhängig voneinander in getrennten „Schrittmachern" *(Rhythmusstreifen 19)*. Die Lokalisation, wo die Erregung der Ventrikel ihren Ursprung hat, bestimmt die ventrikuläre Frequenz und die Breite der QRS-Komplexe. Liegt der Schrittmacher im AV-Knoten oder im proximalen HIS-Bündel, kann er Frequenzen von 40–50/Min. oder etwas darüber generieren, und die QRS-Komplexe sind schmal. Ein Schrittmacher in den distalen HIS-Purkinje-Fasern oder in der Kammermuskulatur hat oft eine Frequenz von 30–40/Min. oder weniger, und die QRS-Komplexe sind verbreitert. Die Gefahr einer Asystolie, d.h. eines abrupten Aussetzens des Schrittmachers, ist in diesem Fall wahrscheinlicher.

7.1.4 Ersatzrhythmen

Sollte der normale Herzschrittmacher (Sinusknoten) versagen oder ungewöhnlich langsam arbeiten, kann aus der Vorhofmuskulatur, dem AV-Knoten, den erregungsleitenden Fasern oder der Kammermuskulatur ein „Hilfsschrittmacher" einspringen und eine Depolarisation des Herzens auslösen. Der Ersatzrhythmus ist üblicherweise langsamer als die normale Sinusfrequenz. Wie bereits erwähnt wurde, wird ein distal gelegener Hilfsschrittmacher eher langsamere Frequenzen erzeugen als die mehr proximal im Erregungsleitungssystem gelegenen. Somit ist ein ventrikulärer Ersatzrhythmus üblicherweise langsamer als ein „junktionaler" Rhythmus, der aus dem AV-Knoten (AV-Knotenersatzrhythmus) oder dem HIS-Bündel stammt.

Mit der Bezeichnung „idioventrikulärer Rhythmus" wird ein Ersatzrhythmus beschrieben, der aus der Kammermuskulatur entstammt. Darunter fallen auch ventrikuläre Ersatzrhythmen, die bei einem kompletten AV-Block gesehen werden. Die Bezeichnung „beschleunigter idioventrikulärer Rhythmus" beschreibt einen idioventrikulären Rhythmus mit einer normalen Herzfrequenz (typischerweise schneller als der Sinusrhythmus, aber nicht schnell genug für eine ventrikuläre Tachykardie). Dieser Rhythmus wird regelmäßig nach einer erfolgreichen Thrombolyse (oder einer primären perkutanen koronaren Intervention, PPCI) im Rahmen eines akuten Herzinfarkts („Reperfusions-Arrhythmie") beobachtet. Beschleunigte idioventrikuläre Rhythmen haben keinen Einfluss auf die Prognose, es sei denn, sie verursachen hämodynamische Instabilität, oder sie entwickeln sich zu einer schnellen VT oder zu Kammerflimmern, was selten ist. Der QRS-Komplex eines idioventrikulären Rhythmus ist verbreitert (0,12 Sekunden oder mehr), während ein AV-Knotenrhythmus schmal oder verbreitert sein kann, abhängig davon, ob die Überleitung zu den Kammern normal ist oder durch einen Schenkelblock gehemmt wird.

7.1.5 Agonale Rhythmen

Agonale Rhythmen treten bei sterbenden Patienten auf. Sie sind durch langsame, unregelmäßige breite Kammerkomplexe charakterisiert und weisen oft eine wechselnde Morphologie auf *(Rhythmusstreifen 20)*. Dieser Rhythmus ist üblicherweise während der späten Stadien eines erfolglosen Reanimationsversuchs zu sehen. Die Komplexe werden zunehmend langsamer und oft breiter, bevor dann jede erkennbare Aktivität verloren geht.

7.2 Tachykarde Rhythmusstörungen

Eine pathologische Tachykardie kann in der Vorhofmuskulatur, in der AV-Knotenregion oder in der Kammermuskulatur entstehen. Eine Sinus-Tachykardie ist keine Rhythmusstörung und stellt normalerweise nur die Reaktion auf eine physiologische oder pathologische Situation (z. B. körperliche Betätigung, Angst, Blutverlust, Fieber, etc.) dar.

7.2.1 Schmalkomplex-Tachykardien

Sofern eine Tachykardie aus dem Gewebe oberhalb der Gabelung des HIS-Bündels entsteht, wird sie als „supraventrikulär" bezeichnet *(Rhythmusstreifen 21)*. Bei einer normalen Kammerdepolarisation sind die QRS-Komplexe schmal. Sollte eine Leitungsverzögerung vorliegen (z. B. bei einem Schenkelblock), sind die QRS-Komplexe verbreitert, da die beiden Ventrikel hintereinander erregt werden. Die QRS-Komplexe sind in vielen Fällen regelmäßig, jedoch sind sie unregelmäßig, wenn ein Vorhofflimmern oder ein Vorhofflattern mit unregelmäßiger Überleitung vorliegt. Im Allgemeinen hat eine Tachykardie mit schmalen QRS-Komplexen eine günstige Prognose, dies hängt aber von der individuellen klinischen Situation ab. Diese Rhythmen können von Patienten mit strukturellen Herzerkrankungen schlecht toleriert werden und pectanginöse Beschwerden hervorrufen, insbesondere bei koronarer Herzkrankheit.

- **Vorhofflimmern**

Vorhofflimmern (AF, Atrial Fibrillation) ist die häufigste Rhythmusstörung im klinischen Alltag. Sie ist durch eine unkontrollierte elektrische Aktivität der Vorhöfe gekennzeichnet. In keiner Ableitung sind P-Wellen oder andere Formen einer koordinierten Vorhofaktion zu sehen (Rhythmusstreifen 6). Die Grundlinie ist unregelmäßig und die hinsichtlich Amplitude und Frequenz chaotische Vorhofaktivität ist am besten in Ableitung V1 zu sehen. Der QRS-Rhythmus ist vollkommen unregelmäßig und die Länge der RR-Intervalle wechselt von Schlag zu Schlag. Die ventrikuläre Frequenz ist abhängig von der Refraktärzeit des Gewebes in der AV-Knotenregion. Ohne medikamentöse Behandlung und bei fehlender vorbestehender Erkrankung des AV-Knotens wird die ventrikuläre Frequenz schnell sein, weil viele der am AV-Knoten ankommenden Impulse übergeleitet werden. Oft ergibt sich eine ventrikuläre Frequenz von 120–180/Min.

Häufige Ursachen eines AF (Vorhofflimmern) können Hypertonie, Adipositas, strukturelle Herzerkrankungen und Alkoholexzesse sein. Bei der KHK entsteht das AF üblicherweise durch die Linksherzinsuffizienz (akut oder chronisch) und nicht direkt infolge einer Ischämie des Vorhof-Myokards.

- **Vorhofflattern**

Beim Vorhofflattern wird die Vorhofaktivität durch Serien schneller Flatterwellen mit Frequenzen um 300/Min. *(Rhythmusstreifen 22)* angezeigt. Das „Sägezahn-Muster" ist am besten in den inferioren Ableitungen II, aVF und III zu erkennen *(Abb. 8.4)*. Die ventrikuläre Frequenz wird durch die AV-Überleitung bestimmt. Meist besteht eine AV-Blockade mit einer 2:1-Überleitung (Rhythmusstreifen 9) oder 3:1-Überleitung (oft bezeichnet als ein Vorhofflattern mit einem 2:1- oder 3:1-Block bzw. einer 2:1- oder 3:1-Blockierung). Bei konstanter Blockade ist der ventrikuläre Rhythmus regelmäßig, aber eine variable Überleitung führt zu einem unregelmäßigen ventrikulären Rhythmus. Wie beim Vorhofflimmern (AF) liegt auch dem Vorhofflattern häufig – aber nicht immer – eine Erkrankung zugrunde. Vorhofflattern entsteht normalerweise im rechten Vorhof und ist von daher als Komplikation einer Erkrankung zu werten, die das rechte Herz betrifft. Dies sind z. B. chronisch obstruktive Lungenerkrankungen, eine fulminante Lungenembolie, komplexe angeborene Herzerkrankungen und chronische kongestive Herzerkrankungen unterschiedlicher Ursachen. Man sieht es auch bei Patienten nach herzchirurgischen Eingriffen.

7.2.2 Breitkomplex-Tachykardien

Bei einer Tachykardie mit breiten QRS-Komplexen kann es sich um Folgendes handeln:

- eine Tachykardie, die im Ventrikel unterhalb der Gabelung des HIS-Bündels entsteht, z. B. eine ventrikuläre Tachykardie *(VT; Rhythmusstreifen 10)*,
- eine supraventrikuläre Tachykardie, die mit einer aberranten (falsch verlaufenden)

Überleitung (Rechts- oder Linksschenkelblock, RSB oder LSB) zu den Ventrikeln einhergeht.

Die klinischen Auswirkungen sind abhängig von:

- der Herzfrequenz während der Rhythmusstörung,
- dem Vorliegen bzw. Fehlen einer strukturellen oder koronaren Herzerkrankung,
- von der Dauer der Rhythmusstörung.

Eine ventrikuläre Tachykardie (VT) kann zu Kammerflimmern (VF) degenerieren (besonders bei Frequenzen von 200/Min. oder darüber) oder wenn das Herz geschädigt ist, etwa bei akuter Ischämie, Infarkt oder bei Elektrolytstörungen (Hypokaliämie oder Hypomagnesiämie).

Patienten mit Wolff-Parkinson-White(WPW)-Syndrom haben akzessorische (zusätzliche) Leitungsbahnen, welche Vorhof- und Kammer-Myokard verbinden. Die atrioventrikuläre Überleitung kann über AV-Knoten erfolgen, aber auch über die akzessorischen Bahnen. Dabei werden die QRS-Komplexe durch sogenannte Delta-Wellen verbreitert. Bei Vorliegen solch einer akzessorischen Überleitung, die den AV-Knoten umgeht, kann ein Vorhofflimmern (AF) in einer derart hohen Kammerfrequenz resultieren, dass die Auswurfleistung dramatisch abnimmt. Das Erscheinungsbild im EKG ist eine sehr schnelle, unregelmäßige Breitkomplex-Tachykardie, wobei die Breite der QRS-Komplexe normalerweise variiert. Dieser Rhythmus kann fälschlich für eine unregelmäßige Kammer-Tachykardie oder ein Kammerflimmern gehalten werden. Insgesamt ist der Rhythmus organisierter als ein Kammerflimmern, und es fehlt auch die zufällige, chaotische Aktivität mit variabler Amplitude.

8. Das QT-Intervall

Zum Erkennen und Behandeln von Rhythmusstörungen ist es wichtig, häufige Ursachen zu erkennen, die die Wahl einer effektiven Therapie beeinflussen können. Diese können durch eine klinische Einschätzung (z. B. beim Myokardinfarkt), Laboruntersuchungen (z. B. Elektrolytstörungen) oder im EKG erkannt werden. Ein verlängertes QT-Intervall im EKG prädisponiert für ventrikuläre Rhythmusstörungen, insbesondere für eine VT vom Typ Torsade de pointes (TDP-VT) und Kammerflimmern (VF).

Das QT-Intervall wird vom Beginn des QRS-Komplexes bis zum Ende der T-Welle gemessen. Es kann schwierig sein, dies genau auszumessen, hauptsächlich deshalb, weil das Ende der T-Welle schwer zu bestimmen ist. Die Interpretation ist besonders dann schwierig, wenn prominente U-Wellen mit dem Ende der T-Wellen verschmelzen. U-Wellen können als Ausdruck eines behandlungsbedürftigen Zustands (z. B. Hypokaliämie) auftreten, kommen aber auch bei Gesunden ohne vorgeschädigte Herzen vor.

Die Länge des QT-Intervalls kann zudem zwischen verschiedenen Ableitungen im EKG variieren. Dies kann zum Teil in der Variation von Amplitude und Richtung der T-Welle begründet sein, sodass das Ausmessen in manchen Ableitungen unter Umständen schwieriger ist als in anderen. Variable QT-Intervalle (QT-Dispersion) gehen auch bei Patienten mit ischämischen Herzerkrankungen mit einem erhöhten Risiko einher, wenngleich diese Erkenntnis in der klinischen Praxis noch nicht zu einer spezifischen Behandlung geführt hat.

Das QT-Intervall variiert mit Alter, Geschlecht und in gewissem Maße mit der Herzfrequenz. Bei Beschleunigung der Herzfrequenz verkürzt sich das QT-Intervall. Eine Anpassung des gemessenen QT-Intervalls an die Herzfrequenz wird als frequenzkorrigiertes QT-Intervall (QTc, das „c" steht für corrected) bezeichnet. Die obere Grenze des normalen Bereichs für das QTc beträgt 0,42 Sekunden. Viele moderne EKG-Geräte erfassen das QT-Intervall sowie andere Intervalle und errechnen das QTc automatisch. Diese Werte sind allerdings nur dann verwertbar, wenn die EKG-Aufzeichnung von guter Qualität ist. Die meisten EKG-Geräte können die T- von der U-Welle nicht unterscheiden. Es ist immer erforderlich, den Ausdruck zu kontrollieren, um offensichtliche Fehlmessungen zu erkennen. Falls Sie Zweifel haben, sollen Sie für die Interpretation eine Expertenmeinung einholen.

Normabweichungen des QT-Intervalls können in verschiedenen Situationen auftreten. Eine Verkürzung kann durch Hyperkalzämie und Digoxin hervorgerufen werden. Eine Verlängerung kann durch Hypokaliämie, Hypomagnesiämie, Hypokalzämie, Hypothermie, Myokarditis und in einigen Fällen durch eine Myokardischämie verursacht werden. Ebenso können viele Medikamente das QT-Intervall verlängern, wie z. B. Antiarrhytmika der Klassen I (Natriumkanalblocker) und III (Kaliumkanalblocker).

Es gibt verschiedene genetisch bedingte Störungen, bei denen das QT-Intervall von der Norm abweicht oder bei denen eine abnorme ventrikuläre Repolarisation auftritt (vor allem das Long-QT-, das Short-QT- und das Brugada-Syndrom). Die Veränderungen der Repolarisation führen zum erhöhten Risiko von ventrikulären Rhythmusstörungen und dem plötzlichen Herztod. Diese Patienten sollten von einem Experten untersucht werden, um entscheiden zu können, welche Behandlung zum Senken des Risikos benötigt wird. Für einige dieser Patienten ist ein implantierbarer Cardioverter-Defibrillator (ICD) die einzige effektive Behandlung. Besonders wichtig ist, dass Patienten mit einem Long-QT-Syndrom keinerlei Medikamente erhalten, die eine zusätzliche QT-Verlängerung verursachen können.

DIE WICHTIGSTEN LERNZIELE – ZUSAMMENFASSUNG

- Durch ein systematisches Vorgehen bei der Analyse eines EKG-Rhythmus kann jede Rhythmusstörung ausreichend charakterisiert werden, um eine sichere sowie wirkungsvolle Behandlung durchzuführen.
- Die Aufzeichnung jeglicher Rhythmusstörung und eines EKG im Sinusrhythmus kann wertvolle diagnostische Informationen liefern und dazu beitragen, eine geeignete Langzeittherapie einzuleiten.
- Bei allen Patienten, die gefährdet sind, eine lebensbedrohliche Rhythmusstörung zu erleiden, ist die genaue Analyse und Überwachung des Herzrhythmus entscheidend.
- Für das Vorgehen beim Kreislaufstillstand ist eine genaue Analyse des Herzrhythmus ausschlaggebend.

LITERATUR

- Blomstrom-Lundqvist C, Scheinmann M M (Co-Chairs). American College of Cardiology/American Heart Association Task Force and the European Society of Cardiology Committee for Practice Guidelines. ACC/AHA/ESC Guidelines for the Management of Patients With Supraventricular Arrhythmias. European Heart Journal 2003;24:1857-1897. www.escardio.org
- Fuster V, Ryden L E, Cannom DS, et al. ACC/AHA/ESC 2006 Guidelines for the Management of Patients with Atrial Fibrillation: a report of the American College of Cardiology/American Heart Association Task Force on Practice Guidelines and the European Society of Cardiology Committee for Practice Guidelines (Writing Committee to Revise the 2001 Guidelines for the Management of Patients With Atrial Fibrillation): developed in collaboration with the European Heart Rhythm Association and the Heart Rhythm Society. Circulation 2006;114:e257-354. www.escardio.org
- Zipes DP, Camm AJ, Borggrefe M, et al. ACC/AHA/ESC 2006 guidelines for management of patients with ventricular arrhythmias and the prevention of sudden cardiac death: a report of the American College of Cardiology/American Heart Association Task Force and the European Society of Cardiology Committee for Practice Guidelines (Writing Committee to Develop Guidelines for Management of Patients With Ventricular Arrhythmias and the Prevention of Sudden Cardiac Death) J Am Coll Cardiol 2006;48:e247 e346. www.escardio.org

Rhythmusstreifen 1
Normaler Sinusrhythmus

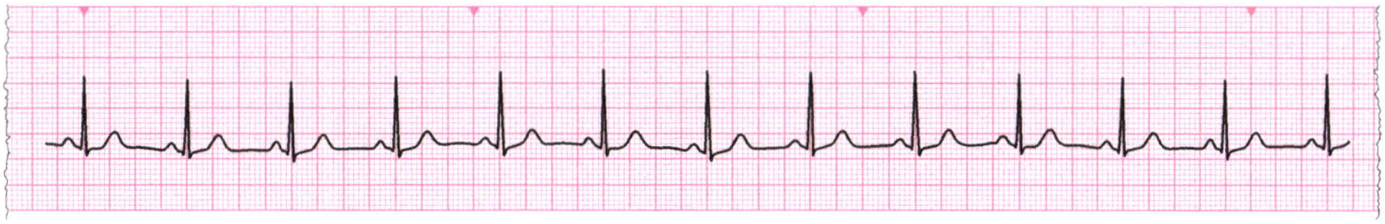

Rhythmusstreifen 2
Asystolie

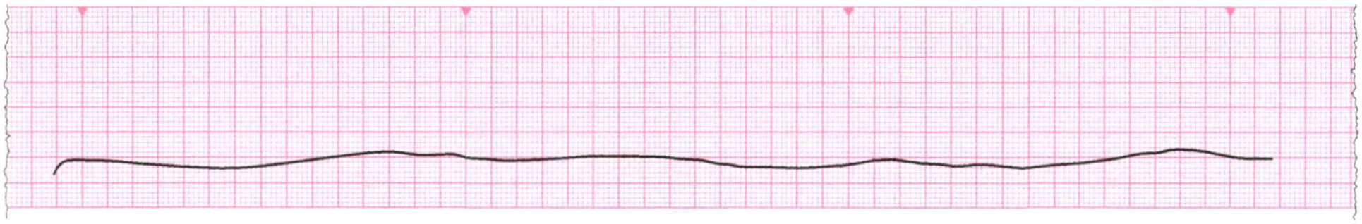

Rhythmusstreifen 3
P-Wellen-Asystolie (ventrikulärer Stillstand)

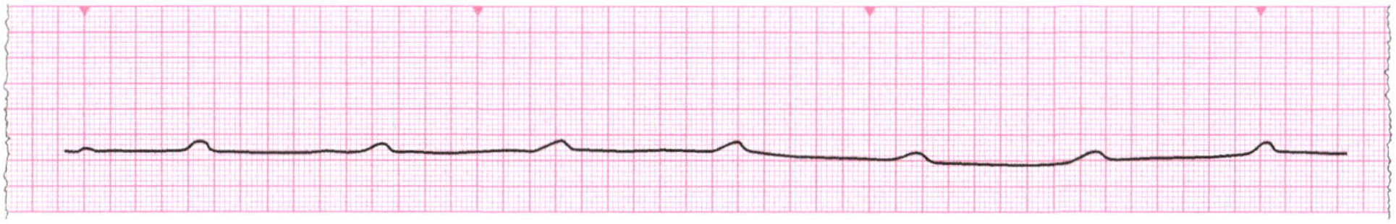

Rhythmusstreifen 4
Grobes Kammerflimmern (VF)

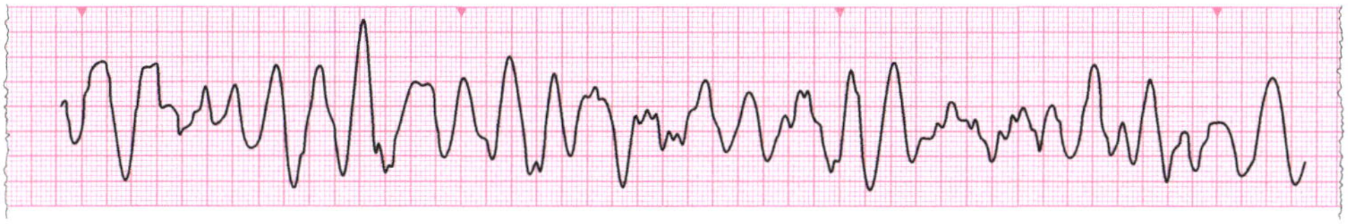

Rhythmusstreifen 5
Feines Kammerflimmern (VF)

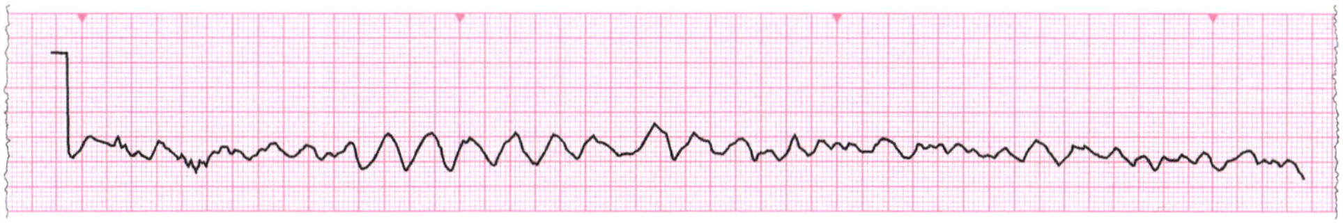

8

Rhythmusstreifen 6
Vorhofflimmern (AF)

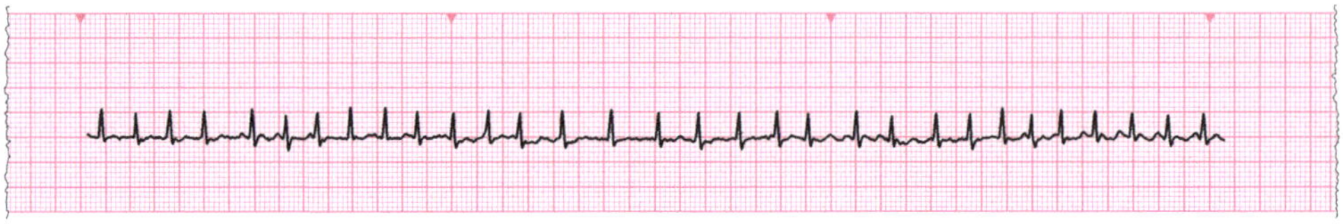

Rhythmusstreifen 7
Ventrikuläre Extrasystole (VES)

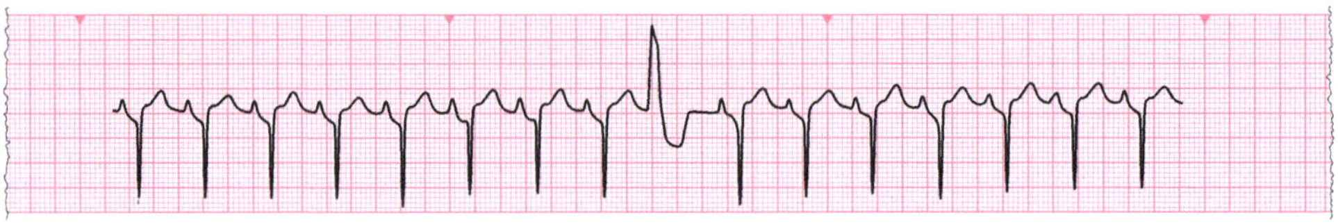

Rhythmusstreifen 8
AV-junktionale Extrasystole

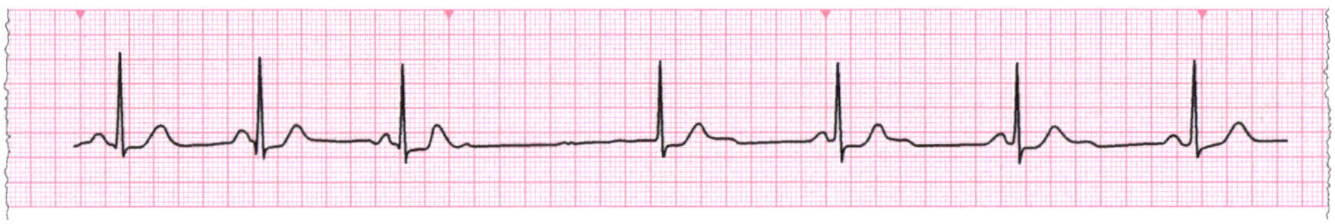

Rhythmusstreifen 9
Vorhofflimmern mit 2:1-AV-Blockierung

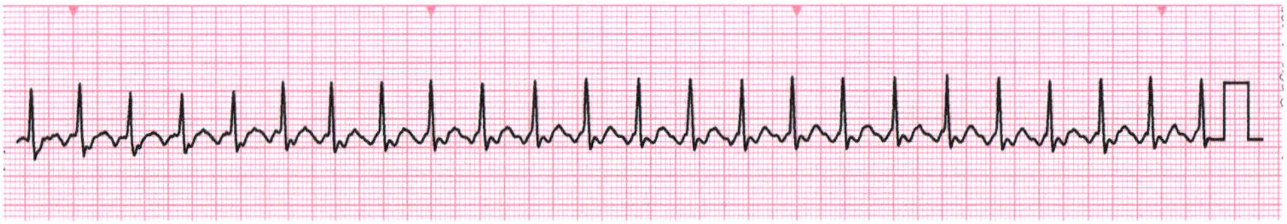

Rhythmusstreifen 10
Monomorphe ventrikuläre Tachykardie (VT)

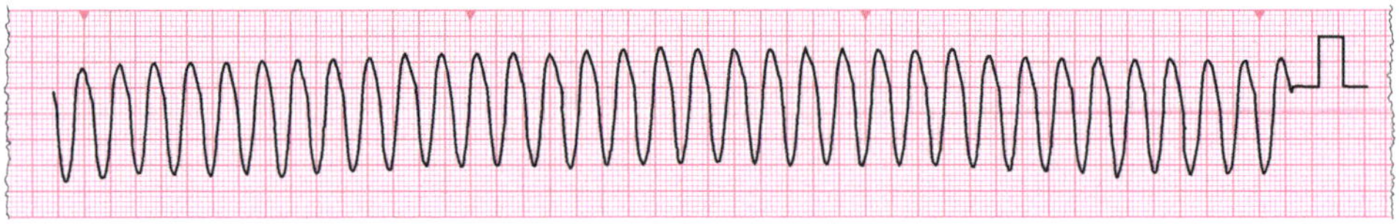

Rhythmusstreifen 11
Ventrikuläre Tachykardie (VT) mit Capture Beats und Fusion Beats

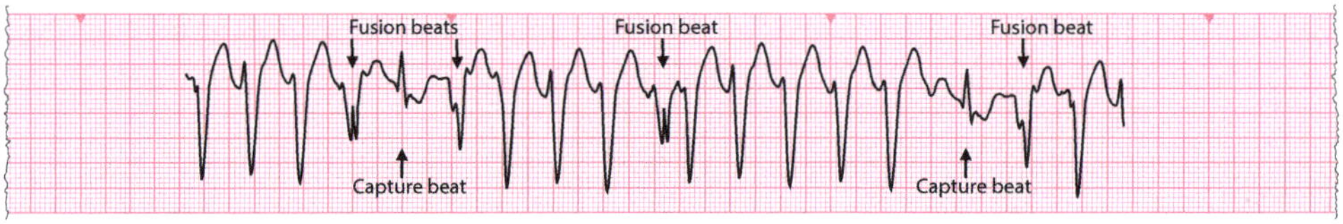

Rhythmusstreifen 12
Polymorphe ventrikuläre Tachykardie (Torsade de pointes/TDP)

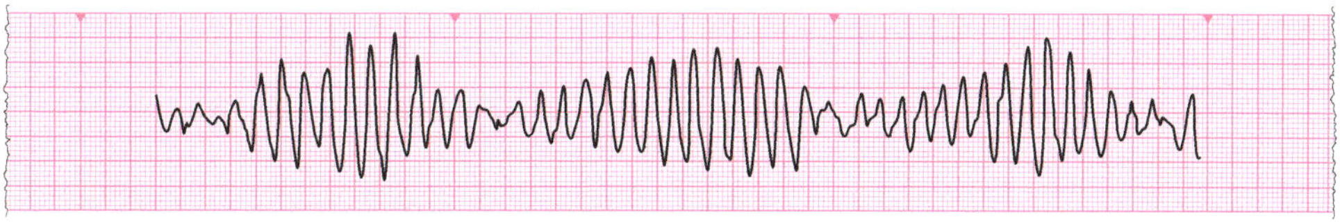

Rhythmusstreifen 13
Sinusbradykardie

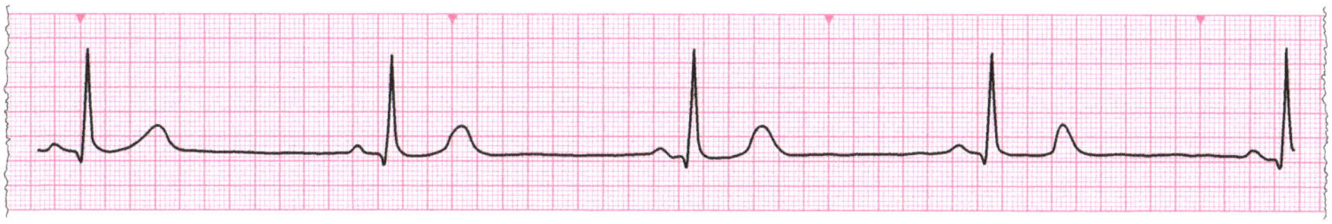

Rhythmusstreifen 14
Schrittmacher-EKG

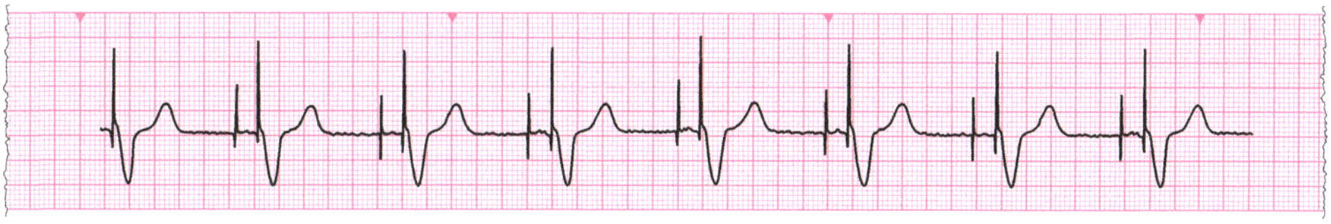

Rhythmusstreifen 15
AV-Block I°

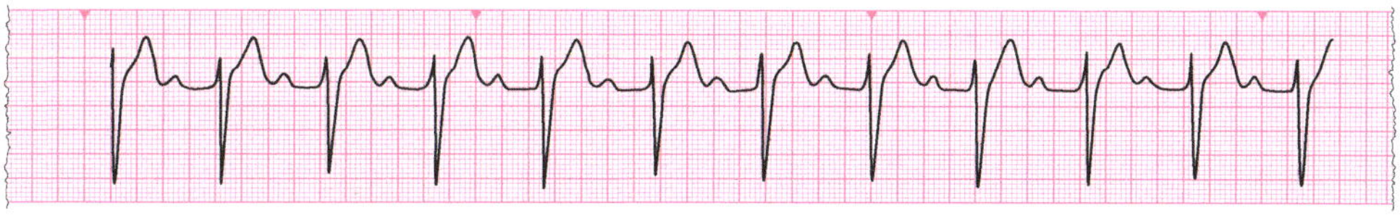

Rhythmusstreifen 16
AV-Block II° Typ Mobitz 1 bzw. Typ Wenckebach

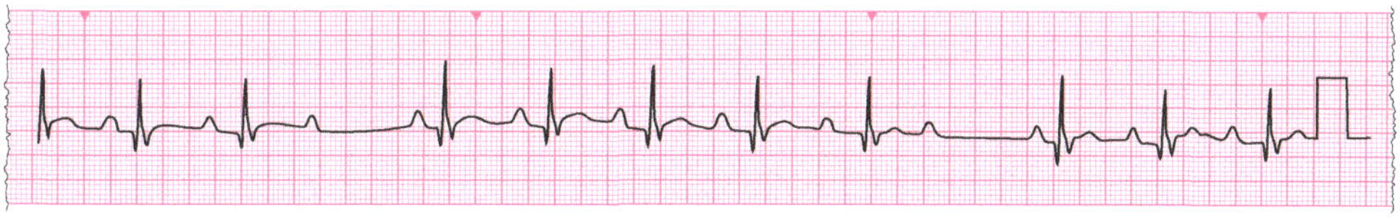

Rhythmusstreifen 17
AV-Block II° Typ Mobitz 2 (mit 2:1-AV-Blockierung)

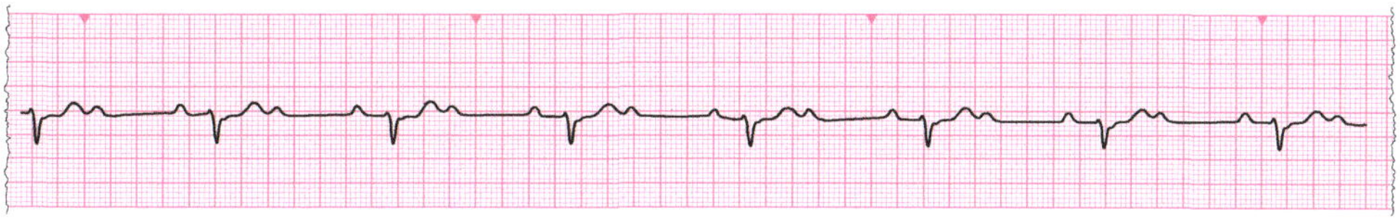

Rhythmusstreifen 18
AV-Block II° Typ Mobitz 2 (mit 3 : 1-AV-Blockierung)

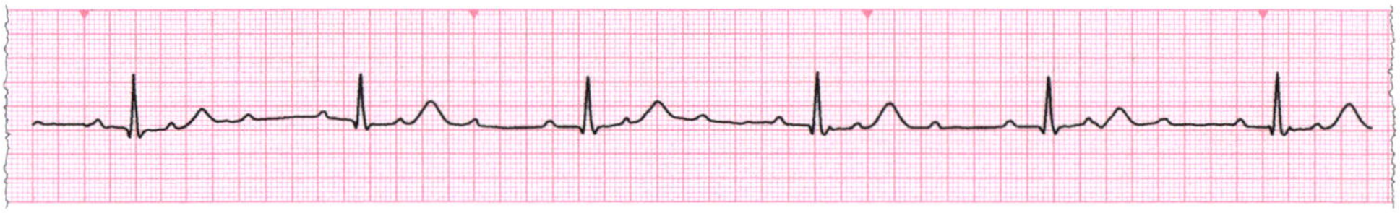

Rhythmusstreifen 19
AV-Block III° (kompletter AV-Block)

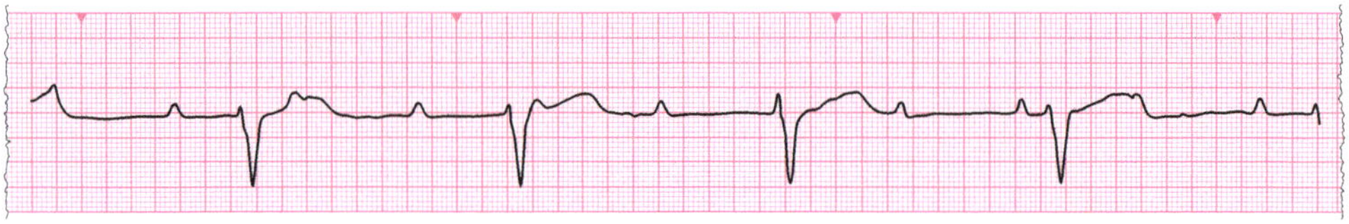

Rhythmusstreifen 20
Agonaler Rhythmus

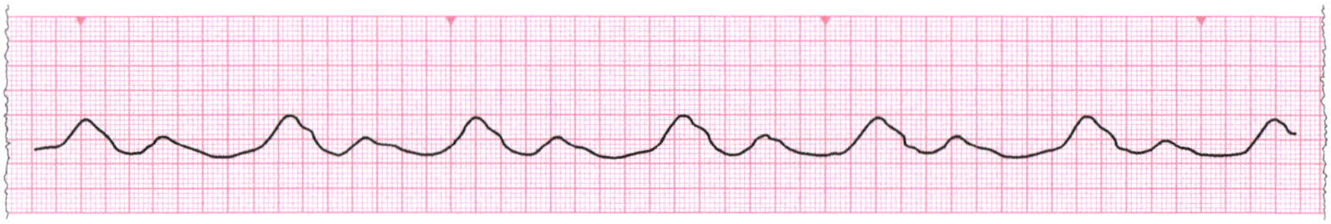

Rhythmusstreifen 21
Supraventrikuläre Tachykardie (SVT)

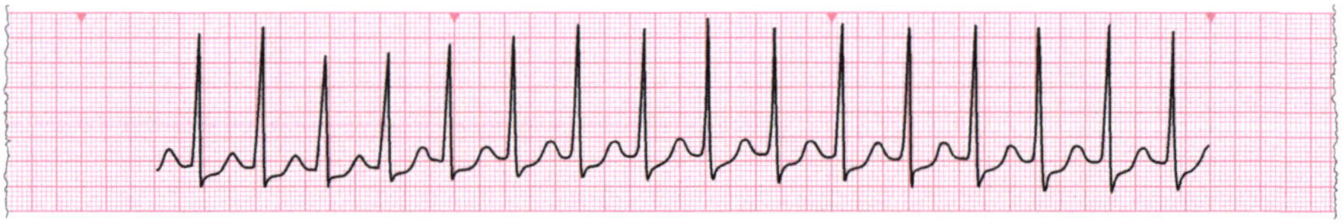

Rhythmusstreifen 22
Vorhofflattern mit höhergradigem AV-Block

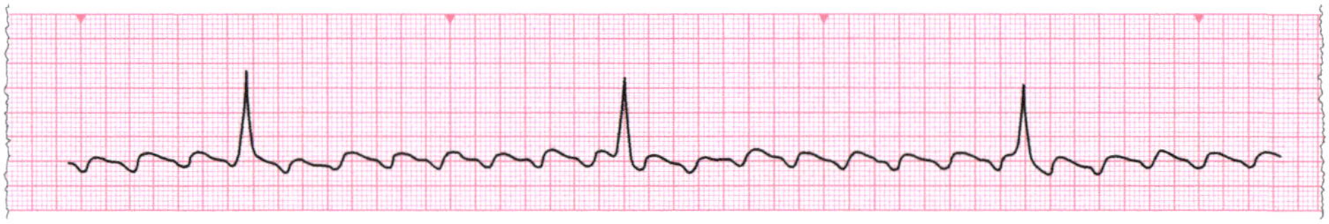

Kapitel 9

Defibrillation

LERNZIELE

- Die Wirkungsweise der Defibrillation
- Faktoren, die den Defibrillationserfolg beeinflussen
- Die Bedeutung von minimal unterbrochenen Thoraxkompressionen während der Defibrillation
- Sichere Verabreichung eines Schocks mit einem manuellen oder einem automatisierten externen Defibrillator (AED)

1. Einleitung

Nach dem Auftreten eines Kammerflimmerns oder einer pulslosen ventrikulären Tachykardie (VF/pVT) sistiert die Herzauswurfleistung, und binnen drei Minuten beginnt die hypoxische Hirnschädigung. Soll eine vollständige neurologische Wiederherstellung erreicht werden, ist eine frühe erfolgreiche Defibrillation mit Wiedereinsetzen eines spontanen Kreislaufs (ROSC) notwendig. Die Defibrillation ist eines der ganz entscheidenden Glieder in der Überlebenskette und eine der wenigen Maßnahmen, für die bewiesen ist, dass sie zu einem verbesserten Überleben nach einem Kreislaufstillstand bei VF/pVT führt. Die Wahrscheinlichkeit einer erfolgreichen Defibrillation nimmt im Lauf der Zeit schnell ab. Aus diesem Grund ist eine frühe Defibrillation einer der wichtigsten Faktoren, die das Überleben nach Kreislaufstillstand bestimmen. Wenn keine Reanimation durch Zeugen des Ereignisses durchgeführt wird, erhöht sich die Sterblichkeit in jeder Minute, die zwischen dem Kollaps und der ersten Defibrillation verstreicht, um 10–12 %. **Je kürzer die Zeitspanne zwischen dem Auftreten von VF/pVT und der Schockabgabe ist, umso größer ist die Chance einer erfolgreichen Defibrillation und des Überlebens.** Obwohl die Defibrillation ein Schlüsselelement in der Behandlung von VF/pVT ist, sind kontinuierliche, ununterbrochene Thoraxkompressionen ebenfalls notwendig, um die Chancen auf eine erfolgreiche Reanimation zu optimieren. Analysen von präklinischen und innerklinischen Reanimationen haben gezeigt, dass signifikante Unterbrechungen der Thoraxkompressionen häufig vorkommen, sodass jegliche Anstrengung unternommen werden sollte, diese Unterbrechungen zu minimieren. Das Ziel ist, dass während der gesamten Reanimation kontinuierlich Thoraxkompressionen erfolgen und Pausen nur für spezifische Interventionen gemacht werden.

Ein weiterer Faktor, der den Erfolg einer Defibrillation entscheidend bestimmt, ist die Zeitspanne zwischen dem Beenden der Thoraxkompressionen und der Abgabe des Schocks: die Prä-Schock-Pause. Je länger diese Pause ist, umso geringer ist die Chance auf eine erfolgreiche Defibrillation. Jede Verlängerung der Prä-Schock-Pause um 5 Sekunden halbiert die Chance auf eine erfolgreiche Defibrillation (definiert als Fehlen von VF/pVT 5 Se-kunden nach Schockabgabe). Als Konsequenz muss die Defibrillation immer schnell und effektiv erfolgen, um die Chance auf eine erfolgreiche Reanimation zu maximieren.

Wenn sich die Bereitstellung eines Defibrillators irgendwie verzögert, beginnen Sie unverzüglich mit den Thoraxkompressionen und Beatmungen, setzen Sie dies während des Anbringens des Defibrillators fort. Wird durch Zeugen des Ereignisses reanimiert, sinkt die Überlebensrate weniger schnell, vom Zeitpunkt des Kollapses bis zur Defibrillation um durchschnittlich 3–4 % pro Minute. Eine durch Zeugen eingeleitete sofortige Reanimation kann bei einem beobachteten Kreislaufstillstand die Überlebenschance verdoppeln.

2. Wirkungsweise der Defibrillation

Unter Defibrillation versteht man einen Fluss von elektrischem Strom durch das Myokard, der ausreichend groß ist, um zeitgleich eine kritische Myokardmasse zu depolarisieren, wodurch es dem natürlichen Schrittmacherzentrum wieder möglich ist, Kontrolle zu erlangen. Um dies zu erreichen, haben alle Defibrillatoren drei gemeinsame Komponenten: eine Gleichstromquelle, einen Kondensator, der auf ein vorbestimmtes Energieniveau geladen werden kann, und zwei Elektroden, die auf dem Brustkorb des Patienten aufgebracht werden, über welche sich der Kondensator entlädt. Die wissenschaftlich genaue Definition einer erfolgreichen Defibrillation („Entflimmerung") ist das Fehlen von VF/pVT 5 Sekunden nach der Abgabe des elektrischen Schocks, obwohl das Ziel letztlich die Wiederherstellung eines spontanen Kreislaufs (ROSC) ist.

3. Faktoren, die eine erfolgreiche Defibrillation beeinflussen

Der Erfolg der Defibrillation hängt davon ab, dass genügend Strom an das Myokard abgegeben wird. Es ist aber schwierig, die abgegebene Energiemenge zu bestimmen, weil der Stromfluss durch die transthorakale Impedanz (elektrischer Widerstand) und die Position der Elektroden beeinflusst wird. Außerdem fließt ein Großteil des Stroms auf Wegen durch den Brustkorb, die das Herz nicht tangieren, sodass nur ein kleiner Anteil von etwa 4 % das Herz erreicht.

3.1 Transthorakaler Widerstand

Der Stromfluss ist umgekehrt proportional zum transthorakalen Widerstand (Impedanz). Die Technik der Defibrillation muss optimiert werden, um den transthorakalen Widerstand zu minimieren und die Strommenge, die an das Myokard abgegeben wird, zu maximieren. Der Widerstand beträgt normalerweise bei Erwachsenen 70–80 Ω, doch bei schlechter Technik kann dieser bis auf 150 Ω ansteigen, was die abgegebene Strommenge verringert und somit die Aussicht auf eine erfolgreiche Defibrillation senkt. Die transthorakale Impedanz wird durch den Kontakt zwischen Elektroden und Haut, die Größe der Elektroden und die Beatmungsphase beeinflusst. Moderne biphasische Defibrillatoren können den transthorakalen Widerstand messen und passen die abgegebene Energie daran an, sodass sie weniger anfällig für erhöhten transthorakalen Widerstand sind (Impedanz-Kompensation).

Das Vorhandensein von transdermalen Medikamentenpflastern am Brustkorb des Patienten kann einen guten Kontakt verhindern und zu Funkenbildung und Verbrennungen führen, wenn selbstklebende Defibrillationselektroden (Pads) darüber platziert werden. Wenn Sie die Medikamentenpflaster entfernen und die Fläche trocken wischen, wird die Defibrillation wahrscheinlich verzögert. Kleben Sie deshalb die Elektroden in einer alternativen Position mit etwas Abstand zum Medikamentenpflaster auf.

3.1.1 Rasieren der Brust

Bei Patienten mit stark behaartem Brustkorb ist es oft schwer, einen guten Elektroden-Hautkontakt herzustellen. Dies erhöht die Impedanz, verringert die Wirksamkeit der Defibrillation und kann zu Verbrennungen am Brustkorb führen. Wenn ein Rasierer sofort verfügbar ist und der Patient eine stark behaarte Brust hat, sollen die Haare dort, wo die Elektroden platziert werden, rasiert werden. Allerdings soll die Defibrillation nicht verzögert werden, falls kein Rasierer sofort verfügbar ist. Bei sehr behaarten Patienten kann eine biaxilläre Elektrodenposition die Defibrillation beschleunigen.

3.1.2 Elektrodengröße

Die optimale Elektrodengröße ist nicht bekannt. Aktuell wird empfohlen, dass die gesamte Elektrodenfläche mindestens 150 cm^2 betragen soll. Selbstklebende Defibrillationselektroden (Pads) mit einem Durchmesser von 8–12 cm sind weit verbreitet und funktionieren gut. Es sollen jene selbstklebende Defibrillationselektroden (Pads) verwendet werden, die der Hersteller des Defibrillators empfiehlt.

3.1.3 Beatmungsphase

Der transthorakale Widerstand variiert während der Beatmung und ist am Ende der Ausatmung am niedrigsten. Deshalb soll die Defibrillation – wenn möglich – zu diesem Zeitpunkt erfolgen. Ein positiv endexspiratorischer Druck (PEEP) erhöht den Widerstand und soll für die Defibrillation minimiert werden, falls möglich. Schweres Asthma führt zum „Air trapping" (dynamische Lungenüberblähung) und damit zum Auto-PEEP, weshalb höhere Energien für die Defibrillation nötig sein können.

3.2 Elektrodenposition

Der transmyokardiale Stromfluss ist während der Defibrillation wahrscheinlich dann am größten, wenn die Elektroden so platziert sind, dass das flimmernde Herz genau zwischen ihnen liegt (z.B. Ventrikel bei VF/pVT, Vorhöfe bei AF). Daraus ergibt sich, dass die optimale Elektrodenposition bei ventrikulären und atrialen Rhythmusstörungen nicht die gleiche sein muss.

Im Rahmen eines Defibrillationsversuchs bei Patienten mit VF/pVT ist die Standardelektrodenposition, dass eine Elektrode rechts vom Sternum unterhalb des Schlüsselbeins platziert wird. Die andere Elektrode für die Herzspitze (=apikal) wird in der mittleren Axillarlinie geklebt, ungefähr auf der Höhe der V6-EKG-Elektrodenposition oder neben der weiblichen Brust. Dabei darf bei dieser Position kein Brustgewebe bedeckt sein. Es ist sehr wichtig, dass die Elektrode seitlich genug platziert wird *(Abb. 9.1)*. Obwohl die Elektroden mit positiv und negativ beschriftet sind, können sie auch vertauscht aufgebracht werden. Andere akzeptable Elektrodenpositionen sind:

- beide Elektroden auf der seitlichen Brustkorbwand, eine auf der rechten, die andere auf der linken Seite (biaxillär),
- eine Elektrode auf der apikalen Standardposition (links seitlich, etwa V6-Position) und die andere Elektrode auf dem Rücken unterhalb des rechten Schulterblatts,
- eine Elektrode ein Stück links von der Stelle, wo man Thoraxkompressionen ausübt (links präkordial), die andere Elektrode am Rücken gleich unter dem linken Schulterblatt (anterior-posterior).

3.3 Zuerst Reanimation oder Defibrillation?

Bei jedem unbeobachteten Kreislaufstillstand sollen die erstversorgenden Mitarbeiter ununterbrochene Thoraxkompressionen von hoher Qualität durchführen, während ein Defibrillator geholt, angebracht und geladen wird. Die Defibrillation muss so bald wie möglich durchgeführt werden. Es wird nicht empfohlen, vor der Rhythmusanalyse und Schockabgabe über einen festgelegten Zeitraum (z.B. 2–3 Minuten) CPR-Maßnahmen durchzuführen.

Abbildung 9.1
Standardelektrodenpositionen für die Defibrillation

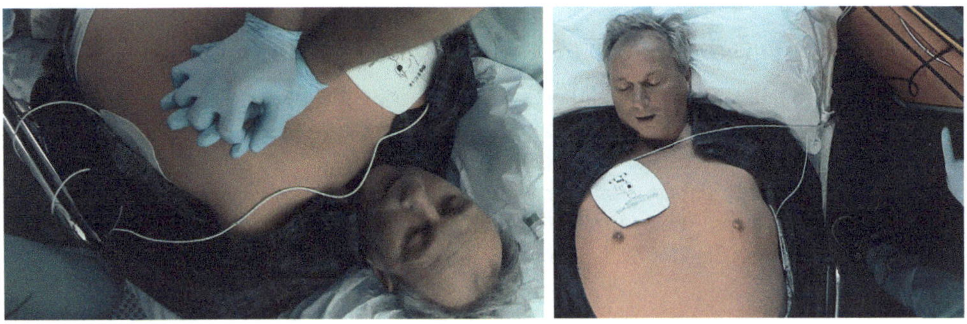

3.3.1 Vorgehensweise zum Minimieren der Prä-Schock-Pause

Die Zeitspanne zwischen dem Stoppen der Thoraxkompressionen und der Schockabgabe (die Prä-Schock-Pause) muss auf ein absolutes Minimum begrenzt werden. Selbst eine Verzögerung von 5–10 Sekunden reduziert die Erfolgswahrscheinlichkeit der Defibrillation.

Die Prä-Schock-Pause kann auf weniger als 5 Sekunden reduziert werden, indem während des Ladens des Defibrillators weiter Thoraxkompressionen durchgeführt werden, außerdem durch ein effizientes Team, welches durch einen effektiv kommunizierenden Teamleiter koordiniert wird. Zur Vermeidung eines Kontakts zwischen Mitarbeiter und dem Patienten zum Zeitpunkt der Schockabgabe wird ein rascher, aber effizienter Sicherheits-Check durchgeführt. Die Post-Schock-Pause wird dadurch minimiert, dass die Thoraxkompressionen sofort nach der Schockabgabe fortgeführt werden. Der gesamte Ablauf einer manuellen Defibrillation soll mit weniger als 5 Sekunden Unterbrechung der Thoraxkompressionen machbar sein.

3.4 Abfolge der Schocks

Mit einer über 90-%igen Erfolgsrate des ersten Schocks bei biphasischer Impulsform lässt das Scheitern einer Konversion von Kammerflimmern eher auf die Notwendigkeit einer Periode von CPR zur Verbesserung der Myokardperfusion als auf die eines weiteren Schocks schließen. Reanimieren Sie daher nach Abgabe eines einzelnen Schocks sofort 2 Minuten weiter (30 Kompressionen : 2 Beatmungen), bevor ein weiterer Schock abgegeben wird (falls indiziert – siehe unten). Selbst wenn der Defibrillationsversuch erfolgreich einen perfundierenden Rhythmus hergestellt hat, ist unmittelbar nach der Defibrillation nur äußerst selten ein Puls zu tasten. Sollte kein perfundierender Rhythmus hergestellt worden sein, wird durch die Verzögerung beim Versuch, den Puls zu tasten, das Myokard noch weiter geschädigt. Nach Wiederherstellung eines perfundierenden Rhythmus ist die Gefahr der Induktion von neuerlichem Kammerflimmern durch Thoraxkompressionen nicht erhöht. Bei einer nach dem Schock resultierenden Asystolie (Post-Schock-Asystolie) können Thoraxkompressionen zu Kammerflimmern führen.

3.4.1 Am EKG-Monitor beobachtetes VF/pVT im Herzkatheterlabor oder nach herzchirurgischen Eingriffen

Wenn ein Patient im Herzkatheterlabor, auf der kardiologischen Intensivstation oder nach einem herzchirurgischen Eingriff einen beobachteten Kreislaufstillstand unter Monitoring hat und ein manueller Defibrillator rasch verfügbar ist:

- Bestätigen Sie den Kreislaufstillstand, und rufen Sie um Hilfe.
- Geben Sie bis zu 3 schnell aufeinanderfolgende Schocks, falls der Herzrhythmus ein VT/eine pVT ist.
- Prüfen Sie nach jeder Schockabgabe rasch den EKG-Rhythmus und, falls sinnvoll, ob ROSC eingetreten ist.
- Beginnen Sie unmittelbar nach der dritten Defibrillation mit den Thoraxkompressionen, und setzen Sie diese für 2 Minuten fort, falls der dritte Schock erfolglos war.

Bezüglich des ALS-Behandlungsalgorithmus werden diese drei schnell hintereinander abgegebenen Schocks als der erste Schock gewertet. Diese Serie von drei rasch aufeinanderfolgenden Schocks (3-Schock-Strategie) kann auch bei initialem beobachtetem VF-/

pVT-Kreislaufstillstand erwogen werden, wenn der Patient bereits mit einem manuellen Defibrillator verbunden ist. Obwohl es keine Daten gibt, die eine 3-Schock-Strategie in irgendeiner der genannten Situationen belegen, ist es unwahrscheinlich, dass Thoraxkompressionen die bereits sehr große Wahrscheinlichkeit, ROSC zu erzielen, erhöhen – sofern die Defibrillation unmittelbar nach Auftreten von VF/VT erfolgt.

3.5 Schockenergien und Impulsformen

Die Defibrillation erfordert die Abgabe einer ausreichenden Menge elektrischer Energie, um eine sogenannte kritische Masse Myokard zu entflimmern, die chaotischen Flimmerwellen aufzuheben und somit die Wiederherstellung einer spontanen synchronisierten elektrischen Aktivität in Form eines organisierten Herzrhythmus zu ermöglichen. Die optimale Energie für die Defibrillation ist diejenige, die eine Entflimmerung erreicht und zugleich die geringstmögliche myokardiale Schädigung hervorruft. Die Wahl einer angemessenen Energiestufe verringert die Anzahl weiterer notwendiger Schocks, was wiederum die Myokardschädigung limitiert.

Die optimale Energiewahl für die Defibrillation ist nicht bekannt. Die Empfehlungen basieren auf einem Konsens, der auf einer Auswertung der aktuellen wissenschaftlichen Literatur zu dem Thema beruht. Obwohl für die Defibrillation „Energie"-Stufen gewählt werden, ist es der transmyokardiale Stromfluss, der zur Entflimmerung führt. Der Stromfluss korreliert gut mit einer erfolgreichen Defibrillation bzw. Kardioversion.

Es gibt nach wie vor keine Erkenntnisse darüber, ob es besser ist, mit gleichbleibenden oder mit ansteigenden Energien vorzugehen, allerdings kann ein eskalierendes Vorgehen mit einer niedrigeren Inzidenz an erneutem Kammerflimmern assoziiert sein. Beide Strategien sind in Ordnung, allerdings macht es bei Erfolglosigkeit des ersten Schocks Sinn, weitere Schocks mit höheren Energien abzugeben, falls der Defibrillator diese Möglichkeit bietet.

3.5.1 Biphasische Defibrillatoren

Biphasische Impulsformen gelten heute als sicher und effektiv bei der Defibrillation. Biphasische Defibrillatoren kompensieren die erheblichen individuellen Variationen der transthorakalen Impedanz, indem sie unabhängig vom körperlichen Umfang des Patienten durch elektronische Anpassung der Impulsformgröße und -dauer eine optimale Stromabgabe an das Myokard sicherstellen (Impedanz-Kompensation). Die zwei Haupttypen der biphasischen Impulsformen sind der biphasische abgeschnittene Exponentialimpuls (biphasic truncated exponential, BTE; Abb. 9.2) und der biphasische rechtwinklig lineare Impuls (rectilinear biphasic, RLB; Abb. 9.3).

Biphasische Impulsformen weisen eine größere Erfolgsrate beim ersten Schock auf und besitzen das Potenzial für eine geringere myokardiale Post-Schock-Dysfunktion. Aus diesem Grund sollen biphasische Defibrillatoren sowohl für die Defibrillation/Kardioversion von atrialen als auch ventrikulären Rhythmusstörungen verwendet und gegenüber monophasischen Defibrillatoren bevorzugt werden.

Abbildung 9.2
Biphasische abgeschnittene Exponentialkurve (BTE)

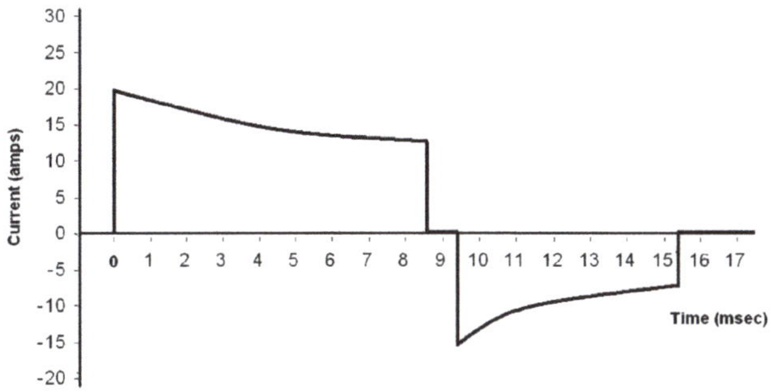

Abbildung 9.3
Biphasischer rechtwinklig linearer Impuls (RLB)

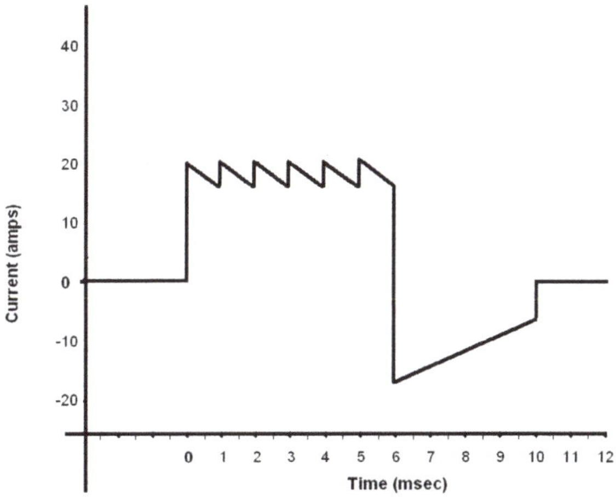

Es gibt keine Beweise dafür, dass eine der beiden meist verwendeten biphasischen Impulsformen der anderen überlegen ist. Obwohl die initiale biphasische Schockenergie bei einer RLB-Impulsform nicht geringer als 120 J und bei einer BTE-Impulsform nicht geringer als 150 J sein sollte, wird empfohlen, dass der initiale biphasische Schock zumindest 150 J betragen sollte, unabhängig von der verwendeten biphasischen Impulsform.

Wenn der Anwender sich über die Impulsform des Defibrillators (mono- oder biphasisch) oder über mögliche Energiemengen, die ein Gerät abgeben kann, im Unklaren ist, soll die höchstmögliche Energie für den ersten und alle weiteren Schocks benutzt werden. Wenn der erste Schock nicht erfolgreich war, können die folgenden Schocks entweder mit fixen oder eskalierenden Energien zwischen 150 und 360 J verabreicht werden, abhängig vom verwendeten Gerät. Wenn es nach einer erfolgreichen Defibrillation (mit oder ohne ROSC) neuerlich zum Auftreten eines schockbaren Rhythmus kommt, wählen Sie beim nächsten Schock die gleiche Energie, die zuvor erfolgreich war, oder eine höhere.

3.5.2 Monophasische Defibrillatoren

Geräte mit monophasischer Impulsform defibrillieren nicht so effektiv wie biphasische Geräte. Wählen Sie daher bei einem monophasischen Defibrillator sowohl für den ersten als auch für die nachfolgenden Schocks 360 J.

3.6 Bedeutung der ununterbrochenen Thoraxkompressionen

Die Bedeutung von frühen ununterbrochenen Thoraxkompressionen wird in diesem Manual durchgängig betont, diese sollen nur für eine Rhythmusanalyse und Schockabgabe unterbrochen und nach der Abgabe des Schocks sofort fortgeführt werden. Wenn zwei Helfer vor Ort sind, bringt derjenige, der den Defibrillator bedient, die Elektroden an, während die CPR läuft. Bei manuellen Defibrillatoren ist es möglich, den Defibrillator während der CPR aufzuladen, sodass die Prä-Schock-Pause (Zeitspanne vom Stoppen der Thoraxkompressionen bis zur Schockabgabe) unter 5 Sekunden bleibt. Bei Verwendung eines manuellen Defibrillators ist es möglich, dass der gesamte Ablauf von „Stoppen der Thoraxkompressionen, Sicherheit des Teams gewährleisten, Schockabgabe und sofortiger Fortsetzung der Kompressionen" in weniger als 5 Sekunden erreichbar ist.

4. Sicherheit bei der Schockabgabe

Defibrillationsversuche sollen ohne Risiko für die Mitglieder des Reanimationsteams durchgeführt werden. Das erreicht man am besten, wenn selbstklebende Defibrillationselektroden (Pads) verwendet werden. Diese verhindern, dass irgendjemand mit Teilen der Elektrode in Berührung kommt. Vorsicht bei nasser Umgebung und Kleidung – jegliches Wasser soll vom Brustkorb des Patienten durch Abtrocknen entfernt werden, bevor eine Defibrillation durchgeführt wird. Niemand soll in direktem oder indirektem Kontakt zum Patienten stehen. Intravenöse Infusionen sollen aus der Hand gelegt und die Trage, auf der der Patient liegt, während der Schockabgabe nicht berührt werden. Der Bediener des Defibrillators muss vor der Schockabgabe sicherstellen, dass niemand Patientenkontakt hat, wenn der Schock abgegeben wird.

Handschuhe scheinen einen begrenzten Schutz vor dem elektrischen Strom zu gewährleisten; deshalb wird mit großem Nachdruck empfohlen, dass alle Mitglieder des Reanimationsteams Handschuhe tragen.

4.1 Sichere Anwendung von Sauerstoff während der Defibrillation

Defibrillationselektroden, die schlecht im Kontakt mit dem Patienten stehen, können bei der Schockabgabe Funken erzeugen. In einer mit Sauerstoff angereicherten Umgebung kann dies zur Flammenbildung führen und somit zu erheblichen Verbrennungen des Patienten. Die Verwendung von selbstklebenden Elektroden (Pads) macht einen Funkenschlag im Vergleich zu manuellen Paddles sehr unwahrscheinlich – es gibt keine Berichte über Brände in Zusammenhang mit selbstklebenden Elektroden (Pads). Folgendes wird für die Praxis empfohlen:

- Entfernen Sie jegliche Sauerstoffmaske oder die Nasensonde/-brille, und legen Sie diese so ab, dass der Abstand zur Brust des Patienten mindestens einen Meter beträgt.
- Belassen Sie den Beatmungsbeutel am Trachealtubus oder dem supraglottischen Atemweg, gewährleisten Sie dabei, dass kein PEEP im System verbleibt.
- Ist der Patient an ein Beatmungsgerät angeschlossen, soll das Beatmungsschlauchsystem am Tubus angeschlossen bleiben, es sei denn, die Thoraxkompressionen behindern die Abgabe ausreichender Tidalvolumina durch den Respirator. Während der normalen Nutzung auf der Intensivstation wird die Ausatemluft (mit Sauerstoff angereichert) bei erhaltener Verbindung zwischen Trachealtubus und Respirator deutlich außerhalb des Defibrillationsbereichs abgegeben – nämlich aus dem Gerätegehäuse. Manche Intensivpatienten benötigen möglicherweise zur Aufrechterhaltung einer ausreichenden Oxygenierung eine Beatmung mit positiv endexspiratorischem Druck (PEEP). Während einer Kardioversion, bei welcher der erhaltene Spontankreislauf eine Oxygenierung des Bluts potenziell gewährleistet, ist es umso mehr angezeigt, den Intensivpatienten während der Schockabgabe am Respirator angeschlossen zu lassen.

5. Automatisierte externe Defibrillatoren

Automatisierte externe Defibrillatoren (AEDs) sind hochentwickelte, verlässliche computergestützte Geräte, die sowohl durch akustische als auch visuelle Anweisungen Laienhelfer und medizinisches Personal zur sicheren Defibrillation bei Patienten mit Kreislaufstillstand anleiten. Technische Fortschritte, insbesondere in Hinblick auf Batteriekapazität und Software zur Analyse von Arrhythmien, haben die Massenproduktion von relativ günstigen, zuverlässigen und einfach zu bedienenden transportablen Defibrillatoren ermöglicht. Defibrillatoren mit Schockberatungsfunktion können durch medizinisches Personal mit Erfahrung in der Interpretation von Herzrhythmusstörungen in einen manuellen Modus geschaltet werden.

AEDs können durch Laien mit minimalem oder gar keinem Training sicher und effektiv eingesetzt werden. Sie ermöglichen es, dass mehrere Minuten vor dem Eintreffen von professioneller Hilfe defibrilliert wird. Während ein AED angebracht wird und auch während seines Gebrauchs sollen die Helfer darauf achten, dass die Thoraxkompressionen nur minimal unterbrochen werden. Um dies zu erreichen, sollen die Helfer sich darauf konzentrieren, die Sprachansagen des AED unverzüglich zu befolgen und insbesondere sofort weiter zu reanimieren, wenn dies angesagt wird. Die üblichen AEDs können bereits ab einem Alter von 8 Jahren eingesetzt werden.

5.1. Automatisierte Rhythmusanalyse

Automatisierte externe Defibrillatoren (AEDs) verfügen über Mikroprozessoren, welche mehrere Parameter eines EKG einschließlich Frequenz und Amplitude auswerten. Manche AEDs sind so programmiert, dass sie Eigenbewegungen des Patienten oder Bewegungen durch andere erkennen. Die technische Entwicklung soll bald dazu führen, dass AEDs während der CPR Angaben über die Frequenz und Tiefe der Thoraxkompressionen machen. Das könnte bei allen Rettern zu einer Verbesserung der Reanimationsmaßnahmen beitragen.

AEDs wurden umfangreich an Rhythmusdatenbanken und in vielen Studien sowohl an Erwachsenen als auch an Kindern erprobt. Die Rhythmusanalyse der Geräte ist überaus genau. Obwohl AEDs nicht zur Abgabe von synchronisierten Schocks vorgesehen sind, werden alle bei Vorliegen einer ventrikulären Tachykardie (VT) die Abgabe eines Schocks empfehlen, wenn die Frequenz und die R-Zackenmorphologie voreingestellte Grenzwerte überschreiten.

5.2 Verwendung von AEDs im Krankenhaus

Wenn Patienten in einem nicht monitorüberwachten Krankenhausbett bzw. einem Bereich außerhalb der Patientenversorgung einen Kreislaufstillstand erleiden, kann es zu einer Verzögerung der Defibrillation kommen. In solchen Bereichen können mehrere Minuten vergehen, bis ein Reanimationsteam mit einem Defibrillator eintrifft und Schocks verabreicht.

Trotz begrenzter Datenlage soll die Verwendung von AEDs im Krankenhaus als eine Möglichkeit angesehen werden, eine Defibrillation so früh wie möglich (in den meisten Fällen innerhalb von 3 Minuten nach einem Kollaps) einzusetzen; vor allem in Bereichen, wo das Personal wenig Erfahrung mit der EKG-Rhythmusinterpretation hat oder wo Defibrillatoren nur selten eingesetzt werden. Ein effektives System zur Grundschulung und für Wiederholungsschulungen soll vorhanden sein. Es soll eine ausreichend große Anzahl von Personen geschult werden, um an jedem Ort des Krankenhauses das Ziel der Schockabgabe innerhalb von 3 Minuten nach Kollaps zu erreichen.

Die Ausbildung in der Handhabung von AEDs ist schneller und einfacher möglich als bei manuellen Defibrillatoren. AEDs haben es ermöglicht, dass mehr Mitarbeiter im Gesundheitswesen, z. B. Pflegekräfte und Rettungsfachpersonal und Laienhelfer (also z. B. Polizei und Ersthelfer – First Responder) Defibrillationen durchführen. Angehörige des Gesundheitswesens, die eine Verpflichtung zur Durchführung einer CPR haben, sollen zur Durchführung einer Defibrillation ausgebildet, berechtigt und apparativ ausgestattet sein. Der Defibrillationsversuch durch First Responder ist lebenswichtig, da die Verzögerung bis zur Abgabe des ersten Schocks der wesentlichste Faktor für das Überleben eines Kreislaufstillstands ist.

5.3 Programme mit öffentlich zugänglichen AEDs (Public Access Defibrillation, PAD)

Programme mit öffentlich zugänglichen AEDs (PAD) und First-Responder-AED-Programme können die Anzahl von Opfern, die außerhalb des Krankenhauses durch Laien reanimiert und frühzeitig defibrilliert werden, erhöhen und somit die Überlebensraten verbessern.

Diese Programme erfordern eine gute Organisation sowie Helfer, die darin geübt und dafür ausgestattet sind, Notfälle zu erkennen, den Rettungsdienst zu aktivieren, eine CPR durchzuführen und einen AED einzusetzen. First-Responder(Laienhelfer)-AED-Programme mit sehr schnellen Reaktionszeiten auf Flughäfen, in Flugzeugen oder Casinos und unkontrollierte Studien mit Polizisten als First Responder haben Überlebensraten im Bereich von 49–74 % ergeben:

- geplante und trainierte Abläufe,
- Training der voraussichtlichen Helfer in CPR und der Anwendung des AED,
- Vernetzung mit dem örtlichen Rettungsdienst,
- kontinuierliche Überprüfung (zur Qualitätsverbesserung).

PAD-Programme werden vor allem dann das Überleben nach einem Kreislaufstillstand verbessern, wenn sie an Orten etabliert werden, wo es wahrscheinlich ist, dass beobachtete Kreislaufstillstände eintreten. Geeignete Plätze können Flughäfen, Casinos und Sporteinrichtungen sein. Ungefähr 80 % aller präklinischen Kreislaufstillstände treten im privaten Bereich oder in der Wohnung auf; diese Tatsache limitiert zwangsläufig den Gesamteffekt, den PAD-Programme auf die Überlebensraten haben können.

Abbildung 9.4
AED-Algorithmus

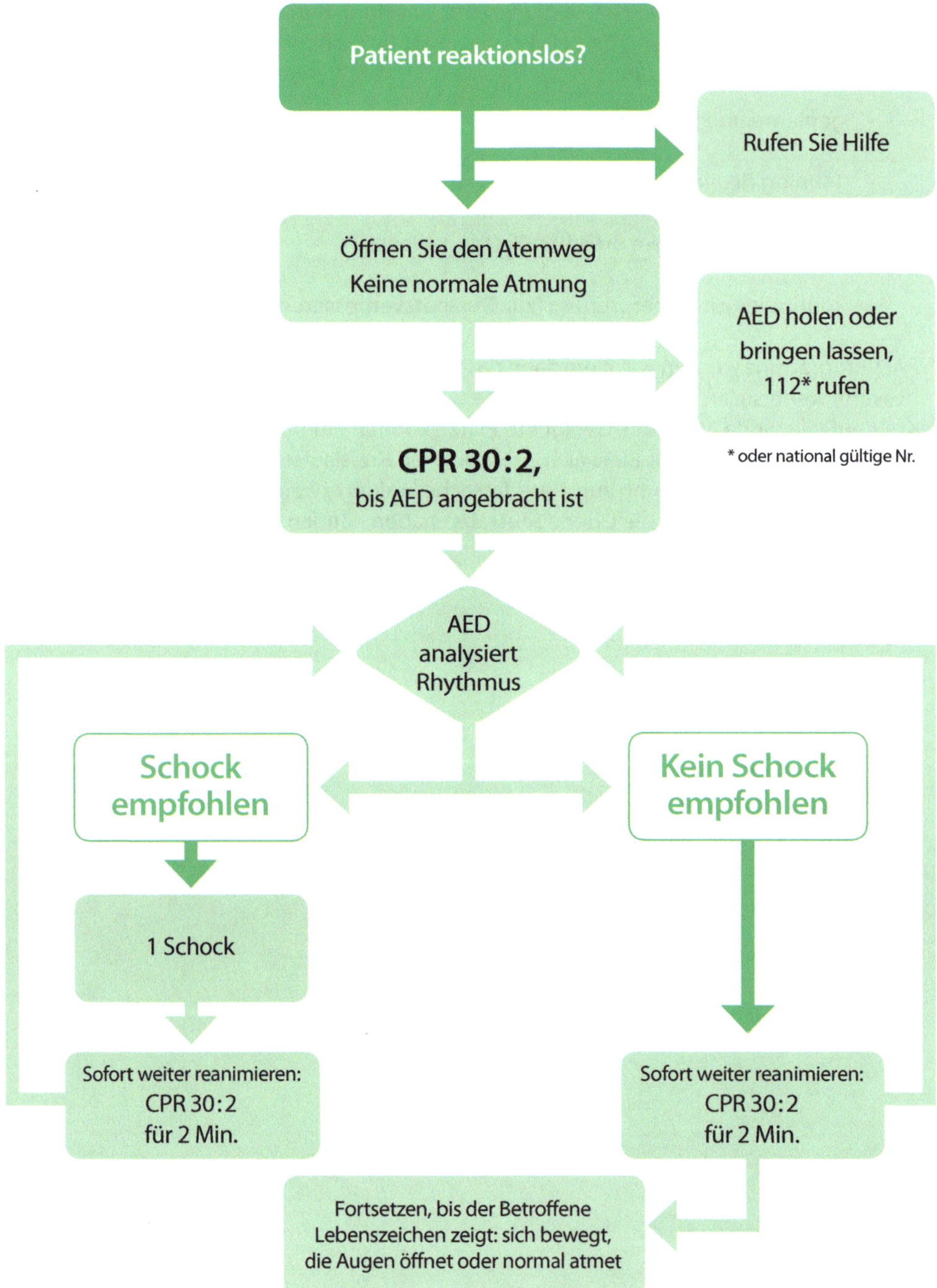

5.4 Handlungsablauf bei Verwendung eines AED

1. Vergewissern Sie sich, dass das Opfer, die Umstehenden und Sie selbst nicht in Gefahr sind.

2. Falls das Opfer reaktionslos ist und nicht normal atmet:

   o Schicken Sie jemanden, um einen AED zu holen und den Rettungsdienst bzw. das Reanimationsteam zu verständigen. Sind Sie allein, führen Sie diese Maßnahmen selbst durch.

3. Beginnen Sie mit der CPR gemäß den Leitlinien *(Kapitel 5)*.

4. Sobald der AED beim Patienten eintrifft:

   o Schalten Sie den AED ein, und bringen Sie die Klebeelektroden an. Falls mehr als ein Helfer vor Ort ist, wird die CPR währenddessen fortgesetzt.

   o Folgen Sie den Sprach- bzw. visualisierten Anweisungen.

   o Stellen Sie sicher, dass niemand den Patienten berührt, während der AED den Rhythmus analysiert.

5A. Wenn ein Schock indiziert **IST**:

   o Stellen Sie sicher, dass niemand den Patienten berührt *(Abb. 9.6)*.

   o Drücken Sie den Schockauslöseknopf wie angegeben.

   o Folgen Sie den Sprach- bzw. visualisierten Anweisungen.

5B. Wenn **KEIN** Schock empfohlen ist:

   o Führen Sie die Reanimation sofort in einem Verhältnis von 30 Kompressionen zu 2 Beatmungen weiter.

   o Folgen Sie den Sprach- bzw. visualisierten Anweisungen.

6. Folgen Sie den AED-Anweisungen bis:

   o qualifizierte Hilfe (z.B. Rettungsdienst oder ein Reanimationsteam) eintrifft und übernimmt.

   o Das Opfer wieder normal zu atmen beginnt.

   o Sie stark erschöpft sind.

Anmerkungen

- Die Tragetasche des AED muss Folgendes enthalten: eine kräftige Schere, um Kleidung durchschneiden zu können, sowie einen Einwegrasierer für das Rasieren der Brust (um einen guten Elektrodenkontakt zu erhalten).
- Sofern professionelle Helfer, die in erweiterten Maßnahmen der Wiederbelebung trainiert sind, einen AED verwenden, sollen die ALS-Maßnahmen (erweitertes Atemwegsmanagement, Beatmung, i.v.-Zugang, Medikamentenapplikation, etc.) entsprechend der lokalen Vorschriften durchgeführt werden.

Abbildung 9.6
Ablauf der Schockabgabe mit einem AED und effizienter CPR

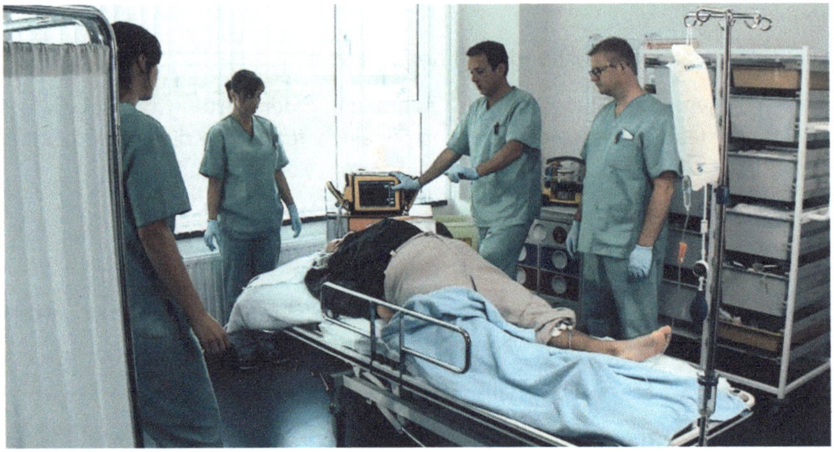

6. Manuelle Defibrillation

Manuelle Defibrillatoren ermöglichen es dem Anwender, den Rhythmus selbst zu analysieren und zügig einen Schock abgeben zu können, ohne dass auf die Rhythmusanalyse gewartet werden muss. Dies minimiert die Unterbrechungen der Thoraxkompressionen. Manuelle Defibrillatoren haben oft zusätzliche Funktionen, wie zum Beispiel die Möglichkeit, synchronisierte Schocks abzugeben oder einen externen Herzschrittmacher anzuwenden. Der wesentliche Nachteil dieser Geräte ist, dass der Anwender in der EKG-Rhythmusinterpretation gut geschult sein muss; daher ist – im Vergleich zum AED – ein zusätzlicher Trainingsaufwand erforderlich.

6.1 Anwendung eines manuellen Defibrillators

Dieser Abschnitt ist ein integraler Bestandteil des in Kapitel 6 beschriebenen Behandlungsalgorithmus für die erweiterten lebensrettenden Maßnahmen (ALS-Algorithmus).

1. Bestätigen Sie den Kreislaufstillstand – achten Sie auf Lebenszeichen, oder, falls Sie darin ausgebildet sind, prüfen Sie die Atmung und den Puls gleichzeitig.
2. Alarmieren Sie das Reanimationsteam.
3. Beginnen Sie mit ununterbrochenen Thoraxkompressionen, während die selbstklebenden Elektroden (Pads) aufgeklebt werden *(Abb. 9.7)* – eine unterhalb des rechten Schlüsselbeins und die andere auf der V6-Position in der mittleren Axillarlinie.
4. Planen Sie die Handlungen, und sprechen Sie sich mit den anderen Teammitgliedern ab, bevor die Thoraxkompressionen für die Rhythmusanalyse unterbrochen werden.
5. Unterbrechen Sie die Thoraxkompressionen für die EKG-Rhythmusanalyse für höchs-tens 2 Sekunden. Beginnen Sie dann sofort wieder mit Thoraxkompressionen.

6. Bestätigen Sie Kammerflimmern, drucken Sie sich im Zweifelsfall einen Rhythmusstreifen aus, gleichzeitig wählt das dafür vorgesehene Teammitglied die entsprechende Energie am Defibrillator (biphasisch 150–200 J für den ersten Schock, 150–360 J für die folgenden Schocks) und drückt den „Laden“-Knopf *(Abb. 9.8)*.
7. Während der Defibrillator lädt, warnen Sie alle Helfer – außer das Teammitglied, das die Thoraxkompressionen durchführt: „Achtung, alle weg vom Patienten“ und entfernen jegliche Geräte, die Sauerstoff abgeben. Vergewissern Sie sich, dass nur das Teammitglied, das die Thoraxkompressionen durchführt, den Patienten berührt.
8. Sowie der Defibrillator geladen ist, sagen Sie dem Helfer, der die Thoraxkompressionen durchführt: „Achtung, weg vom Patienten“, und geben Sie den Schock ab, sowie der Helfer Abstand wahrt.
9. Setzen Sie die CPR unverzüglich im Verhältnis 30:2 fort, ohne den Rhythmus zu analysieren oder den Puls zu tasten, und beginnen Sie mit den Thoraxkompressionen.
10. Reanimieren Sie für 2 Minuten weiter, der Teamleiter bereitet das Team auf die nächs-te Unterbrechung der CPR vor.
11. Stoppen Sie die CPR kurz, um den Rhythmus am EKG-Monitor zu prüfen.
12. Falls VF/pVT vorliegt, wiederholen Sie die Schritte 6–11, und geben Sie den zweiten Schock ab.
13. Falls VF/pVT weiterhin bestehen bleibt, wiederholen Sie die Schritte 6–8, und geben den dritten Schock ab. Setzen Sie die CPR sofort nach der Schockabgabe im Verhältnis 30:2 fort, ohne den Rhythmus zu analysieren oder den Puls zu tasten, und beginnen Sie mit den Thoraxkompressionen.
14. Falls bis zu diesem Zeitpunkt ein i.v.-/i.o.-Zugang gelegt wurde, verabreichen Sie 1 mg Adrenalin i.v. und 300 mg Amiodaron.
15. Wiederholen Sie die Sequenz: 2 Minuten CPR – Rhythmusanalyse – Defibrillation, falls VF/pVT bestehen bleibt.
16. Verabreichen Sie nach jedem zweiten Schock erneut 1 mg Adrenalin i.v. (d.h., in der Praxis wird das nach etwa jedem zweiten Zyklus des Algorithmus sein).
17. Falls zu dem Zeitpunkt, an dem die EKG-Rhythmuskontrolle vorgesehen ist, eine ge-ordnete elektrische Aktivität am EKG-Monitor zu sehen ist, tasten Sie, ob ein Puls vorhanden ist:
    a. Wenn ein Puls tastbar ist, beginnen Sie mit der Postreanimationsbehandlung.
    b. Wenn kein Puls tastbar ist, reanimieren Sie weiter und wechseln in den Pfad des Algorithmus, der die nicht defibrillierbaren Rhythmen behandelt.
18. Wenn eine Asystolie zu sehen ist, reanimieren Sie weiter und wechseln in den Pfad des Algorithmus, der die nicht defibrillierbaren Rhythmen behandelt.

Abbildung 9.7
Platzierung der selbstklebenden Defibrillationselektroden (Pads)

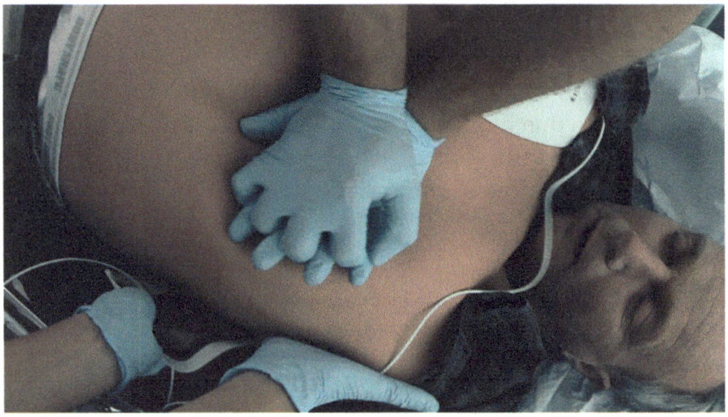

Abbildung 9.8
Laden des Defibrillators während der Thoraxkompressionen

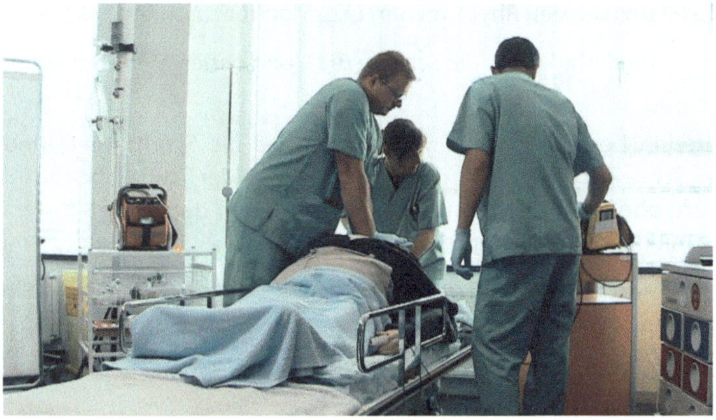

6.1.1 Verwendung von in der Hand gehaltenen Defibrillationselektroden (Paddles)

Weil in der Hand gehaltene Defibrillationselektroden (Paddles) in vielen Ländern immer noch Verwendung finden, gelten folgende Empfehlungen für den Einsatz:

1.a. Bestätigen Sie Kammerflimmern, drucken Sie sich im Zweifelsfall einen Rhythmusstreifen aus, gleichzeitig wählt das dafür vorgesehene Teammitglied die entsprechende Energie am Defibrillator (maximale Energie bei monophasischen Defibrillatoren) und drückt den „Laden"-Knopf, dabei bleiben die Paddles in der Gerätehalterung.

1.b. Bringen Sie auf dem Brustkorb des Patienten Elektrodengel auf.

2. Während der Defibrillator lädt, warnen Sie alle Helfer – außer das Teammitglied, das die Thoraxkompressionen durchführt: „Achtung, alle weg vom Patienten" und entfernen jegliche Geräte, die Sauerstoff abgeben. Vergewissern Sie sich, dass nur das Teammitglied, das die Thoraxkompressionen durchführt, den Patienten berührt.

3.a. Sowie der Defibrillator geladen ist, sagen Sie dem Helfer, der die Thoraxkompressionen durchführt: „Achtung, weg vom Patienten", und geben Sie den Schock ab, sowie der Helfer Abstand wahrt.

3.b. Setzen Sie den ersten Paddle auf den Brustkorb des Patienten.

3.c. Sobald dies sicher erfolgt ist, belassen Sie den Paddle dort und führen dann den zweiten Paddle auf den Brustkorb des Patienten.

3.d. Verabreichen Sie den Schock, und führen Sie beide Paddles zum Defibrillator zurück.

4. Setzen Sie die CPR unverzüglich im Verhältnis 30:2 fort, ohne den Rhythmus zu analysieren oder den Puls zu tasten, und beginnen Sie mit den Thoraxkompressionen.

7. Präklinische Defibrillation

Es gibt Beweise dafür, dass die Durchführung von Thoraxkompressionen, während der Defibrillator herbeigeschafft, angebracht und geladen wird, die Überlebenswahrscheinlichkeit verbessert. Rettungsdienstmitarbeiter sollen daher qualitativ hochwertige Thorax-kompressionen durchführen, bis der andere Kollege bereit ist, einen Schock abzugeben. Allerdings soll die Defibrillation nicht länger herausgezögert werden, als dies zum Erkennen einer erforderlichen Defibrillation und Aufladen des Geräts erforderlich ist. Laien und First Responder, die einen AED verwenden, sollen das Gerät so schnell wie möglich in Betrieb nehmen und den Anweisungen folgen.

8. Synchronisierte Kardioversion

Wird elektrisch kardiovertiert, um tachykarde atriale oder ventrikuläre Rhythmusstörungen zu konvertieren, muss der Schock synchronisiert abgegeben werden, um in der R-Zacke des Elektrokardiogramms (nicht der T-Welle) abgegeben zu werden. Das Risiko, Kammerflimmern zu induzieren, wird durch die Vermeidung der Stromabgabe während der relativen Refraktärzeit minimiert. Die meisten manuellen Defibrillatoren besitzen einen Schalter, der es ermöglicht, einen Schock R-Zacken-getriggert abzugeben. Das Aufbringen der Elektroden und die Bedienung des Geräts erfolgen genauso wie bei der Defibrillation. Aufgrund der R-Zacken-Triggerung muss der Anwender mit einer kurzen Verzögerung zwischen dem Betätigen der Entladeknöpfe und dem Auslösen des Schocks rechnen. Die Defibrillatorelektroden dürfen während dieser Verzögerung nicht bewegt werden, weil ansonsten der QRS-Komplex nicht erkannt wird. Weiterhin müssen die gleichen Sicherheitsaspekte wie bei einer Defibrillation beachtet werden.

Die Synchronisation kann bei ventrikulären Tachykardien schwierig sein, da die Komplexe breit sind und variable Formen aufweisen. Wenn nicht synchronisiert geschockt werden kann, sollen Sie beim instabilen Patienten mit VT unsynchronisierte Schocks abgeben, um längere Verzögerungen in der Wiederherstellung eines Sinusrhythmus zu verhindern. Ein Kammerflimmern oder eine pulslose VT (VF/pVT) erfordern unsychronisierte Schockabgaben. Patienten, die bei Bewusstsein sind, müssen für eine synchronisierte Kardioversion analgosediert werden oder eine Kurznarkose bekommen. Die Energien für die Kardioversion werden in Kapitel 11 behandelt.

9. Herzschrittmacher und implantierbare Cardioverter/Defibrillatoren (ICD)

Seien Sie achtsam bei der Positionierung der Elektroden, wenn bei einem Patienten ein Herzschrittmacher oder ein ICD implantiert ist. Obwohl moderne Schrittmacher mit Schutzvorrichtungen ausgestattet sind, kann der Strom am Schrittmacherdraht oder der ICD-Sonde entlangfließen und dort Verbrennungen verursachen, wo die Elektrodenspitze mit dem Myokard in Kontakt kommt. Dies kann zu einem Anstieg des Widerstands am Kontaktpunkt und einem Anstieg der Schrittmacherschwelle führen. Die Defibrillatorelektroden müssen mindestens 8 cm vom Schrittmacheraggregat entfernt platziert werden, um das Risiko zu minimieren. Alternativ können die Klebeelektroden – wie zuvor beschrieben – anterior-posterior oder postero-lateral angebracht werden. War eine Reanimation nach Defibrillationen erfolgreich, muss der Schrittmacher in den nächsten beiden Monaten regelmäßig kontrolliert werden. Es wurden Fallberichte veröffentlicht, wo Helfer, die während der CPR in Kontakt mit dem Patienten standen, einen Schock vom ICD erhielten. In diesen Fällen ist es besonders wichtig, dass bei der CPR Handschuhe getragen werden und ein Haut-zu-Haut-Kontakt mit dem Patienten vermieden wird, weil der ICD vor einer Schockabgabe nicht warnt.

10. Interne Defibrillation

Bei der Verwendung von „Löffeln" (Paddles) zur internen Defibrillation, die direkt auf den Ventrikeln platziert werden, sind deutlich geringere Energien notwendig als für die externe Defibrillation. Biphasische Schocks sind für die direkte Defibrillation effektiver als monophasische. Verwenden Sie für die biphasische mit internen Paddles direkt am Myokard ausgeführte Defibrillation 10–20 J. Monophasische Geräte benötigen etwa die doppelte Energie. 50 J sollten für eine interne Defibrillation nicht überschritten werden – eine fehlgeschlagene Defibrillation mit diesem Energieniveau erfordert eine Optimierung der Bedingungen am Myokard, bevor erneute Defibrillationsversuche durchgeführt werden.

DIE WICHTIGSTEN LERNZIELE – ZUSAMMENFASSUNG

- Für einen Patienten mit Kammerflimmern ist eine frühzeitige Defibrillation das einzige effektive Mittel zur Wiederherstellung eines Spontankreislaufs.
- Wenn ein Defibrillator verwendet wird, müssen die Unterbrechungen bei den Thoraxkompressionen auf ein absolutes Minimum reduziert werden.

LITERATUR

- Soar J, et al. European Resuscitation Council Guidelines for Resuscitation 2015. Section 3. Adult Advanced Life Support. 10.1016/j.resuscitation.2015.07.016; p99 - p146
- Soar J, Callaway CW, Aibiki M, et al. Part 4: Advanced life support: 2015 International Consensus on Cardiopulmonary Resuscitation and Emergency Cardiovascular Care Science With Treatment Recommendations. 10.1016/j.resuscitation.2015.07.042; e71 - e122

Kapitel 10

Schrittmacherstimulation des Herzens (Pacing)

LERNZIELE

- Indikationen für eine notfallmäßige Schrittmacherstimulation (Pacing) im Umfeld eines Kreislaufstillstands (Peri-Arrest-Situationen)
- Durchführung eines Faustschlagstimulation-Pacings (Percussion Pacing)
- Sichere Anwendung eines nicht invasiven, transkutanen elektrischen Schrittmachers
- Welche Probleme bei temporärer transvenöser Schrittmacherstimulation auftreten können und wie man diese beseitigt
- Wie Patienten mit implantierten Herzschrittmachern und implantierten Cardioverter-Defibrillatoren (ICD) beim Kreislaufstillstand und in Peri-Arrest-Situationen behandelt werden

1. Einleitung

Bei einigen Fällen von Kreislaufstillstand oder in Peri-Arrest-Situationen (vor oder nach einem Kreislaufstillstand) kann ein Schrittmachereinsatz lebensrettend sein. Eine nicht invasive Schrittmacherstimulation kann genutzt werden, um das kardiale Auswurfvolumen bis zum Eintreffen von Expertenhilfe und der Etablierung einer definitiven Therapie temporär aufrechtzuerhalten. Eine nicht invasive Schrittmacherstimulation kann schnell angewendet werden und liegt innerhalb der Möglichkeiten eines ALS-Anwenders. Der ALS-Anwender muss über keine detaillierten technischen Kenntnisse über permanente (implantierte) Herzschrittmacher bzw. implantierte Cardioverter-Defibrillatoren (ICD) verfügen. Er muss jedoch erkennen können, ob ein Patient Träger eines solchen Geräts ist, wann eine Fehlfunktion vorliegt und wie das Vorhandensein eines implantierten Geräts den Behandlungsablauf beim Kreislaufstillstand beeinflussen kann.

2. Normale und gestörte Reizbildung und Reizleitung am Herzen

Die elektrische Aktivität, die jeden normalen Herzschlag hervorruft, entsteht im Sinusknoten (auch sinu-atrialer (SA-)Knoten genannt). Dieser depolarisiert ohne einen äußeren Stimulus spontan und regelmäßig. Diese Eigenschaft wird als Automatie bezeichnet, und jedes kardiale Gewebe, das diese Fähigkeit besitzt, kann einen Herzschlag initiieren und als herzeigener Schrittmacher fungieren. Die Eigenfrequenz, mit der die verschiedenen Teile des Reizbildungs- und Leitungssystems spontan depolarisieren, ist unterschiedlich *(Abb. 10.1)*. Der jeweils schnell-ste Schrittmacher bestimmt den Herzrhythmus, und nur bei dessen Ausfall übernehmen die langsameren Schrittmacher die Kontrolle. Dies ist beispielsweise beim Sinusarrest oder extremer Sinus-Bradykardie zu sehen, wenn der AV-Knoten die Schrittmacherfunktion übernimmt und dadurch ein junktionaler Ersatzrhythmus auftritt, sowie bei komplettem AV-Block (AV-Block dritten Grades), wenn der Ersatzrhythmus vom Ventrikel-Myokard (= Kammerersatzrhythmus) oder vom Reizleitungsgewebe unterhalb des AV-Knotens stammt.

Abbildung 10.1
Das Reizbildungs- und -leitungssystem des Herzens

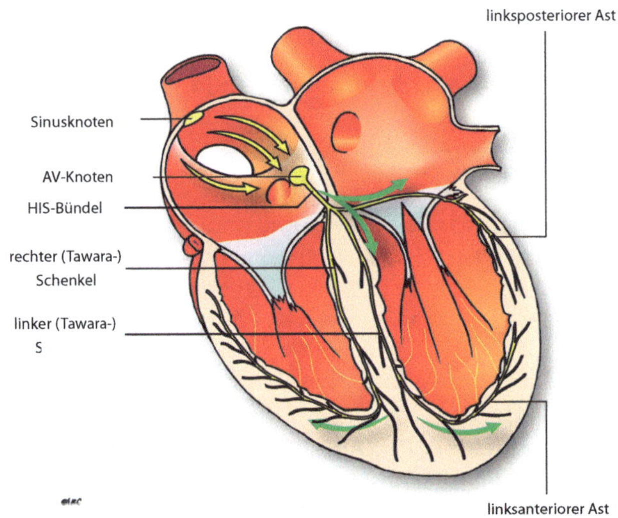

Wenn ein kompletter AV-Block auf Höhe des AV-Knotens auftritt, dann übernehmen diejenigen unterhalb der Blockierung liegenden Zellen die „neue Schrittmacherfunktion", die nun über die schnellste Automatie verfügen. Die Spontandepolarisationsfrequenz dieser Zellen ist relativ schnell (oftmals um 50/Min.). Der daraus resultierende Ersatzrhythmus ist im Allgemeinen relativ stabil, und es ist unwahrscheinlich, dass er in eine Asystolie übergeht.

Die aus dieser Blockart resultierenden Kammerkomplexe sind schmal, weil die weitere Reizlei-tung durch ein intaktes HIS-Purkinje-System zugleich in beide Kammern geleitet wird. Dieses Bild kann als Komplikation bei einem akuten inferioren Herzinfarkt auftreten. In dieser Situation kann es sein, dass eine Schrittmacherbehandlung nicht nötig wird, weil die Herzfrequenz oftmals nicht sehr langsam und das Risiko für eine Asystolie üblicherweise gering ist.

Ein kompletter AV-Block kann jedoch auch weiter distal im Reizleitungssystem auftreten, beispielsweise, wenn alle Äste der Tawaraschenkel nach einem anteroseptalen Herzinfarkt betroffen sind oder in Folge anderer Erkrankungen, wie degenerativen Fibrosen und Herzklappenerkrankungen. Die Automatie, die unterhalb dieses Blocks im distalen Purkinje-System entsteht, ist meist langsam und unzuverlässig. Die daraus resultierenden QRS-Komplexe sind breit, da die Leitung über das Ventrikel-Myokard langsamer verläuft als bei der schnellen Überleitung über das HIS-Purkinje-System. Der unzuverlässige Ersatzrhythmus kann entweder kurzfristig ausfallen, wodurch es zu einer Synkope (Adams-Stokes-Anfall) kommt, oder er kann komplett ausfallen, was zu einem Stillstand der Ventrikel und somit zum Kreislaufstillstand führt. Ein kompletter AV-Block mit breiten Kammerkomplexen erfordert eine Schrittmacherstimulation, und insbesondere beim Auftreten von ventrikulären Pausen ist sie sehr dringend angezeigt, da hierbei das Risiko einer Asystolie besteht. Das mögliche Risiko eines höhergradigen AV-Blocks und einer Asystolie soll immer bei Patienten mit Synkopen in Betracht gezogen werden, die im EKG eine Überleitungsstörung aufweisen (z. B. langes PR-Intervall oder ein Schenkelblock). Diese Patienten benötigen zumindest ein kardiales Monitoring und eine Beurteilung durch Spezialisten.

In einer Peri-Arrest-Situation wird eine Schrittmacherstimulation verwendet, wenn der Herzrhythmus übermäßig langsam oder unzuverlässig ist und nicht auf eine Behandlung anspricht, wie sie im Algorithmus für Bradykardie beschrieben wird *(Kapitel 11)*. Die Schrittmacherstimulation wird jedoch nur erfolgreich sein, wenn das Herz mit einer Kontraktion auf die Stimulation reagieren kann. Bei einem Kreislaufstillstand mit P-Wellen-Aktivität im EKG ist die Wahrscheinlichkeit dafür höher („ventrikuläre Asystolie").

Bei einer Asystolie ohne P-Wellen ist eine Schrittmacherstimulation nur sehr selten erfolgreich und sollte in dieser Situation nicht routinemäßig angewendet werden.

Wenn im EKG unmittelbar auf den Schrittmacherstimulus ein QRS-Komplex folgt, nennt man dies „Capture" (Übernahme). Vergewissern Sie sich stets, ob einer elektrischen Aktivität im EKG eine mechanische Aktion mit einem tastbaren Puls folgt.

3. Arten der Schrittmacherstimulation

Die Arten der Schrittmacherstimulation werden wie folgt unterteilt:

nicht invasive Methoden

- Faustschlagstimulation („Percussion Pacing"),
- transkutane Schrittmacherstimulation,

invasive Methoden

- temporäre transvenöse Schrittmacherstimulation,
- permanente Stimulation mit einem implantierten Schrittmacher.

Zu den implantierbaren Schrittmachern gehören rein antibradykarde Systeme, biventrikuläre Systeme zur Therapie der Herzinsuffizienz (kardiale Resynchronisationstherapie, CRT) sowie implantierbare Cardioverter-Defibrillatoren (ICDs), welche auch eine Schrittmacherfunktion haben.

3.1 Nicht invasive Schrittmacherstimulation

3.1.1 Faustschlagstimulation (Percussion Pacing)

Falls eine Bradykardie so ausgeprägt ist, dass sie klinisch einen Kreislaufstillstand verursacht, kann anstelle von Thoraxkompressionen eine Faustschlagstimulation zur Anwendung kommen, da durch diese ein ausreichender kardialer Auswurf bei minimalem Trauma des Patienten erreicht werden kann. Sind bei einem ventrikulären Stillstand P-Wellen zu sehen, ist die Erfolgswahrscheinlichkeit größer *(Kapitel 8)*.

3.1.2 Durchführung einer Faustschlagstimulation (Percussion Pacing)

- Schlagen Sie wiederholt fest, aber dosiert mit der unteren Faustseite in die Herzgegend – linkslateral vom unteren Sternumende.
- Heben Sie die Hand für jeden Schlag jeweils nur etwa 10 cm über den Brustkorb.
- Erzeugen die initialen Schläge im EKG keinen QRS-Komplex, versuchen Sie, ein wenig härter zu schlagen, und suchen Sie durch Veränderung des Kontaktpunkts im Bereich der Herzgegend nach der besten Position, und zwar so lange, bis eine Stelle gefunden ist, die eine beständige ventrikuläre Stimulation hervorruft.

Die Faustschlagstimulation ist nicht so zuverlässig wie eine elektrische Stimulation. Gelingt es nicht, damit rasch einen Rhythmus mit fühlbarem Puls zu erzeugen, unabhängig davon, ob ein QRS-Komplex im EKG erzeugt wurde oder nicht, soll ohne Verzögerung mit der CPR begonnen werden.

Wie auch die CPR ist die Anwendung einer Faustschlagstimulation als Notfallmaßnahme zur Aufrechterhaltung einer Perfusion der lebenswichtigen Organe zu verstehen und soll entweder die Rückkehr eines spontanen Herzrhythmus oder eine transkutane bzw. transvenöse Schrittmacherstimulation ermöglichen. Da es sich bei der Faustschlagstimulation um keine längerfristige Problemlösung handelt, soll zügig Expertenhilfe angefordert werden.

3.2. Transkutane Schrittmacherstimulation

Im Vergleich zur transvenösen Stimulation hat die nicht invasive, transkutane Schrittmacherstimulation folgende Vorteile:

- Sie kann sehr schnell etabliert werden.
- Sie ist leicht durchzuführen und erfordert nur ein Minimum an Training.
- Sie kann von Pflegepersonal, Rettungsfachpersonal und Ärzten begonnen werden, bis Expertenhilfe zum Einsatz einer transvenösen Stimulation verfügbar ist.

Der Hauptnachteil der transkutanen Schrittmacherstimulation sind die Schmerzen bei wachen Patienten. Der Schrittmacherimpuls führt zu einer schmerzhaften Kontraktion der Thoraxmuskulatur. Behandeln Sie bewusstseinsklare Patienten mittels Analgesie oder Analgosedierung. Viele Defibrillatoren besitzen zusätzlich eine Schrittmacherfunktion, und die Entwicklung von Multifunktionsklebeelektroden für EKG-Monitoring, Schrittmacherstimulation, Kardioversion und Defibrillation hat deren Anwendung besonders vielfältig gemacht. Daneben kann es in manchen Bereichen der Klinik nicht invasive Geräte geben, die ausschließlich einer Schrittmachertherapie dienen.

Die meisten modernen transkutanen Schrittmachersysteme können als Bedarfsschrittmacher (im Demandmodus) arbeiten, indem sie eigene QRS-Komplexe des Patienten erkennen und Schrittmacherstimuli nur bei Bedarf abgeben. Beachten Sie, dass für eine einwandfreie Funktion bei den meisten Geräten eine zusätzliche EKG-Ableitung über die normalen (kleinen) EKG-Elektroden notwendig ist.

3.2.1 Ablauf der transkutanen Schrittmacherstimulation

- Vermeiden Sie unnötige Verzögerungen bis zum Beginn der Schrittmacherbehandlung, aber beachten Sie trotz allem sorgfältig das empfohlene Vorgehen, um die Erfolgswahrscheinlichkeit zu erhöhen.
- Rasieren Sie rasch die Stellen, auf die die Elektroden geklebt werden, falls der Patient stark behaart ist.
- Sorgen Sie dafür, dass die Haut trocken ist.
- Bringen Sie zusätzlich zu den selbstklebenden Stimulationselektroden (Pads) auch die normalen EKG-Monitoring-Elektroden an, falls nötig. Bei einigen Geräten zur Schrittmachertherapie müssen diese zusätzlich verwendet werden.
- Kleben Sie die Pads auf der konventionellen rechtspektoral-apikalen Position auf, falls möglich *(Abb. 10.2a)*. Falls dies nicht möglich ist (z. B. bei Thoraxtrauma, implantiertem ICD oder Schrittmacher), kann die anterior-posteriore (a. p.) Position für die Pads genutzt werden *(Abb. 10.2b)*.
- Falls Sie einen Schrittmacher verwenden, mit dem nicht defibrilliert werden kann, dann kleben Sie die Pads in der anterior-posterioren (a. p.) Position auf, weil dann beim Kreislaufstillstand die selbstklebenden Defibrillationselektroden auf der „kon-ventionellen" Position rechtspektoral und apikal angebracht werden können.
- Die empfohlenen Stellen zum Aufbringen der Pads sind bei der rechtspektoral-apikalen Stimulationstechnik folgende: Das rechtspektorale Pad wird oberhalb des rechten Pektoralismuskels aufgeklebt, direkt unterhalb des rechten Schlüsselbeins. Kleben Sie das apikale Pad in der mittleren Axillarlinie auf die Position der V6-EKG-Elektrode. Es ist wichtig, dass dieses Pad weit genug seitlich geklebt wird. Platzieren Sie es so auf die Thoraxwand, dass jeglicher Kontakt zum weiblichen Brustgewebe vermieden wird.

Abbildung 10.2a
Elektrodenplatzierung bei externer pektoral-apikaler Stimulation

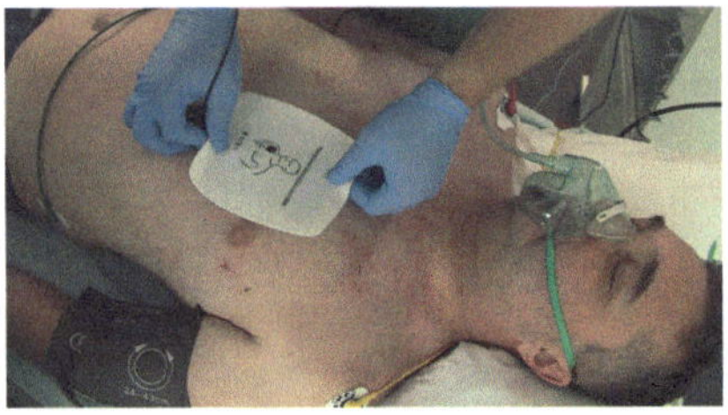

Abbildung 10.2b.
Elektrodenplatzierung bei externer anterior-posteriorer (a. p.) Stimulation

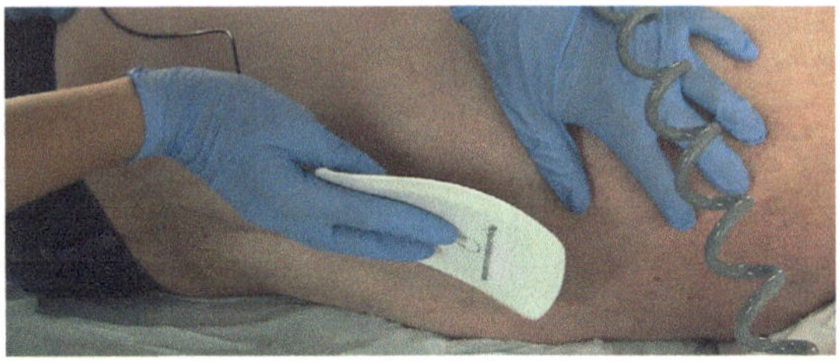

Die empfohlenen Stellen zum Aufkleben der Pads sind bei der anterior-posterioren (a. p.) Stimulationstechnik folgende: Das anteriore Pad wird links neben dem Sternum auf die Brustwand geklebt, und zwar auf die V2- und V3-EKG-Elektrodenposition. Kleben Sie das posteriore Pad auf die Stelle zwischen dem unteren Anteil des linken Schulterblatts und der Wirbelsäule, dabei soll das Pad, horizontal gesehen, auf der gleichen Höhe wie das anteriore Pad sein.

- Die verschiedenen transkutanen Schrittmacher haben auch unterschiedliche Eigenschaften. So muss beispielsweise der Anwender bei einigen Geräten die Stromstärke des abgegebenen Stimulationsimpulses nach und nach erhöhen, bis dies beim Patienten zu einem QRS-Komplex führt. Andere Geräte hingegen arbeiten mit einem festeingestellten Stimulationsimpuls, der nicht verändert werden kann, und nutzen eine verlängerte Impulsdauer (Dauer des Stimulationsimpulses). Machen Sie sich daher mit dem bei Ihnen verwendeten Gerät und seiner Funktionsweise gut vertraut.
- Die meisten transkutanen Schrittmacher verfügen über den Demand-Modus als Stimulationsmodus, d. h., dass der Schrittmacher unterdrückt wird, falls er spontane, vom Patienten selbst hervorgebrachte QRS-Komplexe erkennt (Demand = Bedarf). Wenn allerdings auf dem EKG-Monitor zahlreiche Bewegungsartefakte zu sehen sind, kann dies den Schrittmacher unterdrücken (inhibieren). Vermeiden Sie Bewegungsartefakte daher so gut wie möglich. Kommt es dennoch aufgrund anhaltender Artefakte zur Schrittmacherinhibierung, dann schalten Sie um auf starrfrequente Stimulation (Fixed-Rate Pacing).
- Wählen Sie eine adäquate Stimulationsfrequenz. Diese liegt für Erwachsene norma-lerweise im Bereich von 60–90/Min., aber unter Umständen (beispielsweise bei komplettem AV-Block mit einem idioventrikulären Rhythmus von 50/Min.) kann eine niedrigere Stimulationsfrequenz von 40 oder sogar 30/Min. angebracht sein, damit der Schrittmacher nur dann aktiv wird, wenn es plötzlich zum Kammerstillstand oder einer Verstärkung der Bradykardie kommt.
- Falls der Schrittmacher über eine frei wählbare Stimulationsstromstärke verfügt, dann wählen Sie die niedrigstmögliche Stromstärke, und schalten Sie den Schrittmacher ein. Erhöhen Sie die Stromstärke stufenweise, und beobachten Sie dabei den Patienten und das EKG. Mit zunehmender Stromstärke kommt es zur impuls-

synchronen Kontraktion der Thoraxmuskulatur des Patienten, und im EKG erscheint ein Schrittmacher-Spike *(Abb. 10.3)*. Erhöhen Sie die Stromstärke weiter, bis jedem Schrittmacher-Spike ein QRS-Komplex folgt, was eine elektrische Reizantwort (Übernahme, „Capture") anzeigt (meist bei einer Stromstärke von 50–100 mA). Das bedeutet, dass der Schrittmacherimpuls eine Depolarisation der Ventrikel verursacht.

- Vergewissern Sie sich, dass den erkennbaren QRS-Komplexen eine T-Welle folgt. Gelegentlich können Artefakte, die durch den transthorakalen Stromfluss erzeugt werden, fälschlicherweise für einen QRS-Komplex gehalten werden, jedoch folgt auf solch ein Artefakt keine T-Welle *(Abb. 10.3)*.

- Kann auch bei Stimulation mit maximaler Stromstärke keine elektrische Reizantwort („Capture") erreicht werden, versuchen Sie eine andere Elektrodenposition. Ist es nicht möglich, eine elektrische Übernahme zu erreichen, kann das Myokard erheblich geschädigt sein, aber auch andere Ursachen (z. B. eine Hyperkaliämie) können eine erfolgreiche Schrittmacherstimulation verhindern.

Überprüfen Sie den Puls, sobald Sie eine elektrische Reizantwort erreicht haben. Ein palpabler Puls bestätigt das Vorhandensein einer mechanischen Antwort des Herzens (d. h. einer Kontraktion des Myokards). Wenn trotz einer guten elektrischen Reizantwort keine mechanische Antwort erzielt wird, liegt eine pulslose elektrische Aktivität (PEA) vor. Die wahrscheinlichste Ursache ist schweres Pumpversagen, aber andere mögliche Ursachen von pulsloser elektrischer Aktivität sollten unter diesen Umständen auch berücksichtigt werden.

Wache Patienten verspüren während der transkutanen Schrittmacherstimulation normalerweise deutliche Schmerzen. Klären Sie die Patienten vorher darüber auf. Oft werden sie eine intravenöse Analgesie und/oder Sedierung benötigen, falls eine längere transkutane Schrittmacherstimulation notwendig ist. Führen Sie regelmäßig eine Neubewertung (ABCDE) durch, da sowohl Analgetika als auch Sedativa zu einer Atemdepression des Patienten führen können.

Platzieren Sie die Defibrillator-Paddles zur Defibrillation eines Patienten, bei dem zuvor reine Schrittmacherelektroden angebracht wurden, mindestens 2–3 cm von den Schrittmacherelektroden entfernt, um dem Auftreten von Funkenschlag durch die Defibrillator-Paddles vorzubeugen.

Bei aufgeklebten transkutanen Stimulationselektroden können Thoraxkompressionen oder andere Maßnahmen mit Patientenkontakt problemlos durchgeführt werden. Es besteht keine Gefahr für die ausführenden Personen. Die Fortführung der Schrittmachertherapie während der CPR ergibt jedoch keinen Nutzen, sodass man den Schrittmacher am besten abschaltet.

Wird durch die transkutane Schrittmacherstimulation ein ausreichendes Herzzeitvolumen erzielt, sollte sofort Expertenhilfe hinzugezogen werden, damit entschieden wird, ob der Patient einen transvenösen Schrittmacher erhalten soll.

Abbildung 10.3
Transkutane Schrittmacherstimulation. Auftreten von Schrittmacher-Spikes im EKG

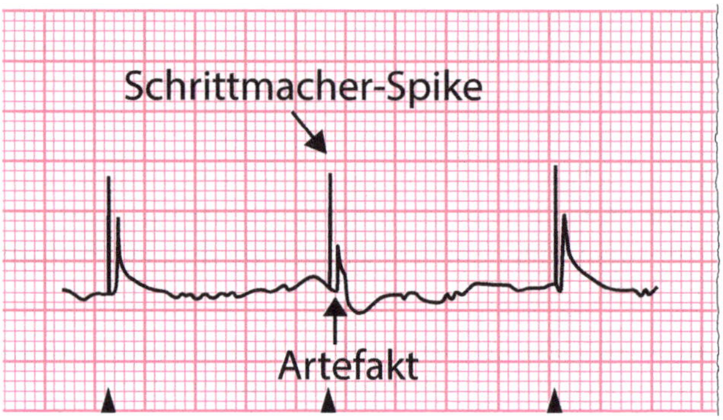

3.4 Invasive Schrittmacherstimulation

3.4.1 Temporäre transvenöse Schrittmachertherapie

Nur selten muss während eines Kreislaufstillstands eine transvenöse Schrittmacherstimulation versucht werden. Verwenden Sie in dieser Situation zur Etablierung eines kardialen Auswurfs vorerst eine nicht invasive Schrittmacherstimulation, und ziehen Sie danach Expertenhilfe zur Anlage eines transvenösen Stimulationssystems hinzu.

Der Ausfall eines liegenden temporären transvenösen Schrittmacherstimulationssystems kann zum Kreislaufstillstand führen, insbesondere wenn der Patient schrittmacherabhängig ist. Temporäre transvenöse Schrittmacherstimulationssysteme können drei Möglichkeiten einer Fehlfunktion aufweisen:

- **Zu hohe Reizschwelle**

Wenn eine temporäre transvenöse Schrittmachersonde eingeführt wird, ist das Ziel im Allgemeinen, ihre Spitze möglichst im Apex des rechten Ventrikels zu positionieren, da hier das Risiko einer Sondendislokation am geringsten ist. Nachdem die Sonde richtig positioniert ist, wird sie zur Stimulation des Herzens genutzt, wobei die Spannung des Schrittmachers erniedrigt bzw. erhöht wird, um die zur ventrikulären Stimulation minimal erforderliche Stromspannung zu ermitteln. Diese Mindestspannung wird als (Stimulations-)Reizschwelle bezeichnet, und sie sollte idealerweise unmittelbar nach dem Einführen der Sonde <1 Volt betragen. Höhere Reizschwellenwerte deuten darauf hin, dass die Schrittmachersonde keinen befriedigenden Kontakt mit dem Endokard besitzt (Sondendislokation) und eine Neupositionierung der Schrittmachersonde nötig sein kann.

Normalerweise wird das Herz mit 3–4 Volt stimuliert, also deutlich höher als die initiale Stimulationsreizschwelle. In den ersten 4 Wochen nach Positionierung der Stimulationselektrode (temporär oder permanent) muss mit einer Reizschwellenerhöhung gerechnet werden.

Überprüfen Sie den Schwellenwert bei temporären Schrittmachersonden mindestens einmal am Tag, um sicherzustellen, dass die Energie des Schrittmacherimpulses ausreichend hoch über dem Schwellenwert liegt. Ist dies nicht der Fall, kann es zum Verlust der Reizantwort kommen. Im EKG ist dies als Schrittmacher-Spike ohne nachfolgenden QRS-Komplex sichtbar. Der Kopplungsverlust kann auch intermittierend auftreten, sodass jedes Sichtbarwerden einer „fehlenden" Aktion eine erneute Kontrolle der Stimulationsreizschwelle nach sich ziehen soll.

Erfolgt der Reizantwortverlust infolge einer hohen Reizschwelle, muss unverzüglich die Energie des Schrittmacherimpulses über die Reizschwelle erhöht werden. Eine plötzliche Erhöhung der Stimulationsreizschwelle kann durch eine Elektrodendislokation verursacht werden. In diesem Fall ist zügig Expertenhilfe anzufordern, weil eine Neupositionierung der Sonde erforderlich sein kann.

- **Unterbrechung der elektrischen Kopplung**

Moderne temporäre transvenöse Schrittmachersonden arbeiten bipolar. Eine Elektrode ist an der Spitze der Schrittmachersonde angebracht und die zweite etwa 1 cm proximal davon. Jede Elektrode ist durch eine Leitung mit separaten Anschlüssen am anderen Ende außerhalb des Patienten verbunden. Diese Anschlüsse sind üblicherweise über Steckkontakte mit einem Kabel verbunden und dieses wiederum mit den Steckanschlüssen am Schrittmachergehäuse.

Vergewissern Sie sich, dass alle Verbindungen zwischen der Sonde und dem Schrittmacher einen guten und sicheren Kontakt haben, der nicht Gefahr läuft, z. B. durch geringe Bewegungen der Sonde oder des Kabels unterbrochen zu werden.

Ein Kontaktverlust an irgendeinem Punkt dieser Verbindungen unterbricht die Schrittmacherstimulation am Herzen, was am Fehlen des Schrittmacher-Spikes im EKG zu erkennen ist. Dieser Kontaktverlust kann intermittierend und ohne Symptome auftreten oder plötzlich und komplett sein und dabei zu einer Synkope oder zum Kreislaufstillstand mit Asystolie führen. Wenn eine Schrittmacherdysfunktion von fehlenden Schrittmacher-Spikes im EKG begleitet wird, überprüfen Sie sofort alle Kabelverbindungen. Stellen Sie sicher, dass die Schrittmachereinheit nicht versehentlich ausgeschaltet wurde bzw. die Batterien nicht leer sind. Falls dies alles nicht zutrifft, könnte ein Kabelbruch innerhalb der Isolierung der Schrittmachersonde infrage kommen. Dieser führt üblicherweise zu einem intermittierenden Stimulationsausfall, und die Kabelbrüche treten häufiger im Verbindungskabel auf als in der Schrittmachersonde. Falls dies vermutet wird, wechseln Sie das Verbindungskabel sofort aus.

- **Elektrodendislokation**

Die Spitze einer endokardialen transvenösen Schrittmachersonde soll normalerweise im Apex des rechten Ventrikels liegen. Die Schlaufe der Schrittmachersonde im rechten Vorhof soll groß genug sein für einen Wechsel der Körperhaltung und eine tiefe Inspiration, jedoch nicht so groß, dass sie eine Dislokation der Sondenspitze begünstigt.

Die Spitze einer Schrittmacherelektrode kann aber auch die Wand des rechten Ventrikels perforieren und im Perikardraum zu liegen kommen, wobei es sein kann, dass man im Röntgenthorax keine oder nur geringe Veränderungen der Position sieht. Sehr selten kann dies zu einer Perikardtamponade führen; an diese Möglichkeit muss bei Patienten im Kreislaufstillstand bei vorhandener pulsloser elektrischer Aktivität gedacht werden, wenn sie erst kürzlich eine Schrittmachersonde implantiert bekommen haben.

Falls es zu einer Sondendislokation oder Perforation kommt, wird das EKG zwar noch einen Stimulations-Spike anzeigen, aber wahrscheinlich besteht gleichzeitig ein intermittierender oder kompletter Verlust der Reizantwort des Schrittmacherimpulses, sodass die Schrittmacher-Spikes nicht ständig von einem QRS-Komplex gefolgt werden. Wenn die Sonde im rechten Ventrikel verbleibt, dort aber verrutscht, kann sie ventrikuläre Extrasystolen oder komplexe ventrikuläre Rhythmusstörungen einschließlich Kammerflimmern und ventrikulärer Tachykardien auslösen. Wenn die transvenöse Stimulation ausfällt, besteht das Risiko eines Kreislaufstillstands bei ventrikulärer Asystolie. Diese Episode kann relativ kurz andauern und zu einer Synkope führen, oder sie besteht länger, was dann zu einem Kreislaufstillstand mit Asystolie führt. Verwenden Sie in dieser Situation eine nicht invasive Schrittmachertherapie, bis eine effektive transvenöse Schrittmacherstimulation wiederhergestellt werden kann.

3.4.2 Implantierte permanente Schrittmachersysteme

Störungen von permanenten Schrittmachersystemen sind selten, da die Verbindungen zwischen den Schrittmachersonden und dem Schrittmacher sehr viel sicherer sind. Gelegentlich kommt es zum Bruch einer permanenten Schrittmachersonde, normalerweise posttraumatisch, z.B. durch Sturz auf den ausgestreckten Arm der Seite, wo der Schrittmacher implantiert ist. Dies kann zu einem permanenten oder vorübergehenden Verlust der Schrittmacher-Spikes führen.

Wenn Sie mittels der ABCDE-Herangehensweise eine Patientenbeurteilung und -behandlung durchführen, dann achten Sie bei „E" auf das Vorhandensein eine implantierten Geräts. Diese sind normalerweise unterhalb der Clavicula, oft – aber nicht immer – auf der linken Seite implantiert. Versuchen Sie, die Art des implantierten Geräts festzustellen (ICD oder Schrittmacher?). Falls es sich um einen Schrittmacher handelt, dann versuchen Sie herauszufinden, ob dieser wegen einer bradykarden Rhythmusstörung oder zur Therapie einer Herzinsuffizienz implantiert wurde.

Erleidet ein Patient mit einem implantierten permanenten Schrittmachersystem einen Kreislaufstillstand oder benötigt er eine Kardioversion, sollten die Elektroden mindestens 8 cm vom Schrittmacheraggregat entfernt aufgesetzt werden. Geräte, die unterhalb der linken Clavicula implantiert sind, stellen kein Problem für die Standardelektrodenposition dar. Wurde der Schrittmacher unterhalb der rechten Clavicula implantiert, soll man nach Möglichkeit die anterior-posteriore Position für die Defibrillation oder Kardioversion anwenden. Am einfachsten und sichersten geschieht dies durch die bevorzugte Anwendung von Klebepads im Gegensatz zur Verwendung manueller Paddles.

- **Biventrikuläre Schrittmachersysteme**

Bis vor nicht allzu langer Zeit war der übliche Grund für die Implantation eines permanenten Schrittmachers die Behandlung einer Bradykardie, meistens verursacht durch eine Sinusknoten-Erkrankung oder AV-Überleitungsstörung. In den letzten Jahren wurden vermehrt biventrikuläre Schrittmachersysteme im Sinne einer kardialen Resynchronisationstherapie (CRT) bei Patienten mit Herzinsuffizienz angewendet. Die meisten dieser Patienten benötigen keine Stimulation aufgrund einer Bradykardie. Die simultane Stimulation im Apex des rechten Ventrikels und der lateralen Wand des linken Ventrikels verbessert die Koordination der linksventrikulären Kontraktion. Bei diesen Schrittmachern müssen die gleichen Vorsichtsmaßnahmen während der Defibrillation und Kardioversion getroffen werden wie bei jedem anderen Schrittmacher, aber der Ausfall eines Schrittmachers, der aufgrund der oben genannten Indikationen implantiert wurde, führt normalerweise nicht zu auffälligen Veränderungen in der Herzfrequenz oder zur anderen gefährlichen Rhythmusstörungen.

4. Implantierbare Cardioverter-Defibrillatoren (ICDs)

Diese Geräte ähneln großen implantierten Schrittmachern. Viele von ihnen können bei Bradykardie als Bedarfsschrittmacher arbeiten, einige von ihnen können darüber hinaus bei Herzinsuffizienz biventrikulär stimulieren und, wenn nötig, einen Defibrillationsschock abgeben. Nationale und internationale Leitlinien definieren die Indikationen für die Implantation eines ICD, aber die zunehmende Evidenz einer höheren Überlebensrate nach ausgedehntem Myokardinfarkt und Herzinsuffizienz hat zu einer verstärkten Anwendung dieser Geräte geführt. Im Unterschied zu einem einfachen Schrittmacher besteht die primäre Funktion eines ICD in der Beendigung einer lebensbedrohlichen tachykarden Herzrhythmusstörung. Ein „einfacher" ICD kann im Fall von Kammerflimmern oder sehr schneller ventrikulärer Tachykardie einen Defibrillationsschock abgeben; weiter entwickelte Geräte können so programmiert werden, dass sie zur Beendigung einer ventrikulären Tachykardie, die nicht besonders schnell ist und wahrscheinlich nicht zu einem Kreislaufstillstand führt, ein antitachykardes Pacing (ATP/Überstimulation) abgeben können und nur dann einen Defibrillationsschock abgeben, wenn die ventrikuläre Tachykardie schneller wird oder in ein Kammerflimmern übergeht.

ICDs werden, ähnlich wie normale Schrittmacher, in der Pektoralisregion implantiert. Erscheinen diese Geräte auch ziemlich komplex, so ist die Art und Weise, wie sie Veränderungen des Herzrhythmus erkennen, relativ einfach: Im Wesentlichen beruht dies auf der Wahrnehmung schneller Herzaktionen. Es ist daher nicht überraschend, dass ICDs gelegentlich eine Arrhythmie oder andere elektrische Signale fehlinterpretieren und nicht indizierte Schocks abgeben, die sehr unangenehm für den wachen Patienten sind. ICDs können durch eine Magnetauflage oder das Ankleben eines Magneten auf der Haut direkt über dem Gehäuse des ICD vorübergehend ausgeschaltet werden. Bei Verdacht auf Fehlfunktion eines ICD muss unbedingt die Hilfe eines Experten in Anspruch genommen werden, da eine Umprogrammierung nötig sein könnte.

Erleidet ein Patient mit einem ICD einen Kreislaufstillstand, der durch den ICD nicht beendet wird, soll die kardiopulmonale Reanimation wie üblich erfolgen. Bis vor Kurzem nahm man an, dass dies ohne Risiko für die Helfer erfolgen kann, selbst wenn der ICD während der Herzdruckmassagen einen internen Schock abgibt. Allerdings gibt es einige Fallberichte, denen zufolge Helfer Schocks von einem ICD erhalten haben. Das Risiko ist jedoch minimal, wenn Handschuhe getragen werden. Wird ein defibrillierbarer Rhythmus bei Kreislaufstillstand durch den ICD nicht beendet, soll die externe Defibrillation wie üblich durchgeführt werden, wobei bei der Auswahl der richtigen Paddle-Position die gleichen Vorsichtsmaßnahmen wie bei Patienten mit implantiertem Schrittmacher getroffen werden sollen. Nach erfolgter externer Defibrillation bzw. Reanimation ist eine Funktionsüberprüfung des Geräts (Schrittmacher, ICD) durch einen Experten zwingend notwendig.

Die Notwendigkeit einer ICD-Implantation soll bei jedem Patient in Betracht gezogen werden, der im Rahmen eines Kreislaufstillstands mit schockbarem Rhythmus wiederbelebt wurde, wenn das Ereignis nicht im Rahmen eines gesicherten akuten ST-Hebungsinfarkts aufgetreten ist. Jeder dieser Patienten soll vor Entlassung aus dem Krankenhaus einem Kardiologen, der über Spezialkenntnisse auf dem Gebiet der Herzrhythmusstörungen verfügt, vorgestellt werden.

DIE WICHTIGSTEN LERNZIELE – ZUSAMMENFASSUNG

- Eine nicht invasive Schrittmacherstimulation kann von jedem ALS-Anwender durchgeführt werden. Sie ist die Notfalltherapie der Wahl bei bradykarden Herzrhythmusstörungen, die ein potenzielles Risiko für diejenigen Patienten darstellen, die nicht auf die anfängliche Medikamentengabe ansprechen.
- Die nicht invasive Schrittmacherstimulation ist eine überbrückende Maßnahme, die bis zur Wiederkehr eines stabilen und effektiven Spontanrhythmus eingesetzt wird oder bis ein entsprechend versierter Anwender eine transvenöse Schrittmacherstimulation etabliert.
- Bei Patienten mit implantierten Schrittmachern und ICDs sind im Fall einer Wiederbelebung besondere Vorsichtsmaßnahmen notwendig.
- Eine ICD-Implantation soll bei denjenigen Patienten in Erwägung gezogen werden, die aufgrund eines VF-/pVT-Kreislaufstillstands reanimiert wurden und bei denen ein Rezidivrisiko besteht.

LITERATUR

- National Institute for Clinical Health & Excellence 2006. Technology Appraisal 95. Implantable cardioverter defibrillators for arrhythmias. Review of Technology Appraisal 11. www.nice.org.uk
- Soar J, et al. European Resuscitation Council Guidelines for Resuscitation 2015. Section 3. Adult Advanced Life Support. 10.1016/j.resuscitation.2015.07.016; p99 - p146
- Soar J, Callaway CW, Aibiki M, et al. Part 4: Advanced life support: 2015 International Consensus on Cardiopulmonary Resuscitation and Emergency Cardiovascular Care Science With Treatment Recommendations. 10.1016/j.resuscitation.2015.07.042; e71 - e122

Kapitel 11

Bedrohliche Herzrhythmusstörungen vor und nach einem Kreislaufstillstand (Peri-Arrest-Arrhythmien)

LERNZIELE

- Die Bedeutung von Herzrhythmusstörungen, die einem Kreislaufstillstand vorausgehen oder folgen können, zu verstehen
- Zu verstehen, wie Herzrhythmusstörungen, die einem Kreislaufstillstand vorausgehen oder folgen können, beurteilt werden
- Die Behandlungsprinzipien von Herzrhythmusstörungen, die vor und nach einem Kreislaufstillstand auftreten, zu kennen

1. Einleitung

Herzrhythmusstörungen, die vor oder nach einem Kreislaufstillstand auftreten (sog. Peri-Arrest-Arrhythmien), können in zwei Hauptgruppen unterteilt werden:

- **Herzrhythmusstörungen, die zu einem Herzstillstand führen können** – Viele Herzrhythmusstörungen treten auf, ohne einen Herzstillstand zu verursachen: Sie sind eine relativ häufige Komplikation beim akuten Herzinfarkt (AMI), treten aber auch bei Patienten mit anderen Herzerkrankungen häufig auf und bei Personen, bei denen keine koronare oder strukturelle Herzerkrankung bekannt ist. Unbehandelt können einige dieser Herzrhythmusstörungen einen Herzstillstand auslösen, oder sie können zu einer vermeidbaren Verschlechterung des Zustands des Patienten führen. Andere Herzrhythmusstörungen erfordern möglicherweise keine unmittelbare Behandlung.
- **Herzrhythmusstörungen, die nach zunächst erfolgreicher Wiederbelebung nach einem Kreislaufstillstand auftreten** – Diese weisen häufig darauf hin, dass der Zustand des Patienten immer noch instabil ist und dass das Risiko einer Verschlechterung oder eines erneuten Kreislaufstillstands besteht.

Sie sollen häufige Herzrhythmusstörungen erkennen können und wissen, wie man beurteilt, ob diese einer sofortigen Behandlung bedürfen oder nicht. Die in diesem Kapitel beschriebenen Behandlungsalgorithmen wurden so konzipiert, dass ein nicht spezialisierter Anwender erweiterter lebensrettender Maßnahmen (ALS-Provider) einen Patienten im Notfall effektiv und sicher behandeln kann. Aus diesem Grund wurden sie so einfach wie möglich gehalten. Wenn Patienten nicht akut erkrankt sind, kann es Möglichkeiten der Behandlung geben, einschließlich der (oralen oder parenteralen) Verabreichung von Medikamenten, die einem Nichtexperten nicht geläufig sind. In diesen Situationen sollen Sie, wann immer möglich, einen Kardiologen oder andere erfahrene Ärzte mit geeigneter Expertise um Rat fragen.

2. Behandlungsablauf

Liegt eine Herzrhythmusstörung vor oder wird sie vermutet, dann beginnen Sie die Untersuchung des Patienten mithilfe der ABCDE-Vorgehensweise, wozu auch frühzeitig ein EKG-Monitoring *(Kapitel 8)* gehört. Der Patient muss auf bedrohliche Symptome („Instabilitätszeichen", siehe unten) untersucht werden. Legen Sie einen i.v.-Zugang, und geben Sie Sauerstoff, sofern dies indiziert ist. Ein 12-Kanal-EKG muss so früh wie möglich geschrieben werden. Dies hilft, den Rhythmus genau zu bestimmen, entweder vor einer Behandlung oder retrospektiv; falls nötig mithilfe eines Experten. Die klinische Untersuchung ist von begrenztem Wert, wenn es um die genaue Bestimmung der Rhythmusstörung geht.

Wenn Sie einen Patienten mit einer Herzrhythmusstörung untersuchen, sind zwei Punkte zu beachten:

1. der Zustand des Patienten (Vorhandensein oder Fehlen von bedrohlichen Symptomen),
2. die Art der Herzrhythmusstörung.

3. Bedrohliche Symptome (Instabilitätszeichen)

Das Vorhandensein oder Fehlen von bedrohlichen Symptomen (Instabilitätszeichen) be-stimmt bei den meisten Herzrhythmusstörungen die Dringlichkeit und die Auswahl der Behandlung. Die folgenden bedrohlichen Symptome weisen darauf hin, dass der Patient instabil ist und dass die Gefahr einer gänzlichen oder teilweisen Verschlechterung aufgrund der Herzrhythmusstörung besteht:

- Schock – Hypotension (systolischer Blutdruck <90 mmHg), Blässe, Schwitzen, klam-me Extremitäten, Benommenheit oder beeinträchtigtes Bewusstsein,
- Synkope – vorübergehender Bewusstseinsverlust aufgrund eines allgemein reduzierten Blutflusses zum Gehirn,
- Herzinsuffizienz – Lungenödem und/oder gestaute Halsvenen (mit oder ohne peri-phere Ödeme und Lebervergrößerung),
- Myokardischämie – typischer ischämiebedingter Brustschmerz und/oder Nachweis einer Myokardischämie im 12-Kanal-EKG,
- extreme Herzfrequenzen – zusätzlich zu den zuvor genannten bedrohlichen Symptomen kann es angebracht sein, eine extreme Herzfrequenz für sich allein als bedrohlichen Befund zu betrachten, der einer dringlicheren Beurteilung und Therapie bedarf als eine weniger ausgeprägte Tachykardie oder Bradykardie ohne bedrohliche Symptome:

1. Extreme Tachykardie: Wenn die Herzfrequenz steigt, verkürzt sich die Diastole mehralsdieSystole.BeiHerzrhythmusstörungen,diezusehrhohenHerzfrequenzen führen (z. B. > 150/Min.), verringert sich das Herzschlagvolumen dramatisch (da die Diastole sehr kurz ist und das Herz nicht mehr genügend Zeit hat, sich ausreichend zu füllen), und der koronare Blutfluss wird reduziert (da dieser überwiegend während der Diastole stattfindet), was möglicherweise eine Myo-kardischämie verursacht. Je höher die Herzfrequenz, desto schlechter wird dies toleriert werden.

2. Extreme Bradykardie: Grundsätzlich wird eine Bradykardie umso schlechter vertragen, je langsamer sie ist, und Herzfrequenzen unter 40/Min. werden oft schlecht vertragen. Dies ist besonders bei Personen so, die eine schwere Herzerkrankung haben und bei einer Bradykardie das Schlagvolumen nicht kompensatorisch steigern können. Manche Personen mit einer sehr schweren Herzerkrankung benötigen Herzfrequenzen, die höher als normal sind, um das Herzzeitvolumen aufrechterhalten zu können, und selbst eine „normale" Herzfrequenz kann für solche Patienten inadäquat niedrig sein.

4. Möglichkeiten der Behandlung

Abhängig vom klinischen Zustand des Patienten (z. B. Vorliegen oder Fehlen bedrohlicher Symptome) und der Art der Herzrhythmusstörung, können 5 Kategorien einer Notfallbehandlung unterschieden werden:

1. Beseitigung und/oder Korrektur der wesentlichen Auslöser wie Ischämie, Hypoxie, Azidose, Hypo-, Hyperkaliämie, Medikamente, Stress und Schmerz,
2. elektrische Therapie (Kardioversion bei tachykarden Rhythmusstörungen oder Schritt-machertherapie bei bradykarden Rhythmusstörungen),
3. einfache klinische Maßnahmen (z. B. vagale Manöver, Faustschlagstimulation),
4. pharmakologisch (medikamentöse Behandlung),
5. keine Behandlung erforderlich.

Die meisten Medikamente wirken langsamer und weniger zuverlässig als eine elektrische Therapie, sodass eine elektrische Therapie üblicherweise die bevorzugte Behandlungsform für instabile Patienten mit bedrohlichen Symptomen ist. Wenn Patienten beim Fehlen bedrohlicher Symptome primär medikamentös behandelt werden, muss einem bewusst sein, dass es möglicherweise zu einer Verschlechterung kommen kann, entweder aufgrund der Medikamente oder im Sinne eines natürlichen Verlaufs der Herzrhythmusstörung. Seien Sie darauf vorbereitet, sofort eine elektrische Behandlung (Defibrillation, Kardioversion oder Schrittmachertherapie) durchzuführen.

Wenn sich bei einem Patienten eine Rhythmusstörung als Komplikation einer anderen Problematik (z. B. Infektion, akuter Myokardinfarkt, Herzinsuffizienz) entwickelt, muss sichergestellt sein, dass die zugrunde liegende Ursache untersucht und angemessen behandelt wird, wozu auch die Konsultation von Experten gehört, wenn dies erforderlich ist.

5. Weiteres Monitoring und Behandlung

Nach erfolgreicher Behandlung einer Herzrhythmusstörung überwachen Sie den Patienten weiter am EKG-Monitor, bis Sie davon überzeugt sind, dass das Risiko einer weiteren Herzrhythmusstörung gering ist. Denken Sie stets daran, ein 12-Kanal-EKG **nach** der erfolgreichen Behandlung einer Herzrhythmusstörung zu schreiben, da dieses Auffälligkeiten (oder das Fehlen von Auffälligkeiten) zeigen kann, die für die Planung des weiteren Vorgehens von Bedeutung sein werden. Korrigieren Sie alle reversiblen Faktoren, die prädisponierend für eine erneute Herzrhythmusstörung sein können. Für den Patienten muss sichergestellt werden, dass zum bestmöglichen Zeitpunkt weitere geeignete Hilfe und Beratung durch einen Experten eingeholt wird.

6. Tachykardie

6.1 Wenn der Patient bedrohliche Symptome zeigt

Falls der Patient mit irgendeinem der zuvor beschriebenen durch die Tachykardie verursachten bedrohlichen Symptome instabil ist und sich weiter verschlechtert, versuchen Sie umgehend eine synchronisierte Kardioversion *(Abb. 11.1)*. Bei Patienten, die ansonsten herzgesund sind, treten bedrohliche Symptome und Befunde (Instabilitätszeichen) üblicherweise nicht auf, wenn die Herzfrequenz < 150/Min. ist. Patienten mit einer eingeschränkten Herzfunktion oder relevanten Begleiterkrankungen können bei niedrigeren Herzfrequenzen symptomatisch und instabil sein. Falls mit einer Kardioversion kein Sinusrhythmus wiederhergestellt werden kann und der Patient instabil bleibt, verabreichen Sie 300 mg Amiodaron i.v. über 10–20 Minuten und versuchen erneut die elektrische Kardioversion. Der Aufsättigungsdosis von Amiodaron kann eine Infusion von 900 mg Amiodaron über 24 Stunden folgen.

Wiederholte Versuche einer elektrischen Kardioversion sind bei wiederkehrenden (innerhalb von Stunden oder Tagen) paroxysmalen (selbstlimitierenden) Episoden eines Vorhofflimmerns nicht angemessen. Dies ist bei kritisch kranken Patienten relativ häufig, bei denen Faktoren, die die Rhythmusstörung begünstigen, fortbestehen (z. B. Elektrolytstörungen, Sepsis). Eine Kardioversion verhindert keine nachfolgenden Herzrhythmusstörungen. Behandeln Sie wiederkehrende Episoden mit Medikamenten.

6.2 Synchronisierte elektrische Kardioversion

Die elektrische Kardioversion wird in Allgemeinanästhesie oder unter Analgosedierung durch einen professionellen Helfer, der mit der angewandten Technik vertraut ist, durchgeführt. Sorgen Sie dafür, dass der Defibrillator so eingestellt ist, dass die Schockabgabe synchronisiert erfolgt. Hierdurch wird der Schock zeitgleich mit der R-Zacke abgegeben. Eine unsynchronisierte Schockabgabe kann zeitgleich mit der T-Welle erfolgen und Kammerflimmern (VF) auslösen.

Beginnen Sie bei einer Breitkomplex-Tachykardie oder einem Vorhofflimmern mit einem biphasischen Schock mit 120–150 J (monophasisch 200 J), und erhöhen Sie stufenweise die

Energie bei fehlendem Erfolg. Ein Vorhofflattern und eine regelmäßige Schmalkomplex-Tachykardie lassen sich oft durch Schocks mit niedrigerer Energie terminieren: Beginnen Sie biphasisch mit 70–120 J (monophasisch mit 100 J). Bei Vorhofflimmern und -flattern soll die anterior-posteriore Position der selbstklebenden Elektroden genutzt werden, wenn dies praktikabel ist.

Halten Sie während der Schockabgabe den Auslöseknopf so lange gedrückt, bis der Schock abgegeben worden ist – es kann zu einer kurzen Verzögerung kommen, bevor das Gerät den Schock abgibt.

Wenn ein zweiter Schock erforderlich ist, drücken Sie, wenn nötig, erneut die Synchronisationstaste.

6.3 Wenn der Patient keine bedrohlichen Symptome aufweist

Wenn ein Patient mit Tachykardie stabil ist (keine bedrohlichen Befunde oder Symptome) und sich nicht weiter verschlechtert, dann ist eine medikamentöse Behandlung möglich. Analysieren Sie den Rhythmus mithilfe eines 12-Kanal-EKG, und beurteilen Sie die Breite des QRS-Komplexes. Ist der QRS-Komplex breiter als 0,12 Sekunden (3 kleine Kästchen auf dem Standard-EKG-Papier bei einer Laufgeschwindigkeit von 25 mm pro Sekunde), handelt es sich um eine Breitkomplex-Tachykardie. Wenn die Breite der QRS-Komplexe < 0,12 Sekunden beträgt, handelt es sich um eine Schmalkomplex-Tachykardie.

Alle antiarrhythmischen Maßnahmen – physikalische Maßnahmen, Medikamente oder eine elektrische Therapie – können auch proarrhythmische Effekte haben, sodass eine klinische Verschlechterung eher durch die Maßnahme selbst als durch einen unzureichenden Effekt verursacht sein kann. Die Verabreichung mehrerer Antiarrhythmika oder hohe Dosierungen einer einzelnen Substanz kann die Herzkraft herabsetzen und zur Hypotension führen. Dies kann eine weitere Verschlechterung des Herzrhythmus zur Folge haben. Bevor man antiarrhythmische Substanzen wiederholt oder kombiniert verabreicht, soll ein Experte zu Rate gezogen werden.

Abbildung 11.1
Algorithmus Tachykardie mit Puls

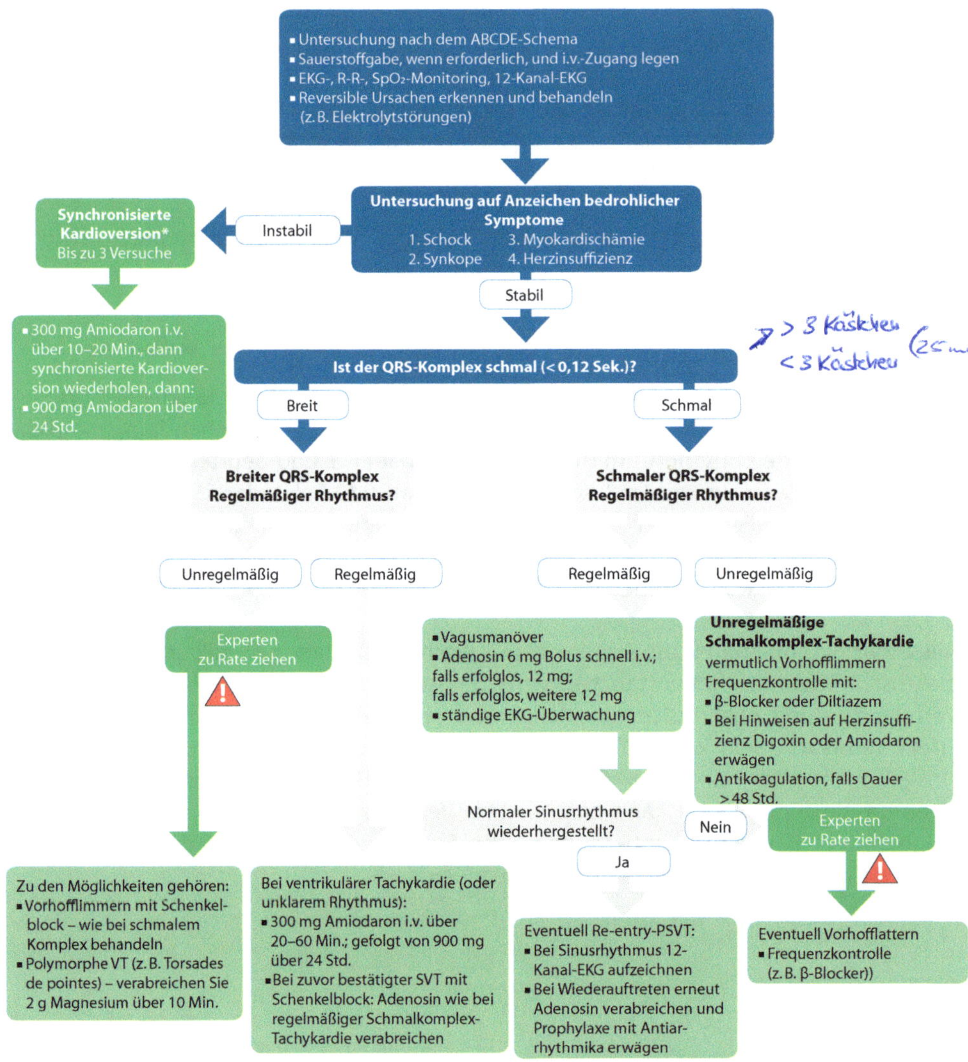

**Der Versuch einer elektrischen Kardioversion beim wachen Patienten erfolgt immer unter Sedierung oder in Allgemeinanästhesie*

6.4 Breitkomplex-Tachykardie

Breitkomplex-Tachykardien (QRS > 0,12 s) entstehen in der Regel ventrikulär. Auch wenn Breitkomplex-Tachykardien durch einen supraventrikulären Rhythmus mit aberranter Überleitung hervorgerufen werden können, wird bei instabilen Patienten im Kontext einer Peri-Arrest-Situation davon ausgegangen, dass sie ventrikulären Ursprungs sind. Beim stabilen Patient mit einer Breitkomplex-Tachykardie wird im nächsten Schritt bestimmt, ob der Rhythmus regelmäßig oder unregelmäßig ist.

6.4.1 Regelmäßige Breitkomplex-Tachykardie

Eine regelmäßige Breitkomplex-Tachykardie ist wahrscheinlich eine ventrikuläre Tachykardie (VT) oder eine supraventrikuläre Tachykardie mit einem Schenkelblock. Wenn Unsicherheit über den Ursprung der Herzrhythmusstörung besteht, verabreichen Sie Adenosin, da es dazu führen kann, dass der Rhythmus in einen Sinusrhythmus konvertiert, und dies hilft, den zugrunde liegenden Rhythmus zu erkennen.

Eine stabile Breitkomplex-Tachykardie kann mit 300 mg Amiodaron i.v. über 20–60 Minuten behandelt werden, gefolgt von einer Infusion mit 900 mg über 24 Stunden. Ein Experte soll zu Rate gezogen werden, bevor alternative Therapien wie Procainamid oder Sotalol erwogen werden.

6.4.2 Unregelmäßige Breitkomplex-Tachykardie

Am ehesten wird es sich bei einer unregelmäßigen Breitkomplex-Tachykardie um ein Vorhofflimmern (AF) mit einem Schenkelblock handeln. Eine andere mögliche Ursache ist ein Vorhofflimmern mit ventrikulärer Präexzitation (Wolff-Parkinson-White[WPW]-Syndrom). In diesem Fall gibt es stärkere Variationen im Aussehen und in der Breite des QRS-Komplexes als bei einem Vorhofflimmern mit Schenkelblock. Eine dritte mögliche Ursache ist eine polymorphe VT (z. B. Torsades de pointes), obwohl es relativ unwahrscheinlich ist, dass eine solche ohne bedrohliche Symptome auftritt.

Für die Beurteilung und Behandlung von unregelmäßigen Breitkomplex-Tachykardien soll ein Experte zu Rate gezogen werden. Wenn ein Vorhofflimmern mit Schenkelblock behandelt wird, verfahren Sie wie bei Vorhofflimmern (siehe unten). Beim Verdacht auf Vorhofflimmern (oder Vorhofflattern) mit Präexzitation sollen Adenosin, Digoxin, Verapamil und Diltiazem nicht gegeben werden. Diese Substanzen blockieren den AV-Knoten und bewirken eine relative Zunahme der Präexzitation – dies kann erhebliche Tachykardien auslösen. Die elektrische Kardioversion ist üblicherweise die sicherste Möglichkeit der Behandlung.

Behandeln Sie eine VT vom Typ Torsades de pointes, indem sofort die Gabe aller Medikamente beendet wird, von denen bekannt ist, dass sie das QT-Intervall verlängern. Korrigieren Sie Elektrolytstörungen, vor allem eine Hypokaliämie. Verabreichen Sie 2 g Magnesiumsulfat i.v. über 10 Min. Fordern Sie Unterstützung durch einen Experten an, da andere Behandlungen (z. B. Overdrive-Pacing) indiziert sein können, um einem Rezidiv vorzubeugen, nachdem die Tachykardie erfolgreich behandelt wurde. Wenn bedrohliche Symptome auftreten (was üblich ist), veranlassen Sie eine sofortige synchronisierte Kardioversion. Führen Sie umgehend einen Defibrillationsversuch durch, falls der Patient pulslos wird (ALS-Behandlungsalgorithmus).

6.5 Schmalkomplex-Tachykardie

Der erste Schritt besteht bei der Beurteilung einer Schmalkomplex-Tachykardie darin festzustellen, ob der Rhythmus regelmäßig oder unregelmäßig ist.

Zu den häufigsten regelmäßigen Schmalkomplex-Tachykardien gehören:

- die Sinustachykardie,
- die AV-Knoten-Re-entry-Tachykardie (AVNRT, die häufigste Form der SVT),
- die AV-Re-entry-Tachykardie, die mit einem Wolff-Parkinson-White(WPW)-Syndrom assoziiert ist,
- das Vorhofflattern mit regelmäßiger AV-Überleitung (üblicherweise 2:1).

Bei einer unregelmäßigen Schmalkomplex-Tachykardie handelt es sich am häufigsten um Vorhofflimmern (AF) oder manchmal auch um ein Vorhofflattern mit variabler AV-Überleitung („variabler Block").

6.5.1 Regelmäßige Schmalkomplex-Tachykardie

- **Sinus-Tachykardie**

Eine Sinus-Tachykardie ist eine übliche physiologische Reaktion auf einen Stimulus wie körperliche Anstrengung oder Angst. Bei einem kranken Patienten kann sie als Reaktion auf viele Stimuli wie Schmerzen, Fieber, Anämie, Blutverlust und Herzinsuffizienz beobachtet werden. Die Behandlung ist fast immer auf die zugrunde liegende Ursache ausgerichtet; der Versuch, eine Sinus-Tachykardie zu verlangsamen, wird die Situation verschlechtern.

- **AV-Knoten-Re-entry- und AV-Re-entry-Tachykardie (paroxysmale supraventrikuläre Tachykardie)**

Die AV-Knoten-Re-entry-Tachykardie ist der häufigste Typ der paroxysmalen supraventrikulären Tachykardie (SVT), die oft bei Patienten ohne eine weitere Form einer Herzerkrankung beobachtet wird und die vor oder nach einem Kreislaufstillstand unüblich ist. Sie verursacht eine regelmäßige Schmalkomplex-Tachykardie, nicht selten ohne eindeutig erkennbare Vorhofaktivität im EKG. Die Herzfrequenz liegt üblicherweise deutlich über dem typischen Bereich der Sinusfrequenz in Ruhe (60–120/Min.). Sie ist meist harmlos, wenn sie nicht zufällig mit einer zusätzlichen strukturellen oder koronaren Herzerkrankung auftritt.

Eine AV-Re-entry-Tachykardie tritt bei Patienten mit WPW-Syndrom auf und ist üblicherweise ebenfalls harmlos, wenn nicht zusätzlich eine strukturelle Herzerkrankung vorliegt. Die gängige Form der AVRT ist eine regelmäßige Schmalkomplex-Tachykardie, bei der ebenfalls häufig Vorhofaktivität im EKG erkennbar ist.

- **Vorhofflattern mit regelmäßiger AV-Überleitung (häufig mit 2:1-Block)**

Vorhofflattern mit regelmäßiger AV-Überleitung (häufig mit 2:1-Block) führt zu einer regelmäßigen Schmalkomplex-Tachykardie, bei der es schwierig sein kann, eine Vorhofaktivität zu sehen und Flatterwellen sicher zu erkennen, sodass es initial nicht von einer AVNRT oder AVRT unterschieden werden kann. Wenn Vorhofflattern mit einem 2:1-Block oder sogar mit einer 1:1-Überleitung zusammen mit einem Schenkelblock auftritt, führt dies zu einer regelmäßigen Breitkomplex-Tachykardie, die nur sehr schwer von einer VT zu unterscheiden ist. Behandelt man diesen Rhythmus so, als wäre er eine VT, ist dies üblicherweise effektiv oder führt zu einer Verlangsamung der Kammerfrequenz und der

Erkennung des Rhythmus. Das typische Vorhofflattern hat eine Vorhoffrequenz um die 300 Schläge/Min., sodass ein Vorhofflattern mit einem 2:1-Block eine Tachykardie mit etwa 150 Schlägen/Min. verursachen wird. Bei wesentlich höheren Frequenzen ist es unwahrscheinlich, dass diese aufgrund eines Vorhofflatterns mit 2:1-Block auftreten.

• Behandlung einer regelmäßigen Schmalkomplex-Tachykardie

Falls der Patient instabil ist und bedrohliche Symptome zeigt, die durch die Tachykardie hervorgerufen werden, versuchen Sie eine synchronisierte elektrische Kardioversion. Bei einem instabilen Patienten mit einer Schmalkomplex-Tachykardie ist es sinnvoll, Adenosin zu verabreichen, während die Vorbereitungen für eine synchronisierte Kardioversion getroffen werden; gleichwohl sollte die elektrische Kardioversion nicht verzögert werden, wenn es mit Adenosin nicht gelingt, wieder einen Sinusrhythmus herzustellen. Fehlen bedrohliche Symptome, gehen Sie wie folgt vor:

- Beginnen Sie mit Vagus-Manövern: Mit einer Karotissinus-Massage oder einem Valsalva-Manöver können bis zu einem Viertel aller Episoden einer paroxysmalen SVT beendet werden. Die Karotissinus-Massage stimuliert Barorezeptoren, welche den Vagotonus erhöhen und die Sympathikusaktivität reduzieren, wodurch die AV-Knoten-Überleitung verlangsamt wird. Ein in Rückenlage durchgeführtes Valsalva-Manöver (die forcierte Ausatmung gegen die geschlossene Glottis) kann die effektivste Technik sein. Eine praktische Methode, wie dies ohne langwierige Erklärungen durchgeführt werden kann, besteht darin, den Patienten zu bitten, mit so viel Kraft in eine 20-ml-Spritze zu blasen, dass der Spritzenkolben herausgedrückt wird. Schreiben Sie bei jedem Manöver ein EKG (vorzugsweise mit mehreren Ableitungen). Handelt es sich um ein Vorhofflattern, führt dies meist zu einer Verlangsamung der ventrikulären Ansprechbarkeit, und es werden Flatterwellen sichtbar.

- Verabreichen Sie Adenosin, wenn die Herzrhythmusstörung anhält und es sich nicht um ein Vorhofflattern handelt. Geben Sie (abhängig vom verfügbaren Präparat) 5–6 mg Adenosin als schnellen i.v.-Bolus. Schreiben Sie während jeder Injektion ein EKG (vorzugsweise mit mehreren Ableitungen). Achten Sie auf eine Vorhofaktivität wie Flatterwellen oder andere Vorhof-Tachykardien, und behandeln Sie den Patienten entsprechend, falls es zu einem vorübergehenden Abfall der ventrikulären Frequenz kommt und diese dann wieder zunimmt. Falls mit der Gabe von 5–6 mg Adenosin keine Reaktion erzielt werden konnte, geben Sie 10–12 mg Adenosin als Bolus. Wenn es auch darauf keine Reaktion gibt, wird ein weiterer 10–12-mg-Bolus gegeben. Mit diesem Vorgehen können 90–95 % aller supraventrikulären Tachykardien beendet werden.

- Wird eine tachykarde Rhythmusstörung mit Vagus-Manövern oder Adenosin erfolgreich beendet, deutet dies darauf hin, dass es sich fast sicher um eine AV-Knoten-Re-entry-Tachykardie oder AV-Re-entry-Tachykardie gehandelt hat. Überwachen Sie den Patienten weiterhin bezüglich des Auftretens weiterer Rhythmusstörungen. Behandeln Sie Rezidive entweder mit Adenosin oder mit länger wirksamen Substanzen, die die AV-Überleitung hemmen, z. B. Verapamil oder Diltiazem.

- Wenn Adenosin kontraindiziert ist oder eine regelmäßige Schmalkomplex-Tachykardie damit nicht beendet werden kann, ohne dass sich zeigt, dass es sich um Vorhofflattern handelt, verabreichen Sie einen Calciumantagonisten (z. B. Verapamil oder Diltiazem).

6.5.2 Schnelle Schmalkomplex-Tachykardie ohne Puls

In seltenen Fällen kann eine sehr schnelle Schmalkomplex-Tachykardie (üblicherweise >250/Min.) das Herzschlagvolumen so weit vermindern, dass ein Puls möglicherweise nicht tastbar und das Bewusstsein beeinträchtigt ist. Ist der Patient pulslos und bewusstlos, handelt es sich um eine pulslose elektrische Aktivität (PEA), und es sollte mit der kardiopulmonalen Reanimation begonnen werden. Da es potenziell möglich ist, diese Rhythmusstörung mit einem Gleichstromimpuls zu behandeln, ist die sofortige synchronisierte elektrische Kardioversion die am besten geeignete Behandlung, sodass dies eine Ausnahme im Pfad der „nicht defibrillierbaren Rhythmen" im ALS-Algorithmus darstellt *(Kapitel 6)*.

6.5.3 Unregelmäßige Schmalkomplex-Tachykardie

Bei einer unregelmäßigen Schmalkomplex-Tachykardie handelt es sich am ehesten um ein Vorhofflimmern (AF) mit einer schnellen ventrikulären Überleitung, oder seltener um ein Vorhofflattern mit variabler AV-Überleitung. Schreiben Sie ein 12-Kanal-EKG, um den Rhythmus zu erkennen. Führen Sie eine synchronisierte elektrische Kardioversion durch, falls der Patient instabil ist und bedrohliche Symptome zeigt, die durch die Tachykardie hervorgerufen werden.

Wenn keine bedrohlichen Symptome vorliegen, gibt es folgende Behandlungsoptionen:

- medikamentöse Herzfrequenzkontrolle,
- Rhythmuskontrolle durch die Verwendung von Medikamenten, mit denen eine medikamentöse Kardioversion erreicht werden kann,
- Rhythmuskontrolle durch synchronisierte elektrische Kardioversion,
- Behandlungen, um Komplikationen vorbeugen (z. B. Antikoagulation).

Konsultieren Sie Experten, um die am besten geeignete Behandlung für den individuellen Patienten festzulegen. Je länger ein Vorhofflimmern bei einem Patienten anhält, desto größer ist die Wahrscheinlichkeit, dass sich Vorhofthromben bilden. Im Allgemeinen gilt, dass Patienten, bei denen seit mehr als 48 Stunden ein Vorhofflimmern besteht, nicht kardiovertiert werden sollen (elektrisch oder chemisch), bevor sie nicht für mindestens 3 Wochen therapeutisch antikoaguliert worden sind oder so lange nicht Vorhofthromben durch eine transösophageale Echokardiographie ausgeschlossen wurden. Wenn die klinische Situation eine Kardioversion dringlicher macht, soll entweder niedermolekulares Heparin in therapeutischer Dosierung oder ein intravenöser Bolus unfraktioniertes Heparin, gefolgt von einer kontinuierlichen Infusion, verabreicht werden, sodass die aktivierte partielle Thromboplastinzeit (aPTT) auf das 1,5- bis 2-fache des Referenzwerts verlängert ist. Führen Sie die Heparintherapie fort, und beginnen Sie nach einer erfolgreichen Kardioversion mit einer oralen Antikoagulation. Experten sollen konsultiert werden, um die Dauer der Antikoagulation festzulegen, die für mindestens 4 Wochen fortgeführt werden soll, oft wesentlich länger.

7. Bradykardie

Eine Bradykardie ist definiert als Herzfrequenz < 60/Min. Typische Ursachen dafür sind:

- physiologisch (z. B. bei Sportlern),
- kardial (z. B. durch Herzinfarkt, myokardiale Ischämie, Sinusknotenerkrankung),
- nicht kardial (z. B. vasovagale Reaktion, Hypothermie, Hypoglykämie, Hypothyreose, erhöhter Hirndruck),
- medikamentös induziert (z. B. durch Digoxin, Beta-Rezeptorenblocker, Calcium-antagonisten).

Bradykardien werden durch eine verminderte Sinusknotenaktivität oder Störungen der atrioventrikulären Überleitung (AV-Blockierungen) hervorgerufen. Eine verminderte Sinusknotenaktivität besteht bei einer Sinusbradykardie (verursacht durch exzessiven Vagotonus), beim Sinusknotenstillstand (Sinusarrest) und bei der Sinusknotenerkrankung (Sick Sinus Syndrome). Bei den atrioventrikulären (AV-) Blöcken unterscheidet man den AV-Block ersten, zweiten und dritten Grades. AV-Blöcke können im Zusammenhang mit zahlreichen Medikamenten, Elektrolytstörungen, strukturellen Herzerkrankungen (z. B. im Rahmen eines Herz-infarkts und bei Myokarditis) auftreten. Ein AV-Block ersten Grades ist durch ein verlängertes P-R-Intervall (> 0,20 Sekunden) definiert und meistens harmlos. Der AV-Block zweiten Grades wird in den Typ Mobitz I (auch Wenckebach genannt) und den Typ Mobitz II unterschieden. Beim Typ Mobitz I besteht der Block auf der Höhe des AV-Knotens, er ist oft vorübergehender Natur und kann asymptomatisch sein. Beim Typ Mobitz II besteht der Block meist distal des AV-Knotens auf der Höhe des HIS-Bündels oder (Tawara-)Schenkels, er ist oftmals symptomatisch und kann in einen kompletten AV-Block (dritten Grades) übergehen. Der AV-Block dritten Grades ist als eine AV-Entkopplung definiert, die, abhängig von der zugrunde liegenden Ursache, permanent oder vorübergehend sein kann.

- **Initiale Beurteilung**

Beurteilen Sie einen Patienten mit Bradykardie, indem Sie die ABCDE-Herangehensweise nut-zen. Überlegen Sie, was die potenziellen Auslöser der Bradykardie sein könnten, und achten Sie auf bedrohliche Symptome. Beginnen Sie mit der Behandlung der Bradykardie, falls bedrohliche Symptome vorliegen. Die initiale Behandlung wird mit Medikamenten durchgeführt, eine Schrittmachertherapie ist Patienten vorbehalten, die auf eine medikamentöse Behandlung nicht ansprechen oder bei denen das Risiko einer Asystolie besteht *(Abb. 11.2).*

7.1 Medikamentöse Behandlung einer Bradykardie

Wenn bedrohliche Symptome vorliegen, verabreichen Sie 0,5 mg Atropin intravenös, und wiederholen Sie dies, wenn nötig, alle 3–5 Minuten bis zu einer Gesamtdosis von 3 mg. Dosierungen < 0,5 mg können eine paradoxe Verlangsamung der Herzfrequenz bewirken. Bei gesunden Probanden in Ruhe führt eine Dosis von 3 mg zum maximal möglichen Herzfrequenzanstieg. Geben Sie Atropin bei einer myokardialen Ischämie oder einem akuten Myokardinfarkt mit Bedacht; eine durch Atropin induzierte Tachykardie kann eine myokardiale Ischämie verschlechtern oder einen Infarkt vergrößern.

Wenn die Behandlung mit Atropin ineffektiv ist, erwägen Sie den Einsatz von Medikamenten der zweiten Wahl. Dazu gehören Adrenalin (2–10 µg/Min.) und Dopamin (2–10 µg/kg/Min.). Theophyllin (100–200 mg langsam intravenös) soll erwogen werden, wenn eine Bradykardie durch einen inferioren Herzinfarkt verursacht wird, nach Herztransplantation oder bei Rückenmarkverletzungen. Erwägen Sie die i.v.-Gabe von Glukagon, wenn Beta-Rezeptorenblocker oder Calciumantagonisten die mögliche Ursache der Bradykardie sind. Verabreichen Sie kein Atropin bei Patienten nach Herztransplantation, es kann eine höhergradige AV-Blockierung oder einen Sinusknotenstillstand verursachen.

7.2 Schrittmachertherapie bei Bradykardie

Beginnen Sie umgehend mit einer transkutanen Herzschrittmachertherapie *(Kapitel 10)*, wenn auf Atropin keine Reaktion folgt oder wenn es unwahrscheinlich ist, dass Atropin wirksam ist.

Eine transkutane Herzschrittmachertherapie kann schmerzhaft sein, und es ist möglich, dass eine effektive mechanische Kopplung (Capture, d.h., ein QRS-Komplex folgt nach dem Schritt-macherimpuls) nicht gelingt. Verifizieren Sie die mechanische Kopplung und reevaluieren Sie den Zustand des Patienten (ABCDE). Verabreichen Sie Analgetika und Sedativa zur Schmerztherapie, und versuchen Sie, die Ursache der Bradykardie zu diagnostizieren.

Falls Atropin wirkungslos bleibt und eine transkutane Herzschrittmachertherapie nicht umgehend verfügbar ist, kann als vorübergehende Maßnahme eine „Faustschlag-Stimulation" (Percussion Pacing) durchgeführt werden, während auf das Eintreffen des Herzschrittmachers gewartet wird. Verabreichen Sie rhythmische Schläge mit der geschlossenen Faust auf den linken unteren Rand des Sternums, um das Herz mit einer physiologischen Frequenz von 50–70 Schlägen/Min. zu stimulieren.

Ziehen Sie einen Experten zu Rate, um die Indikation für einen temporären transvenösen Schrittmacher zu überprüfen. Eine temporäre transvenöse Schrittmachertherapie soll erwogen werden, wenn kürzlich eine Asystolie, ein AV-Block zweiten Grades Typ Mobitz II oder ein kompletter AV-Block (AV-Block dritten Grades; vor allem mit breiten QRS-Komplexen oder einer initialen Herzfrequenz < 40/Min.) oder ventrikuläre Pausen von > 3 Sekunden Dauer dokumentiert wurden.

7.3. Wenn der Patient keine bedrohlichen Symptome zeigt

Zeigt ein Patient mit einer Bradykardie keine bedrohlichen Symptome, und es gibt kein hohes Risiko für eine Verschlechterung in Richtung Asystolie, muss keine sofortige Therapie begonnen werden. Setzen Sie die Überwachung des Patienten am Monitor fort. Untersuchen Sie ihn, um die Ursache der Bradykardie herauszufinden. Ist die Ursache physiologisch oder reversibel (z.B. durch Absetzen einer medikamentösen Therapie) ist möglicherweise keine weitere Behandlung erforderlich. Ein Experte soll konsultiert werden, damit weitere geeignete Untersuchungen und Behandlungen für die Patienten veranlasst werden, bei denen die Bradykardie andere Ursachen hat.

Abbildung 11.2
Bradykardie-Algorithmus

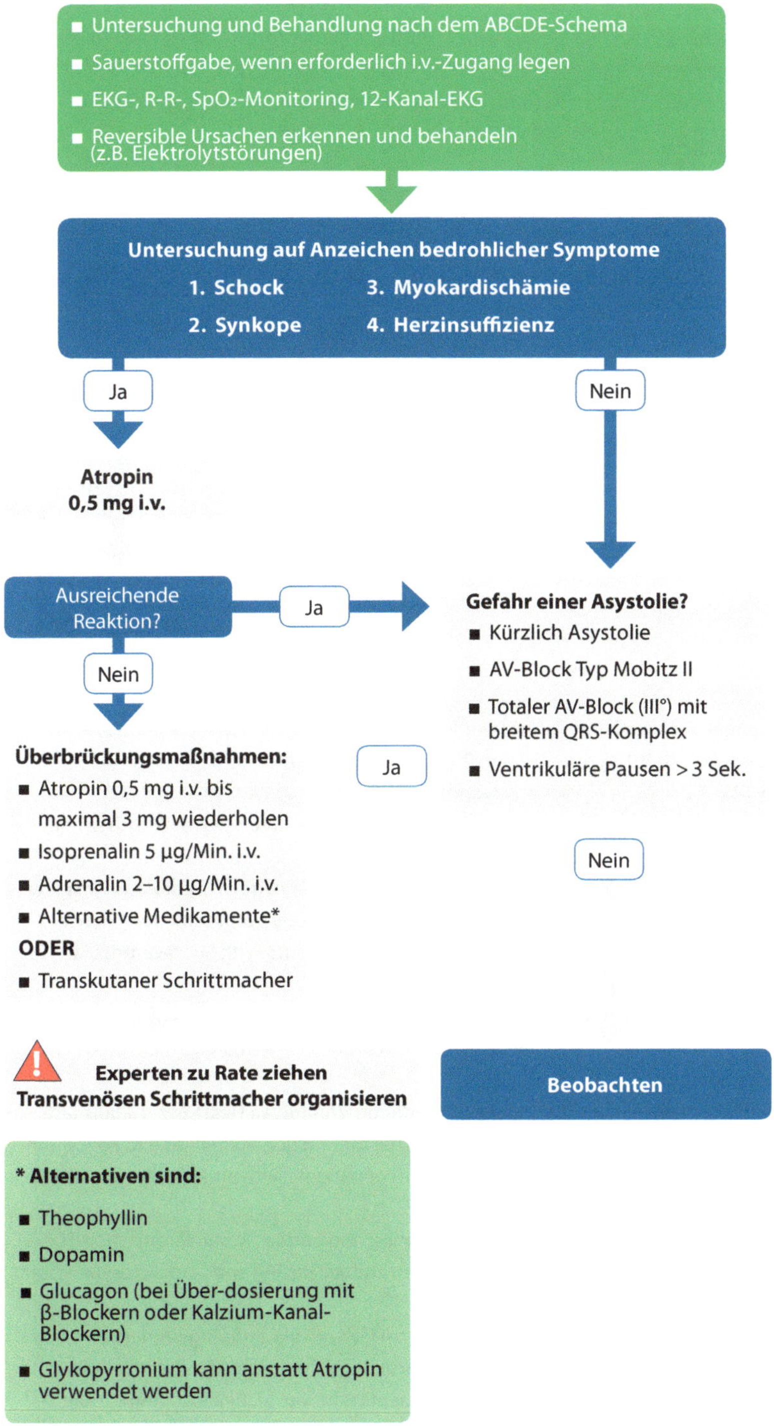

DIE WICHTIGSTEN LERNZIELE – ZUSAMMENFASSUNG

- Herzrhythmusstörungen, die nach Wiederbelebung von einem Kreislaufstillstand und Wiedereinsetzen eines Spontankreislaufs (ROSC) auftreten, können einer Behandlung bedürfen, um den Zustand des Patienten zu stabilisieren und um ein erneutes Auftreten eines Kreislaufstillstands zu verhindern.
- In anderen Situationen kann es sein, dass bestimmte Herzrhythmusstörungen sofort behandelt werden müssen, um einer Verschlechterung bis hin zum Herzstillstand vorzubeugen, während andere Herzrhythmusstörungen keiner sofortigen Behandlung bedürfen.
- Die Dringlichkeit einer Behandlung und die Wahl der am besten geeigneten werden vom Zustand des Patienten (Vorhandensein oder Fehlen von bedrohlichen Symptomen) und von der Art und der Ursache der Herzrhythmusstörung bestimmt.
- Die Untersuchung eines Patienten mit einer Herzrhythmusstörung soll nach der ABCDE-Herangehensweise erfolgen.
- Wann immer möglich, soll eine Herzrhythmusstörung mit einem 12-Kanal-EKG dokumentiert werden.

LITERATUR

- Soar J, et al. European Resuscitation Council Guidelines for Resuscitation 2015. Section 3. Adult Advanced Life Support. 10.1016/j.resuscitation.2015.07.016; p99 - p146
- Soar J, Callaway CW, Aibiki M, et al. Part 4: Advanced life support: 2015 International Consensus on Cardiopulmonary Resuscitation and Emergency Cardiovascular Care Science With Treatment Recommendations. 10.1016/j.resuscitation.2015.07.042; e71 - e122
- Blomstrom-Lundqvist C, Scheinmann M M (Co-chairs). American College of Cardiology/American Heart Association Task Force and the European Society of Cardiology Committee for Practice Guidelines. ACC/AHA/ESC Guidelines for the Management of Patients With Supraventricular Arrhythmias. www.escardio.org
- Moya A, Sutton R (Co-chairs). The Task Force for the Diagnosis and Management of Syncope of the European Society of Cardiology (ESC). Guidelines for the diagnosis and management of syncope (version 2009). www.escardio.org
- Ryden L, Fuster F (Co-chairs). American College of Cardiology/American Heart Association Task Force and the European Society of Cardiology Committee for Practice Guidelines and Policy Conferences. ACC/AHA/ESC guidelines for the management of patients with atrial fibrillation. www.escardio.org
- Vardas P E (Chairperson). The Task Force for Cardiac Pacing and Cardiac Resynchronization Therapy of the European Society of Cardiology. Guidelines for cardiac pacing and cardiac resynchronization therapy. www.escardio.org
- Zipes D P, Camm J A (Co-chairs). A report of the American College of Cardiology/American Heart Association Task Force and the European Society of Cardiology Committee for Practice Guidelines. ACC/AHA/ESC 2006 guidelines for management of patients with ventricular arrhythmias and the prevention of sudden death. www.escardio.org

Kapitel 12

Sonderfälle des Kreislaufstillstands

LERNZIELE

Wie die Durchführung einer Reanimation in folgenden Sonderfällen modifiziert wird:

- Hypo-/Hyperkaliämie und andere Elektrolytentgleisungen
- Vergiftungen
- Akzidentelle Hypothermie
- Hyperthermie
- Ertrinkungsunfall
- Asthma bronchiale
- Anaphylaxie
- Kreislaufstillstand nach herzchirurgischen Eingriffen
- Trauma
- Schwangerschaft
- Adipositas
- Strom- bzw. Elektrounfall und Blitzschlag

1. Einleitung

In verschiedenen Sonderfällen müssen die Wiederbelebungsmaßnahmen modifiziert werden. Durch das frühzeitige Erkennen der Befunde und Symptome und eine effektive Behandlung wird ein Kreislaufstillstand oftmals verhindert. Diese Sonderfälle sind auch für einen großen Teil von Kreislaufstillständen bei jüngeren Patienten verantwortlich, bei denen es keine begleitenden Erkrankungen gibt. Es ist wichtig, frühzeitig Expertenhilfe anzufordern, da die meisten dieser Krankheitsbilder fachspezifische Interventionen verlangen.

In diesen Sonderfällen beruht das Überleben auf der Anwendung der ABCDE-Herangehensweise, weil diese zur Verhinderung eines Kreislaufstillstands beiträgt. Falls es dennoch zum Kreislaufstillstand kommt, sind eine qualitativ hochwertige CPR mit minimalen Unterbrechungen und die Behandlung der reversiblen Ursachen nach wie vor die wichtigsten Maßnahmen.

2. Hypo-/Hyperkaliämie und andere Elektrolytentgleisungen

Von der Norm abweichende Elektrolytwerte können Herzrhythmusstörungen oder einen Kreislaufstillstand hervorrufen. Lebensgefährliche Herzrhythmusstörungen beruhen meistens auf Störungen des Kaliumspiegels, vor allem auf einer Hyperkaliämie, während Entgleisungen des Serumcalciums oder -magnesiums seltener auftreten.

Ziehen Sie lebensbedrohliche Elektrolytentgleisungen bei bestimmten Risikogruppen in Betracht (z.B. Niereninsuffizienz, schwere Brandverletzungen, Herzinsuffizienz und Diabetes mellitus). Die hier angegebenen Elektrolytwerte sind zur Orientierung gedacht, um Therapieentscheidungen treffen zu können. Die exakten Werte, die die Therapieentscheidungen beeinflussen, hängen vom Patientenzustand ab und davon, wie rasch die Elektrolytwerte sich verändern.

2.1 Vermeidung von Elektrolytentgleisungen

- Behandeln Sie lebensbedrohliche Elektrolytentgleisungen, bevor ein Kreislaufstillstand eintritt.
- Beseitigen Sie auslösende Faktoren (z.B. Medikamente), und überwachen Sie die Elektrolytspiegel, um das Wiederauftreten der Elektrolytentgleisung zu verhindern.
- Untersuchen Sie die Nierenfunktion von Patienten mit dem Risiko von Elektrolyt-verschiebungen (z.B. Patienten mit chronischer Niereninsuffizienz, Herzinsuffizienz).
- Überwachen Sie routinemäßig die Nierenersatztherapie (z.B. Dialyse), um unerwünschte Elektrolytverschiebungen während der Behandlung zu vermeiden.

2.2 Störungen des Kaliumhaushalts

Kaliumhomöostase

Die extrazelluläre Kaliumkonzentration wird in dem engen Bereich zwischen 3,5 und 5,0 mmol/l gehalten. Normalerweise existiert zwischen den intra- und extrazellulären Flüssigkeitskompartimenten ein großer Konzentrationsgradient. Die Beurteilung des Serumkaliums muss immer in Verbindung mit Veränderungen des pH-Werts gesehen werden. Wenn der Serum-pH-Wert fällt (Azidose), steigt das Kalium im Serum aufgrund eines Kaliumshifts von intrazellulär nach intravasal an. Wenn der Serum-pH-Wert steigt (Alkalose), sinkt hingegen das Serumkalium aufgrund einer Kaliumverschiebung in die Zelle. Bei der Therapie der Hyper- oder Hypokaliämie müssen die Effekte einer pH-Wert-Veränderung auf den Serumkaliumspiegel vorhergesehen werden.

2.2.1 Hyperkaliämie

Eine Hyperkaliämie ist im Zusammenhang mit einem Kreislaufstillstand die häufigste Elektrolytentgleisung und wird meistens durch eine vermehrte Freisetzung von Kalium aus der Zelle oder durch eine verminderte Ausscheidung der Nieren, durch Medikamente und eine metabolische Azidose hervorgerufen.

Definition

Es gibt keine allgemeingültige Definition. Wir definieren die Hyperkaliämie als Serumkalium-konzentration >5,5 mmol/l, praktisch betrachtet, handelt es sich bei der Hyperkaliämie jedoch um einen fließenden Übergang. Bei zunehmendem Kaliumwert ist die Gefahr von Komplikationen erhöht und damit auch die Notwendigkeit unmittelbar wirkender Behandlungskonzepte. Als schwere Hyperkaliämie werden Serumkaliumwerte von über 6,5 mmol/l definiert.

Ursachen

Ursachen für eine Hyperkaliämie sind:

- Nierenversagen (z. B. eine akute Nierenverletzung oder chronische Nierenerkrankung),
- Medikamente (ACE-Hemmer, Angiotensin-II-Rezeptorantagonisten, kaliumsparende Diuretika, nicht steroidale antiinflammatorische Medikamente (NSAIDs), Beta-Rezep-torenblocker, Trimethoprim – ein Antibiotikum),
- Gewebszerfall (Skelettmuskel-Rhabdomyolyse, Tumorzerfall, Hämolyse),
- metabolische Azidose,
- endokrine Entgleisung (Addison-Krise),
- Ernährungsfehler (möglicherweise Hauptursache bei Patienten mit chronischer Niereninsuffizienz),
- Pseudo-Hyperkaliämie (zu lange Transportzeit zum Labor, ungeeignete Lagerungs-bedingungen).

Das Risiko einer Hyperkaliämie ist erhöht, wenn mehrere auslösende Faktoren zugleich vorliegen, wie z. B. die gleichzeitige Einnahme von Angiotensin-II-Rezeptorantagonisten oder ACE-Hemmern mit einem kaliumsparenden Diuretikum.

Erkennen einer Hyperkaliämie

Schließen Sie bei allen Patienten mit Herzrhythmusstörungen oder Kreislaufstillstand eine Hyperkaliämie aus. Die Patienten können einen verminderten Muskeltonus (Muskelschwäche), Parästhesien oder abgeschwächte tiefe Sehnenreflexe aufweisen. Die Effekte der Hyperkaliämie auf das EKG sind vom absoluten Serumkaliumspiegel und von der Dynamik des Serumkaliumanstiegs abhängig *(Abb. 12.1)*.

Die EKG-Veränderungen, die in Verbindung mit einer Hyperkaliämie auftreten, sind üblicherweise fortschreitend und beinhalten:

- AV-Block ersten Grades (verlängertes PQ- oder PR-Intervall > 0,2 Sekunden),

- abgeflachte oder fehlende P-Wellen,
- große, spitze (zeltförmige) T-Wellen (in mehr als einer Ableitung ist die T-Welle größer als die R-Zacke),
- ST-Strecken-Senkung,
- S- und T-Wellenverschmelzung (Sinuswellenform),
- verbreiterter QRS-Komplex (> 0,12 Sek.),
- Bradykardie (Sinus-Bradykardie oder AV-Block)
- ventrikuläre Tachykardie,
- Kreislaufstillstand (PEA, VF/pVT, Asystolie).

Bei den meisten Patienten zeigen sich EKG-Veränderungen bei einem Serumkaliumspiegel > 6,7 mmol/l. Die Messung von Kalium mittels der Blutgasanalyse verringert Verzögerungen bei der Diagnose.

Abbildung 12.1
12-Kanal-EKG mit den typischen Anzeichen einer Hyperkaliämie

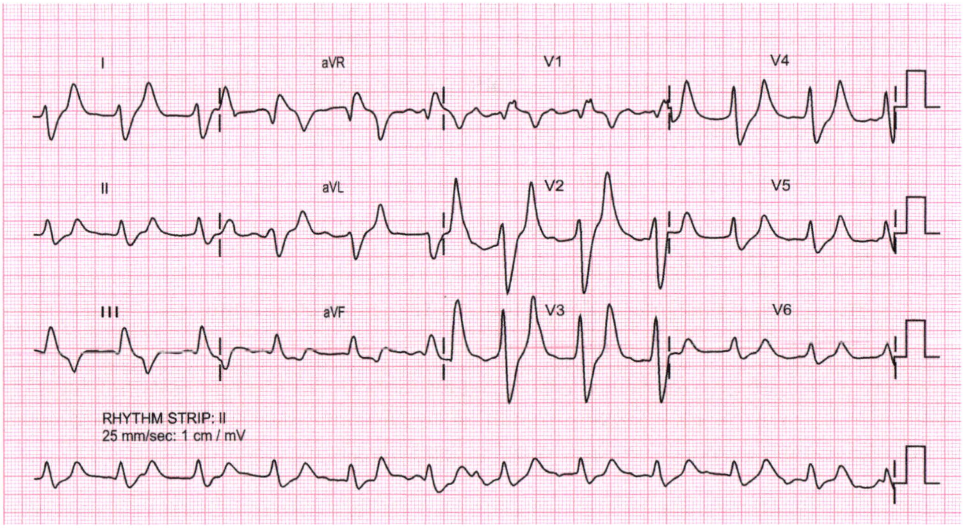

Therapie einer Hyperkaliämie

Die fünf wesentlichen Strategien zur Behandlung der Hyperkaliämie sind:

1. Herzprotektion,
2. Kaliumverschiebung in das Zellinnere,
3. Kaliumentfernung aus dem Körper,
4. regelmäßige Bestimmung des Kaliumspiegels und des Blutzuckers,
5. Prävention des Wiederauftretens einer Hyperkaliämie.

Falls der dringende Verdacht auf das Vorliegen einer Hyperkaliämie besteht (z. B. durch charakteristische EKG-Veränderungen), sollen erste lebensrettende Therapiemaßnahmen bereits vor dem Vorliegen von Laborbefunden eingeleitet werden. Die Anforderung von Expertenhilfe (z. B. Nephrologen, Intensivmediziner) soll vor allem für jene Patienten frühzeitig erwogen werden, die eine Nierenersatztherapie benötigen könnten (z. B. Hämodialyse). Überwachen Sie nach dem Ereignis fortlaufend über mindestens 24 Stunden den Serumkaliumspiegel, um ein erneutes Auftreten der Hyperkaliämie zu verhindern.

Patienten ohne Kreislaufstillstand

Beurteilen Sie den Patienten nach der ABCDE-Herangehensweise (Airway, Breathing, Circulation, Disability, Exposure), und behandeln Sie jegliche Probleme. Liegt eine Hypovolämie vor, substituieren Sie Infusionslösungen, um die Kaliumausscheidung über die Nieren anzuregen. Legen Sie einen venösen Zugang, bestimmen Sie den Serumkaliumspiegel, und schreiben Sie ein EKG. Der Behandlungsansatz ist abhängig vom Schweregrad der Hyperkaliämie. Die angegebenen Werte sind als Richtgrößen zur Therapieentscheidung zu werten. Befolgen Sie den Algorithmus „Notfallmäßige Behandlung einer Hyperkaliämie" *(Abb. 12.2).*

Abbildung 12.2
Algorithmus notfallmäßige Behandlung einer Hyperkaliämie

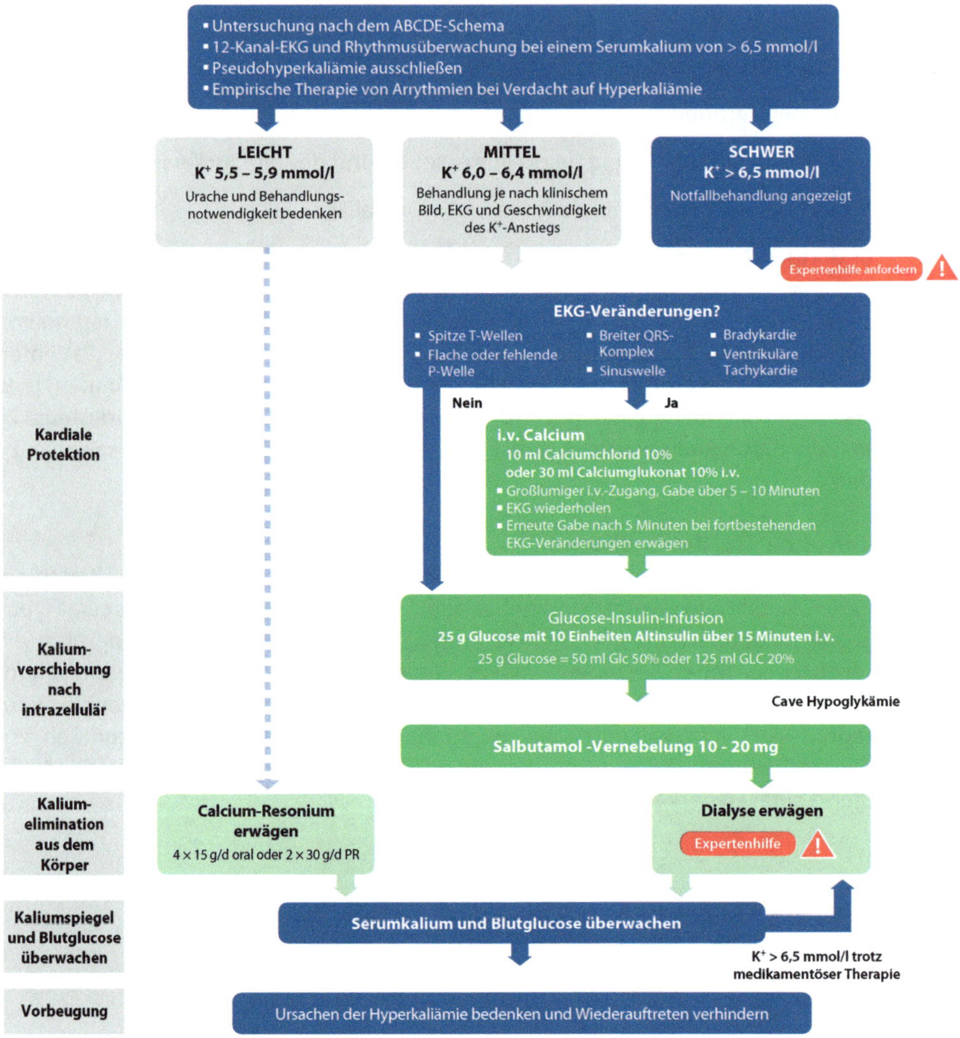

Leichte Hyperkaliämie (5,5 bis 5,9 mmol/l):

- Berücksichtigen Sie mögliche weitere Ursachen einer Hyperkaliämie (Medikamentennebenwirkungen, Ernährungsgewohnheiten), um den Serumkaliumspiegel zu korrigieren bzw. weitere Anstiege zu vermeiden.
- Wenn eine Behandlung angezeigt ist, entfernen Sie das Kalium aus dem Körper mit kaliumaustauschenden Kunstharzen – 15–30 g Resonium®-A-Pulver oder 15–30 g

Natriumpolystyrensulfonat (Kayexalat®), entweder oral oder als Einlauf (Wirkungseintritt nach > 4 Stunden).

Mittlere Hyperkaliämie (6,0 bis 6,4 mmol/l) ohne EKG-Veränderungen:

- Verschieben Sie Kalium mittels Glukose/Insulin nach intrazellulär: 10 IE Alt-Insulin und 25 g Glukose (50 ml Glukose 50 % oder 125 ml Glukose 20 %) i.v. über 15–30 Minuten (Beginn der Wirkung nach 15–30 Minuten; maximaler Effekt nach 30–60 Minuten; überwachen Sie den Blutglukosewert).
- Erwägen Sie innerklinisch den Einsatz der Hämodialyse, je nach Gegebenheiten vor Ort (unverzügliche Verfügbarkeit). Ziehen Sie einen Experten hinzu.

Schwere Hyperkaliämie (≥ 6,5 mmol/l) ohne EKG-Veränderungen:

- Fordern Sie Expertenhilfe an.
- Glukose/Insulin (siehe oben).
- 10–20 mg Salbutamol über Verneblermaske (Beginn der Wirkung nach 15–30 Minuten, Effekt hält 4–6 Stunden an).
- Entfernen Sie Kalium aus dem Körper (erwägen Sie eine Hämodialyse).

Es gibt für den Einsatz von Natriumbikarbonat zum Senken des Serumkaliumspiegels keine ausreichenden Daten.

Schwerwiegende Erhöhung (≥ 6,5 mmol/l) mit toxischen EKG-Veränderungen (Abb. 12.1):

- Fordern Sie Expertenhilfe an.
- Schützen Sie das Herz mittels Calciumchlorid: 10 ml 10-%iges Calciumchlorid i.v. über 2–5 Minuten, um die toxischen Effekte des hohen Kaliumspiegels an der Zellmembran der Myokardzelle zu antagonisieren. Dies schützt das Herz durch Verminderung des VF-/pVT-Risikos, senkt aber nicht den Kaliumspiegel im Serum (Wirkungseintritt nach 1–3 Minuten). Stellen Sie vor der Calcium-Gabe sicher, dass der i.v.-Zugang sicher intravasal platziert ist, da eine extravasale Gabe von Calcium-salzen Gewebsnekrosen hervorrufen kann.
- Verfolgen Sie zusätzlich Strategien zur Verschiebung von Kalium wie oben beschrieben (Glukose/Insulin).
- Entfernen Sie das Kalium aus dem Körper (erwägen Sie eine Hämodialyse). Eine unverzügliche Einbeziehung von Experten ist essenziell. In Krankenhäusern ohne spezielle nephrologische Abteilung können die Intensivstationen oft eine notfallmäßige Nierenersatztherapie bereitstellen.

Patient im Kreislaufstillstand

Modifikationen der BLS-Maßnahmen
Beim Vorliegen von Elektrolytstörungen sind keine BLS-Änderungen erforderlich.

Modifikationen der ALS-Maßnahmen
Folgen Sie dem universellen Algorithmus (ALS-Algorithmus). Bestätigen Sie die Hyperkaliä-mie durch eine Blutgasanalyse, sofern diese verfügbar ist.

Kreislaufstillstand: Schützen Sie zuerst das Herz; verfolgen Sie danach Verschiebungs- und Entfernungsstrategien:

- 10 ml 10-%iges Calciumchlorid i.v. als rasche Bolusinjektion, um die schädlichen Effekte der Hyperkaliämie auf die Myokardzellmembran zu antagonisieren.
- Glukose/Insulin: 10 IE Alt-Insulin und 25 g Glukose i.v. mittels zügiger Injektion.
- 50 mmol Natriumbikarbonat i.v., zügig verabreicht (bei schwerer Azidose oder Nierenversagen).
- Erwägen Sie eine Dialyse bei hyperkaliämieinduzierten Kreislaufstillständen, falls die medikamentöse Therapie nicht anschlägt. Verschiedene Dialyseverfahren wurden sicher und effektiv bei Kreislaufstillständen eingesetzt, wobei diese möglicherweise nur in spezialisierten Zentren verfügbar sind.

Indikationen zur Dialyse
Die Dialyse ist die effektivste Methode, um Kalium aus dem Körper zu eliminieren. Der Hauptmechanismus ist die Diffusion von Kaliumionen durch die Zellmembran entlang des Ionengradienten. Die typische Abnahme des Serumkaliums beträgt 1 mmol/l in den ersten 60 Minuten, gefolgt von 1 mmol/l in den folgenden zwei Stunden.

Die Hauptindikationen für eine Dialyse bei Patienten mit einer Hyperkaliämie sind:
- schwere, lebensbedrohliche Hyperkaliämie – mit oder ohne EKG-Veränderungen oder Rhythmusstörungen,
- Hyperkaliämie, welche auf medikamentöse Behandlung nicht anspricht,
- terminales Nierenversagen,
- oligurisches akutes Nierenversagen (Urinausscheidung pro Tag < 400 ml),
- Gewebsuntergang (z. B. Rhabdomyolyse).

Häufig ist nach der initialen Therapie ein Wiederanstieg des Serumkaliumspiegels (Reboundphänomen) zu beobachten. Bei instabilen Patienten führt eine intermittierende Hämodialyse eher zu einer Beeinträchtigung des Herzzeitvolumens als eine kontinuierliche Nierenersatztherapie (z.B kontinuierliche venovenöse Hämodiafiltration). Diese ist heute auf vielen Intensivstationen verbreitet.

Kreislaufstillstand während der Dialyse
Der plötzliche Herztod ist bei Hämodialysepatienten die häufigste Todesursache und wird typischerweise durch ventrikuläre Rhythmusstörungen angekündigt. Am häufigsten treten Kreislaufstillstände bei der ersten sich ans Wochenende

anschließenden Dialysebehandlung auf (z. B. am Montag oder Dienstag), weil durch die mit dem Wochenende einhergehende Behandlungspause größere Flüssigkeits- und Elektrolytimbalancen auftreten.

- Alarmieren Sie das Reanimationsteam, und fordern Sie sofort einen Experten an.
- Folgen Sie dem universellen ALS-Algorithmus.
- Die Handhabung des Dialysegeräts soll einer im Dialyseverfahren erfahrenen Pflegekraft obliegen. Stoppen Sie die Ultrafiltration (z. B. den Flüssigkeitsentzug), und geben Sie einen Bolus einer Infusionslösung. Geben Sie das Patientenblut aus dem Dialysegerät zurück, und diskonnektieren Sie das Gerät.
- Bei lebensbedrohlichen Zuständen und im Kreislaufstillstand kann der für die Hämo-dialyse bestehende Gefäßzugang (Shunt) zum Verabreichen von Medikamenten benutzt werden.
- Minimieren Sie Verzögerungen bei der Defibrillation. Bei Dialysepatienten kommt es häufiger als bei anderen Patientengruppen zu VF/pVT. Die meisten Hersteller von Hämodialysegeräten empfehlen zum Zweck der Defibrillation die Diskonnektion von Dialysezubehör. Seien Sie vorsichtig, es können feuchte Oberflächen vorhanden sein (z. B. durch Leckage am Dialysegerät).
- Schließen Sie alle reversiblen Ursachen aus (4 Hs und HITS). Die häufigsten Ursachen für einen Kreislaufstillstand sind bei diesen Patienten Elektrolytstörungen, vor allem die Hyperkaliämie, sowie eine Überladung mit Flüssigkeit (z. B. Lungenödem).

2.2.2 Hypokaliämie

Die Hypokaliämie ist bei hospitalisierten Patienten die häufigste Elektrolytentgleisung. Sie tritt bei diesen Patienten in bis zu 20 % auf. Eine Hypokaliämie erhöht die Inzidenz von Herzrhythmusstörungen, insbesondere bei Patienten mit vorbestehenden kardialen Erkrankungen und solchen, die mit Digoxin behandelt werden.

12

Definition
Die Hypokaliämie ist als Serumkalium < 3,5 mmol/l definiert. Die schwere Hypokaliämie ist als Serumkalium < 2,5 mmol/l definiert und kann mit Symptomen assoziiert sein.

Ursachen
Ursachen der Hypokaliämie können sein:

- Verluste aus dem Gastrointestinaltrakt (Diarrhoe),
- Medikamente (Diuretika, Laxanzien, Steroide),
- Verluste über die Nieren (renaltubuläre Störungen, Diabetes insipidus, Dialyse),
- endokrine Ursachen (M. Cushing, Hyperaldosteronismus),
- metabolische Alkalose,
- Magnesiummangel,
- unzureichende Nahrungsaufnahme.

Ebenso kann die Therapie einer Hyperkaliämie eine Hypokaliämie verursachen.

Erkennen der Hypokaliämie
Schließen Sie bei jedem Patienten mit einer Herzrhythmusstörung oder einem Kreislaufstillstand eine Hypokaliämie aus. Bei Dialysepatienten sieht man die Hypokaliämie am ehesten am Ende der Dialysebehandlung oder während der Behandlung mittels kontinuierlicher ambulanter Peritonealdialyse (CAPD).

Eine sinkende Serumkaliumkonzentration führt in erster Linie zur Beeinträchtigung von Nerven und Muskeln. Die Folgen sind Müdigkeit, Schwäche, Wadenkrämpfe und Obstipation. In schweren Fällen (K^+ <2,5 mmol/l) kann es zur Rhabdomyolyse, aufsteigenden Lähmungserscheinungen und respiratorischer Insuffizienz kommen.

EKG-Veränderungen im Rahmen einer Hypokaliämie sind:

- U-Wellen,
- T-Wellen-Abflachung,
- ST-Strecken-Veränderungen,
- Herzrhythmusstörungen (insbesondere bei Patienten, die Digoxin einnehmen),
- Kreislaufstillstand (PEA, VF/pVT, Asystolie).

Behandlung einer Hypokaliämie
Die Behandlung ist vom Schweregrad der Hypokaliämie und dem Auftreten von Symptomen und EKG-Veränderungen abhängig. Die langsame Zufuhr von Kalium ist zu bevorzugen, in einer Notfallsituation ist jedoch die intravenöse Applikation erforderlich. Fordern Sie Expertenhilfe an. Die empfohlene intravenöse Höchstdosis für Kalium ist 20 mmol pro Stunde. Bei einer bedrohlichen Herzrhythmusstörung oder drohendem Kreislaufstillstand können jedoch schnellere Infusionsgeschwindigkeiten indiziert sein (z. B. 2 mmol/Min. über 10 Minuten, gefolgt von weiteren 10 mmol über 5–10 Minuten). Ein kontinuierliches EKG-Monitoring ist während der intravenösen Applikation sehr wichtig. Passen Sie die Dosis an die Ergebnisse der wiederholten Messungen des Serumkaliumspiegels an.

Patienten mit einer Hypokaliämie können auch eine Hypomagnesiämie aufweisen. Die Aufsättigung der Magnesiumspeicher führt zu einem schnelleren Ausgleich der Hypokaliämie und wird in schweren Fällen der Hypokaliämie empfohlen.

2.2.3 Störungen des Calcium- und Magnesiumhaushalts

Die Symptome und das Management von Störungen des Calcium- und Magnesiumhaushalts sind in Tabelle 12.1 zusammengefasst.

Tabelle 12.1
Erkennen und Therapie von Störungen des Calcium- und Magnesiumhaushalts

Störung	Ursachen	Befunde	EKG	Therapie
Hypercalciämie Gesamt-Calcium* >2,6 mmol/l	Primärer oder tertiärer Hyperparathyreoidismus Krebserkrankungen Sarkoidose Medikamente	Verwirrtheit Schwäche Bauchschmerz Hypotension Herzrhythmusstörungen Kreislaufstillstand	Verkürztes QT-Intervall Verlängertes QRS-Intervall Abgeflachte T-Wellen AV-block	Gabe von Infusionen 1mg/kg KG Furosemid i.v. 200–300 mg i.v. Hydrocortison 30–90 mg i.v. Pamidronsäure Behandlung der Grunderkrankung
Hypocalciämie Gesamt-Calcium* <2,1 mmol/l	Chronische Niereninsuffizienz Akute Pankreatitis Calcium-antagonisten-Überdosierung „toxischer Schock"-Syndrom Rhabdomyolyse Tumorzerfall	Parästhesien Tetanien Krämpfe AV-Block Kreislaufstillstand	Verlängertes QT-Intervall T-Wellen-Inversion AV-Block	10–40 ml 10-%iges Calciumchlorid i.v. 4–8 mmol 50-%iges Magnesiumsulfat i.v. (falls nötig)
Hypermagnesiämie Magnesium >1,1 mmol/l	Niereninsuffizienz Iatrogen bedingt	Verwirrtheit Schwäche Atemdepression AV-Block Kreislaufstillstand	Verlängerte PR- und QT-Intervalle Spitze T-Welle AV-Block	Behandlung erwägen, wenn Magnesium >1,75 mmol/l 5–10 ml 10-%iges Calciumchlorid i.v. ggf. repetitiv Unterstützung der Atmung, falls nötig Forcierte Diurese mit Kochsalz-Infusionslösung + 1 mg/kg KG Furosemid i.v. Hämodialyse

Störung	Ursachen	Befunde	EKG	Therapie
Hypomagnesiämie Magnesium < 0,6 mmol/l	Gastrointestinale Verluste Polyurie Mangelernährung (Hungern) Alkoholabusus Malabsorption	Tremor Ataxie Nystagmus Krämpfe Herzrhythmus-störungen – Torsade de pointes Kreislauf-stillstand	Verlängerte PR- und QT-Intervallle ST-Strecken-Senkung T-Wellen Inversion Abgeflachte P-Wellen Verbreiterter QRS-Komplex Torsade de pointes	Schwer oder symptomatisch 2 g 50-%iges Magnesium-sulfat (4 ml; 8 mmol) i.v. über 15 Min. Torsade de pointes 2 g 50-%iges Magnesium-sulfat (4 ml; 8 mmol) i.v. über 1–2 Min. Krampfanfall 2 g 50-%iges Magnesium-sulfat (4 ml; 8 mmol) i.v. über 10 Min.

* Der Normalwert des Gesamt-Calciums liegt bei 2,2 bis 2,6 mmol/l. Der Normalwert für ionisiertes Calcium liegt zwischen 1,1 und 1,3 mmol/l. Die Calciumspiegel sollen mit Vorsicht interpretiert werden. Expertenhilfe soll angefordert werden, wenn Unsicherheiten bestehen. Das Gesamt-Calcium ist vom Serumalbumin abhängig und muss bei niedrigen Albuminwerten korrigiert werden (korrigiertes Gesamt-Calcium). Ionisiertes Calcium wird oft mittels Blutgasanalysegeräten gemessen. Es ist wichtig, die Messwerte für ionisiertes Calcium, Gesamt-Calcium und korrigiertes Gesamt-Calcium nicht zu verwechseln.

3. Vergiftungen

Insgesamt führen Vergiftungen nur selten zum Kreislaufstillstand oder Tod. Dennoch ist eine Krankenhausaufnahme aufgrund einer Vergiftung häufig. Vergiftungen sind zudem eine häufige Ursache für ein nicht traumatisches Koma in der Altersgruppe < 40 Jahren.

Vergiftungen durch Medikamente, die verschrieben wurden, Partydrogen oder Haushaltsmittel sind der häufigste Grund für eine Krankenhauseinlieferung oder eine Kontaktaufnahme zu einer Giftinformationszentrale. Bei Kindern findet man am häufigsten akzidentelle Vergiftungen. Morde bzw. Mordversuche durch Vergiftungen sind selten.

Auch industrielle Unfälle, Krieg oder Terroranschläge können zum Kontakt mit Giftstoffen führen. Die Themenbereiche Dekontamination und das sichere Vorgehen bei der Versorgung einzelner Betroffener bzw. dem Massenanfall von Verletzten sind nicht Bestandteil dieses Handbuchs.

3.1 Initiale Behandlung

Der wesentlichste Bestandteil während der Gift-Eliminationsphase ist die symptomatische, auf der ABCDE-Herangehensweise beruhende Behandlung zur Verhinderung eines Kreislauf-stillstands. Im Vordergrund steht dabei die Behandlung von Hypoxie, Hypotension, Störungen des Säure-Basen-Haushalts und Elektrolytentgleisungen.

- Vollständige oder partielle Atemwegsverlegungen und ein Atemstillstand als Folge eines herabgesetzten Bewusstseinszustands sind eine häufige Ursache eines Kreislaufstillstands nach suizidalen Vergiftungen (Benzodiazepine, Alkohol, Opioide, trizyklische Antidepressiva, Barbiturate).
- Achten Sie auf Ihre persönliche Sicherheit, wenn die Umstände der Erkrankung verdächtig erscheinen oder ein unerwarteter Kreislaufstillstand auftritt.
- Vermeiden Sie bei Vergiftungen mit Chemikalien wie Cyaniden, Schwefelwasserstoffen, ätzenden Substanzen oder Organophosphaten eine Mund-zu-Mund-Beatmung. Beatmen sie den Patienten mithilfe einer Taschenmaske oder eines Beatmungsbeutels und mit höchstmöglicher Sauerstoffkonzentration.
- Nach Vergiftungen besteht eine hohe Inzidenz einer pulmonalen Aspiration von Mageninhalt. Bei bewusstlosen Patienten ohne Schutzreflexe soll eine Blitznarkoseeinleitung (Rapid Sequence Induction, RSI) zur Intubation durchgeführt werden, um das Risiko einer Aspiration zu verringern. Die Narkoseeinleitung muss durch Anwender erfolgen, die Erfahrung in dieser Technik haben und gut geübt sind.
- Bei lebensbedrohlichen Herzrhythmusstörungen besteht die Indikation zur Kardio-version. Das Vorgehen richtet sich nach den Empfehlungen zur Behandlung von lebensbedrohlichen (Peri-Arrest-)Rhythmusstörungen *(Kapitel 11)*. Korrigieren Sie Elektrolytentgleisungen und Säure-Basen-Abweichungen.
- Folgen Sie beim Kreislaufstillstand den Vorgaben des BLS-Algorithmus bzw. des ALS-Algorithmus (einfache und erweiterte lebensrettende Maßnahmen).

- Versuchen Sie, das Gift (oder die Gifte) zu identifizieren, sobald die Versorgung bzw. Wiederbelebung läuft. Verwandte, Freunde oder Rettungsdienstpersonal können häufig nützliche Hinweise geben. Die Patientenuntersuchung kann weitere diagnostische Hinweise wie Geruch, Einstichstellen, stecknadelkopfgroße Pupillen, Tablettenrückstände, Verätzungen im Mund oder mit protrahiertem Koma assoziierte Hautblasen ergeben.
- Messen Sie die Temperatur des Patienten, da es nach Medikamentenüberdosierung zu einer Hypo- oder Hyperthermie kommen kann.
- Seien Sie auf eine verlängerte Reanimationsdauer vorbereitet, vor allem bei jungen Patienten, da das Gift während der lebenserhaltenden Maßnahmen verstoffwechselt oder ausgeschieden werden könnte.
- Kontaktieren Sie eine regionale oder nationale Giftnotrufzentrale, um Informationen zur Behandlung des Vergifteten zu erhalten. Eine Beratung durch einen Experten wird durch nationale Beratungsstellen angeboten. Die Weltgesundheitsorganisation (WHO) führt eine Liste mit Giftnotrufzentralen unter: *http://apps.who.int/poisoncentres*.

3.2 Spezifische Behandlungen

Es gibt nur wenige therapeutische Maßnahmen, die bei Vergiftungen einen unmittelbaren Nutzen bringen. Diese beinhalten die Begrenzung der Resorption des aufgenommenen Gifts, die Erhöhung der Ausscheidung sowie den Einsatz von spezifischen Antidoten. Bei schwerwiegenden oder ungewöhnlichen Vergiftungen sollt man sich bei Giftnotrufzentralen im Hinblick auf die neueste Datenlage beraten lassen.

- Aktivkohle adsorbiert die meisten Medikamente. Am größten ist ihr Effekt, wenn sie binnen einer Stunde nach der Aufnahme des Giftstoffs verabreicht wird. Es gibt jedoch kaum Daten, die zeigen, dass die Verwendung von Aktivkohle das Outcome verbessert. Man soll den Einsatz einer Einzeldosis Aktivkohle bei denjenigen Patienten erwägen, die eine potenziell toxische Menge eines Gifts innerhalb der letzten Stunde eingenommen haben. Verabreichen Sie die Aktivkohle jedoch nur bei Patienten, die ihren Atemweg selbst freihalten können, oder bei gesichertem Atemweg. Wiederholte Verabreichungen können bei lebensbedrohlichen Vergiftungen mit Carbamazepin, Dapson, Phenobarbital, Chinin und Theophyllin nützlich sein. Aktivkohle bindet kein Lithium, Schwermetalle oder toxische Alkohole.
- Die routinemäßige Magenspülung zur gastrointestinalen Dekontamination wird nicht empfohlen. In seltenen Fällen (z. B. tödliche Dosis eines Gifts mit kurz zurückliegender Aufnahme) soll die Anwendung nur durch dafür ausgebildete, erfahrene Anwender durchgeführt werden. Die Magenspülung ist kontraindiziert, wenn keine Sicherung des Atemwegs erfolgt ist oder wenn ein Kohlenwasserstoff mit hoher Aspirationsgefahr oder eine ätzende Substanz eingenommen wurde.
- Eine komplette Darmspülung kann die Aufnahme von Medikamenten mittels einer Reinigung des Gastrointestinaltrakts durch Gabe einer Polyethylen-Glykol-Lösung reduzieren. Dies soll man bei potenziell toxischer Einnahme mit verzögerter Freisetzung oder magensäureresistenten Medikamenten, oraler Eisen- oder Lithiumvergiftung sowie verschluckten Paketen illegaler Drogen in Erwägung ziehen.

- Laxanzien (Abführmittel) werden nicht routinemäßig empfohlen. Verabreichen Sie keine Emetika (z. B. Ipecacuanha Sirup).

- Die Hämodialyse entfernt Giftstoffe (oder deren Metabolite) mit niedrigem Molekulargewicht, niedriger Proteinbindung, geringem Verteilungsvolumen und hoher Wasserlöslichkeit. Verwenden Sie im Falle einer Hypotension die kontinuierliche venovenöse Hämofiltration (CVVH) oder kontinuierliche venovenöse Hämodialyse (CVVHD) als Alternative zur Hämodialyse. Konsultieren Sie einen Experten und/oder eine Giftnotrufzentrale, um Informationen zur Behandlung zu erhalten.

- Erwägen Sie den Einsatz einer Lipidemulsion (Intralipid) für einen Kreislaufstillstand durch Toxizität von Lokalanästhetika (siehe unten).

- Spezifische Antidote sind: Acetylcystein für Paracetamol; Atropin für Organophosphate (Insektizide); Natriumnitrit, Natriumthiosulfat, Hydroxocobalamin und Amylnitrit für Zyanide; digoxinspezifische Fab-Antikörper für Digoxin; Flumazenil für Benzodiazepine; Naloxon für Opioide; Calciumchlorid für Calciumantagonisten.

3.3 Spezifische Antidote

Im Folgenden werden nur einige Ursachen für Kreislaufstillstand durch Vergiftung besprochen:

3.3.1 Opioidvergiftungen

Opioidvergiftungen verursachen eine Atemdepression, stecknadelkopfgroße Pupillen und Koma, gefolgt von einem Atemstillstand. Der Opioidantagonist Naloxon hebt diese Effekte schnell auf. Es gibt weniger Komplikationen, wenn bei opioidinduzierter Atemdepression der Atemweg freigehalten wird, der Patient Sauerstoff erhält und noch vor der Naloxongabe beatmet wird (beispielsweise mit einer Taschenmaske oder einem Beatmungsbeutel); trotzdem kann der Einsatz von Naloxon die Intubation eventuell verhindern.

Der Applikationsweg von Naloxon richtet sich nach den Fertigkeiten des Retters: Es können intravenöse (i.v.), intramuskuläre (i.m.), subkutane (s.c.) oder intranasale (i.n.) Applikations-formen benutzt werden. Manchmal kann die Kombination verschiedener Applikationsformen hilfreich sein. Die nicht intravenösen Applikationsformen können schneller sein, da Zeit gespart wird, indem man nicht erst einen intravenösen Zugang schaffen muss, welches bei einem i.v.-Drogenabhängigen extrem schwierig sein kann. Zusätzlich wird Naloxon bei nicht intravenöser Applikation langsamer freigesetzt und somit eine längere Wirkdauer erzeugt. Die initialen Dosierungen von Naloxon sind 0,4–2 mg i.v., i.o., i.m. oder s.c., diese Dosis kann alle 2–3 Minuten wiederholt werden. Zusätzliche Dosen können alle 20–60 Minuten erforderlich sein. Die intranasale Dosierung ist 2 mg i.n. (1 mg in jedes Nasenloch), dies kann alle 5 Minuten wiederholt werden. Schwere Opioidüberdosierungen können eine Naloxongesamtdosis von bis zu 10 mg erfordern. Alle mit Naloxon behandelten Patienten müssen überwacht werden. Die Wirkdauer von Naloxon ist 45–70 Minuten, die Atemdepression jedoch kann für bis zu 4–5 Stunden nach der Opioidüberdosierung anhalten.

Der akute Entzug von Opioiden bewirkt eine überschießende Sympathikusreaktion und kann Komplikationen wie Lungenödem, ventrikuläre Rhythmusstörungen und ausgeprägte Unruhezustände hervorrufen. Setzen Sie Naloxon zur Antagonisierung einer Opioidintoxikation bei Personen mit vermuteter Opioidabhängigkeit vorsichtig ein.

Ein Kreislaufstillstand ist üblicherweise ein sekundäres Geschehen infolge des Atemstillstands und ist mit schwerer zerebraler Hypoxie verbunden. Die Prognose ist schlecht. Bei eingetretenem Kreislaufstillstand sollte nach den üblichen Vorgehensweisen (ALS-Algorithmus) verfahren werden, für darüber hinausgehende Therapien existieren keine Daten.

3.3.2 Benzodiazepine

Eine Überdosierung von Benzodiazepinen kann einen Bewusstseinsverlust, eine Atemdepression und Hypotension verursachen. Bei einmaliger Einnahme eines Benzodiazepins und solange keine Vorgeschichte oder ein Risiko für Krampfanfälle vorliegt, soll Flumazenil, ein kompetitiver Benzodiazepinantagonist, für die Antagonisierung der sedierenden und atemdepressiven Effekte appliziert werden. Die Antagonisierung der Benzodiazepintoxizität mit Flumazenil kann bei Patienten mit Benzodiazepinabhängigkeit oder bei gleichzeitiger Einnahme von krampffördernden Substanzen wie trizyklischen Antidepressiva selbst eine toxische Wirkung (Krampfanfälle, Rhythmusstörungen, Hypotension und Entzugssyndrom) erzeugen. Flumazenil soll beim komatösen Patienten aufgrund einer Überdosis nicht routinemäßig angewendet werden. Ein Kreislaufstillstand aufgrund einer Benzodiazepinüberdosierung erfordert keine spezifischen Modifikationen.

3.3.3 Trizyklische Antidepressiva

Hiermit sind trizyklische und verwandte zyklische Medikamente (z.B. Amitriptylin, Desipramin, Imipramin, Nortriptylin, Doxepin und Clomipramin) gemeint. Suizidversuche mit trizyklischen Antidepressiva sind weit verbreitet und können Hypotension, Krampfanfälle und lebensbedroh-liche Herzrhythmusstörungen verursachen. Die anticholinerge Wirkung und die Blockade der Natriumkanäle führen zu einer kardialen Toxizität, die wiederum eine Breitkomplextachykardie (VT) erzeugen kann. Die Hypotension wird durch die Alpha1-Rezeptorblockade verschlimmert. Die Folgen der anticholinergen Effekte umfassen Mydriasis, Fieber, trockene Haut, Delirium, Tachykardie, Ileus und Harnverhalten. Die meisten lebensbedrohlichen Probleme treten in den ersten sechs Stunden nach der Einnahme auf.

Eine Verbreiterung des QRS-Komplexes und die Verlagerung der Herzachse nach rechts zeigen ein erhöhtes Risiko für Herzrhythmusstörungen an *(Abb. 12.3)*. Verabreichen Sie zur Behandlung von trizyklikainduzierten ventrikulären Rhythmusstörungen 1–2 mmol/kg/KG Natriumbikarbonat. Obwohl es keine Studien darüber gibt, welches der mittels Natriumbikarbonattherapie anzustrebende optimale arterielle pH-Wert ist, wird ein pH-Wert von 7,45 bis 7,55 allgemein akzeptiert.

3.3.4 Vergiftungen durch Lokalanästhetika

Eine Toxizität durch Lokalanästhetika tritt typischerweise bei der Anwendung von Regionalanästhesieverfahren auf, wenn ein Bolus eines Lokalanästhetikums versehentlich in eine

Vene oder Arterie verabreicht wird. Die systemische Toxizität schließt das zentrale Nervensystem und das kardiovaskuläre System mit ein. Eine ausgeprägte Agitation, Bewusstseinsverlust mit oder ohne tonisch-klonische Krampfanfälle, Sinus-Bradykardie, Reizleitungsblockaden, Asystolie und ventrikuläre Rhythmusstörungen können vorkommen. Die Toxizi-tät kann bei Schwangerschaft, sehr alten Patienten oder Hypoxämie potenziert sein. Im Fall eines Kreislaufstillstands können verlängerte CPR-Maßnahmen notwendig sein, um einen spontanen Kreislauf (ROSC) wiederzuerlangen.

Patienten, bei denen ein Kreislaufkollaps bzw. ein Herzstillstand auf die Toxizität von Lokalanästhetika zurückgeführt wird, können – ergänzend zu den üblichen erweiterten lebensrettenden Maßnahmen (ALS) – von einer intravenösen Behandlung mit 20-%iger Lipidemulsion profitieren. Verabreichen Sie über eine Minute einen Bolus der 20-%igen Lipidemulsion von 1,5 ml/kg/KG (ca. 100 ml bei 70 kgKG), gefolgt von einer Dauerinfusion mit 0,25 ml/kg/Min. (ca. 18 ml pro Minute [!] bei 70 kgKG). Nach 5 Minuten: Bei anhaltender Instabilität bzw. Reanimationssituation verabreichen Sie einen weiteren Bolus der Lipidemulsion. Dies kann nach 5 Minuten noch einmal wiederholt werden, entweder, bis der Patient stabil oder bis eine kumulative Dosis von 12 ml/kg KG erreicht ist (das sind ca. 850 ml bei 70 kgKG).

3.3.5 Calciumantagonisten

Überdosierungen von Calciumantagonisten (Calciumkanalblockern) nehmen als Ursache für einen Tod durch verschreibungspflichtige Medikamente zu. Die Behandlung von Intoxi-kationen mit Calciumantagonisten wird nur unzureichend durch Daten gestützt.

Geben Sie bei ausgeprägter Bradykardie oder Hypotension einen 20-ml-Bolus 10-%iges Calciumchlorid (oder eine äquivalente Dosis von Calciumgluconat), dies kann alle 2–5 Minuten wiederholt werden, verabreichen Sie bei Bedarf zusätzlich Infusionen. Während Calcium in hohen Dosierungen einige Nebenwirkungen beseitigen kann, wird dadurch selten ein normaler Kreislauf wiederhergestellt. Eine hämodynamische Instabilität kann auf hochdosiertes Insulin (1 IE/kg/KG, gefolgt von 0,5–2 IE/kg/KG/Std.) in Kombination mit Glukosesubstitution ansprechen, dazu gehört außerdem die Überwachung der Elektrolyte und das Standardvorgehen mittels Infusionsbehandlung und Vasopressoren.

3.3.6 Betablocker

Intoxikaten mit Betablockern (Beta-Rezeptorenblockern) rufen bradykarde Herzrhythmusstörungen und negativ inotrope Effekte hervor, welche schwierig zu behandeln sind und einen Kreislaufstillstand hervorrufen können.

Die Datenlage für die Behandlung basiert auf Fallberichten und Tierversuchen. Verbesserungen des Patientenzustands sind beim Einsatz von Glukagon (50–150 µg/kg/KG), hochdosierter Glukose-/Insulingabe, Gabe von Lipidemulsion, Phosphodiesterasehemmern, extrakorporaler Unterstützung und IABP-Einsatz (intraaortale Ballonpumpe) sowie Verabreichung von Calciumsalzen beschrieben worden.

3.3.7 Digoxin

Obwohl Intoxikationen mit Digoxin seltener vorkommen als Überdosierungen mit Calciumantagonisten oder Betablockern, ist die Mortalität bei Digoxinüberdosierung deutlich höher. Verabreichen Sie ein spezifisches Antidot in Form von digoxinspezifischen Antikörperfragmenten (Digoxin-Fab, Fab = Fragment Antigen Binding). Geben Sie 2–10 Durchstechflaschen Digoxin-Fab (38 mg pro Durchstechflasche) über 30 Min. i.v.

Abbildung 12.3
12-Kanal-EKG mit den Anzeichen einer schweren Intoxikation durch trizyklische Antidepressiva

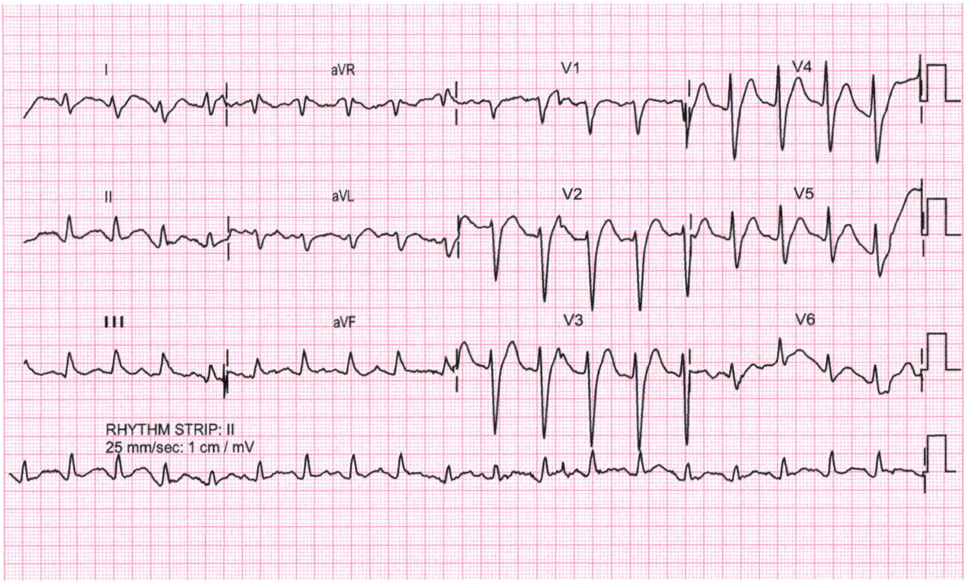

3.4 Weitere Behandlung und Prognose

Wenn ein komatöser Patient für eine längere Zeit in derselben Position liegt, kann dies Druckstellen und eine Rhabdomyolyse verursachen. Messen Sie die Elektrolyte (insbesondere das Kalium), den Blutzucker und die arteriellen Blutgaswerte. Überwachen Sie die Tempe-ratur, da die Thermoregulation beeinträchtigt ist. Sowohl eine Hypothermie als auch eine Hyperthermie (Hyperpyrexie) können nach einer Überdosierung einiger Medikamente auf-treten. Asservieren Sie Blut- und Urinproben für Analysen. Seien Sie auf eine verlängerte Reanimationsdauer vorbereitet, vor allem bei jungen Patienten, da das Gift während der lebenserhaltenden Maßnahmen verstoffwechselt oder ausgeschieden werden könnte.

4. Hypothermie

4.1 Definition

Eine Hypothermie liegt bei einem Absinken der Körperkerntemperatur unter 35 °C vor. Die Klassifizierung erfolgt willkürlich als leicht (32–35 °C), mittel (28–32 °C) oder schwer (unter 28 °C). Um den Zustand des Patienten zu beschreiben, kann das Rettungsfachpersonal die Schweizer Stadieneinteilung der Hypothermie benutzen, die sich auf klinische Zeichen stützt: Stadium I – wach und zitternd; Stadium II – eingetrübt, nicht zitternd; Stadium III – bewusstlos, nicht zitternd; Stadium IV – keine oder nur minimale Vitalzeichen; Stadium V – Tod infolge irreversibler Hypothermie.

4.2 Diagnose

In Ländern mit gemäßigtem Klima können Hypothermien leicht übersehen werden. Bei Menschen mit normaler Thermoregulation tritt eine Hypothermie in kalter Umgebung, bei Nässe oder windigem Wetter auf, vor allem jedoch beim immobilisierten Patienten, oder nach dem Eintauchen in kaltes Wasser. Beim älteren und sehr jungen Patienten ist die Thermoregulation per se beeinträchtigt; hier kann bereits ein geringfügiges Ereignis eine Hypothermie nach sich ziehen. Das Risiko einer Hypothermie wird auch durch Drogen- oder Alkoholkonsum, Krankheit, Verletzungen oder Verwahrlosung erhöht, besonders, wenn eine Einschränkung der Bewusstseinslage vorliegt. Eine Hypothermie mag durch die klinische Vorgeschichte oder eine kurze äußerliche Untersuchung des kollabierten Patienten in Betracht gezogen werden. Zur Messung der Körperkerntemperatur und zur Bestätigung der Diagnose wird ein Thermometer benötigt, das auch niedrige Temperaturen erfassen kann. Die im unteren Drittel des Ösophagus gemessene Kerntemperatur korreliert gut mit der Temperatur des Herzens. Die tympanische Messung mittels Thermistor-Technik ist eine verlässliche Alternative. Die damit gemessene Temperatur kann aber aus mehreren Gründen niedriger sein als die ösophageale: Wenn die Umgebungstemperatur sehr niedrig oder der Messfühler nicht gut isoliert ist, wenn der äußere Gehörgang verlegt ist oder im Fall eines Kreislaufstillstands ohne Blutfluss in der A. carotis. Die im Handel angebotenen tympanischen Thermometer mit Infrarot-Technik dichten das Ohr nicht ausreichend ab und sind oftmals nicht zur Messung von niedrigen Temperaturen geeignet.

4.3 Entscheidung zur Wiederbelebung

Eine Kühlung des menschlichen Körpers verringert den zellulären Sauerstoffverbrauch pro 1 °C Abfall der Körperkerntemperatur um ca. 6 %. In einigen Fällen kann die Hypothermie einen schützenden Effekt auf das Gehirn und auf andere lebenswichtige Organe ausüben. So ist eine vollständige neurologische Erholung sogar bei längeren Kreislaufstillständen möglich, sofern die ausgeprägte Hypothermie bereits vor der Asphyxie bestand.

Seien Sie bei einem hypothermen Patienten zurückhaltend mit der Todesfeststellung, da die Hypothermie schon für sich genommen einen langsamen, sehr schwachen, unregelmäßigen Puls und einen nicht messbaren Blutdruck verursachen kann. Bei einem hypothermen Patienten ist das Fehlen von Lebenszeichen (Schweizer Hypothermie-Stadium

IV) ein unzuverlässiges Kriterium, um den Tod des Patienten festzustellen. Bei 18 °C Körperkerntemperatur toleriert das Gehirn eine zehnmal längere Kreislaufstillstandzeit als bei 37 °C. Erweiterte Pupillen können durch eine große Vielfalt von Ursachen auftreten und dürfen nicht als Zeichen des Todes gewertet werden. Es existiert ein Fallbericht von einem Patienten, der nach Immersion in kaltem Wasser eine nachfolgende langandauernde Reanimation (bei einer Körperkerntemperatur von 13,7 °C) mit guter Lebensqulität überlebte.

Im Rettungsdienst soll auf den Beginn einer Reanimation nur verzichtet werden, wenn eine klare Ursache für den Kreislaufstillstand ersichtlich ist, etwa im Falle einer offensichtlich tödlichen Verletzung, einer Erkrankung im Endstadium, langer Asphyxiedauer oder wenn der Brustkorb nicht komprimierbar ist. Bei allen anderen Patienten soll der traditionelle Spruch: „Niemand ist tot, außer er ist warm und tot" („No one is dead until warm and dead") als Vorgehensweise in Betracht gezogen werden. In unzugänglichen Gebieten entstehen ggf. praktische Probleme mit Wiedererwärmungsmaßnahmen wegen schlechter Erreichbarkeit. Bei der innerklinischen Behandlung sollen erfahrene Ärzte einbezogen werden, man kann die klinische Beurteilung heranziehen, um den Zeitpunkt des Reanimationsabbruchs bei einem hypothermen Patienten zu bestimmen.

4.4 Behandlung der Hypothermie

Die Standardmaßnahmen zur Vermeidung weiterer Komplikationen und die Reanimationsmaßnahmen werden auch bei hypothermen Patienten angewendet. Verzögern Sie keine dringenden Maßnahmen wie die Intubation oder das Legen von intravasalen Zugängen.

- Machen Sie die Atemwege frei, und beatmen Sie den Patienten mit hochkonzentriertem Sauerstoff, falls keine Spontanatmung vorhanden ist. Wenn möglich, sollte angewärmter (40–46 °C) und angefeuchteter Sauerstoff verwendet werden. Ziehen Sie eine vorsichtige Intubation in Erwägung, sofern sie gemäß dem ALS-Algorithmus indiziert ist. Manipulationen am Patienten können Kammerflimmern (VF) auslösen. Die Vorteile einer adäquaten Oxygenierung und der Schutz vor Aspiration überwiegen jedoch das minimale Risiko einer Auslösung von VF durch die Intubation bei Weitem.
- Palpieren Sie eine große Arterie, beobachten Sie für einen Zeitraum bis zu einer Minute das EKG – falls verfügbar –, und achten Sie auf Lebenszeichen, bevor Sie den Schluss ziehen, dass es keine Herzauswurfleistung gibt. Sowohl die Atemfrequenz als auch der Puls können bei schwerer Hypothermie stark verlangsamt sein, sodass man mehr Zeit für die Beurteilung benötigt. Die Echokardiografie oder Doppler-Sonografie können verwendet werden, um herauszufinden, ob ein kardiales Output oder ein peripherer Blutfluss vorhanden ist.
- Beginnen Sie sofort mit Thoraxkompressionen, falls das Opfer pulslos ist. Das Verhältnis von Kompressionen zu Beatmungen ist genauso, wie bei einem normothermen Patienten. Eine Hypothermie kann eine Rigidität des Brustkorbs verursachen, was die Thoraxkompressionen und die Beatmung schwieriger macht. Falls Sie in der Beurteilung eines Patienten nicht geübt sind, oder wenn es irgend-

welche Zweifel gibt, ob ein Puls vorhanden ist, beginnen Sie sofort mit den Thoraxkompressionen, bis erfahrenere Hilfe zur Verfügung steht.

- Sobald die Reanimation begonnen wurde, ermitteln Sie den Grad der Hypothermie mithilfe eines Thermometers, das auch sehr niedrige Temperaturen messen kann. Verwenden Sie eine ösophageale, Blasen-, rektale oder tympanische Temperaturmessung. Man soll anstreben, eine dieser Methoden beizubehalten, um im Verlauf einen Vergleich zwischen den gemessenen Werten zu haben.

- Das hypotherme Herz kann möglicherweise auf kardial wirksame Medikamente, eine Schrittmachertherapie oder Defibrillationsversuche nicht ansprechen. Der Metabolismus der Medikamente ist verlangsamt, sodass von jeder Substanz, die wiederholt verabreicht wird, potenziell toxische Plasmakonzentrationen auftreten können. Verabreichen Sie kein Adrenalin und andere Medikamente, solange der Patient nicht auf eine Temperatur von über 30 °C aufgewärmt worden ist. Nachdem 30 °C erreicht worden sind, werden die Zeitintervalle der Medikamentenapplikation verdoppelt (doppelt so lang wie normal). Bei Normalisierung der Patiententemperatur (> 35 °C) kommen die Standardmedikamentenprotokolle zur Anwendung.

- Verabreichen Sie Medikamente, falls möglich, über einen zentralen oder großlumigen proximalen venösen Zugang.

- Denken Sie daran, andere primäre Gründe für einen Atem-/Kreislaufstillstand auszu-schließen (z. B. Medikamentenüberdosierung, Hypothyreose oder Trauma) und unter-suchen Sie den Patienten nach den potenziell reversiblen Ursachen (4 Hs und HITS).

- Messen Sie während der Reanimation und in der Postreanimationsphase regelmäßig die Elektrolyte, Glukose und Blutgase, da schnelle Veränderungen auftreten können.

4.4.1 Herzrhythmusstörungen

Mit zunehmendem Abfall der Körperkerntemperatur neigt die Sinus-Bradykardie dazu, in ein Vorhofflimmern überzugehen, welches von Kammerflimmern (VF) gefolgt wird und zuletzt in eine Asystolie übergeht.

- Falls Sie ein VF/pVT erkennen, dann geben Sie die initialen Schocks gemäß dem üblichen ALS-Behandlungsalgorithmus ab. Sollte VF/pVT nach drei Defibrillationsversuchen fortbestehen, führen Sie die weiteren notwendigen Defibrillationen erst nach dem Erreichen einer Körperkerntemperatur oberhalb 30 °C durch. Falls ein automa-tischer externer Defibrillator (AED) verwendet wird, befolgen Sie dessen Anweisungen, während Sie den Patienten erwärmen.

- Andere Herzrhythmusstörungen als Kammerflimmern verschwinden meist von selbst, wenn die Körperkerntemperatur steigt, und bedürfen normalerweise keiner umgehenden Behandlung.

- Im Rahmen einer schweren Hypothermie kann das Auftreten einer Bradykardie physiologisch sein. Daher ist eine Herzschrittmacher-Therapie nur notwendig, wenn die Bradykardie bestehen bleibt, sobald der Patient aufgewärmt ist.

4.4.2 Wiedererwärmung

Die für alle Patienten allgemeingültigen Maßnahmen umfassen die Rettung aus der kalten Umgebung, Verhinderung von weiterem Wärmeverlust und einen schnellen Transport in das am besten geeignete Krankenhaus. Eine Wiedererwärmung kann passiv, aktiv extern oder aktiv intern erfolgen.

- Prähospital soll ein Patient mit mittlerer oder schwerer Hypothermie immobilisiert und vorsichtig bewegt und behandelt werden, außerdem sind eine adäquate Oxygenierung und Monitorüberwachung wichtig (dazu gehören das EKG und die Körperkerntemperatur). Der gesamte Körper soll abgetrocknet und isoliert werden. Nasse Kleidung soll man besser herunterschneiden als ausziehen, um das Opfer so wenig wie möglich zu bewegen.

- Zwar produziert körperliche Aktivität (sich bewegen) effektiver Wärme als Zittern, von daher könnten sich ansprechbare Patienten bewegen. Andererseits kann körperliche Bewegung aber den sogenannten After-drop verstärken, darunter versteht man das weitere Absinken der Körperkerntemperatur nach Entfernung aus der kalten Umgebung. Somnolente oder komatöse Patienten haben eine niedrige Schwelle für die Entwicklung von VF oder pulsloser VT und sollten horizontal immobilisiert werden, um einen nachträglichen Abfall der Köperkerntemperatur (After-drop) oder Kreislaufstillstand (Bergungstod) zu vermeiden.

- Passive Wiedererwärmung ist das Mittel der Wahl bei bewusstseinsklaren Patienten mit leichter Hypothermie, die noch in der Lage sind zu zittern. Dies wird am besten durch Ganzkörperisolierung mit Wolldecken, Aluminiumfolie, einer Kopfbedeckung und warmer Umgebung erreicht.

- Die Anwendung von chemischen Hitzepackungen bzw. Decken ist vor allem bei mittleren und schweren Hypothermien hilfreich, um ein weiteres Auskühlen im prähospitalen Setting zu vermeiden.

- Im Rettungsdienst ist eine Wiedererwärmung durch angewärmte Infusionen und angewärmte, angefeuchtete Gase nicht effektiv. Durch eine intensive aktive Erwärmung darf der Transport in ein geeignetes Krankenhaus nicht verzögert werden, d.h. in ein Krankenhaus, in dem es die Möglichkeit von erweiterten Erwärmungstechniken, kontinuierlichem Monitoring und Beobachtung gibt.

Allgemein gilt, dass wache und zitternde Hypothermieopfer ohne Rhythmusstörungen zur passiven Erwärmung und Beobachtung ins nächstgelegene Krankenhaus transportiert werden können. Hypotherme Patienten mit Beeinträchtigung der Bewusstseinslage sollen in ein Krankenhaus mit Möglichkeiten zur aktiven externen und internen Erwärmung gebracht werden. Sind irgendwelche Zeichen einer kardialen Instabilität vorhanden, transportieren Sie den Patienten in ein sog. ECLS-Zentrum (Extra Corporeal Life Support). Melden Sie den Patienten so früh wie möglich an, um sicherzustellen, dass das Krankenhaus den Patienten zum Zweck der Wiedererwärmung auch aufnehmen kann.

- Aktive externe Erwärmungstechniken beinhalten die Erwärmung mittels Warmluftgebläsen und die Applikation von warmen intravenösen Infusionslösungen (bis zu 42 °C). Diese Techniken führen bei Patienten mit schwerer Hypothermie und vorhandenem Kreislauf zu einer effektiven Erwärmung (Wiedererwärumgsrate 1–1,5 °C/Std.).

- Aktive interne Erwärmungstechniken umfassen die Verwendung von warmen, be-feuchteten Gasen, gastrische, peritoneale, pleurale oder Blasen-Lavage mit warmer Flüssigkeit (um 40 °C) sowie die extrakorporale Wiedererwärmung.

- Bei hypothermen Patienten mit Atemstillstand und Kreislaufstillstand ist die Herz-Lungen-Maschine(HLM)diebevorzugteMethodeeineraktiveninternenErwärmung, weil die HLM eine suffiziente Zirkulation und Oxygenierung gewährleistet, während die Kerntemperatur des Körpers um 8–12 °C/Std. erhöht wird. Überlebende einer Fallserie wurden vor dem Anschluss an die Herz-Lungen-Maschine durchschnittlich 65 Minuten konventionell reanimiert. Leider ist die Möglichkeit des Einsatzes der Herz-Lungen-Maschine nicht weit verbreitet, sodass unter Umständen eine Kombi-nation anderer Wiedererwärmungstechniken eingesetzt werden muss.

- Während der Wiedererwärmung benötigen die Patienten große Mengen an Infusionslösungen, weil sich der Intravasalraum aufgrund der Vasodilatation vergrößert. Alle Infusionslösungen müssen erwärmt sein, ein kontinuierliches hämodynamisches Monitoring ist unverzichtbar.

- Vermeiden Sie im Rahmen der Wiedererwärmung (und danach) jegliche Hyperthermie. Sobald ROSC erzielt wurde, richtet sich das weitere Vorgehen nach dem üblichen Standard der Postreanimationsbehandlung.

4.5 Lawinenverschüttung

In Europa und Nordamerika ereignen sich pro Jahr etwa 150 Todesfälle durch Lawinenabgänge. Die meisten Opfer sind Freizeitsportler, z. B. Skifahrer, Snowboarder und Schneemobilfahrer. Die Todesursachen bei Verschüttung sind Asphyxie, Trauma und Hypothermie. Häufig kommen die Lawinen in schwer zugänglichen Gebieten vor und sind daher für Rettungskräfte nur bedingt schnell erreichbar. Meistens sind mehrere Opfer verschüttet.

Es ist unwahrscheinlich, dass Lawinenopfer überleben, wenn sie

- > 60 Minuten verschüttet waren (oder die initiale Kerntemperatur < 30 °C ist) und beim Auffinden einen Kreislaufstillstand mit verlegtem Atemweg aufweisen,

- verschüttet waren, im Kreislaufstillstand aufgefunden wurden und zum Zeitpunkt der ersten möglichen Messung ein Kalium > 8 mmol/l aufweisen.

Der Algorithmus für das Vorgehen bei der Versorgung eines verschütteten Lawinenopfers ist in Abbildung 12.4 dargestellt.

Abbildung 12.4
Algorithmus für das Vorgehen bei der Versorgung eines verschütteten Lawinenopfers

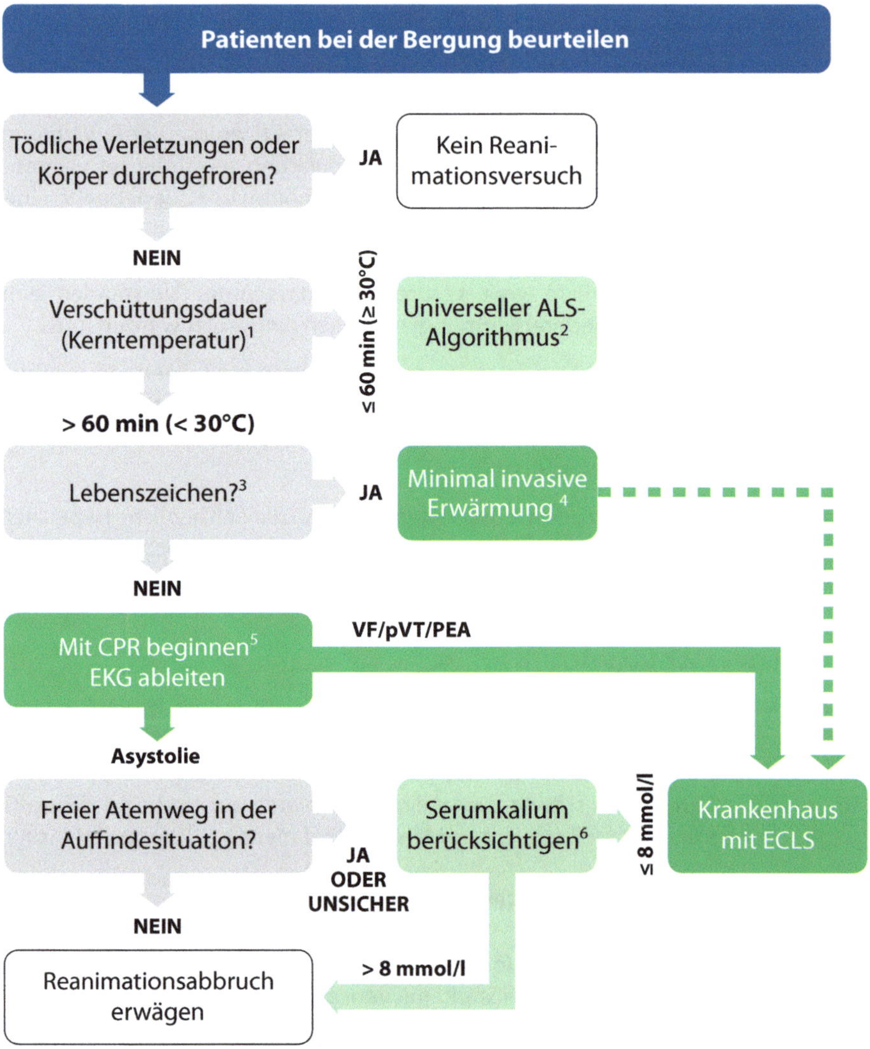

1. Falls die Dauer der Verschüttung unbekannt ist, kann ersatzweise die Kerntemperatur herangezogen werden
2. Transportieren Sie Überlebende mit Verletzungen oder Komplikationsrisiko (z.B. Lungenödem) in das dafür geeignetste Krankenhaus
3. Prüfen Sie bis zu 1 min auf Spontanatmung und Puls
4. Transportieren Sie kardiovaskulär instabile Patienten oder Patienten mit einer Kerntemperatur <28 °C in ein Krankenhaus mit ECLS (Extracorporal Life Support)
5. Unterlassen Sie die Reanimation, wenn das Risiko für das Rettungsteam unangemessen hoch ist
6. Quetschverletzungen und depolarisierende Muskelrelaxanzien können das Serumkalium erhöhen

5. Hyperthermie

5.1 Definition

Eine Hyperthermie (Überwärmung) entsteht, wenn die Thermoregulationsfähigkeit des Körpers versagt und die Körperkerntemperatur das normalerweise durch gleichgewichtserhaltende Mechanismen aufrechterhaltene Maß übersteigt. Die Überwärmung kann exogen entstehen – durch äußere Einflüsse – oder endogen, also sekundär durch körpereigene Wärmeproduktion.

Die umgebungsbedingte Hyperthermie entsteht, wenn Wärme, üblicherweise in Form von Strahlungsenergie, vom Körper schneller absorbiert wird, als diese durch Thermoregulationsmechanismen abgegeben werden kann. Eine Hyperthermie führt zu einer Reihe von Notfallbildern, beginnend mit Hitzebelastung, in weiterer Folge Hitzeerschöpfung und Hitzschlag, welcher in ein Multiorganversagen und in manchen Fällen zum Kreislaufstillstand führen kann.

Die maligne Hyperthermie (MH) ist ein selten auftretender Defekt der intrazellulären Calciumhomöostase in der Skelettmuskulatur, die durch Muskel(dauer)kontraktionen und eine hypermetabolische Krise (MH-Krise) charakterisiert ist, welche bei genetisch prädisponierten Patien-ten durch volatile Anästhetika und depolarisierende Muskelrelaxanzien ausgelöst werden kann (siehe unten).

5.2 Hitzschlag

Beim Hitzschlag besteht eine Körperkerntemperatur >40 °C in Verbindung mit Bewusstseinsstörungen und unterschiedlich ausgeprägten Organfunktionsstörungen, es handelt sich dabei um eine systemische Entzündungsreaktion. Es werden zwei Formen unterschieden: der klassische Hitzschlag, welcher durch hohe Umgebungstemperaturen vornehmlich ältere Mitmenschen während Hitzeperioden trifft; der Anstrengungshitzschlag ist, wie der Name sagt, durch starke körperliche Anstrengung bei hohen Umgebungstemperaturen und/oder hoher Luftfeuchtigkeit bedingt und betrifft vornehmlich junge Menschen während schwerer körperlicher Belastung. Die Mortalität des Hitzschlags liegt zwischen 10 und 50 %.

5.2.1 Prädisponierende Faktoren

Ältere Personen haben ein höheres Risiko für hitzebedingte Erkrankungen. Die Ursachen sind zugrunde liegende Erkrankungen, Medikamenteneinnahmen, reduzierte Möglichkeiten der Thermoregulation und eine geringere soziale Unterstützung. Es gibt eine Reihe von Risikofaktoren wie: Akklimatisierungsprobleme, Dehydratation, Übergewicht, Alkohol, Krankheiten des Herz-Kreislauf-Systems, Hauterkrankungen (Schuppenflechte, Ekzeme, Sklerodermie, Verbrennungen, zystische Fibrose), Hyperthyreose, Phäochromozytom und Medikamente (Anticholinergika, Morphin, Kokain, Amphetamine, Phenothiazine, Sympathomimetika, Calciumantagonisten, Beta-Rezeptorenblocker).

5.2.2 Klinische Merkmale

Der Hitzschlag kann dem septischen Schock ähneln und durch ähnliche Mechanismen entstehen. Charakteristisch sind:

- Körperkerntemperatur von 40 °C und mehr,
- heiße, trockene Haut (die Hälfte der Patienten mit anstrengungsbedingtem Hitzschlag schwitzt jedoch),
- die ersten Symptome und Befunde: extreme Müdigkeit, Kopfschmerzen, Ohnmacht, Gesichtsröte, Erbrechen und Durchfall,
- kardiovaskuläre Dysfunktion einschließlich Rhythmusstörungen und Hypotension,
- respiratorische Einschränkung einschließlich ARDS,
- ZNS-Dysfunktion einschließlich Krampfanfall und Koma,
- Leber- und Nierenversagen,
- Gerinnungsstörungen,
- Rhabdomyolyse.

Weitere Auslöser können sein:

- Medikamentennebenwirkungen,
- Entzugssyndrome durch Absetzen von Medikamenten,
- Serotonin-Syndrom,
- malignes neuroleptisches Syndrom,
- Sepsis,
- ZNS-Infektion,
- endokrine Fehlfunktion (z. B. thyreotoxische Krise, Phäochromozytom).

5.2.3 Behandlung

Der Schwerpunkt der Behandlung ist die unterstützende Therapie auf Basis der ABCDE-Herangehensweise und die rasche Kühlung des Patienten.

- Beginnen Sie mit der Kühlung des Patienten, bevor er das Krankenhaus erreicht. Streben Sie eine schnelle Senkung der Körperkerntemperatur auf ca. 39 °C an. Patienten mit schwerem Hitzschlag müssen auf einer Intensivstation betreut werden.
- Verwenden Sie ein hämodynamisches Monitoring, um die Infusionstherapie zu steuern. Es kann ein hoher Volumenbedarf bestehen. Behandeln Sie Elektrolytentgleisungen.
- Befolgen Sie im Fall eines Kreislaufstillstands die Standardempfehlungen des BLS und ALS, und kühlen Sie den Patienten. Eine Defibrillation, falls notwendig, erfolgt, während die Kühlung des Patienten fortgesetzt wird. Tierstudien deuten darauf

hin, dass die Prognose im Vergleich mit normothermischen Kreislaufstillständen schlecht ist. Das Risiko für ein schlechtes neurologisches Outcome steigt mit jedem Grad Anstieg der Körpertemperatur > 37 °C.

- Wenden Sie die Empfehlungen der Postreanimationsphase entsprechend der Leitlinien an *(Kapitel 13)*.

5.2.4 Kühlungstechniken

Verschiedene Kühlungsmethoden sind beschrieben worden, es gibt aber nur wenige Studien dazu, welches die besten Techniken sind.

- Einfache Techniken beinhalten das Zuführen kühler Getränke, das Befächern des entkleideten Patienten und das Besprühen mit lauwarmem Wasser. Das Auflegen von Eispackungen auf Areale mit großen oberflächlichen Gefäßen (Leiste, Achseln, Nacken) ist ebenfalls hilfreich. Das Kühlen der Oberfläche kann Zittern erzeugen.
- Bei bewusstseinsklaren und stabilen Patienten ist das Eintauchen in kaltes Wasser sehr effektiv, dies kann jedoch zu peripherer Gefäßverengung und verminderter Hitzeabgabe führen. Die Immersion ist bei sehr kranken Patienten nicht praktikabel.
- Benutzen Sie die gleichen erweiterten Kühltechniken, die auch für das gezielte Temperaturmanagement (TTM) nach einem Kreislaufstillstand empfohlen werden *(Kapitel 13)*. Erwägen Sie die Applikation von kalten Infusionslösungen, intravaskulären Kühlkathetern, Oberflächenkühlung und die extrakorporale Zirkulation, z. B. kontinuierliche veno-venöse Hämofiltration (CVVHF) oder die Herz-Lungen-Maschine.
- Es gibt keine spezifischen Medikamente, welche die Körperkerntemperatur bei Hitzschlag senken. Es gibt keine ausreichenden Daten dafür, dass Antipyretika (z. B. NSAR oder Paracetamol) bei Hitzschlag effektiv sind. Diazepam kann verwendet werden, um Krampfanfälle zu behandeln und eine Kühlung zu erleichtern. Die Gabe von Dantrolen (siehe oben) hat keinen Benefit gezeigt.

5.3 Maligne Hyperthermie

Die maligne Hyperthermie (MH) ist eine lebensbedrohliche, genetisch bedingte Überempfindlichkeit der Skelettmuskulatur, die durch volatile Anästhetika (Halothan, Enfluran, Isofluran, Desfluran, Sevofluran und Äther) und depolarisierende Muskelrelaxanzien (Succinyl) ausgelöst wird. Sie tritt während oder nach einer Allgemeinanästhesie auf. Stoppen Sie sofort die Zufuhr aller verdächtigen Substanzen, geben Sie Sauerstoff, und korrigieren Sie die Azidose und Elektrolytentgleisungen. Beginnen Sie mit einer aktiven Kühlung, und applizieren Sie Dantrolen. Andere Wirkstoffe wie 3,4-Methylendioxymethamphetamin (MDMA, „Ecstasy") und Amphetamine können einen der malignen Hyperthermie ähnlichen Zustand hervorrufen. Auch hier kann die Gabe von Dantrolen nützlich sein.

6. Ertrinkungsunfall

Ertrinkungsunfälle gehören zu den häufigen unfallbedingten Todesursachen. Die schwerwiegendste Folge des Ertrinkungsunfalls ist die Hypoxie. Der Kreislaufstillstand ist üblicherweise ein sekundäres Ereignis. Die Dauer der Hypoxie ist ein entscheidender Faktor für das Outcome des Patienten. Submersionszeiten (Submersion = das Gesicht ist unter Wasser oder mit Wasser bedeckt, siehe unten) von weniger als 10 Minuten gehen mit einer sehr großen Aussicht auf ein gutes Outcome einher, hingegen sind die Überlebensaussichten nach einer Submersionszeit > 25 Minuten sehr gering. Das Alter des Patienten, die Reaktionszeit des Rettungsdienstes, Süß- oder Salzwasser, die Wassertemperatur und ob das Ereignis beobachtet wurde sind keine zuverlässigen Prädiktoren für das Überleben des Patienten.

Bedenken Sie, dass bei manchen Patienten der Kreislaufstillstand das primäre Ereignis dargestellt haben kann (z. B. durch Myokardinfarkt während des Schwimmens). Tod durch Er-trinkungsunfall ist häufiger bei jungen männlichen Erwachsenen und ist in Europa in dieser Gruppe die häufigste durch Unfall bedingte Todesursache.

6.1 Definition

Der Ertrinkungsunfall ist als ein Prozess definiert, der aus einer primären respiratorischen Insuffizienz durch Submersion/Immersion in einer Flüssigkeit resultiert. Diese Definition impliziert, dass sich am Eingang der Luftwege des Betroffenen eine Flüssigkeit befindet, welche die Atmung verhindert. Der Betroffene kann nach diesem Ereignis leben oder sterben; unabhängig vom Outcome aber war er in einen Ertrinkungsunfall involviert.

Submersion bedeutet, dass sich das Gesicht unter Wasser befindet oder mit Wasser bedeckt ist. Binnen einiger Minuten kommt es bei einer Submersion zum Ersticken und zum Kreislaufstillstand. Im Gegensatz dazu liegt eine Immersion vor, wenn der Kopf des Betroffenen über Wasser bleibt. In den meisten Fällen ist das beim Tragen einer Schwimmweste der Fall. In den meisten Situationen einer Immersion bleibt der Kopf des Betroffenen über Wasser, und der Atemweg ist offen, der Betroffene wird dann hypotherm. Es kann jedoch zur Aspiration von Wasser kommen, weil dieses über das Gesicht des Opfers spritzt (Gischt) oder wenn der Betroffene bewusstlos wird, und das Gesicht dann ins Wasser taucht.

6.2 Entscheidung zur Wiederbelebung

Es ist bekannt, dass die Entscheidung, ob die Reanimation eines Ertrinkungsopfers begonnen oder beendet werden soll, Schwierigkeiten bereitet. Es gibt keinen einzigen Faktor, der die Prognose zuverlässig voraussagen kann.

- Beginnen Sie mit der Reanimation, und setzen Sie diese eine Zeit lang fort, außer es gibt deutliche Hinweise darauf, dass die Versuche aussichtslos sind (z. B. massive Verletzungen, Totenstarre, Fäulnis usw.) oder wenn ein zeitgerechter Transport in ein Krankenhaus nicht möglich ist.

Ein neurologisch unversehrtes Überleben wurde zwar bei einigen Betroffenen berichtet, die länger als 25 Minuten unter Wasser waren. Allerdings handelt es sich bei diesen seltenen Fallberichten meistens um Kinder, die in eiskaltem Wasser waren und bei denen die Hypothermie vor der Hypoxie eingetreten ist, oder um Patienten, die im Auto unter Wasser eingeschlossen waren.

6.3 Initiale Behandlung

Die Behandlung von Ertrinkungsunfallopfern beinhaltet vier Phasen:

1. Wasserrettung,
2. einfache lebensrettende Maßnahmen (BLS),
3. erweiterte lebensrettende Maßnahmen (ALS),
4. Postreanimationsbehandlung.

6.3.1 Wasserrettung und BLS (Basic Life Support)

- Achten Sie die gesamte Zeit auf Ihre persönliche Sicherheit, und minimieren Sie Gefahren für sich selbst. Versuchen Sie, wenn möglich, das Ertrinkungsopfer zu retten, ohne selbst ins Wasser zu gehen. Sprechen Sie mit dem Betroffenen, und verwenden Sie Hilfsmittel (z.B. einen Stock oder Kleider), oder werfen Sie ein Seil oder einen Rettungs-ring o.Ä. zu dem Betroffenen, falls er nah am Ufer ist. Alternativ können Sie ein Boot oder ein anderes Wasserfahrzeug für die Rettung nutzen. Vermeiden Sie es, selbst ins Wasser zu gehen, wann immer dies möglich ist. Sollte dies absolut notwendig sein, verwenden Sie eine Auftriebshilfe oder eine Schwimmweste. Es ist sicherer, wenn zwei Retter gemeinsam ins Wasser gehen als einer allein.
- Verbringen Sie den Betroffenen unverzüglich aus dem Wasser. Es ist sehr unwahrscheinlich, dass ein Ertrinkungsunfallopfer eine Verletzung der Wirbelsäule erlitten hat. Aus diesem Grund müssen keine besonderen Maßnahmen zum Schutz der Wirbelsäule getroffen werden, außer es handelt sich um einen Kopfsprung in flaches Wasser, oder es gibt Anzeichen von schweren Verletzungen nach Benutzung einer Wasserrutsche, Wasserski, Kite-Surfen oder einem Rennen mit Wasserfahrzeugen.
- Nach längeren Immersionszeiten kann eine Hypovolämie bei der Rettung einen Kollaps oder Kreislaufstillstand verursachen. Belassen Sie den Betroffenen während und nach der Rettung aus dem Wasser in einer horizontalen Position.

Beatmung

- Der BLS-Ablauf bei Ertrinkungsunfallopfern spiegelt die hohe Bedeutung der schnellen Hypoxiebehandlung wider. Der unverzügliche Beginn einer Mund-zu-Mund-Beatmung oder einer Überdruckbeatmung mit Hilfsmitteln erhöhen die Überlebensrate.
- Verabreichen Sie so früh wie möglich 5 initiale Beatmungen. Die Beatmung soll je-weils etwa 1 Sekunde dauern und zu einem sichtbaren Heben des Brustkorbs führen. Verwenden Sie zusätzlich Sauerstoff, falls dieser verfügbar ist.
- Die Anwendung eines Krikoiddrucks in Fällen ohne gesicherten Atemweg kann, wenn sie durch ausgebildetes und geübtes Personal erfolgt, die Magenbelüftung reduzieren und somit die Beatmung bei Ertrinkungsunfallopfern verbessern.

- Rettungskräfte, die dafür ausgebildet wurden, können bereits im Wasser mit einer Beatmung beginnen, idealerweise unter Nutzung einer Auftriebshilfe. Wenn ein Retter, hier am ehesten ein Rettungsschwimmer, im tiefen Wasser eine reaktionslose Person auffindet, kann er eine Beatmung des Betroffenen vor dem Verbringen in ein Rettungsboot oder an Land beginnen, sofern er dafür trainiert wurde.

Thoraxkompressionen

- Überprüfen Sie die Atmung, sobald der Betroffene aus dem Wasser gerettet ist. Wenn die Person nicht atmet (oder nur Schnappatmung aufweist), beginnen Sie nach den 5 initialen Beatmungen sofort mit Thoraxkompressionen/Beatmungen im Verhältnis 30 : 2. Die meisten Ertrinkungsunfallopfer haben aufgrund der aufgetretenen Hypoxie einen lang anhaltenden Kreislaufstillstand. Bei diesen Patienten ist die alleinige Herzdruckmassage (Compression-only CPR) wahrscheinlich ineffektiv und zu vermeiden.

Defibrillation

- Trocknen Sie den Brustkorb des Patienten vor dem Anbringen der Defibrillationselektroden. Die standardisierten Abläufe zur Durchführung einer sicheren Defibrillation mit einem AED oder manuellen Defibrillator sollen befolgt werden.

Flüssigkeiten in den Atemwegen

- In einigen Situationen können größere Mengen Schaum, der durch Vermischung von Luft mit Wasser entsteht, aus dem Mund des Patienten kommen. Versuchen Sie nicht, den Schaum zu entfernen, da er weiterhin austreten wird. Setzen Sie die Notfallbeatmung fort, bis ein ALS-Anwender eintrifft, der den Patienten intubieren kann.

- Die Regurgitation von Mageninhalt und verschlucktem Wasser tritt während der Re-animation von Ertrinkungunfallsopfern oftmals auf. Es ist nicht nötig, aspiriertes Wasser aus den Atemwegen zu entfernen, weil es rasch absorbiert wird und in den Blutkreislauf gelangt. Wenn dies die Beatmung beeinträchtigt, drehen Sie den Patienten auf die Seite, entfernen Sie das regurgitierte Material – möglichst durch direktes Absaugen. Wenn Sie eine Wirbelsäulenverletzung vermuten, dann drehen Sie den Patienten achsengerecht (log-roll), und halten Sie den Kopf dabei in einer Neutralposition.

6.3.2 Erweiterte lebensrettende Maßnahmen (ALS)

Atemweg und Beatmung

- Verabreichen Sie einem spontanatmenden Ertrinkungsunfallopfer bereits während der initialen Einschätzung (ABCDE) 10–15 Liter/Min. Sauerstoff über eine Maske mit Reservoir.

- Wenn die oben genannten Maßnahmen keine Besserung bewirken oder der Patient einen reduzierten Bewusstseinszustand aufweist, dann erwägen Sie eine frühzeitige endotracheale Intubation und kontrollierte Beatmung, wenn entsprechend qualifizierte Anwender vor Ort sind. Die reduzierte pulmonale Compliance erzeugt hohe Beatmungsdrücke, sodass der Einsatz supraglottischer Atemwegshilfen dadurch limitiert ist. Stellen Sie vor dem Intubationsversuch eine optimale Präoxygenierung sicher. Austretende Flüssigkeit als Folge eines Lungenödems kann ein kontinuierliches Ab-saugen erforderlich machen, um eine gute Sicht auf den

Kehlkopf zu ermöglichen. Verifizieren Sie die korrekte Tubuslage sorgfältig gemäß der üblichen Vorgehensweise.

- Titrieren Sie die inspiratorische Sauerstoffkonzentration so, dass die Sauerstoffsättigung zwischen 94–98% liegt. Die Pulsoxymetrie kann im Anschluss an die Rettung eines Ertrinkungsunfallopfers falsche Werte anzeigen. Nutzen Sie die Blutgasanalyse, sobald verfügbar, um eine adäquate Oxygenierung und Beatmung sicherzustellen.

- Stellen Sie den PEEP (Positive End Exspiratory Pressure) auf Werte von wenigstens 5–10 cm H_2O ein. Wenn der Patient schwer hypoxisch ist, kann eine Beatmung mit hohen PEEP-Einstellungen im Bereich von 15–20 cm H_2O notwendig sein.

Kreislauf und Defibrillation

- Die Unterscheidung von respiratorischen oder kardialen Ursachen des Kreislaufstillstands ist bei Ertrinkungsunfallopfern besonders wichtig. Die Verzögerung von Thoraxkompressionen reduziert die Überlebensrate bei Patienten im Kreislaufstillstand.
- Die typische Schnappatmung im Kreislaufstillstand ist schwer von den initialen Atemanstrengungen eines sich spontan erholenden Ertrinkungsopfers zu differenzieren. Das Ertasten des Pulses als einziger Indikator für das Vorhandensein oder Fehlen eines Kreislaufstillstands ist unzuverlässig. Falls andere zusätzliche Diagnostikmöglichkeiten wie das EKG, die $etCO_2$-Messung oder Echokardiografie verfügbar sind, um einen Kreislaufstillstand zu bestätigen, sollen diese verwendet werden.
- Gehen Sie beim Kreislaufstillstand entsprechend dem ALS-Algorithmus vor. Bei entsprechender Hypothermie (Körperkerntemperatur < 30 °C) werden die Defibrillationsversuche auf 3 beschränkt und keine i.v.-Medikamente verabreicht, bis die Körperkerntemperatur über 30 °C ansteigt.
- Während einer länger andauernden Immersion kann durch den hydrostatischen Druck des Wassers auf den Körper eine Hypovolämie eintreten. Verabreichen Sie zügig ausreichende Mengen an Infusionslösungen, um die Hypovolämie zu korrigieren. Falls der Transport ins Krankenhaus sich verzögert, wird damit bereits im Rettungsdienst begonnen.

12

6.3.3 Postreanimationsbehandlung

- Betroffene eines Ertrinkungsunfalls mit Submersion haben ein hohes Risiko für die Entwicklung eines akuten Atemnotsyndroms (Adult Respiratory Distress Syndrome, ARDS). Nutzen Sie daher die Strategien der lungenprotektiven Beatmung.
- Das Auftreten einer Pneumonie ist nach einem Ertrinkungsunfall häufig. Die prophylaktische Gabe von Antibiotika bringt keinen Vorteil, obwohl nach Submersion in kontaminiertem Wasser wie z.B. Abwasser eine antibiotische Abdeckung in Erwä-gung gezogen werden kann. Breitspektrum-Antibiotika sollen verabreicht werden, wenn in der Folge klinische Zeichen einer Infektion auftreten.
- Es gibt keine Unterschiede in der Behandlung von Ertrinkungsunfällen in Süß- oder Salzwasser.

- In der Vergangenheit wurden Versuche unternommen, das neurologische Outcome nach Ertrinkungsunfällen mithilfe von Barbituraten, Überwachung des intrakraniellen Drucks (ICP) und Steroiden zu verbessern. Keine dieser Maßnahmen führte zu einem verbesserten Outcome.
- Herzrhythmusstörungen können für einen schnellen Bewusstseinsverlust und nachfolgendes Ertrinken verantwortlich sein, wenn der Patient sich zu diesem Zeitpunkt im Wasser befindet. Daher ist eine sorgfältige Anamnese bei Überlebenden wichtig, um Anhaltspunkte für eine rhythmogene Synkope zu identifizieren. Typische Symptome können sein: Synkopen (in Rückenlage, während körperlicher Tätigkeit, mit kurzen prodromalen Symptomen, wiederkehrende Ereignisse oder verbunden mit Palpitationen), Krampfanfälle oder eine Familienanamnese mit plötzlichem Herztod. Das Fehlen einer strukturellen Herzerkrankung post mortem schließt die Möglichkeit eines plötzlichen Herztods nicht aus. Genetische Post-mortem-Analysen haben sich als hilfreich erwiesen und sollen erwogen werden, wenn Unsicherheiten bei der Todesursache eines Ertrinkungsopfers bestehen.

7. Asthma bronchiale

Weltweit haben ca. 300 Millionen Menschen aller Altersgruppen und ethnischer Herkunft Asthma. Eine hohe Prävalenz existiert in einigen europäischen Ländern (Großbritannien, Irland und skandinavische Länder). Die Zahl der weltweiten Todesfälle pro Jahr wird auf 250.000 geschätzt. Diese Todesrate scheint nicht mit den Daten der Prävalenz von Asthma übereinzustimmen. Die meisten Todesfälle ereignen sich noch vor der Krankenhausaufnahme.

Dieses Manual konzentriert sich auf die Behandlung von „beinahe tödlichem" Asthma und Kreislaufstillstand.

7.1 Risiken für das Auftreten eines asthmabedingten Kreislaufstillstands

Das Risiko für das Auftreten eines beinahe tödlichen Asthmas ist nicht unbedingt von der allgemeinen Schwere der Erkrankung abhängig.

In folgenden Fällen besteht ein stark erhöhtes Risiko:

- Vorgeschichte eines beinahe tödlichen Asthmaanfalls mit notwendiger Intubation und maschineller Beatmung,
- Krankenhausaufnahme oder Notfallbehandlung wegen Asthma im zurückliegenden Jahr,
- geringe oder gar keine Verwendung von inhalativen Kortikosteroiden,
- vermehrter Gebrauch und Abhängigkeit von Beta-2-Mimetika,

- Ängstlichkeit, depressive Erkrankungen und/oder schlechte Therapie-Compliance,
- Nahrungsmittelallergien bei Asthmatikern.

7.2 Ursachen für einen Kreislaufstillstand

Beim Asthmatiker ist der Kreislaufstillstand oft ein terminales Ereignis nach Hypoxämie, gelegentlich tritt dieser aber auch plötzlich auf. Der Kreislaufstillstand ist bei Asthmatikern verbunden mit:

- schwerem Bronchospasmus mit Verschleimung und Ausbildung einer Asphyxie (häufigste Todesursache),
- Herzrhythmusstörungen aufgrund der Hypoxie, stimulierender Medikamente (z. B. Beta-Mimetika, Theophyllin) oder Elektrolytentgleisungen,
- einer (dynamischen) Überblähung, d. h. einem Auftreten von positiv endexspiratorischen Drücken (Auto-PEEP). Auto-PEEP kann im Rahmen der maschinellen Beatmung von Asthmapatienten auftreten. Die Ursache dafür ist ein sogenanntes Air-Trapping („Luftfalle") in der Lunge, was daran liegt, dass die abgegebene Inspirationsluft nicht vollständig ausgeatmet werden kann. Die stetig zunehmende Erhöhung des intrathorakalen Drucks vermindert den venösen Rückstrom zum Herzen und somit den Blutdruck,
- einem Spannungspneumothorax (manchmal beidseitig).

Die Untersuchung des Patienten nach den 4 Hs und HITS (potenziell reversible Ursachen) trägt dazu bei, diese bei einem Kreislaufstillstand zu identifizieren.

7.3 Beurteilung und Behandlung

Verwenden Sie die ABCDE-Herangehensweise, um den Schweregrad einzuschätzen und die Behandlung festzulegen. Die Schweregrade akuter Asthmaanfälle sind in Tabelle 12.2 zusammengefasst. (Anmerkung: der PEF = Peak Expiratory Flow ist der zum Beginn der Exspiration registrierte maximale Fluss. Er wird auch als exspiratorischer Spitzenfluss bezeichnet.)

Tabelle 12.2
Schweregrade des Asthmas

Schweregrad des Asthmas		
Beinahe tödliches Asthma	Erhöhter $PaCO_2$ und/oder Notwendigkeit einer maschinellen Beatmung mit erhöhten inspiratorischen Drücken	
Lebensbedrohliches Asthma	Irgendeiner der folgenden Befunde:	
	Klinische Zeichen	**Messwerte**
	Herabgesetztes Bewusstsein	PEF < 33 % vom Sollwert
	Erschöpfung	SpO_2 < 92 %
	Rhythmusstörungen	PaO_2 < 8 kPa (60 mmHg)
	Hypotension	Normaler $PaCO_2$ (4,6–6,0 kPa) (35–45 mmHg)
	Zyanose	
	Fehlende Atemgeräusche (Silent Chest)	
	Ineffektive Atem-anstrengungen	
Akutes schweres Asthma	Zumindest einer der folgenden Punkte: - PEF 33–50 % vom Sollwert - Atemfrequenz ≥ 25/Min. - Herzfrequenz ≥ 110/Min. - Unfähigkeit, ganze Sätze in einem Atemzug zu sprechen	

PEF = Peak Expiratory Flow

- Ein Giemen ist ein häufig festzustellender Befund, aber die Ausprägung korreliert nicht mit dem Grad der Atemwegsobstruktion. Andere Gründe für Giemen sind: Lungenödem, chronisch obstruktive Lungenerkrankung (COPD), Pneumonie, Anaphylaxie, Fremdkörper in den Atemwegen, Lungenembolie, Bronchiektasen oder eine subglottische Obstruktion.
- Patienten mit akutem schwerem Asthma benötigen eine aggressive Therapie, um eine Verschlechterung zu verhindern. Erfahrene Ärzte sollen diese Patienten in einer Überwachungs- bzw. Intensivstation behandeln. Bei Patienten mit einer SpO_2 < 92 % oder mit Anzeichen eines lebensbedrohlichen Asthmas besteht das Risiko einer Hyperkapnie, messen Sie daher regelmäßig die Blutgase.

- Steuern Sie die Sauerstoffgabe so, dass der Zielbereich einer Sauerstoffsättigung (SpO_2) von 94–98 % erreicht wird. Manchmal ist der Einsatz einer High-Flow-Sauerstoffmaske notwendig. Das Fehlen einer Pulsoxymetrie darf nicht dazu führen, dass dem Patienten Sauerstoff vorenthalten wird.
- Die wichtigste Therapie beim akuten Asthma ist die Verabreichung von Salbutamol (5 mg inhalativ). Es kann notwendig sein, diese Dosis alle 15–20 Min. zu wiederholen oder das Salbutamol kontinuierlich zu verabreichen. Dazu sollen Verneblermasken verwendet werden, die mit mindestens 6 Liter Sauerstoff/Minute betrieben werden können. Bedenken Sie jedoch, dass vernebelte Medikamente die Lungen nicht effektiv erreichen, wenn der Patient erschöpft ist und hypoventiliert. Falls Vernebler nicht sofort zur Verfügung stehen, können Beta-2-Mimetika vorübergehend mit wiederholten Dosierinhalationen mittels großvolumigen Spacern verabreicht werden.
- Vernebelte Anticholinergika (0,5 mg Ipratropiumbromid 4–6 stündlich) können beim schweren Asthma und bei den Patienten, die nicht auf Beta-Mimetika reagieren, eine zusätzliche Bronchodilatation bewirken.
- Die inhalative Verabreichung von Magnesiumsulfat wird derzeit für die Behandlung des schweren Asthmas nicht empfohlen.
- Intravenöses Magnesiumsulfat (2 g langsam i.v. = 8 mmol) ist beim schweren oder beinahe tödlichen Asthma (PEF < 50 % vom Sollwert) bei den Patienten hilfreich, die auf inhalative Bronchodilatatoren initial nicht gut angesprochen haben. Die am häufigsten zu beobachtenden Nebenwirkungen sind Flush, Müdigkeit, Übelkeit und Hypotension.
- Die frühzeitige systemische Verabreichung von Kortikosteroiden senkt die Rate der Krankenhausaufnahmen. Obwohl es für orale und intravenöse Darreichungsformen keine Unterschiede bzgl. der klinischen Wirkung gibt, ist die intravenöse Gabe beim beinahe tödlichen Asthma zu bevorzugen, da der Patient erbrechen oder nicht imstande sein kann zu schlucken.
- Intravenöses Salbutamol (250 µg langsam i.v.) kann bei Patienten eingesetzt werden, die keine Reaktion auf die inhalative Salbutamol-Therapie gezeigt haben oder bei denen keine Inhalation möglich ist (z. B bei Beutel-Masken-Beatmung). Die Dosierung einer eventuell notwendigen kontinuierlichen Infusion beträgt 3–20 µg/Min.
- Im Vergleich zur alleinigen Standardtherapie gibt es keine Daten, die einen Nutzen beim Einsatz von Theophyllin zeigen, dafür treten häufiger Komplikationen auf. Falls nach Konsultation eines Experten die Entscheidung zur i.v.-Gabe von Theophyllin getroffen wurde, wird eine Initialdosis von 5 mg/kg/KG über 20–30 Min. (sofern keine Dauertherapie besteht) verabreicht, gefolgt von einer Infusion von 500–700 µg/kg/KG/Std. Die Theophyllin-Serumkonzentration soll dabei unter 20 µg/ml gehalten werden, um eine Toxizität zu vermeiden.
- Patienten, die auf die initiale Therapie keine Besserung zeigen oder Zeichen eines lebensbedrohlichen Asthmas entwickeln, müssen durch einen Intensivmediziner begutachtet werden. Diese Patienten profitieren eventuell von einer endotrachealen Intubation und Beatmung. Die routinemäßige Anwendung einer nicht invasiven Beatmung (NIV) wird nicht empfohlen.

- Mitunter kann es schwierig sein, ein lebensbedrohliches Asthma von einer Anaphylaxie zu unterscheiden. Behandeln Sie Patienten, die so aussehen, als hätten sie ein lebensbedrohliches Asthma, aber bei denen keine Lungenerkrankung (Asthma, COPD) in der Vorgeschichte bekannt ist, als wenn die Ursache eine Anaphylaxie wäre. In dieser Situation kann die Verabreichung von 0,5 mg Adrenalin i.m., entsprechend den Vorgaben zur Anaphylaxiebehandlung, angemessen sein.

Kreislaufstillstand

- Es gelten die üblichen Vorgehensweisen des BLS- und ALS-Algorithmus. Die Beatmung wird aufgrund des erhöhten Atemwegswiderstands schwierig sein; versuchen Sie, eine Mageninsufflation zu vermeiden.
- Intubieren Sie frühzeitig. Die Beatmung eines nicht intubierten Patienten mit schwerem Asthma beinhaltet ein signifikantes Risiko einer Mageninsufflation und Hypoventilation der Lunge.
- Eine Beatmungsfrequenz von 8–10 Beatmungen pro Minute sowie das für eine normale Thoraxhebung erforderliche Tidalvolumen sollten eine dynamische Überblähung der Lunge (Air-Trapping) minimieren.
- Sollte während der Reanimation eine zunehmende Überblähung der Lunge ver-mutet werden, kann eine Kompression der Thoraxwand und/oder eine Apnoe-Phase (mittels Tubus-Diskonnektion) ein Air-Trapping abbauen. Obwohl es für dieses Vorgehen nur eine geringe Evidenz gibt, ist es in einer ansonsten ausweglosen Situation wahrscheinlich nicht schädlich.
- Die zunehmende Überblähung vergrößert den transthorakalen Widerstand, aber moderne impedanzkompensierte biphasische Defibrillatoren sind bei Patienten mit erhöhtem transthorakalem Widerstand nicht weniger effektiv. Bei Kammerflimmern (VF) kann eine höhere Energie zur Defibrillation erwogen werden, wenn der erste Defibrillationsversuch fehlgeschlagen ist.
- Fahnden Sie nach den 4 Hs und HITS, um potenziell reversible Ursachen zu erkennen.
- Ein Spannungspneumothorax kann im Kreislaufstillstand schwierig zu diagnostizieren sein. Hinweise können eine einseitige Brustkorbhebung, Trachealverlagerung oder ein subkutanes Emphysem darstellen. In den Händen eines erfahrenen Anwenders ist die Sonografie zum Erkennen eines Spannungspneumothorax das schnellere und sensitivere Verfahren als ein Röntgenthorax. Im Fall eines Spannungspneumothorax ist eine frühzeitige Nadel-Dekompression (Thoraxentlastungs-Punktion) mit nachfolgender Anlage einer Thoraxdrainage notwendig. Die Nadel-Dekompression kann fehlschlagen, da die Länge der Kanüle womöglich nicht ausreicht. Beim beatmeten Patienten kann die Durchführung einer Thorakostomie (chirurgische Eröffnung der Thoraxwand und Pleura) schneller sein und den Thorax effektiver entlasten (siehe Abschnitt „Traumatisch bedingter Kreislaufstillstand").
- Beim asthmabedingten Kreislaufstillstand muss immer daran gedacht werden, dass ein Pneumothorax auch beidseitig vorliegen kann.
- Die Postreanimationsbehandlung wird wie üblich durchgeführt.

8. Anaphylaxie

8.1 Definition

Die Anaphylaxie ist eine schwere, lebensbedrohliche, generalisierte oder systemische Hypersensitivitätsreaktion.

Diese ist durch eine schnelle Entwicklung von lebensbedrohlichen Problemen der Atem-wege und/oder der Belüftung (Atmung) und/oder der Circulation (Kreislauf) gekennzeichnet und geht normalerweise mit Haut- und Schleimhautveränderungen einher.

In ganz Europa gibt es eine Reihe von nationalen Leitlinien. Die „European Academy of Allergy and Clinical Immunology's (EAACI) Taskforce on Anaphylaxis" hat im Jahr 2014 klinische Kriterien zur Diagnose einer Anaphylaxie erstellt (weitere Einzelheiten: *http://www.eaaci.org/resources/scientific-output/guidelines*).

8.2 Ätiologie

Eine Anaphylaxie beinhaltet normalerweise die Ausschüttung von Entzündungsmediatoren aus Mastzellen und/oder aus basophilen Granulozyten, hervorgerufen durch das zellgebundene Immunglobulin E (IgE). Die Freisetzung von Mediatoren kann aber auch nicht IgE-vermittelt oder auf nicht immunologischem Wege erfolgen. Die Vasodilatation, Ödeme und eine erhöhte Kapillarpermeabilität werden durch Histamin und andere Entzündungsmediatoren hervorgerufen.

Die Anaphylaxie unterliegt einem breiten Spektrum an Auslösern; die häufigsten sind Nahrungsmittel, Medikamente, Insektengifte und Latex. Während Nahrungsmittel als Auslöser bei Kindern im Vordergrund stehen, sind es bei Erwachsenen die Medikamente. Praktisch jedes Nahrungsmittel und jedes Medikament kann eine Rolle spielen, aber bestimmte Nahrungsmittel (Nüsse) und Medikamente (Muskelrelaxanzien, Antibiotika, NSAR und Aspirin) stellen die häufigste Ursache dar. Bei vielen Patienten kann keine Ursache herausgefunden werden, und in einer erheblichen Anzahl von Fällen ist die Anaphylaxie idiopathisch (nicht IgE-vermittelt).

Asthmatiker weisen ein erhöhtes Risiko des Versterbens an einer Anaphylaxie auf, vor allem dann, wenn ihr Asthma schlecht eingestellt ist bzw. falls die Gabe von Adrenalin unterbleibt oder spät erfolgt.

Wenn die Anaphylaxie tödlich verläuft, tritt der Tod normalerweise sehr bald nach Kontakt mit dem Auslöser auf. Tödliche Nahrungsmittelreaktionen führen typischerweise binnen 30–35 Minuten zum Atemstillstand; Insektenstiche verursachen nach 10–15 Minuten einen Kreislaufkollaps durch Schock, und der Tod durch intravenöse Medikamentengaben erfolgt meistens innerhalb von 5 Minuten. Ein Todeseintritt kam niemals vor, wenn der Kontakt mit dem Trigger mehr als 6 Stunden zurücklag.

8.3 Klinisches Bild

- Eine Anaphylaxie liegt wahrscheinlich dann vor, wenn ein Patient, der einem Trigger (Allergen) ausgesetzt ist, plötzlich eine Zustandsverschlechterung entwickelt (normalerweise innerhalb von Minuten nach der Exposition), die schnell progrediente Hautveränderungen und lebensbedrohliche Atemwegs- und/oder Belüftungs- und/oder Circulationsprobleme mit sich bringt. Die Reaktion tritt normalerweise unerwartet auf.

- Die Anaphylaxie ist oftmals schwierig zu diagnostizieren, weil das Erscheinungsbild nicht immer gleichartig ist und eine große Bandbreite an Symptomen bestehen kann. Es gab Fälle, in denen Patienten unangebracht Adrenalin verabreicht wurde, obwohl diese lediglich eine leichte Allergie mit auf die Haut begrenzten Reaktionen, vasovagalen Reaktionen oder Panikattacken hatten. Daher müssen Leitlinien zur Behandlung einer anaphylaktischen Reaktion auch die Wahrscheinlichkeit einbe-ziehen, dass es unvermeidbare Diagnosefehler gibt und zugleich einen Schwerpunkt auf das Bedürfnis nach einer sicheren Patientenversorgung legen.

Wenn alle der folgenden drei Kriterien erfüllt sind, liegt wahrscheinlich eine Anaphylaxie vor:

- plötzlicher Beginn und rasches Fortschreiten der Symptome,

- lebensbedrohliche **A**temwegs- und/oder **B**elüftungs- und/oder **C**irculationsprobleme (**A**- und/oder **B**- und/oder **C**-Problem,

- Haut- und/oder Schleimhautveränderungen (Flush, Urtikaria, Angioödem).

Die Diagnose wird erhärtet, falls Folgendes bekannt ist:

- Exposition mit einem Allergen, auf das der Patient reagiert.

Bedenken Sie jedoch:

- Das Auftreten von alleinigen Haut- oder Schleimhautveränderungen ist kein Zeichen einer Anaphylaxie.

- Haut- und Schleimhautveränderungen können in bis zu 20 % der Reaktionen dezent (gering, unmerklich) sein oder ganz fehlen (einige Patienten haben nur Blutdruckabfall, d. h. ein Kreislaufproblem – C-Problem).

- Ebenso können gastrointestinale Symptome auftreten (Erbrechen, Bauchschmerzen, Durchfall).

8.3.1 Plötzlicher Beginn und rasches Fortschreiten der Symptome:

- Der Patient fühlt sich nicht wohl und sieht schlecht aus.

- Die meisten Reaktionen treten innerhalb weniger Minuten auf. Es ist selten, dass die Reaktionen später auftreten.

- Ein intravenös applizierter Auslöser wird schneller eine Reaktion herbeiführen als Insektenstiche. Diese wiederum führen schneller zum Auftreten einer Reaktion als oral aufgenommene Auslöser.

- Der Patient ist üblicherweise ängstlich und kann ein Vernichtungsgefühl empfinden.

8.3.2 Lebensbedrohliche Atemwegs- und/oder Belüftungs- und/oder Circulationsprobleme:

Untersuchen und behandeln Sie den Patienten nach der ABCDE-Herangehensweise, um A-, B- oder C-Probleme zu identifzieren.

Atemwegprobleme (Airway):

- Atemwegschwellung, z. B. Schwellung des Rachens und der Zunge (pharyngeales/ laryngeales Ödem). Der Patient hat Schwierigkeiten, zu atmen und zu schlucken, und das Gefühl, dass sein Hals zuschwillt,

- heisere Stimme,

- Stridor – ein hohes, durch Obstruktion des oberen Atemwegs auftretendes, inspira-torisches Geräusch.

Belüftungsprobleme (Atmung):

- Atemnot – erhöhte Atemfrequenz,
- Giemen,
- Ermüdung des Patienten,
- Verwirrtheit durch Hypoxie,
- Zyanose – dies ist üblicherweise ein spätes Zeichen,
- Atemstillstand.

12

Circulationsprobleme (Kreislauf):

- Schockzeichen – Blässe, Schwitzen,
- Tachykardie,
- Hypotension – Schwächegefühl, Kollaps,
- Bewusstseinstrübung oder Bewusstlosigkeit,
- eine Anaphylaxie kann eine myokardiale Ischämie und EKG-Veränderungen auch bei Personen hervorrufen, die gesunde Koronararterien haben,
- Herzkreislaufstillstand.

Kreislaufprobleme (oft als anaphylaktischer Schock bezeichnet) können durch direkte myo-kardiale Depression, Vasodilatation, erhöhte Kapillardurchlässigkeit und Flüssigkeitsverluste verursacht werden.

Alle oben genannten Atemwegs-, Belüftungs- und Circulationsprobleme (A-, B- oder C-Probleme) können aufgrund einer Abnahme der zerebralen Perfusion den neurologischen Status (Defizite der neurologischen Funktion/Disability) des Patienten verändern. Es kann zu Verwirrtheit, Agitation und Bewusstseinsverlust kommen.

8.3.3 Haut- und/oder Schleimhautveränderungen:

Diese sollten als Teil von „Entkleideten Patienten untersuchen (Exposure)" im Rahmen der ABCDE-Herangehensweise beurteilt werden.

- Sie sind oft die ersten Merkmale und kommen in mehr als 80 % aller anaphylaktischen Reaktionen vor.
- Sie können dezent oder ganz erheblich sein.
- Es kann sein, dass nur die Haut oder nur die Schleimhaut betroffen ist oder beides gemeinsam.
- Möglicherweise tritt ein Erythem – ein unregelmäßiger oder generalisierter roter Hautausschlag – auf.
- Möglicherweise tritt eine Urtikaria auf (auch Nesselsucht oder Nesselfieber genannt), die überall am Körper vorkommen kann. Die Schwielen können blass, rosa oder rot sein und wie von Brennnesseln verursacht aussehen. Sie existieren in verschiedenen Formen und Größen und sind oft von einer roten Aufhellung umgeben. Üblicherweise jucken sie.
- Angioödeme sehen so ähnlich aus wie Urtikaria, betreffen jedoch tiefere Gewebsschichten. Sie treten üblicherweise an den Augenlidern und den Lippen auf, mitunter auch im Mund- und Rachenraum (Schlund).

Obwohl Hautveränderungen für den Patienten und das behandelnde Personal Besorgnis erregend und erschreckend sein können, bedeuten sie für sich allein noch keine Anaphylaxie, wenn lebensbedrohliche Probleme der Atemwege, Belüftung (Atmung) oder Circulation (Kreislauf) fehlen.

8.4 Differenzialdiagnosen

8.4.1 Lebensbedrohliche Zustände:

- Manchmal präsentiert sich eine anaphylaktische Reaktion mit Symptomen und Befunden, die einem lebensbedrohlichen Asthma sehr ähneln.
- Ein niedriger Blutdruck (oder normal bei Kindern) in Kombination mit einem petechialen oder purpurnen Ausschlag kann ein Zeichen für einen septischen Schock sein. Fordern Sie frühzeitig Hilfe an, wenn es Zweifel hinsichtlich der Diagnose und Behandlung gibt.
- Die Beurteilung und Behandlung des Patienten nach der ABCDE-Herangehensweise wird bei der Therapie der Differenzialdiagnosen hilfreich sein.

8.4.2 Zustände, die nicht lebensbedrohlich sind (diese sprechen normalerweise auf einfache Maßnahmen an):

- Ohnmacht (vasovagale Synkope),
- Panikattacke,
- Luftanhalten eines Kindes (Trotz- oder Schreckreaktion),
- idiopathische (nicht allergische) Urtikaria oder Angioödeme.

Es kann vorkommen, dass eine anaphylaktische Reaktion mit einer Panikattacke verwechselt wird. Betroffene von vorherigen anaphylaktischen Reaktionen sind möglicherweise besonders anfällig für Panikattacken, wenn sie glauben, dem gleichen Allergen, das ein früheres Problem verursacht hat, wiederholt ausgesetzt gewesen zu sein. Das Vernichtungsgefühl und die Dyspnoe, die zur Hyperventilation führen, sind in gewisser Weise der Anaphylaxie ähnlich. Während Hypotension, Blässe, Giemen, Urtikaria oder Schwellung ausbleiben, kann es manchmal zu rötlicher, fleckiger Haut, verbunden mit Angst, kommen, was eine Diagnose erschwert. Schwierigkeiten bei der Diagnose können auch vasovagale Episoden nach Impfungen bereiten, aber das Fehlen von Hautausschlag, Atemschwierigkeiten und Schwellungen sind nützliche, charakteristische Merkmale, wie auch der langsame Puls einer vasovagalen Attacke im Vergleich zu einem schnellen Puls bei einer anaphylaktischen Episode. Ohnmachtsanfälle werden üblicherweise gut auf Hinlegen des Patienten und Hochlagerung der Beine ansprechen.

8.5 Behandlung

Da die Diagnose einer Anaphylaxie nicht immer offensichtlich ist, müssen alle professionellen Helfer die systematische Beurteilung und Behandlung der ABCDE-Herangehensweise anwenden. Behandeln Sie lebensbedrohliche Störungen, sobald sie identifiziert wurden (Behandlung im Ablauf der ABCDE-Herangehensweise). Die wichtigsten Schritte sind im Anaphylaxie-Algorithmus beschrieben *(Abb. 12.5)*.

- Alle Patienten sollen in einer für sie bequemen Position gelagert werden. Patienten, die Probleme mit den Atemwegen oder der Atmung (Belüftung) haben, bevorzugen eventuell eine sitzende Position, weil diese die Atmung erleichtert. Eine Flachlagerung mit oder ohne Hochlagerung der Beine ist bei Patienten mit niedrigem Blutdruck (C-Problem/Circulation) hilfreich. Falls der Patient sich schwach oder flau fühlt, soll er sich weder aufsetzen noch hinstellen, da dies einen Kreislaufstillstand nach sich ziehen kann. Bewusstlose Patienten mit vorhandener Atmung sollen auf die Seite gedreht werden (stabile Seitenlagerung).
- Entfernen Sie den auslösenden Trigger für die anaphylaktische Reaktion, falls möglich. Entfernen Sie den Stachel einer Biene/Wespe. Stoppen Sie jedes möglicherweise eine anaphylaktische Reaktion verursachende Medikament (z.B. Stoppen einer kolloidalen Infusionslösung oder eines i.v.-Antibiotikums). Verzögern Sie jedoch nicht die definitive Behandlung, wenn die Beseitigung des Triggers nicht möglich ist.

- Verabreichen Sie im Fall einer Reanimation die höchstmögliche Sauerstoffkonzentration (normalerweise > 10 l/Min.).
- Adrenalin ist das wichtigste Medikament für die Behandlung einer anaphylaktischen Reaktion. Als Alpha-Rezeptoragonist behebt Adrenalin die periphere Vasodilatation und reduziert die Ödembildung. Die Beta-Rezeptoraktivität erweitert die Bronchien, verstärkt die myokardiale Kontraktion und hemmt die Freisetzung von Histamin und Leukotrienen. Adrenalin entfaltet seine Wirkung am besten, wenn es frühzeitig nach dem Auftreten der Reaktion verabreicht wird, es ist aber nicht frei von Risiken, insbesondere bei intravenöser Applikation. Nebenwirkungen sind extrem selten, wenn Adrenalin in der korrekten Dosierung intramuskulär (i.m.) appliziert wird. Subkutan oder inhalativ verabreichtes Adrenalin wird für die Therapie einer Anaphylaxie nicht empfohlen, weil beides weniger effektiv als die i.m.-Gabe ist.
- Die intramuskuläre (i.m.) Verabreichung ist für die meisten Anwender, die eine anaphylaktische Reaktion mit Adrenalin behandeln müssen, der beste Weg. Der Patient soll so früh wie möglich am Monitor überwacht werden (Puls, Blutdruck, EKG, Pulsoxymetrie). Dies ist hilfreich, um die Reaktion auf die Adrenalingabe zu überwachen.
- Erwachsene erhalten initial eine Dosis von 0,5 mg i.m. (0,5 ml Adrenalin 1 : 1.000 = 0,5 mg = 500 µg). Weitere Dosen können abhängig von der Reaktion des Patienten im Abstand von jeweils etwa 5 Minuten gegeben werden.
- Die beste Stelle für die i.m.-Injektion ist die anterolaterale Seite im mittleren Drittel des Oberschenkels. Die Nadel muss lang genug sein, damit sichergestellt ist, dass das Adrenalin in den Muskel injiziert wird.
- Die i.v.-Gabe von Adrenalin ist denjenigen vorbehalten, die aufgrund ihrer routinemäßigen klinischen Erfahrung in der Anwendung und im Titrieren von Vasopressoren geübt sind (z. B. erfahrene Anästhesisten, Notfallmediziner, Intensivmediziner). Bei Patienten mit Spontankreislauf kann eine intravenöse Adrenalingabe eine lebensbedrohliche Hypertension, Tachykardie, Herzrhythmusstörungen und myokardiale Ischämien nach sich ziehen. Patienten, denen intravenös Adrenalin appliziert wird, müssen am Monitor überwacht werden – ein lückenloses EKG-Monitoring, die Pulsoxymetrie und häufige nicht invasive Blutdruckmessungen sind das Minimum.
- Titrieren Sie intravenöses Adrenalin in Bolusgaben von 50 µg, abhängig von der Reaktion des Patienten. Falls wiederholte Gaben notwendig sind, sollte eine Dauerinfusion gestartet werden. Eine 10 ml Spritze mit Adrenalin 1 : 10.000 enthält 100 µg/ml. Eine Dosis von 50 µg entspricht 0,5 ml, welches die kleinste korrekt zu applizierende Dosis darstellt. Verabreichen Sie niemals unverdünntes Adrenalin in der Konzentration 1 : 1.000 intravenös.
- Oft bekommen Patienten mit Anaphylaxierisiko Autoinjektoren zum Eigengebrauch an die Hand. Medizinische Profis sollen mit den gängigsten Autoinjektoren vertraut sein. Wenn ein Adrenalin-Autoinjektor bei der Behandlung der Anaphylaxie die einzig verfügbare Adrenalinpräparation darstellt, sollen professionelle Helfer diese anwenden.

- Verabreichen Sie zügig einen Bolus Infusionslösung (500–1.000 ml beim Erwachsenen), und beobachten Sie die Reaktion des Patienten, bei Bedarf infundieren Sie mehr. Es gibt keine Evidenz, die in dieser Situation einen Vorteil von kolloidalen gegenüber kristalloiden Infusionslösungen zeigt. Erwägen Sie kolloidale Infusionslösungen als mögliche Ursache bei Patienten, welche zum Zeitpunkt des Beginns einer anaphylaktischen Reaktion Kolloide erhielten, und stoppen Sie die Infusion. Isotone kristalloide Vollelektrolytlösungen sind zur initialen Behandlung geeignet. Es kann sein, dass erhebliche Infusionsmengen benötigt werden.
- Antihistaminika sind Medikamente der zweiten Wahl bei der Behandlung von anaphylaktischen Reaktionen. Verabreichen Sie z. B. bei Erwachsenen eine Ampulle Dimetinden (Fenistil®) oder eine Ampulle Clemastin (Tavegil®) langsam i.v. Antihistaminika (H1-Histaminrezeptorantagonisten) können einer durch die Histaminausschüttung hervorgerufenen Vasodilatation und Bronchokonstriktion entge-genwirken. Allein verabreicht können sie bei einer echten anaphylaktischen Reaktion wahrscheinlich kein Leben retten. Es gibt wenig Evidenz für einen routinemäßigen Einsatz von H2-Histaminrezeptorantagonisten bei der initialen Behandlung einer Anaphylaxie.
- Kortikosteroide können länger dauernde Reaktionen verkürzen oder verhindern. Für die optimale Dosierung von Hydrokortison zur Anaphylaxiebehandlung gibt es kaum Daten.

Abbildung 12.5
Algorithmus Anaphylaxie

Anaphylaktische Reaktion?

Airway, **B**reathing, **C**irculation, **D**isability, **E**xposure

Diagnose:
- Akuter Krankheitsbeginn?
- Lebensbedrohliche ABC Probleme[1]
- Hautmanifestationen (meist)

- **Hilfe anfordern**
- Patient flach hinlegen, Beine anheben (falls es die Atmung erlaubt)

Adrenalin[2]

Falls Erfahrung und Ausrüstung vorhanden:
- Atemwegssicherung
- Sauerstoffgabe mit hohem Fluss
- i.v. Flüssigkeitsbolus[3]
- Chlorphenamine (Antihistaminika)[4]
- Hydrocortison[5]

Monitorüberwachung:
- Pulsoximetrie
- EKG
- Blutdruck

---

[1] **Lebensbedrohliche ABC-Probleme:**
- **A:** Schwellung der Luftwege, Heiserkeit, Stridor
- **B:** Tachypnoe, Giemen, Müdigkeit, Zyanose, $SpO_2 < 92\%$, Verwirrtheit
- **C:** Blässe, Schwitzen, Hypotonie, Schwäche, Schläfrigkeit, Bewusstlosigkeit

[2] **Adrenalin** *(i.m. außer Sie haben Erfahrung mit i.v. Adrenalin)*
(wiederholen Sie nach 5 Min, falls keine Besserung)

Erwachsene	500 µg i.m. (0,5 ml)
Kinder >12 J.	500 µg i.m. (0,5 ml)
Kinder 6–12 J.	300 µg i.m. (0,3 ml)
Kinder < 6 J.	150 µg i.m. (0,15 ml)

Adrenalin soll nur durch erfahrene Spezialisten i.v. gegeben werden
Titration mit Boli von 50 µg (Erwachsene), 1 µg/kg (Kinder)

[3] **IV Flüssigkeitsbolus (Kristalloide):**
Erwachsene: 500 – 1000 ml
Kinder: 20 ml/kg
Stoppen Sie i.v. Kolloide, falls diese als Ursache infrage kommen.

[4] **Chlorphenamine** Injektionslösung ist in deutschsprachigen Ländern nicht im Handel

	Dimetinden/Clemastin (langsam i.v.)
Erwachsene oder Kinder > 12 J	0,1 mg/kg
Kinder ab 1 Jahr	0,03 mg/kg

	[5] **Hydrokortison** (i.m. oder langsam i.v.)
Erwachsene oder Kinder > 12 J	200 mg
Kinder 6–12 J.	100 mg
Kinder 6 Monate – 6 J	50 mg
Kinder < 6 Monate	25 mg

8.6 Abklärung

Der spezifische Test zur Diagnosesicherung einer anaphylaktischen Reaktion ist die Messung der Mastzelltryptase. Bei der Anaphylaxie führt die Mastzelldegranulation zu deutlich erhöhter Tryptasekonzentration im Blut.

8.6.1 Zeitpunkt der Mastzelltryptasebestimmungen

Der Beginn der anaphylaktischen Reaktion ist die Zeit des Auftretens der ersten Symptome.

a) Minimum: eine einzelne Probe 1–2 Stunden nach Symptombeginn.

b) Idealerweise 3 Proben zu bestimmten Zeitpunkten:

   1) Die initiale Probe soll so früh wie möglich nach Behandlungsbeginn entnommen werden – die Behandlung darf durch die Abnahme aber nicht verzögert werden.

   2) Die zweite Probe wird 1–2 Stunden nach Symptombeginn abgenommen.

   3) Die dritte Probe wird entweder nach 24 Stunden oder während der Nachbehandlung abgenommen. Dies ermöglicht die Bestimmung der individuellen Basistryptasewerte – es gibt Personen mit erhöhten Ausgangswerten.

c) Es soll ein Serumröhrchen verwendet werden.

d) Notieren Sie auf dem Röhrchen und dem Laboranforderungsschein die exakte Zeit jeder Abnahme.

e) Bei jeglichen Fragen soll das jeweilige Labor kontaktiert werden.

8.6.2 Entlassung und Nachbehandlung

Patienten, die unter Verdacht stehen, eine anaphylaktische Reaktion gehabt zu haben, sollen für mindestens 6 Stunden in einer Einrichtung überwacht werden, die in der Lage ist, mit lebensbedrohlichen ABC-Problemen umzugehen. Patienten, die auf die initiale Therapie gut angesprochen haben, sollen vor der Möglichkeit eines frühen Wiederauftretens der Symptome gewarnt und unter bestimmten Umständen bis zu 24 Stunden beobachtet werden. Diese Vorsichtmaßnahme soll vor allem zur Anwendung kommen, wenn Folgendes vorliegt:

- Reaktionen bei Patienten mit schwerem Asthma oder mit einer schwerwiegenden asthmatischen Komponente.
- Patienten, die am Abend oder in der Nacht vorstellig werden.
- Patienten aus Gebieten, wo Zugang zu einer Notfallversorgung erschwert ist.
- Patienten mit biphasischen Reaktionen in der Vorgeschichte.
- Reaktionen, bei denen die Möglichkeit einer weiteren Absorption des Allergens besteht.

Die genaue Inzidenz von biphasischen Reaktionen ist unbekannt. Es gibt keinen ver-

12

lässlichen Weg, um vorauszusagen, welcher Patient eine biphasische Reaktion zeigen wird. Daher ist es wichtig, dass die Entscheidung zur Entlassung eines jeden Patienten durch einen erfahrenen Kliniker getroffen wird.

Vor der Entlassung muss Folgendes erfüllt sein:

- Die Patienten müssen klare Instruktionen erhalten haben, beim Wiederauftreten der Symptome in das Krankenhaus zurückzukehren.
- Die Patienten müssen darauf vorbereitet sein, dass sie eventuell einen Adrenalin-Autoinjektor einsetzen müssen oder, falls dieser verbraucht wurde, einen neuen bekommen. Zudem muss sichergestellt sein, dass die Patienten in deren Anwendung trainiert wurden.
- Die Patienten haben einen Plan für die Nachbehandlung erhalten, dies beinhaltet auch den Kontakt zum Hausarzt.
- Alle Patienten mit Anaphylaxie müssen an einen Allergologen überwiesen werden, um die Ursache abzuklären und somit das Risiko künftiger Reaktionen zu reduzieren und den Patienten darauf vorzubereiten, künftige Episoden selbst zu bewältigen.

9. Kreislaufstillstand nach herzchirurgischen Eingriffen

Ein Kreislaufstillstand ist nach großen kardiochirurgischen Eingriffen in der unmittelbaren postoperativen Phase ein relativ häufiges Ereignis. In der Literatur findet sich eine Inzidenz von 0,7–8 %. Der Kreislaufstillstand ist durch eine Verschlechterung der physiologischen Parameter oftmals vorhersehbar, er kann aber auch bei stabilen Patienten plötzlich auftreten. Ein kontinuierliches Monitoring auf der Intensivstation ermöglicht die sofortige Intervention zum Zeitpunkt des Auftretens des Stillstands.

Der Schlüssel zur erfolgreichen Reanimation dieser Patienten ist es, rechtzeitig die Notwendigkeit der notfallmäßigen Resternotomie zu erkennen, speziell im Zusammenhang mit einer Herzbeuteltamponade oder Blutung, also in Situationen, in denen externe Thoraxkompressionen ineffektiv sein können.

9.1. Ursachen

Normalerweise liegen dem Kreislaufstillstand bestimmte Ursachen zugrunde, die alle potenziell reversibel sind. Die wichtigsten Ursachen eines Kreislaufstillstands in der initialen postoperativen Phase sind:

- Herzbeuteltamponade,
- myokardiale Ischämie,
- Hypovolämie,
- Diskonnektion des Schrittmachersystems bei schrittmacherabhängigen Patienten,
- Spannungspneumothorax.

9.2 Diagnose

Um eine rasche Intervention und erfolgreiche Wiederbelebung zu ermöglichen, muss eine sofortige Entscheidung über die wahrscheinliche Ursache des Kreislaufstillstands getroffen werden. Die Patienten sind auf der Intensivstation maximal überwacht, und ein Kreislaufstillstand wird höchstwahrscheinlich durch Monitoralarme signalisiert. Hier kann das Pulstasten zum Zweck der Bestätigung des Kreislaufstillstands überflüssig sein, da auf dem Monitor verschiedene Veränderungen sichtbar werden, nämlich das Fehlen einer Pulsation oder des Perfusionsdrucks in der arteriellen Druckkurve, ein fehlendes Pulsoxymetersignal, Abwesenheit der Kurve des pulmonalarteriellen Katheters (PAK) oder der etCO_2-Kurve. Somit kann der Patient rasch beurteilt werden. Fordern Sie die Hilfe von erfahrenen Kollegen an, inklusive des Herzchirurgen und Kardioanästhesisten.

9.3 Behandlung

- Thoraxkompressionen können im postkardiochirurgischen Umfeld zur Ruptur der Sternotomienaht oder zu kardialen Verletzungen führen. Ein am Monitor beobachteter VF-/pVT-Kreislaufstillstand soll deshalb sofort mit bis zu drei schnell hintereinander abgegebenen Defibrillationsversuchen behandelt werden. Drei erfolglose Schocks nach einem kardiochirurgischen Eingriff zeigen die Notwendigkeit einer notfallmäßigen Resternotomie an. Die weiteren Defibrillationen folgen dem universellen ALS-Algorithmus und werden, sobald der Patient resternotomiert ist, mit internen Paddles und 20 J durchgeführt.
- Nehmen Sie im Fall einer Asystolie unverzüglich eine temporäre Schrittmachertherapie mit maximaler Amplitude vor.
- Schalten Sie den Schrittmacher aus, falls eine PEA vorliegt, damit sichergestellt ist, dass kein Kammerflimmern (VF) vorliegt, welches mit Defibrillation behandelt werden muss.
- Beginnen Sie sofort mit Thoraxkompressionen bei Patienten mit Kreislaufstillstand, bei denen das Monitoring einen fehlenden Auswurf anzeigt. Vergewissern Sie sich der Effektivität der Kompressionen durch Blick auf die arterielle Druckkurve, das Ziel ist dabei, einen systolischen Blutdruck von > 60 mmHg und einen diastolischen Druck von > 25 mmHg mit einer Frequenz von 100–120/Min. zu erreichen. Gelingt dies mit externen Thoraxkompressionen nicht, ist eine Herzbeuteltamponade oder ein ausgeprägter Volumenmangel wahrscheinlich, und es soll resternotomiert werden.

- Denken Sie an die reversiblen Ursachen:
  - **Hypoxie** – Vergewissern Sie sich der trachealen Tubuslage, und beatmen Sie mit 100 % Sauerstoff.
  - **Spannungspneumothorax** – Prüfen Sie die Lage der Trachea. Prüfen Sie mittels Auskultation, ob die Lungen gleichmäßig belüftet sind (aufgehobenes Atemgeräusch?).
  - **Schrittmacherversagen** – Prüfen Sie den Schrittmacherimpuls und die Unversehrtheit der Kabel. Bei einer Asystolie infolge eines Schrittmacherversagens können die Thoraxkompressionen einen Moment aufgeschoben werden, wenn die implantierten Schrittmacherdrähte schnell wieder angeschlossen und die Schrittmacherfunktion wiederhergestellt werden kann (DDD mit 100/Min. und maximaler Amplitude).
- Titrieren Sie Adrenalin bis zum gewünschten Effekt sehr vorsichtig (i.v.-Dosen bis zu 100 µg bei Erwachsenen). Erwägen Sie 300 mg Amiodaron bei Patienten mit refraktären schockbaren Rhythmen (VF/pVT), verzögern Sie aber nicht die Resternotomie.
- Notfallmäßige Resternotomien sind ein wichtiger Bestandteil von Reanimationen nach herzchirurgischen Eingriffen, sobald alle anderen reversiblen Ursachen ausgeschlossen wurden. Sowie der Atemweg gesichert ist, die Beatmung erfolgt und drei Defibrillationsversuche bei VF/pVT erfolglos waren, erfolgt ohne Verzögerung die notfallmäßige Resternotomie. Sie ist auch bei Asystolie oder PEA indiziert, wenn alle anderen Behandlungsversuche gescheitert sind. Reanimationsteams sollen in dieser Technik gut geschult sein, damit eine sichere Resternotomie innerhalb von 5 Minuten nach Kreislaufstillstand möglich ist.
- Diese Vorgehensweisen sind auch für Patienten im Anschluss an eine minimal invasive Kardiochirurgie ohne Sternotomie geeignet. Chirurgen, die solche Operationen durchführen, müssen für den Fall eines Kreislaufstillstands Vorbereitungen zur Rethorakotomie getroffen haben.

10. Traumatisch bedingter Kreislaufstillstand

Ein Kreislaufstillstand infolge eines Traumas (Traumatic Cardiac Arrest, TCA) weist eine sehr hohe Mortalität auf, aber bei den Patienten, bei denen ein ROSC erzielt werden kann, scheint das neurologische Outcome viel besser zu sein, als bei anderen Ursachen für einen Kreislaufstillstand. Ein großer systematischer Review berichtete von einer Gesamtüberlebensrate von 3,3 % nach stumpfem und 3,7 % nach penetrierendem Trauma (gutes neurologisches Outcome in 1,6 % aller Fälle).

Es ist ganz entscheidend, dass ein Kreislaufstillstand aus einer nicht traumatischen Ursache nicht fälschlich für einen TCA gehalten wird, bei nicht traumatischer Ursache muss der Betroffene nach dem ALS-Algorithmus behandelt werden. Kreislaufstillstände und andere Ursachen für Bewusstseinsverluste (z. B. Hypoglykämie, Schlaganfall oder epileptische Anfälle) können sekundär zu einem traumatischen Ereignis führen. Mehrere Beobachtungsstudien haben berichtet, dass ca. 2,5 % der nicht traumatischen außerklinischen Kreislaufstillstände in Fahrzeugen auftreten. In diesen Fällen liegt häufig ein defibrillierbarer Rhythmus (VF/pVT) vor. Der primäre Auslöser des Kreislaufstillstands kann durch die medizinische Vorgeschichte, Hinweise auf Ereignisse unmittelbar vor dem Unfall (falls möglich) und eine strukturierte Post-ROSC-Untersuchung (inklusive 12-Kanal-EKG) aufgeklärt werden.

Unter einer Commotio cordis versteht man einen bereits eingetretenen oder beinahe eingetretenen Kreislaufstillstand aufgrund einer stumpfen Krafteinwirkung auf die Thoraxwand über dem Herzen. Ein Schlag auf den Thorax kann Kammerflimmern (VF) hervorrufen, wenn dieser im 20-ms-Zeitfenster des aufsteigenden Teils der T-Welle erfolgt. Die Commotio cordis ereignet sich zumeist während Sport- und Freizeitaktivitäten, und die Opfer sind meistens junge Männer. Folgen Sie den üblichen CPR-Leitlinien. Eine frühe Defibrillation ist für das Überleben essenziell.

10.1 Diagnose

Die Diagnose eines traumatisch bedingten Kreislaufstillstands (TCA) erfolgt klinisch. Der Patient atmet nicht oder hat Schnappatmung, der Puls ist zentral nicht tastbar.

Ein Beinahe-Kreislaufstillstand (Peri-Arrest State) ist durch eine instabile Kreislaufsituation, Hypotonie, Verlust der peripheren Pulse in unverletzten Körperregionen und durch einen sich verschlechternden Bewusstseinszustand ohne offensichtliche ZNS-Schädigung charakterisiert. Unbehandelt führt dieser Zustand wahrscheinlich zum Kreislaufstillstand.

- Die Versorgung eines traumatischen Kreislaufstillstands (TCA) ist sehr zeitkritisch, und der Erfolg hängt von einer gut funktionierenden Überlebenskette ab, dazu gehören erweiterte Maßnahmen im Rettungsdienst sowie eine spezialisierte Behandlung in einem Traumazentrum. Beim traumatischen Kreislaufstillstand (TCA) fokussieren die ersten Reanimationsmaßnahmen auf der zeitgleichen Behandlung der reversiblen Ursachen, dies ist wichtiger als die Durchführung von Thoraxkompressionen. Die Abbildung 12.6 zeigt den Algorithmus traumatischer (Beinahe-)Kreislaufstillstände.

- Nach wie vor gehören Thoraxkompressionen zu den selbstverständlichen Behandlungsmaßnahmen beim Kreislaufstillstand, gleich welcher Ursache dieser ist. In einigen Situationen (Kreislaufstillstand durch Hypovolämie, Perikardtamponade oder Spannungspneumothorax) sind Thoraxkompressionen wahrscheinlich nicht so effektiv wie bei normovolämischen Kreislaufstillständen. Aus diesem Grund nehmen Thoraxkompressionen eine geringere Priorität ein als die sofortige Behandlung der reversiblen Ursachen, dazu gehören z. B. die Thorakotomie, die Blutungskontrolle etc.

- Im Rettungsdienst sollen lediglich lebensrettende Interventionen unternommen werden, gefolgt von einem raschen Transport in das nächste geeignete Krankenhaus.

- Falls verfügbar, kann die Sonografie dazu beitragen, ein Hämoperitoneum, einen Hämatopneumothorax, einen Spannungspneumothorax und eine Perikardtamponade rasch zu diagnostizieren.

Behandlung der reversiblen Ursachen:

- **Hypoxämie** – Ein effektives Atemwegsmanagement mit einer suffizienten Beatmung kann einen hypoxischen Kreislaufstillstand beheben. Die Gewährleistung und Aufrechterhaltung der Sauerstoffversorgung ist gerade bei Traumapatienten mit schwer beeinträchtigten Atemwegen sehr wichtig. Die Intubation bei Traumapatienten ist eine anspruchsvolle Prozedur und geht bei Ungeübten oft mit einer hohen Misserfolgsrate einher. Verwenden Sie zur Sicherstellung der Oxygenierung einfache Techniken des Atemwegsmanagements und supraglottische Atemwegshilfen der zweiten Generation, wenn die endotracheale Intubation nicht auf Anhieb gelingt.

Abbildung 12.6
Algorithmus traumatischer (Beinahe-)Kreislaufstillstände

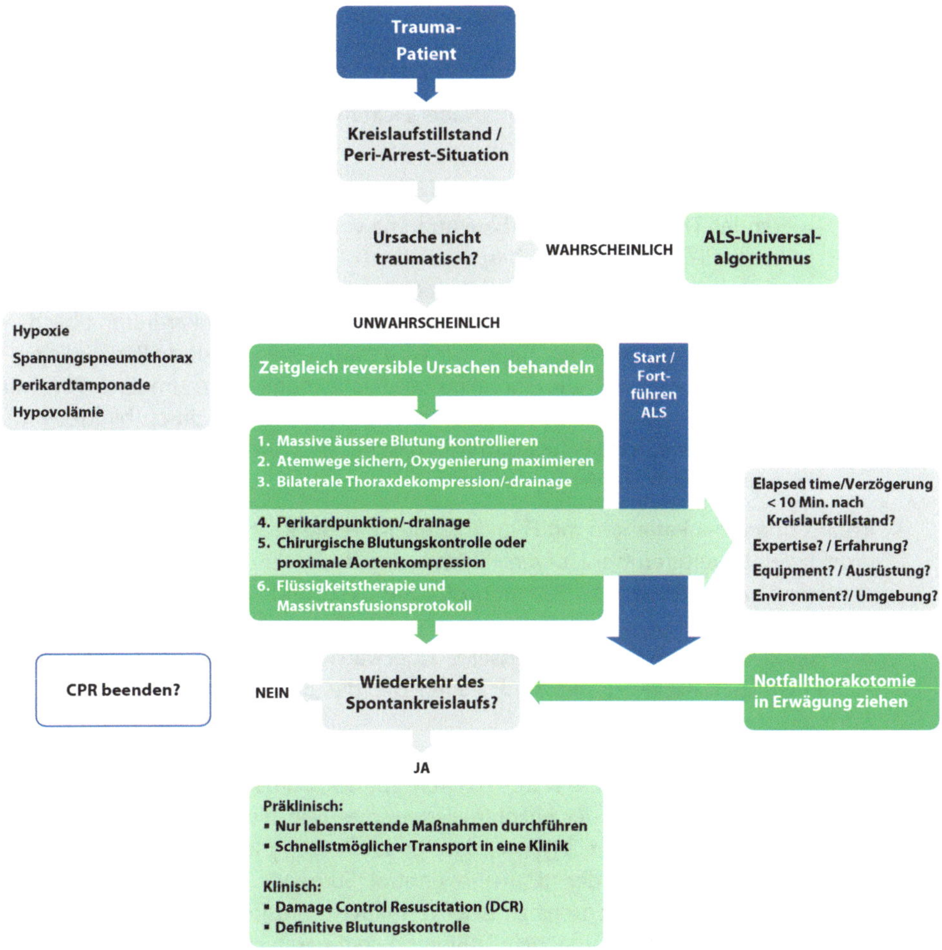

- **Hypovolämie** – In 48 % aller TCAs ist ein Blutverlust Ursache für den Kreislaufstillstand. Die Behandlung des schweren hypovolämischen Schocks weist verschiedene Elemente auf. Wichtigstes Prinzip dabei ist das verzögerungsfreie Erreichen einer Blutstillung, üblicherweise durch chirurgische oder radiologische Interventionen. Eine vorübergehende Blutungskontrolle kann lebensrettend sein. Behandeln Sie komprimierbare äußere Blutungen mit direktem Druck (mit oder ohne Verband), verwenden Sie Tourniquets und/oder hämostatische Substanzen. Nicht komprimierbare Blutungen sind viel problematischer, verwenden Sie hier Schienungen (z.B. die Beckenschlinge), Blutprodukte, eine Volumensubstitution und Tranexamsäure (Tranexamic Acid, TXA), während Sie den Patienten einer chirurgischen Blutstillung zuführen.

- **Spannungspneumothorax** – Führen Sie während der Reanimation zur Entlastung des Brustkorbs eine beidseitige Thorakotomie (Eröffnung der Thoraxwand und Pleura mittels Skalpell) im 4. Interkostalraum (ICR) durch. Wenn eine Beatmung durchgeführt wird, sind die Thorakotomien wahrscheinlich effektiver als Thoraxentlastungspunktionen (Nadel-Dekompression) und schneller durchführbar als eine Thoraxdrainage.

- **Perikardtamponade** – Liegt ein Kreislaufstillstand und zusätzlich ein penetrierendes Thorax- oder Oberbauchtrauma vor, kann eine Notfallthorakotomie („Clamshell-Inzision") das Leben des Patienten retten. Ein Perikard-Aspirationsversuch über eine Kanüle ist, egal ob mit oder ohne Sonografie, bei einer Perikardtamponade nicht Erfolg versprechend, weil das Blut im Perikardraum üblicherweise schon geronnen ist. Ziehen Sie eine sonografiegesteuerte Perikardiozentese in Betracht, falls die Thorakotomie nicht möglich ist, um eine TCA mit vermuteter Perikardtamponade zu behandeln. Eine nicht durch bildgebende Verfahren gesteuerte Perikardiozentese ist nur dann eine Alternative, wenn kein Sonografiegerät zur Verfügung steht.

- Insbesondere bei Patienten mit Hypovolämie führt die Beatmung (durch den Überdruck) zu einer weiteren Kreislaufverschlechterung, da der venöse Rückfluss zum Herzen erschwert wird. Niedrige Beatmungsfrequenzen und geringe Tidalvolumina können dazu beitragen, den venösen Rückfluss zum Herzen zu erhöhen und somit den kardialen Auswurf zu verbessern. Überwachen Sie die Beatmung mittels kontinuierlicher Kapno-grafie, und stellen Sie die Beatmung so ein, dass eine Normokapnie erzielt wird.

- Im Verlauf der letzten 10 Jahre wurde das Konzept der „Damage Control Resuscitation" (DCR) für die Behandlung der unkontrollierten, massiven Blutung etabliert. Die DCR kombiniert eine permissive Hypotension und ein Gerinnungsmanagement (bzw. Gerinnungskontrolle) mit der „Damage Control Surgery". Bei begrenzter Evidenz besteht ein allgemeiner Konsens zu einer restriktiven Infusionsbehandlung im Sinne einer permissiven Hypotension, bis die Blutung chirurgisch gestillt ist. Die permissive Hypotension sieht vor, nur gerade so viel Infusionslösung zuzuführen, dass der Radialispuls erhalten bleibt. Unter dem Gerinnungsmanagement bzw. einer Gerinnungskontrolle versteht man den sehr frühen Einsatz von Blutprodukten, um das Verbluten durch eine traumatisch bedingte Gerinnungsstörung zu verhindern. Das empfohlene Verhältnis von Erythrozytenkonzentraten, FFP („Fresh Frozen Plasma") und Thrombozytenkonzentraten beträgt 1:1:1. (A.d.Ü.: Gerinnungsmanagement beinhaltet insgesamt neben den o.g. Blutkomponenten die bedarfsgerechte Gabe von Tranexamsäure, Fibrinogen, PPSB, Faktor XIII sowie die Aufrechterhaltung von Temperatur, pH-Wert, Calcium).

- Tranexamsäure (TXA, Cyklokapron®) (1 g i.v. über 10 Min. als Aufsättigungsdosis, gefolgt von einer Infusion von 1 g über 8 Stunden) steigert die Überlebensrate bei traumatischen Blutungen. Die Wirksamkeit ist am größten, wenn TXA innerhalb der ersten Stunde nach Trauma verabreicht wird, sicherlich ist die Gabe aber auch innerhalb von 3 Stunden nach dem Trauma noch wirksam.

Notfallthorakotomie

- Der Erfolg der Notfallthorakotomie (RT) ist stark abhängig von ihrer zeitlichen Verzögerung. Ein englischer Rettungsdienst empfiehlt die Durchführung einer Notfallthorakotomie vor Ort, falls bei Patienten mit penetrierenden Thoraxverletzungen nicht innerhalb von 10 Minuten nach Eintreten der Pulslosigkeit eine chirurgische Intervention möglich ist.

Die Voraussetzungen für eine erfolgreiche Notfallthorakotomie (RT) können mit der „4E-Regel" zusammengefasst werden:

- **Expertise (Erfahrung):** Teams, die eine Notfallthorakotomie durchführen, müssen von einem sehr gut ausgebildeten und kompetenten Arzt geführt werden.
- **Equipment (Ausrüstung):** Eine adäquate Ausrüstung zur Durchführung der Notfallthorakotomie und Behandlung der intrathorakal erhobenen Befunde muss zwingend vorhanden sein.
- **Environment (Umgebung):** Idealerweise soll die Notfallthorakotomie in einem Operationssaal durchgeführt werden. Sie soll nicht durchgeführt werden, wenn der Zugang zum Patienten erschwert oder das Zielkrankenhaus schwer zu erreichen ist.
- **Elapsed time (Zeitverzögerung):** Die Zeitspanne vom Verlust der Vitalzeichen bis zum Beginn der Notfallthorakotomie soll 10 Minuten nicht überschreiten.

Trifft eines der Kriterien der „4E-Regel" nicht zu, ist die Notfallthorakotomie (RT) aussichtslos und setzt das Team unnötigen Risiken aus.

Erwägen Sie eine Notfallthorakotomie im Schockraum des Krankenhauses, wenn eine der folgenden Situationen zutrifft:

- Patienten nach stumpfem Trauma, die im Rettungsdienst weniger als 10 Minuten reanimiert wurden.
- Patienten nach penetrierendem Trauma, die im Rettungsdienst weniger als 15 Minuten reanimiert wurden.

11. Schwangerschaft

Die schwangerschaftsassoziierte Mortalität ist in Europa mit einer geschätzten Rate von 16 pro 100.000 lebend Geborene relativ niedrig, allerdings gibt es zwischen den Ländern große Unterschiede. Bei Herz-Kreislauf-Problemen einer Schwangeren muss stets auch der Fetus bedacht werden. Das Überleben des Fetus hängt üblicherweise davon ab, dass die Mutter überlebt, und aus diesem Grund liegt die Schwangere im Fokus aller initialen Stabilisierungs- und Reanimationsmaßnahmen.

Während der Schwangerschaft kommt es zu signifikanten physiologischen Veränderungen;

zum Beispiel steigen das Herzzeitvolumen, Blutvolumen, Atemminutenvolumen sowie der Sauerstoffverbrauch an. Der gravide Uterus kann iliakale und abdominelle Gefäße komprimieren, wenn die Schwangere sich in Rückenlage befindet, was in einem reduzierten Herzzeitvolumen und einer Hypotension resultiert.

11.1 Ursachen für einen Kreislaufstillstand in der Schwangerschaft

Ein Kreislaufstillstand während der Schwangerschaft ist meistens bedingt durch:

- Herzerkrankungen,
- Lungenembolie,
- psychiatrische Erkrankungen,
- schwangerschaftsinduzierte Hypertonie,
- Sepsis,
- Blutungen,
- Fruchtwasserembolie,
- Eileiterschwangerschaft.

Schwangere Frauen können dieselben Ursachen für einen Kreislaufstillstand wie nicht schwangere Frauen derselben Altersgruppe haben (z. B. Anaphylaxie, Drogenintoxikation, Trauma).

11.2 Behandlung

11.2.1 Vermeidung eines Kreislaufstillstands bei Schwangeren

Nutzen Sie im Notfall die ABCDE-Herangehensweise. Viele Kreislaufprobleme bei Schwangeren sind durch eine Kompression der V. cava inferior bedingt. Behandeln Sie eine gefährdete oder kompromittierte schwangere Patientin wie folgend beschrieben:

- Lagern Sie die Patientin in einer Linksseitenlage, oder verlagern Sie den Uterus vorsichtig manuell nach links.
- Verabreichen Sie hochdosiert Sauerstoff (die Sauerstoffzufuhr sollte pulsoxymetrisch gesteuert werden).
- Geben Sie einen Bolus Infusionslösung, falls es Hinweise auf eine Hypotension oder Hypovolämie gibt.
- Führen Sie unverzüglich eine Neubewertung hinsichtlich der Notwendigkeit jeglicher Medikamente durch, die verabreicht wurden.
- Ziehen sie frühzeitig Expertenrat hinzu. Gynäkologen und Neonatologen müssen frühzeitig in die Reanimation mit einbezogen werden.

- Identifizieren und behandeln Sie die zugrunde liegende Ursache.

11.2.2 Modifikationen beim Kreislaufstillstand

- Es gelten die üblichen Vorgehensweisen des BLS- und ALS-Algorithmus.

- Fordern Sie sofort zusätzliche Hilfe an. Für eine effektive Wiederbelebung von Mutter und Fetus müssen Experten involviert werden, insbesondere ein Gynäkologe und Neonatologe.

- Beginnen Sie die CPR entsprechend den gültigen Leitlinien. Gewährleisten Sie qualitativ hochwertige Thoraxkompressionen mit minimalen Unterbrechungen.

- Ab der 20. Schwangerschaftswoche (SSW) kann der schwangere Uterus gegen die V. cava inferior und die Aorta drücken und so den venösen Rückstrom, das Herzzeitvolumen und die Uterusperfusion vermindern. Eine Cava-Kompression vermin-dert die Effektivität von Thoraxkompressionen.

- Verlagern Sie den Uterus manuell nach links, um die Cava-Kompression zu beheben. Es kann bei fortgeschrittener Schwangerschaft (z. B. im 3. Trimenon) erforderlich sein, die Hände bei den Thoraxkompressionen ein wenig höher auf dem Sternum aufzusetzen.

- Kippen Sie zudem – falls möglich – die Patientin etwas zur linken Seite und gewährleisten Sie dabei, dass der Brustkorb auf einer festen Oberfläche bleibt (z. B. im OP). Der optimale Winkel ist unbekannt, Ziel ist ein Winkel von 15–30 %. Sogar ein kleiner Winkel kann besser sein als gar keine Neigung nach links. Der Lagerungswin-kel muss so gewählt sein, dass qualitativ hochwertige Thoraxkompressionen möglich sind. Außerdem muss eine eventuell notwendige Sectio caesarea (Kaiserschnitt) möglich sein (siehe unten).

Methoden der etwas nach links geneigten Patientenlagerung sind:

- Wenn die Patientin bereits auf einem Spineboard oder dem OP-Tisch liegt, können diese geneigt werden, um eine Linksseitenlage zu erzielen;
    - Platzierung von Sandsäcken, Kissen oder einem für diesen Zweck gedachten Keil (z. B. Cardiff-Keil),
    - Nutzung der Oberschenkel eines knieenden Helfers, um den Körper der Schwangeren etwas zur Seite zu kippen,

- beginnen Sie mit den Vorbereitungen für eine Notsectio (siehe unten) – der Fetus muss entbunden werden, wenn die initiale Reanimation erfolglos bleibt,

- während der Schwangerschaft besteht ein erhöhtes Risiko der pulmonalen Aspiration von Mageninhalt. Die frühzeitige Intubation reduziert dieses Risiko, sie kann bei Schwangeren aber erschwert sein. Ein Endotrachealtubus, der um 0,5–1 mm (ID) kleiner ist als der für eine nicht schwangere Frau verwendete Tubus, kann aufgrund einer schwangerschaftsbedingten Atemwegverengung (durch Ödeme und Schwellungen) erforderlich sein. Alternative Beatmungshilfen, das Anwenden eines Algorithmus für den schwierigen Atemweg und ein in der Intubation sehr erfahrener Kollege können notwendig sein,

- wählen Sie für die Defibrillation die Standardenergien.

11.2.3 Reversible Ursachen

Fahnden Sie nach den reversiblen Ursachen (4 Hs und HITS). Es kann hilfreich sein, wenn während der Reanimation einer Schwangeren durch einen erfahrenen Anwender eine abdominelle Sonografie durchgeführt wird, um reversible Ursachen zu entdecken. Weiterhin ermöglicht dies auch eine Beurteilung der Lebensfähigkeit des Fetus, Vorliegen einer Mehrlingsschwangerschaft und der Plazentalokalisation. Es sollen aber andere wichtige Behandlungsmaßnahmen dadurch nicht verzögert werden. Spezifische reversible Ursachen in der Schwangerschaft sind:

- **Blutungen:** Eine Blutung kann sowohl vor als auch nach der Geburt auftreten. Ursachen können sein: eine ektope Schwangerschaft, vorzeitige Plazentalösung, Plazenta praevia oder eine Uterusruptur. Entbindungsstationen sollen einen Notfallplan zur Behandlung von massiven Blutungen haben. Die Behandlung basiert auf der ABCDE-Herangehensweise. Der entscheidende Schritt ist, die Blutung zu stoppen. Erwägen Sie folgende Maßnahmen: Verabreichung von Infusionslösungen mittels Druckinfusionssystemen, Einsatz des Cell-Savers (maschinelle Autotransfusion), Korrektur von Gerinnungsstörungen, Gabe von Oxytocin, dem Mutterkornalkaloid Ergometrin und Prostaglandinen zur Beseitigung der Uterusatonie, Kompressionsnähte des Uterus, intrauterine Ballontamponade, radiologische Embolisation von blutenden Gefäßen und chirurgische Maßnahmen inklusive Abklemmen der Aorta und Hysterektomie, bei einer Placenta percreta (Plazenta wächst durch die Uteruswand und verwächst mit der Harnblase) kann eine ausgedehnte intrapelvine Operation notwendig sein.

- **Medikamente:** Patientinnen, die aufgrund einer Präeklampsie Magnesium erhalten, können insbesondere in Kombination mit einer Oligurie eine Überdosierung aufweisen. Eine Magnesiumüberdosierung sollte mit Calcium behandelt werden (siehe Abschnitt lebensbedrohliche Elektrolytentgleisungen). Eine rückenmarknahe Analgesie oder Anästhesie (z.B. Periduralanästhesie) kann Probleme aufgrund der Sympathikusblockade (Hypotension, Bradykardie) oder auch eine Lokalanästhetikatoxizität verursachen (siehe Abschnitt „Vergiftungen“).

- **Herz-Kreislauf-Erkrankungen:** Der Herzinfarkt und Aortenaneurysma/Aortendissektion (oder einer ihrer Abgänge) und eine peripartale Kardiomyopathie sind die Hauptursachen bei den zum Tode führenden erworbenen Herzerkrankungen. Patientinnen mit bekannter Herzerkrankung sollen in spezialisierten Einrichtungen betreut werden. Schwangere Frauen können ein akutes Koronarsyndrom entwickeln, typischerweise im Zusammenhang mit weiteren Risikofaktoren wie Adipositas, höherem Alter, mehreren früheren Geburten, Rauchen, Diabetes, bestehender

Hypertonie und mit einer positiven Familienanamnese für KHK. Schwangere Frauen können atypische Beschwerden wie epigastrischen Schmerz und Erbrechen aufweisen. Die perkutane koronare Intervention (PCI) ist die Reperfusionsstrategie der Wahl für einen ST-Strecken-Hebungsinfarkt (STEMI) während der Schwangerschaft. Eine Thrombolyse soll in Betracht gezogen werden, falls eine Akut-PCI nicht verfügbar ist. Immer mehr Frauen mit angeborenen Herzfehlern werden schwanger.

- **Präeklampsie und Eklampsie:** Die Eklampsie ist definiert als Auftreten von Krampfanfällen und/oder unerklärlichem Koma während der Schwangerschaft oder nach der Geburt bei Patientinnen mit Symptomen und Befunden der Präeklampsie. Magnesium-sulfat kann das Auftreten einer Eklampsie während der Wehen oder unmittelbar nach der Geburt in diesen Fällen möglicherweise verhindern.
- **Fruchtwasserembolie:** Diese tritt meistens um den Geburtstermin herum auf, oft während der Wehentätigkeit, und präsentiert sich mit plötzlichem Kreislaufkollaps, Dyspnoe, Zyanose, Herzrhythmusstörungen, Hypotension und Blutungen in Kombi-nation mit einer disseminierten intravasalen Gerinnungsstörung. Die Therapie er-folgt symptomatisch und basiert auf der ABCDE-Herangehensweise – spezifische Therapiemaßnahmen gibt es nicht.
- **Lungenembolie:** Diese kann zum Kreislaufstillstand führen und während der gesamten Schwangerschaft vorkommen. Die CPR soll mit etwaigen Modifikationen – soweit erforderlich – begonnen werden. Der Einsatz einer Fibrinolyse (Thrombolyse) soll sehr gut überdacht werden, vor allem wenn eine Sectio caesarea (Kaiserschnitt) unter Reanimationsbedingungen in Betracht gezogen wird. Wenn die Diagnose Lungenembolie vermutet wird und kein effektives kardiales Output der Mutter erzielt werden kann, soll die Fibrinolyse durchgeführt werden.

11.2.4 Sectio caesarea unter Reanimationsbedingungen

Sollten die ersten Reanimationsversuche scheitern, kann die Entbindung des Fetus die Chancen der erfolgreichen Wiederbelebung für Mutter und Kind erhöhen. Die beste Überlebensrate besteht für Kinder ab der 24.–25. SSW, wenn sie innerhalb von fünf Minuten nach dem Beginn des Kreislaufstillstands der Mutter entbunden werden. Dies erfordert den Beginn der Sectio caesarea etwa ab der vierten Minute nach Auftreten des Kreislaufstillstands. Bei einem Gestationsalter von der 30.–38. SSW ist ein Überleben des Kindes auch noch möglich, wenn die Entbindung später als 5 Minuten nach dem mütterlichen Kreislaufstillstand erfolgt. Die Entbindung vermindert die Cava-Kompression und kann die Wahrscheinlichkeit des Reanimationserfolgs der Mutter erhöhen, da der venöse Rückstrom während der CPR gesteigert wird. Außerdem gewährt die Entbindung den Zugang zur Bauchhöhle und ermöglicht eine Abklemmung oder Kompression der Aorta. Eine interne Herzmassage ist ebenfalls möglich. Sobald der Fetus entbunden wurde, kann mit der Reanimation des Kindes begonnen werden.

In Rückenlage beginnt der gravide Uterus etwa ab der 20. SSW den Blutfluss der V. cava inferior und der Aorta abdominalis zu behindern; allerdings beginnt die

Überlebensfähigkeit des Fetus nach etwa 24 Wochen.

- Gestationsalter <20 Wochen. Eine notfallmäßige Sectio caesarea soll nicht erwogen werden, da die Größe des Uterus das Herzzeitvolumen der Schwangeren wahrscheinlich nicht kompromittiert und sich die Frage nach der Lebensfähigkeit des Fetus nicht stellt.

- Gestationsalter von ungefähr 20–23 Wochen. Initiieren Sie einen notfallmäßigen Kaiserschnitt, um den Reanimationserfolg der Mutter zu verbessern, nicht den des Kindes, da ein Überleben des Fetus zu diesem Zeitpunkt unwahrscheinlich ist.

- Gestationsalter > 24 Wochen. Initieren Sie einen notfallmäßigen Kaiserschnitt, um das Leben der Mutter und des Kindes zu retten.

11.2.5 Vorbereitungen für eine CPR während der Schwangerschaft

Bei einer Schwangeren bedürfen die erweiterten Reanimationsmaßnahmen einer Koordination aus Reanimation der Mutter, Sectio caesarea zur Entwicklung des Fetus und einer Neugeborenenreanimation innerhalb von 5 Minuten. Um dies zu erreichen, sollen Bereiche, die mit Reanimationen während der Schwangerschaft zu tun haben können, Folgendes vorbereiten bzw. tun:

- Notfallpläne erstellen und das Equipment zur Reanimation von Mutter und Kind bevorraten,
- die frühzeitige Einbindung eines anästhesiologischen, geburtshilflichen und neonatologischen Teams sicherstellen,
- eegelmäßig stattfindende Trainings der Mitarbeiter in geburtshilflichen Notfällen gewährleisten.

12. Adipositas

Weltweit hat sich die Adipositas (Fettleibigkeit) seit 1980 mehr als verdoppelt. Viele klinische Studien haben zwischen dem Body-Mass-Index (BMI) und der Beeinträchtigung der körperlichen Verfassung Zusammenhänge nachgewiesen, dies betrifft eine große Bandbreite von Veränderungen des Herz-Kreislauf-Systems und anderen Organsystemen. Die traditionellen kardiovaskulären Risikofaktoren (Bluthochdruck, Diabetes, Lipidprofil, koronare Herzerkrankung, Herzinsuffizienz und linksventrikuläre Hypertrophie) sind bei adipösen Patienten oft anzutreffen. Die Adipositas ist mit einem erhöhten Risiko für einen plötzlichen Herztod verbunden. Die führenden Todesursachen sind dabei die dilatative Kardiomyopathie und die schwere koronare Arteriosklerose.

12.1 Modifikationen bei der Reanimation von adipösen Patienten

- Im Zusammenhang mit einer Adipositas können sich physikalische und physiologische Faktoren ungünstig auf die CPR-Durchführung auswirken, einschließlich der

Zugänglichkeit zum Patienten und seines Transports, der Patientenbeurteilung, Schwierigkeiten bei Anlage des i.v.-Zugangs, dem Atemwegsmanagement, der Qualität der Thoraxkompressionen, Wirksamkeit vasoaktiver Medikamente sowie der Effizienz der Defibrillation. Der Grund dafür ist, dass keine dieser Maßnahmen gewichtsadaptiert durchgeführt wird.

- Beachten Sie bei der Reanimation eines übergewichtigen Patienten im Rettungsdienst rechtzeitig organisatorisch notwendige Aspekte, insbesondere im Hinblick auf technische Unterstützung (z. B. spezielle Tragen oder Rettungstücher, Schwerlast-RTW) oder die Anzahl der benötigten Rettungskräfte (z. B. Nachforderung von weiteren Kräften). Meist benötigt man mehr Rettungskräfte als üblich, um den Patienten zum Rettungsfahrzeug zu transportieren und insbesondere, um einer Ermüdung bei der Durchführung der Thoraxkompressionen vorzubeugen.
- Am effektivsten sind Thoraxkompressionen, wenn der Patient auf einer festen Unterlage liegt. Es kann sowohl für den Patienten als auch für die Rettungskräfte ein unsicheres Unterfangen sein, wenn versucht wird, den adipösen Patienten auf den Fußboden herunterzulegen. Dies ist auch nicht immer erforderlich, weil der sehr schwere Körper tiefer in die Matratze sinkt, sodass die Matratze während der Thoraxkompressionen weniger Verformbarkeit bietet.
- Bedingt durch die körperliche Erschöpfung der Retter, die die Thoraxkompressionen ausüben, kann es erforderlich sein, häufiger als im zweiminütigen Abstand einen Helferwechsel vorzunehmen. Die Verwendungsmöglichkeit mechanischer Reanimationsgeräte ist durch die Neigung der vorderen Brustwand, die Brustkorbabmessungen und das Patientengewicht begrenzt.
- Die Defibrillation wird bei adipösen Patienten wie üblich durchgeführt. Ziehen Sie die Verwendung höherer Energien für die Schockabgaben in Betracht, falls die ersten Defibrillationsversuche scheitern.
- Eine durch einen versierten Anwender durchgeführte endotracheale Intubation ermöglicht den Verzicht auf eine lang andauernde Beutel-Masken-Beatmung und kann somit das Aspirationsrisiko senken. Rechnen Sie bei allen stark adipösen Patienten mit einer schwierigen Intubation, und nutzen Sie, falls erforderlich, einen Algorithmus für den schwierigen Atemweg. Verwenden Sie ein supraglottisches Atemweghilfsmittel (SGA) mit ösophagealem Drainagekanal, falls die Intubation misslingt.

13. Strom- bzw. Elektrounfälle und Blitzschlag

Verletzungen durch elektrischen Strom sind relativ selten, haben jedoch potenziell verheerende Auswirkungen mit einer hohen Morbidität und Mortalität. Die meisten Verletzungen durch Strom ereignen sich bei Erwachsenen am Arbeitsplatz und sind in der Regel mit Hochspannung assoziiert, während das größte Risiko für Kinder zu Hause besteht, wo die Spannung niedriger ist (220 V in Europa, Australien, Asien; 110 V in den USA und Kanada). Unfälle durch einen Blitzschlag sind selten, verursachen aber weltweit ca. 1.000 Todesfälle pro Jahr.

Zu den die Schwere der Stromverletzung beeinflussenden Faktoren gehört: ob es sich um Wechselstrom (Haushalt, Oberleitungen der Eisenbahn), Gleichstrom (Straßen- und Stadtbahnen) oder Drehstrom (Elektroherd) handelt (wobei Wechsel- und Drehstrom vergleichbare Effekte aufweisen), die Spannung, die Stromstärke, der Körperwiderstand, der Weg des Stroms durch den Patienten sowie der Bereich und die Dauer des Kontakts. Der Hautwiderstand wird durch Feuchtigkeit herabgesetzt, wodurch die Wahrscheinlichkeit einer Schädigung erhöht wird. Elektrischer Strom folgt dem Weg des geringsten Widerstands; die gut leitenden Gefäß-/Nervenbahnen innerhalb der Extremitäten sind besonders anfällig für Schädigungen.

Ein Kontakt mit Wechselstrom kann eine tetanische Kontraktion der Skelettmuskulatur verursachen. Dadurch kann es unmöglich werden, dass sich das Opfer von der Stromquelle löst. Ein Herzversagen oder Atemstillstand kann den plötzlichen Tod verursachen:

- Atemstillstand: Dieser kann durch eine zentrale Atemdepression oder eine Lähmung der Atemmuskulatur hervorgerufen werden.

- Strom kann auch Kammerflimmern auslösen, wenn er während der vulnerablen Phase auf die Herzmuskulatur wirkt (analog zu einem R-auf-T-Phänomen). Elektrischer Strom kann infolge eines Koronararterienspasmus auch eine Myokardischämie verursachen.

- Eine Asystolie kann primär auftreten oder sekundär als Folge eines Atemstillstands.

Elektrischer Strom ist mit einer höheren Wahrscheinlichkeit tödlich, wenn er durch das Myokard fließt. Ein transthorakaler Verlauf des Stroms (von Hand zu Hand) ist eher tödlich als ein vertikaler (von Hand zu Fuß) oder ein gespreizter Verlauf (Fuß zu Fuß). Entlang des Stromwegs kann das Gewebe stark zerstört sein.

Ein Blitzschlag setzt in wenigen Millisekunden mehr als 300 Kilovolt frei. Der größte Teil der Energie eines Blitzschlags passiert die Oberfläche des Körpers in Form einer Gleitladung, welche als „Oberflächeneffekt" (External Flashover) bezeichnet wird. Sowohl Lichtbögen, die z. B. in der Nähe von Hochspannungsleitungen auftreten können, als auch der Blitzschlag verursachen am Kontaktort eine tiefe Verbrennung. Bei Unfällen im gewerblichen Bereich sind die Kontaktareale üblicherweise die obere Extremität, Hände und Handgelenke, während sie beim Blitzschlag überwiegend am Kopf, Nacken und den Schultern zu finden sind. Verletzungen können auch indirekt durch den sog. Überschlagseffekt (Current Splashing) auftreten, wenn beispielsweise ein Baum oder ein anderes Objekt von einem Blitz getroffen wird. Die Sprengkraft, die durch einen Blitzschlag verursacht wird, kann auch zu stumpfen Traumen führen.

Eine unverwechselbare Hautveränderung, die nur bei Patienten nach Blitzschlag zu finden ist, ist die Lichtenberg'sche Blitzfigur. Bewusstlose Patienten, die farnkrautartige Verbrennungsmuster aufweisen, sollen als Blitzschlagopfer behandelt werden.

Das Verletzungsmuster und der Schweregrad einer Verletzung durch Blitzschlag variieren beträchtlich. Genau wie beim gewerblichen und häuslichen Stromunfall ist der Tod durch den Kreislaufstillstand oder Atemstillstand verursacht. Wird der Stromschlag überlebt, kommt es zur massiven Freisetzung von körpereigenen Katecholaminen oder einer autonomen Stimulation, welche Hypertension, Tachykardie, unspezifische EKG-Veränderungen (inkl. Verlängerung des QT-Intervalls und vorübergehender Umkehrung der T-Wellen) sowie Myokardzellnekrosen verursacht. Durch Freisetzung aus dem Skelettmuskel und aus dem Myokard kann es zum Anstieg der Kreatininkinase (CK) kommen. Ein Blitzschlag verursacht darüber hinaus verschiedene zentrale und periphere neurologische Störungen.

13.1 Behandlung

Stellen Sie sicher, dass jede Stromquelle abgeschaltet ist, und nähern Sie sich dem Opfer erst, wenn Ihre Umgebung sicher ist. Man soll auch bedenken, dass Hochspannung (höher als Haushaltsstrom) einen Lichtbogen verursachen und durch den Boden bis zu ein paar Meter um das Opfer herumfließen kann. Es ist jedoch ungefährlich, sich dem Verletzten nach einem Blitzschlag zu nähern und ihn zu behandeln, obwohl es auch hier eine gute Idee ist, in eine Umgebung zu wechseln, die sicherer ist. Folgen Sie den üblichen Vorgehensweisen des BLS- und ALS-Algorithmus.

- Das Atemwegsmanagement kann erschwert sein, wenn es im Gesichts- und Nackenbereich Verbrennungen gibt. In diesen Fällen ist eine frühzeitige endotracheale Intubation notwendig, da sich Ödeme der Weichteile entwickeln können, welche eine Verlegung der Atemwege verursachen. Führen Sie eine Wirbelsäulenimmobilisierung durch, bis eine Untersuchung durchgeführt werden kann.
- Insbesondere nach Hochspannungsunfällen kann es zu einer Muskellähmung kommen, die bis zu mehreren Stunden andauern kann, während dieser Zeit ist eine Beatmung erforderlich.
- Kammerflimmern (VF) ist die häufigste initiale Rhythmusstörung nach einem Hochspannungsunfall mit Wechselstrom; behandeln Sie dieses mit einem sofortigen Defibrillationsversuch. Nach einem Gleichstromunfall tritt häufiger eine Asystolie auf, behandeln Sie diese und andere Herzrhythmusstörungen leitliniengerecht gemäß der Algorithmen.
- Entfernen Sie glimmende Kleidungsstücke und Schuhe, um weitere thermische Verletzungen zu vermeiden.
- Eine Infusionsbehandlung kann bei signifikanter Gewebszerstörung notwendig sein. Es ist wichtig, eine gute Urinausscheidung zu erhalten, um die Ausscheidung von Myoglobin, Kalium und anderen Produkten der Gewebsschädigung zu verbessern.
- Bei Patienten mit schweren thermischen Verletzungen kann ein frühzeitiger chirurgischer Eingriff (Escharotomie) notwendig sein.
- Wichtig ist eine gründliche Kopf-bis-Fuß-Untersuchung (Secondary Survey), um Verlet-zungen auszuschließen, welche durch die tetanischen Muskelkontraktionen oder durch einen Sturz des Opfers verursacht worden sein können.
- Stromunfälle können schwere, tiefe Weichteilwunden mit relativ geringen Hautläsionen verursachen (Black Box). Der Grund dafür ist die Eigenschaft des Stroms, dem

Gewebe mit dem geringsten Widerstand – das sind die gut leitenden Gefäß-/Nervenbündel – zu folgen. Achten Sie sorgfältig auf die charakteristischen Zeichen eines Kompartmentsyndroms, welches eine Fasziotomie erforderlich macht.

13.2 Weitere Behandlung und Prognose

Junge Stromunfallopfer mit Kreislaufstillstand können durch eine sofortige Reanimation überleben. Es existieren Berichte von erfolgreichen Reanimation nach längerer Wieder-belebungszeit. Alle Patienten, die eine Stromverletzung überleben, müssen im Krankenhaus beobachtet werden, wenn sie eine Vorgeschichte mit Atem- oder Herzkreislaufproblemen oder Folgendes erlitten haben:

- Bewusstlosigkeit,
- Kreislaufstillstand,
- EKG-Veränderungen,
- Weichteilverletzung und Verbrennungen.

Die Schwere der Verbrennungen (thermisch oder elektrisch), das Vorliegen von Myokardnekrosen, das Ausmaß der ZNS-Schädigung sowie ein sekundäres Multiorganversagen bestimmen die Morbidität und die Langzeitprognose. In einigen Fällen wurde sogar von Knochenmarkembolien berichtet. Es gibt keine spezifische Therapie für Stromverletzungen, und die Behandlung erfolgt symptomatisch. Vorbeugung bleibt offensichtlich der beste Weg, um die Prävalenz und die Schwere von Stromunfällen zu minimieren.

DIE WICHTIGSTEN LERNZIELE – ZUSAMMENFASSUNG

- Die in diesem Kapitel beschriebenen besonderen Situationen sind für eine Vielzahl an Kreislaufstillständen bei jüngeren Patienten verantwortlich.
- Verwenden Sie zur frühen Erkennung und Behandlung von Problemen die ABCDE-Herangehensweise, um einen Kreislaufstillstand verhindern zu können.
- Eine qualitativ hochwertige CPR und die Behandlung reversibler Ursachen sind die Säulen in der Therapie des Kreislaufstillstands jeglicher Genese.
- Fordern Sie Expertenhilfe an, wenn spezielle Interventionen notwendig sind – z. B. eine Sectio caesarea bei Kreislaufstillstand während der Schwangerschaft.

LITERATUR

- Adabag S, Huxley RR, Lopez FL, et al. Obesity related risk of sudden cardiac death in the atherosclerosis risk in communities study. Heart 2015;101:215–21.
- Bouchama A, Knochel JP. Heat stroke. N Engl J Med 2002;346:1978-88.
- Brown DJ, Brugger H, Boyd J, Paal P. Accidental hypothermia. N Engl J Med2012;367:1930–8.
- El-Sherif N, Turitto G. Electrolyte disorders and arrhythmogenesis. Cardiol J2011;18:233–45.30.
- Brugger H, Durrer B, Elsensohn F, et al. Resuscitation of avalanche victims: evidence-based guidelines of the international commission for mountain emergency medicine (ICAR MEDCOM): intended for physicians and other advanced life support personnel. Resuscitation 2013;84:539–46.
- Dijkman A, Huisman CM, Smit M, et al. Cardiac arrest in pregnancy: increasing use of perimortem caesarean section due to emergency skills
- Dunning J, Fabbri A, Kolh PH, et al. Guideline for resuscitation in cardiac arrest after cardiac surgery. Eur J Cardiothorac Surg 2009;36:3-28.
- Flaris AN, Simms ER, Prat N, Reynard F, Caillot JL, Voiglio EJ. Clamshell incisionversus left anterolateral thoracotomy. Which one is faster when performing a resuscitative thoracotomy? The tortoise and the hare revisited. World J Surg2015;39:1306–11.
- Holcomb JB, Tilley BC, Baraniuk S, et al. Transfusion of plasma, platelets, andred blood cells in a 1:1:1 vs a 1:1:2 ratio and mortality in patients with severe rauma: the PROPPR randomized clinical trial. JAMA 2015;313:471–82.
- Lipman S, Cohen S, Einav S, et al. The Society for Obstetric Anesthesia and Perinatology consensus statement on the management of cardiac arrest in pregnancy. Anesth Analg 2014;118:1003–16.
- Lockey DJ, Lyon RM, Davies GE. Development of a simple algorithm to guide the effective management of traumatic cardiac arrest. Resuscitation 2013;84:738–42.
- Muraro A, Roberts G, Worm M, et al. Anaphylaxis: guidelines from the EuropeanAcademy of Allergy and Clinical Immunology. Allergy 2014;69:1026–45.
- Paal P, Strapazzon G, Braun P, et al. Factors affecting survival from avalanche burial – a randomised prospective porcine pilot study. Resuscitation 2013;84:239–43.57.
- Park JH, Shin SD, Song KJ, Park CB, Ro YS, Kwak YH. Epidemiology and outcomes of poisoning-induced out-of-hospital cardiac arrest. Resuscitation2012;83:51–7.
- Reminiac F, Jouan Y, Cazals X, Bodin JF, Dequin PF, Guillon A. Risks associated with obese patient handling in emergency prehospital care. Prehosp Emerg Care 2014;18:555–7.
- SIGN 141 British guideline on the management of asthma; 2014. Available from: http://www.sign.ac.uk/pdf/SIGN141.pdf.
- Soar J, Nolan JP, Bottiger BW, et al. European Resuscitation Council Guidelines for Resuscitation 2015 Section 3. Adult advanced life support. Resuscitation 2015, http://dx.doi.org/10.1016/j.resuscitation.2015.07.016.
- Soar J, Pumphrey R, Cant A, et al. Emergency treatment of anaphylactic reactions—guidelines for healthcare providers. Resuscitation 2008;77:157-69.
- Szpilman D, Webber J, Quan L, et al. Creating a drowning chain of survival. Resuscitation 2014;85:1149–52.
- Truhlar A, Deakin CD, Soar J, et al. European Resuscitation Council Guidelines for Resuscitation 2015 Section 4. Cardiac arrest in special circumstances. Resuscitation 2015, http://dx.doi.org/10.1016/j.resuscitation.2015.07.017.4.
- UK Renal Association. Treatment of acute hyperkalaemia in adults. Clinicalpractice guidelines. London: UK Renal Association; 2014.23.
- Zafren K, Durrer B, Herry JP, Brugger H. Lightning injuries: prevention and on-site treatment in mountains and remote areas. Official guidelines of the International Commission for Mountain

Emergency Medicine and the Medical Commission of the International Mountaineering and Climbing Federation (ICAR and UIAA MEDCOM). Resuscitation 2005;65:369-72.

- Zimmerman JL. Poisonings and overdoses in the intensive care unit: General and specific management issues. Crit Care Med 2003;31:2794-801.
- Zwingmann J, Mehlhorn AT, Hammer T, Bayer J, Sudkamp NP, Strohm PC.Survival and neurologic outcome after traumatic out-of-hospital cardiopulmonary arrest in a pediatric and adult population: a systematic review. Crit Care 2012;16:R117.

Kapitel 13

Postreanimationsbehandlung

LERNZIELE

- Die Notwendigkeit der kontinuierlichen Fortführung von Stabilisierungsmaßnahmen nach Wiedererlangen eines spontanen Kreislaufs (ROSC)
- Die Behandlung des Postreanimationssyndroms (PRS)
- Die Planung und Durchführung eines sicheren Patiententransports
- Der Stellenwert der Prognoseerstellung nach einem Kreislaufstillstand und die damit verbundenen Grenzen

1. Einleitung

Das Erreichen eines Spontankreislaufs (Return of Spontaneous Circulation, ROSC) ist der erste Schritt in Richtung Ziel: die vollständige Erholung nach einem Kreislaufstillstand. Während eines Kreislaufstillstands kommt es zu einer den gesamten Organismus betreffenden Ischämie. Nach erfolgreicher Wiederbelebung kommt es in den Gebieten der Reperfusion zu komplexen pathophysiologischen Prozessen (Reperfusionssyndrom), die in ihrer Gesamtheit als Postreanimationssyndrom (PRS) bezeichnet werden. In Abhängigkeit von der Ursache des Kreislaufstillstands und dem Schweregrad des Postreanimationssyndroms benötigen viele Patienten eine simultane Unterstützung mehrerer Organsysteme. Die Behandlungsqualität in dieser Postreanimationsphase beeinflusst signifikant das allgemeine Ergebnis und insbesondere die Qualität der neurologischen Erholung. Die Postreanimationsbehandlung beginnt dort, wo ROSC erreicht wurde, aber sobald der Patient transportfähig ist, wird er in die am besten geeignete spezialisierte Einheit gebracht (z.B. Notaufnahme, Herzkatheterlabor oder Intensivstation), damit die Diagnostik, Überwachung und Behandlung kontinuierlich fortgeführt werden kann. Der Algorithmus Postreanimationsbehandlung *(Abb. 13.1)* hebt einige der wesentlichen Interventionen hervor, die für ein gutes Ergebnis bei diesen Patienten erforderlich sind. Falls irgendein Zweifel besteht, wie die neurologische Funktion des Patienten nach ROSC ist, sollte er endotracheal intubiert und die hämodynamischen, respiratorischen und metabolischen Parameter optimiert werden. Dazu gehört ein nach lokalem Behandlungsstandard durchgeführtes zielgerichtetes Temperaturmanagement (Targeted Temperature Management, TTM).

Abbildung 13.1
Patient mit Spontanzirkulation und Koma

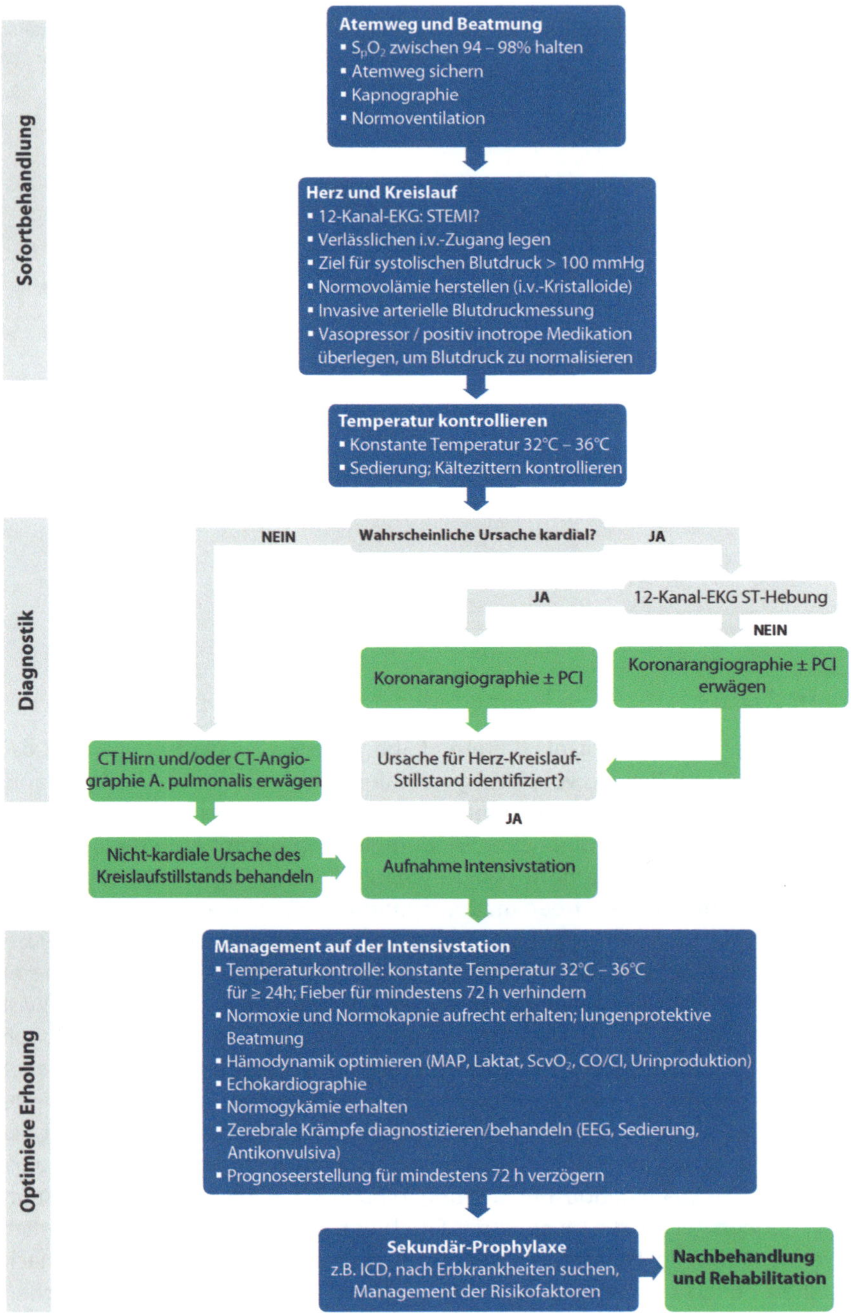

1.1 Das Postreanimationssyndrom

Das Postreanimationssyndrom (PRS) umfasst die Hirnschädigung, die myokardiale Dysfunktion sowie die systemische Reaktion auf die Ischämie/Reperfusion und die auslösende ursächliche Pathologie nach einem Kreislaufstillstand. Die Ausprägung dieses Syndroms variiert mit der Dauer und der Ursache des Kreislaufstillstands. Es kann bei einem kurzen Kreislaufstillstand vollständig ausbleiben. Die Schädigung des Gehirns nach Kreislaufstillstand manifestiert sich als Koma, Krampfanfälle, Myoklonien sowie mit unterschiedlicher Ausprägung als neurologische Dysfunktion und Hirntod. Sie kann durch Störungen der Mikrozirkulation, beeinträchtigte Autoregulation, Hyperkapnie, Hypoxämie und Hyperoxämie, Fieber, Hyperglykämie und Krampfanfälle verstärkt werden. Eine erhebliche Funktionsstörung des Myokards ist nach Kreislaufstillstand häufig, bessert sich aber üblicherweise binnen 2–3 Tagen. Die Ganzkörperischämie/Reperfusion, die durch eine Reanimation nach Kreislaufstillstand stattfindet, aktiviert immunologische und Gerinnungsprozesse, die zu einem Multiorganversagen und erhöhtem Infektionsrisiko beitragen. Dementsprechend hat das „Post-Cardiac Arrest Syndrome" viele Gemeinsamkeiten mit der Sepsis, einschließlich intravasalem Volumenmangel und Vasodilatation.

2. Fortführen der erweiterten Maßnahmen

In der unmittelbaren Postreanimationsphase wird der Patient bis zur Übergabe an eine geeignete Abteilung nach der ABCDE-Herangehensweise untersucht und behandelt.

2.1 Atemweg und Belüftung der Lungen (A und B von der ABCDE-Herangehensweise)

2.1.1 Kontrolle der Oxygenierung

Patienten, die nur einen kurz dauernden Kreislaufstillstand hatten, welcher sofort auf die eingeleitete Behandlung ansprach, können möglicherweise unmittelbar wieder eine normale Hirnfunktion erreichen. Diese Patienten benötigen keine endotracheale Intubation und Beatmung, es soll aber Sauerstoff über eine Maske verabreicht werden, falls die arterielle Sauerstoffsättigung unter 94 % ist. Sowohl Hypoxämie als auch Hyperkapnie erhöhen die Wahrscheinlichkeit für das Auftreten eines erneuten Kreislaufstillstands und können einen se-kundären Hirnschaden herbeiführen. Die schädigende Wirkung von Sauerstoff nach einem Myokardinfarkt gilt als erwiesen, ebenso die Möglichkeit einer Verstärkung der neurologischen Schädigung nach einem Kreislaufstillstand. Sobald die arterielle Sauerstoffsättigung ver-lässlich kontrolliert werden kann (durch Blutgasanalyse und/oder Pulsoxymetrie [SpO_2]) soll die inspiratorische Sauerstoffkonzentration daher so eingestellt werden, dass die arterielle Sauerstoffsättigung im Bereich von 94–98 % liegt. Vermeiden Sie eine Hypoxämie, welche für den Patienten schädlich ist, und gewährleisten Sie eine zuverlässige Messung der arteriellen Sauerstoffsättigung, bevor die inspiratorische Sauerstoffkonzentration reduziert wird.

13

2.1.2 Maschinelle Beatmung

Eine endotracheale Intubation, Analgosedierung und maschinelle Beatmung soll für alle

Patienten mit beeinträchtigter Hirnfunktion erwogen werden. Vergewissern Sie sich, dass der Endotrachealtubus korrekt mit oberhalb der Carina liegenden Tubusspitze positioniert ist. Eine Hypokapnie bewirkt eine cerebrale Vasokonstriktion und somit einen reduzierten cerebralen Blutfluss. Nach einem Kreislaufstillstand führt eine durch Hyperventilation verursachte Hypokapnie zu einer cerebralen Ischämie. Stellen Sie die Beatmungsparameter daher so ein, dass der Patient normokapnisch ist, und nutzen Sie dafür das endtidale CO_2 sowie arterielle Blutgasanalysen. Ein Absenken der Körperkerntemperatur verringert den Stoffwechsel und kann daher das Risiko für das Auftreten einer Hypokapnie während des Temperaturmanagements erhöhen.

Obwohl lungenprotektive Beatmungsstrategien nicht speziell bei Patienten in der Postreanimationsphase (mit inflammatorischer Reaktion) untersucht wurden, scheint es dennoch sinnvoll zu sein, eine lungenprotektive Beatmung anzuwenden: Das Tidalvolumen soll 6–8 ml/kg KG (Idealgewicht) und der positiv endexspiratorische Druck (PEEP) 4–8 cm H_2O betragen. Legen Sie dem Patienten eine Magensonde, um den Magen zu entlasten, weil im Rahmen der Mund-zu-Mund-Beatmung oder Beutel-Masken-Beatmung eine Überblähung des Magens verursacht worden sein kann, welche wiederum einen Zwerchfellhochstand herbeiführt. Dies wiederum beeinträchtigt die Beatmung des Patienten. Eine adäquate Analgosedierung reduziert den Sauerstoffverbrauch. Ein Sedierungsprotokoll wird dringend empfohlen. Insbesondere im Rahmen des zielgerichteten Temperaturmanagements (TTM, siehe unten) kann der Einsatz eines Muskelrelaxans erforderlich sein. Limitierte Daten zeigen, dass die zeitlich befristete Verabreichung (≤ 48 Stunden) kurz wirksamer Muskelrelaxanzien Anpassungsprobleme zwischen Patient und Beatmungsgerät und das Risiko eines Barotraumas bei ARDS-Patienten reduzieren kann. Dabei wurde kein erhöhtes Risiko für eine auf der Intensivstation erworbene Muskelschwäche (ICU-acquired Weakness) erkannt, jedoch kann das Outcome der Patienten besser sein. Insbesondere bei Verwendung von Muskelrelaxanzien – aber nicht nur dann – wird ein kontinuierliches EEG-Monitoring empfohlen, um bei diesen Patienten zerebrale Krampfanfälle zu erkennen. Zur Lagekontrolle des Tubus, der Magensonde und eines zentralen Venenkatheters (ZVK) soll ein Röntgenthoraxbild angefertigt werden, dieses dient außerdem dem Nachweis eines etwaigen Lungenödems sowie von möglicherweise durch die CPR hervorgerufenen Folgeschäden, etwa einem Pneumothorax infolge von Rippenfrakturen.

2.2 Circulation (= Kreislauf; C von der ABCDE-Herangehensweise)

2.2.1 Koronare Reperfusion

Das akute Koronarsyndrom (ACS) ist eine häufige Ursache für einen außerklinischen Kreislaufstillstand (Out-of-Hospital Cardiac Arrest, OHCA). Eine aktuelle Metaanalyse zeigte, dass die Prävalenz einer akuten Koronararterienläsion bei OHCA-Patienten ohne eine offensichtlich nicht kardiale Ursache 59–71 % betrug. Ein aktueller Konsens der European Association for Percutaneous Cardiovascular Interventions (EAPCI) betont, dass bei OHCA-Patienten sofort eine Herzkatheteruntersuchung erfolgen soll, falls eine ST-Strecken-Hebung im EKG vorliegt. Beim Fehlen einer offensichtlich nicht kardialen Ursache soll eine so schnell wie möglich durchgeführte Herzkatheteruntersuchung (in weniger als 2 Stunden) erwogen werden, vor allem bei Kreislaufinstabilität. Derzeit wird dieses Vorgehen bei Patienten ohne ST-Strecken-Hebung kontrovers diskutiert und nicht von allen Experten befürwortet.

Trotzdem macht es Sinn, eine Koronarangiografie nach ROSC bei denjenigen Patienten zu diskutieren und zu erwägen, bei denen eine koronare Ursache für den Kreislaufstillstand sehr wahrscheinlich ist. Faktoren wie das Alter des Patienten, die Dauer der Reanimation, eine hämodynamische Instabilität, der aktuelle Herzrhythmus, der neurologische Status bei Aufnahme im Krankenhaus und die vermutete Wahrscheinlichkeit einer kardialen Ursache können die Entscheidung beeinflussen, ob die Koronarintervention umgehend durchgeführt oder auf einen späteren Zeitpunkt während des Klinikaufenthalts verschoben wird.

2.2.2 Kreislaufstabilisierung

Funktionsstörungen des Herzens, die im Anschluss an eine Reanimation auftreten, verursachen eine hämodynamische Instabilität, die sich als Hypotonie, erniedrigtes Herzzeitvolumen und in Form von Herzrhythmusstörungen zeigt. Führen Sie frühzeitig bei allen Patienten eine Echokardiografie durch, um festzustellen, ob eine myokardiale Funktionsstörung vorliegt und wie ausgeprägt diese ist. Myokardiale Funktionsstörungen, die im Anschluss an eine Reanimation auftreten, benötigen häufig positiv inotrope Pharmaka, zumindest vorübergehend. Basierend auf experimentellen Daten wird Dobutamin in diesem Zusammenhang am häufigsten eingesetzt. Allerdings kommt es bei Patienten nach einem Kreislaufstillstand häufig zu einer systemischen Entzündungsreaktion, die dann zur Vasoplegie bzw. ausgeprägten Vasodilatation führen kann. Daher besteht die effektivste Behandlung in der Gabe von Noradrenalin (mit oder ohne Dobutamin) und Infusionslösungen. Die Verabreichung relativ großer Infusionsmengen wird von Patienten mit einem Postreanimationssyndrom bemerkenswert gut toleriert. Ziehen Sie die Anlage eines mechanischen Kreislaufunterstützungssystems (z. B. IMPELLA, Abiomed, USA) in Erwägung, falls die Behandlung mit Infusionen, positiv inotropen und vasoaktiven Substanzen zur Stabilisierung des Kreislaufs nicht ausreicht. Die Steuerung der Therapie kann anhand von Blutdruck, Herzfrequenz, Urinausscheidung, Rate der Plasma-Laktat-Clearance und der zentralvenösen Sauerstoffsättigung erfolgen. Wiederholte Echokardiografien können insbesondere bei kreislaufinstabilen Patienten durchgeführt werden. Eine invasive und damit ununterbrochene Blutdruckmessung (arterielle Kanüle) ist im Rahmen der intensivmedizinischen Versorgung unerlässlich. Messungen des Herzzeitvolumens können bei der Behandlung hämodynamisch instabiler Patienten hilfreich sein, aber es gibt keine Beweise dafür, dass dadurch das Outcome beeinflusst wird. Einige Zentren befürworten bei Patienten im kardiogenen Schock immer noch den Einsatz der intraaortalen Ballonpumpe (IABP), obwohl die IABP-SHOCK-II-Studie nicht zeigen konnte, dass der Einsatz der IABP die 30-Tage-Überlebensrate bei Patienten mit Myokardinfarkt und kardiogenem Schock verbessern konnte. Unmittelbar nach einem Kreislaufstillstand ist typischerweise für eine gewisse Zeit eine Hyperkaliämie vorhanden. Später bewirken freigesetzte endogene Katecholamine und die Korrektur einer metabolischen und respiratorischen Azidose eine Verschiebung des Kaliums in die Zellen, wodurch eine Hypokaliämie ausgelöst wird. Diese Hypokaliämie birgt das Risiko der Entstehung von ventrikulären Rhythmusstörungen. Verabreichen Sie Kalium, um einen Serumkaliumspiegel zwischen 4,0 und 4,5 mmol/l zu gewährleisten.

2.2.3 Implantierbare Cardioverter-Defibrillatoren (ICD)

Die Implantation eines implantierbaren Cardioverter-Defibrillators (ICD) soll bei folgender Konstellation in Betracht gezogen werden: bei ischämischen Patienten mit ausgeprägter linksventrikulärer Dysfunktion, die im Anschluss an eine ventrikuläre Herzrhythmusstörung, die später als 24–48 Stunden nach einem primären koronaren Ereignis auftrat, reanimiert wurden. Durch einen ICD kann auch die Mortalität bei den Patienten gesenkt werden, die einen Kreislaufstillstand überlebt haben und bei denen das Risiko eines plötzlichen Herztods aufgrund von strukturellen Herzerkrankungen oder angeborenen Kardiomyopathien besteht. In jedem Fall soll eine spezielle elektrophysiologische Beurteilung erfolgen, bevor die Implantation eines ICD als Sekundärprophylaxe eines plötzlichen Herztods verworfen wird.

2.3. Defizite der neurologischen Funktion. Entkleideten Patienten untersuchen (D und E von der ABCDE-Herangehensweise)

Obwohl ein Kreislaufstillstand häufig durch primäre Herzerkrankungen ausgelöst wird, müssen andere Ursachen ausgeschlossen werden, insbesondere bei Patienten, die den Kreislaufstillstand im Krankenhaus erleiden (z. B. massiver Blutverlust, Atemversagen, Lungenembolie). Überprüfen Sie rasch die anderen Organsysteme, damit die weitere lebenserhaltende Therapie an die Bedürfnisse des Patienten angepasst werden kann. Für eine vollständige Untersuchung kann das Entkleiden des Patienten notwendig sein.

Obwohl es vielleicht keine unmittelbare Konsequenz für die Behandlung des Patienten hat, soll ein rascher neurologischer Status erhoben und der Glasgow-Koma-Skala-Wert dokumentiert werden *(Tabelle 13.1)*. Die maximal erreichbare Punktzahl beträgt 15, die minimal erreichbare 3.

Tabelle 13.1
Glasgow-Koma-Skala

Glasgow-Koma-Skala		
Augen öffnen	spontan	4
	auf Ansprache	3
	auf Schmerzreiz	2
	kein Augenöffnen	1
Verbale Reaktion	orientiert	5
	verwirrt	4
	unzusammenhängende Wörter	3
	unverständliche Laute	2
	keine verbale Reaktion	1
Beste motorische Reaktion	befolgt Aufforderungen	6
	gezielte Schmerzabwehr	5
	ungezielte Schmerzabwehr	4
	pathologische Beugung	3
	Strecken auf Schmerz	2
	keine motorische Beugung	1

2.4 Gehirndurchblutung

Bei vielen Patienten ist die Autoregulation des cerebralen Blutflusses für eine gewisse Zeit nach dem Kreislaufstillstand gestört, sodass die Gehirndurchblutung vom zerebralen Perfu-sionsdruck abhängt und nicht von der neuronalen Aktivität. Sorgen Sie für einen mittleren arteriellen Blutdruck (MAP), der sich im Bereich des Normalwerts des Patienten bewegt.

2.5 (Analgo-)Sedierung

Auch wenn es üblich ist, Patienten im Anschluss an einen ROSC für mindestens 24 Std. zu (analgo-)sedieren und maschinell zu beatmen, gibt es keine aussagekräftigen Daten, die nach einem Kreislaufstillstand eine festgelegte Zeitspanne für die Beatmung, (Analgo-)Sedierung und Muskelrelaxierung begründen. Während eines zielgerichteten Temperaturmanagements (TTM) müssen die Patienten gut (analgo-)sediert werden, die Dauer von Sedierung und Beatmung wird deshalb vom TTM beeinflusst. Es gibt keine Daten, ob die Wahl des (Analgo-) Sedativums das Outcome beeinflusst, üblicherweise wird eine Kombination von Opioid und Hypnotikum eingesetzt. Kurz wirksame Medikamente (z. B. Propofol, Alfentanil, Remifentanil) erlauben eine zuverlässigere und frühere neurologische Beurteilung und Prognoseerstellung (siehe unten). Eine adäquate (Analgo-)Sedierung verringert den Sauerstoffverbrauch. Während der Hypothermie vermindert oder verhindert die (Analgo-)Sedierung das Kältezittern (Shivern), wodurch die Zieltemperatur schneller erreicht werden kann. Die Überwachung der Patienten mithilfe von Sedierungsskalen ist dabei hilfreich (z. B. Richmond- oder Ramsay-Skala).

2.6 Behandlung von zerebralen Krampfanfällen

Zerebrale Krampfanfälle sind nach einem Kreislaufstillstand nicht ungewöhnlich, sie treten bei etwa einem Drittel der Patienten auf, die im Anschluss an einen ROSC bewusstlos bleiben. Am häufigsten treten Myoklonien auf (bei 18–25 % der Patienten), die verbleibenden Patienten weisen fokale oder generalisierte tonisch-klonische Krampfanfälle oder eine Kombination von unterschiedlichen Krampfanfallarten auf. Klinisch sichtbare Krampfanfälle, auch Myoklonien, können epileptischen Ursprungs sein, müssen dies aber nicht. Bei Patienten mit der klinischen Manifestation von Krampfanfällen ist eine wiederholte Elektroenzephalografie (EEG) zur Feststellung epileptischer Aktivität angezeigt. Bei einem diagnostisch gesicherten Status epilepticus soll eine kontinuierliche EEG-Überwachung erwogen werden, um die Patienten und die Effekte der Behandlung zu überwachen. Zerebrale Krampfanfälle erhöhen den zerebralen Metabolismus und können die durch einen Kreislaufstillstand hervorgerufenen Hirnschäden verschlimmern: Behandeln Sie Krampfanfälle mit Natriumvalproat, Levetiracetam, Phenytoin, Benzodiazepinen, Propofol oder einem Barbiturat. Insbesondere Myoklonien sind manchmal schwierig zu behandeln, hier erweist sich Phenytoin oft als unwirksam. Propofol ist bei der Unterdrückung postanoxischer (Anoxie = Fehlen von Sauerstoff) Myoklonien wirksam. Clonazepam, Natriumvalproat und Levitiracetam sind antikonvulsive Substanzen, die bei der Behandlung postanoxischer Myoklonien ebenfalls wirksam sein können. Beginnen Sie unmittelbar nach dem ersten Krampfereignis mit der Behandlung, und setzen Sie diese als Erhaltungstherapie fort, nachdem mögliche auslösende Ursachen (z. B. intrakranielle Blutung, Elektrolytentgleisungen) ausgeschlossen wurden.

Eine routinemäßig durchgeführte Krampfanfallprophylaxe wird bei Patienten in der Postreanimationsphase wegen des Risikos von Nebenwirkungen nicht empfohlen, zudem haben Antiepileptika bei Patienten mit klinischen und elektroenzephalografischen Krampfanfällen nur unzureichende Effekte erzielt.

2.7 Blutzuckereinstellung

Halten Sie den Blutzuckerspiegel nach ROSC um ≤ 180 mg/dl (≤ 10 mmol/l). Eine Hypoglykämie muss dabei vermieden werden. Eine strikte Blutzuckereinstellung soll wegen der erhöhten Gefahr einer Hypoglykämie bei Erwachsenen mit ROSC nach Kreislaufstillstand nicht erfolgen.

2.8 Temperaturkontrolle

Behandeln Sie jede Hyperthermie nach einem Kreislaufstillstand mit Antipyretika und erwägen Sie bei bewusstlosen Patienten aktive Kühlungsmaßnahmen.

Tierstudien und Studien an Menschen zeigen, dass eine leichte, künstlich erzielte Hypothermie neuroprotektiv wirkt (verringert die Gehirnschädigung) und das Outcome nach einer Phase von allgemeiner zerebraler Hypoxie/Ischämie verbessert. Die Kühlung unterdrückt viele der Abläufe, die zu einem verzögerten Zelltod führen, einschließlich der Apoptose (programmierter Zelltod). Die Hypothermie verringert die zerebrale Stoffwechselrate für Sauerstoff um ca. 6% pro 1 °C Reduktion der Körpertemperatur, und das kann die Freisetzung von exzitatorischen Aminosäuren und freien Radikalen reduzieren. Die Hypothermie hemmt die Folgen der intrazellulären Exzitotoxizität (= gesteigerte zelluläre Erregbarkeit) infolge einer erhöhten Calcium- und Glutamatkonzentration und reduziert die im Rahmen des Postreanimationssyndroms ablaufende Entzündungsreaktion. Der Begriff „Zielgerichtetes Temperaturmanagement“ (Targeted Temperature Management, TTM) oder „Temperaturkontrolle" wird heute anstatt des früher verwendeten Begriffs „Therapeutische Hypothermie" bevorzugt.

- Halten Sie die Patienten, bei denen eine TTM angewendet wird, konstant in einem Temperaturbereich zwischen 32 °C und 36 °C.
- TTM wird für erwachsene Patienten nach prähospitalem Kreislaufstillstand mit initial defibrillierbarem Rhythmus empfohlen, wenn der Patient nach ROSC bewusstlos bleibt.
- TTM wird für erwachsene Patienten nach prähospitalem Kreislaufstillstand mit initial nicht defibrillierbarem Rhythmus vorgeschlagen, wenn der Patient nach ROSC bewusstlos bleibt.
- TTM wird für erwachsene Patienten nach innerklinischem Kreislaufstillstand unabhängig vom initialen Rhythmus vorgeschlagen, wenn der Patient nach ROSC bewusstlos bleibt.
- Falls ein gezieltes Temperaturmanagement (TTM) zur Anwendung kommt, wird vorgeschlagen, dass die TTM-Anwendungsdauer mindestens 24 Stunden betragen soll.

Die Techniken, um ein TTM zu beginnen und/oder aufrechtzuerhalten, beinhalten:

- Einfache Eispackungen und/oder nasse Handtücher sind kostengünstig, allerdings können diese Verfahren für das Pflegepersonal einen vermehrten Zeitaufwand bedeuten, zu größeren Temperaturschwankungen führen, und sie erlauben keine kon-trollierte Wiedererwärmung. Eiskalte Infusionen allein können zur Aufrechterhaltung der Hypothermie nicht angewandt werden, aber schon die zusätzliche Verwendung von einfachen Eisbeuteln kann zu einer adäquaten Temperaturkontrolle führen.
- Kühldecken und -kissen,
- Decken mit zirkulierender Kaltluft oder -wasser,
- transnasale Kühlung mittels Verdampfung – diese Technik ermöglicht ein Kühlen bereits vor dem ROSC und wird derzeit in einer großen, multizentrischen randomisierten kontrollierten Studie untersucht,
- gelbeschichtete Kissen mit zirkulierendem Wasser,
- intravaskuläre Wärmetauscher, üblicherweise in der V. femoralis oder V. subclavia positioniert (z. B. alsius coolgard 3000®),
- extrakorporale Zirkulation (z. B. Herz-Lungen-Maschine, ECMO),
- eine Rebound-Hyperthermie ist mit einer schlechteren neurologischen Erholung assoziiert. Die Wiedererwärmung muss daher langsam durchgeführt werden: Die optimale Rate ist nicht bekannt, aber der aktuelle Konsens rät zu einer Wiedererwärmung von etwa 0,25 bis 0,5 °C pro Stunde.
- Zu den Kontraindikationen für ein zielgerichtetes Temperaturmanagement (TTM) zählen schwere systemische Infektionen und bereits vorbestehende Gerinnungs-störungen (Koagulopathien). Eine fibrinolytische Therapie ist keine Kontraindikation für ein zielgerichtetes Temperaturmanagement (TTM).

2.9 Weitere Untersuchungen

2.9.1 Anamnese

Verschaffen Sie sich so schnell wie möglich einen umfassenden Überblick über die Anamnese. Personen, die direkt vor dem Kreislaufstillstand an der Versorgung des Patienten beteiligt waren, können oft wertvolle Informationen beisteuern (z. B. Rettungsdienstmitarbeiter, der Hausarzt, Verwandte etc.). Suchen Sie insbesondere nach Anzeichen einer Herzerkrankung. Wenn keine ausreichenden Hinweise auf eine primäre Herzerkrankung vorliegen, sollen andere Ursachen eines Kreislaufstillstands in Erwägung gezogen werden (z. B. Medikamenten-/Drogen-Überdosierung, Subarachnoidalblutung). Jede zeit-liche Verzögerung des Beginns der Wiederbelebungsmaßnahmen, sowie die Dauer der Wiederbelebung sollen dokumentiert werden, da dies von prognostischer Bedeutung sein kann, obwohl diese Informationen recht unzuverlässig sind und sicher nicht allein herangezogen werden sollen, um die Prognose abzuschätzen. Die zugrunde liegende physiologische Reserve des Patienten (vor dem Kreislaufstillstand) ist eines der wichtigsten Kriterien für das Personal von Intensivstationen, wenn beurteilt werden muss, ob eine lang andauernde Unterstützung bzw. der Ersatz mehrerer Organsysteme sinnvoll erscheint.

2.9.2 Monitoring

Eine kontinuierliche Überwachung des EKG, des arteriellen und ggf. des zentralvenösen Blutdrucks, des Herzzeitvolumens, der Atemfrequenz, der Pulsoxymetrie, der Kapnografie, der Körperkerntemperatur und der Harnausscheidung ist notwendig, um Veränderungen während der instabilen Phase, die sich an einen Kreislaufstillstand anschließt, zu erfassen. Kontrollieren Sie fortlaufend die Auswirkungen der medizinischen Maßnahmen (z.B. maschinelle Beatmung, diuretische Therapie etc.).

2.9.3 Apparative Diagnostik

Direkt nach einem Kreislaufstillstand kann eine Vielzahl physiologischer Parameter verändert sein, daher sollen eine Laborblutentnahme und kardiologische Untersuchungen rasch durchgeführt werden (Tabelle 13.2).

- **Arterielle Blutgasanalysen (BGA)**

Eine Anleitung zur Interpretation von arteriellen Blutgasanalysen (BGA) finden Sie in Kapitel 15.

Die Minderperfusiuon während eines Kreislaufstillstands führt normalerweise zu einer metabolischen Azidose. Diese verursacht einen niedrigen pH-Wert (Azidämie, umgangssprachlich Azidose), ein niedriges Bikarbonat und ein Basendefizit. Die Geschwindigkeit, mit der sich die Azidose in der Phase nach der Wiederbelebung normalisiert, ist ein wichtiger Hinweis darauf, wie gut die Gewebedurchblutung ist. Die effektivste Art zur Beseitigung einer Azidose ist die Behandlung der zugrunde liegenden Ursachen. Zum Beispiel wird eine schlechte periphere Durchblutung sinnvollerweise durch die Verabreichung von Infusionen und inotropen Substanzen behandelt und nicht durch die Verabreichung von Natriumbikarbonat.

Die normale physiologische Reaktion auf eine metabolische Azidose ist eine Reduktion des $PaCO_2$ durch eine Steigerung der Atemtätigkeit (respiratorische Kompensation). Beim spontan atmenden Patienten kann dies unter Umständen nicht ausreichend möglich sein, wenn die Atmung durch Sedativa, eine reduzierte Bewusstseinslage oder durch eine ausgeprägte Lungenerkrankung eingeschränkt ist. In solchen Fällen kann der $PaCO_2$ ansteigen, was zu einer erheblichen kombinierten respiratorischen und metabolischen Azidose führt.

Paradoxerweise kann die Verabreichung von Bikarbonat zu einer Verstärkung der intra-zellulären Azidose führen, da es innerhalb der Zelle zu CO_2 und freien H+-Ionen gespalten wird. Als Indikation für die Gabe von Bikarbonat gilt jedoch weiterhin der Kreislaufstillstand, der im Zusammenhang mit einer Hyperkaliämie oder einer Überdosierung mit trizyklischen Antidepressiva auftritt. Geben Sie Bikarbonat nicht zur routinemäßigen Korrektur einer Azidose nach Kreislaufstillstand.

Tabelle 13.2
Untersuchungen nach Wiedererlangen eines spontanen Kreislaufs (ROSC)

Komplettes Blutbild
Ausschl. einer Anämie als zusätzl. Faktor einer Myokardischämie u. zur Doku. v. Ausgangswerten
Klinische Chemie
Erfassung der Nierenfunktion
Erfassung der Elektrolytwerte (K^+, Mg^{2+}, und Ca^{2+})*
Sicherstellung der Normoglykämie
Beginn serieller kardialer Troponin-Bestimmungen
Dokumentation von Ausgangswerten
12-Kanal-EKG
Dokumentation des Herzrhythmus**
Suche nach Hinweisen auf ein akutes Koronarsyndrom
Suche nach Hinweisen auf einen alten Myokardinfarkt
Erkennen und Beobachten von Abnormitäten (z. B. QT-Verlängerung)
Dokumentation eines Aufnahme-EKG
Röntgenthorax
Lageüberprüfung des Endotracheal-Tubus, der Magensonde und/oder eines zentralen Venenkathetersr
Suche nach Hinweisen auf ein Lungenödem
Suche nach Hinweisen auf eine pulmonale Aspiration
Ausschluss eines Pneumothorax
Feststellen ungewollter Reanimationsfolgen (z. B. Sternum- oder Rippenfrakturen)
Beurteilung von Größe und Form des Herzens (die exakte Beurteilung der Herzgröße ist nur bei einem im Stehen aufgenommenen p. a.-Röntgenbild möglich – dies ist nach einer Wiederbelebung oft nicht durchführbar
Arterielle Blutgasanalysen (BGA)
Zur Sicherstellung einer ausreichenden Atmung/Beatmung und Oxygenierung
Um Störungen des Säure-Basen-Haushalts auszugleichen
Echokardiografie
Zur Erkennung von den Kreislaufstillstand begünstigenden Ursachen
Zum Erfassen von Größe/Funktion kardialer Strukturen (Kammern, Klappen), Vorliegen von Flüssigkeit im Herzbeutel
Kranielle Computertomografie
Wenn die Ursache für den Kreislaufstillstand nicht offensichtlich ist
Um Ursachen für einen Kreislaufstillstand zu erkennen (Subarachnoidalblutung, subdurales Hämatom, intrazerebrale Blutung, Hirntumor)
Um evtl. Veränderungen durch den Kreislaufstillstand zu erkennen (z. B. Hirnödem)

* Typischerweise tritt nach dem Kreislaufstillstand eine Phase mit Hyperkaliämie auf. Allerdings begünstigt die endogene Katecholaminausschüttung den Kaliumeinstrom in die Zellen, sodass eine Hypokaliämie auftreten kann. Eine Hypokaliämie kann zu ventrikulären Rhythmusstörungen führen. Verabreichen Sie Kalium, um das Serumkalium im Bereich von 4,0–4,5 mmol/l zu halten.

** Für eine optimale kardiale Funktion wird ein normaler Sinusrhythmus benötigt. Die Vorhofkontraktion trägt einen wichtigen Anteil zur ventrikulären Füllung bei, besonders bei Herzerkrankungen und Klappenfunktionsstörungen. Der Verlust der im Sinusrhythmus aufeinander abgestimmten Kontraktionen von Vorhof und Kammer kann bei einigen Patienten das Herzminutenvolumen erheblich reduzieren.

2.10 Transport des Patienten zur Weiterbehandlung

Nach der unmittelbaren Postreanimationsphase und ersten Stabilisierung muss der Patient in eine geeignete intensivmedizinische Behandlungseinheit (z.B. Intensivstation oder kardiologische Überwachungsstation) transferiert werden. Die Entscheidung, den Patienten vom Ort, an dem die Stabilisierung gelungen ist, zu verlegen, soll nur in Absprache mit der aufnehmenden Station und den dort verantwortlichen Mitarbeitern getroffen werden. Die begonnene Überwachung soll während des Transports weitergeführt werden, und alle Kanülen, Katheter, Sonden und Drainagen müssen sorgfältig fixiert und gesichert sein. Unmittelbar vor dem Transport wird der Patient noch einmal vollständig untersucht (nach der ABCDE-Herangehensweise). Eine tragbare Absaugpumpe, eine mobile Sauerstoffversorgung und ein Defibrillator/Monitor müssen während des Transports zur Verfügung stehen.

Die Mitglieder des Transportteams müssen in der Lage sein, den Patienten zu überwachen und auf jede Veränderung seines Zustands, einschließlich eines erneuten Kreislaufstillstands, angemessen zu reagieren.

3. Prognosebeurteilung

Bei zwei Drittel der Patienten, die nach einem präklinischen Kreislaufstillstand auf der Intensivstation versterben, und bei einem Viertel der Patienten, die nach einem innerklinischen Kreislaufstillstand auf der Intensivstation versterben, ist ein neurologischer Schaden die Todesursache. Es wird ein Instrument gefordert, welches zur Vorhersage des individuellen neurologischen Outcome beim Patienten unmittelbar nach ROSC angewendet werden kann. Viele Studien haben sich auf die Vorhersage schlechter Langzeitergebnisse konzentriert (schwerer Hirnschaden oder Tod), die auf klinischen oder Testergebnissen basieren und anzeigen, dass eine irreversible Schädigung des Gehirns vorliegt. Damit soll es Klinikern ermöglicht werden, die Therapie zu beschränken oder die organunterstützende Intensivtherapie zu beenden. Die Auswirkungen dieser prognostischen Tests bedingen, dass sie eine Spezifität von 100 % oder eine Falsch-Positiv-Rate (FPR) von null haben sollten, also keine Individuen ein „gutes" Langzeitergebnis haben, obwohl ihnen ein schlechtes Outcome vorausgesagt wurde.

3.1 Klinische Untersuchung

Es gibt keine klinisch-neurologischen Zeichen, die in den ersten 24 Stunden nach Kreislaufstillstand ein schlechtes Langzeitergebnis (schwerer Hirnschaden oder Tod) zuverlässig voraussagen lassen. Das beidseitige Fehlen einer Pupillenreaktion auf Lichteinfall 72 Stunden nach ROSC erlaubt die Vorhersage eines schlechten Outcome mit einer annähernd 0-%igen Falsch-Positiv-Rate (FPR), sowohl bei Patienten, die mit TTM als auch ohne TTM behandelt worden waren (FPR = 1 % [0–3] bzw. 0 % [0–8]), und weist eine relativ geringe Sensitivität (19 % bzw. 18 %) auf. Das beidseitige Fehlen der Kornealreflexe nach 72 Stunden ist ein vergleichbar verlässlicher Prädiktor für ein schlechtes Langzeitergebnis. Das Fehlen des vestibulo-okulären Reflexes (VOR) nach ≥ 24 Stunden und ein motorischer GCS-Wert von 2 oder weniger (Strecksynergismen oder keine Reaktion auf Schmerz) nach ≥ 72 Stunden sind weniger verlässlich. Andere klinische Zeichen, einschließlich Myoklonien, sind für die Vorhersage von schlechtem Outcome nicht empfohlen. Das Vorhandensein von andauernden Myoklonien geht bei Erwachsenen meist mit einem schlechten Langzeitergebnis einher, aber vereinzelt wurde auch eine gute neurologische Erholung von dieser Situation beschrieben, und eine genaue Diagnose ist problematisch.

3.2 Elektrophysiologische Untersuchungen

3.2.1 Frühzeitige somatosensorisch evozierte Potenziale (SSEP)

In den meisten Prognosestudien wurde das bilaterale Fehlen des N20-SSEP-Frühpotenzials als ein Entscheidungskriterium für den Entzug der lebenserhaltenden Behandlung (Withdrawal of Life-Sustaining Treatment, WLST) herangezogen. Dies birgt die Gefahr einer sich selbst erfüllenden Prophezeiung. Wahrscheinlich beeinflussen die Ergebnisse der SEP-Messung die Ärzte und Angehörigen des Patienten eher, eine lebenserhaltende Behandlung zu beenden (WLST), als dies bei der klinischen Untersuchung oder dem EEG der Fall ist.

3.2.2 Elektroenzephalografie

Bei Patienten, die mit TTM behandelt wurden, ist das Fehlen einer Grundaktivität im EEG 48–72 Stunden nach ROSC ein Prädiktor für ein schlechtes neurologisches Ergebnis. Die meisten der Vorhersagestudien zu fehlender Grundaktivität im EEG stammen von derselben Forschungsgruppe. Weitere Einschränkungen der EEG-Untersuchung betreffen den Mangel an Standardisierung der Stimulationsmodalität und die hohe Untersucherabhängigkeit. Abgesehen von seiner prognostischen Bedeutung ist das Aufzeichnen eines EEG – gleich, ob kontinuierlich oder in Abständen – hilfreich, um bei komatösen Überlebenden eines Kreislaufstillstands den Grad der Bewusstseinseinschränkung einzuschätzen, und zwar sowohl während induzierter Hypothermie als auch nach Wiedererwärmung. Der Bewusstseinszustand kann nämlich durch eine länger dauernde Sedierung beeinträchtigt sein (oder so scheinen), außerdem hilft das EEG, nicht konvulsive Krampfanfälle, die bei einem Viertel der komatösen Überlebenden eines Kreislaufstillstands auftreten, zu entdecken und zu behandeln.

3.3 Biomarker

Die neuronenspezifische Enolase (NSE) und S-100B sind Protein-Biomarker, die nach einer Verletzung von Neuronen bzw. Gliazellen freigesetzt werden. Ihre Serumkonzentrationen korrelieren aller Wahrscheinlichkeit nach mit dem Ausmaß der anoxisch-ischämischen neurologischen Schädigung und deshalb auch mit dem Umfang einer möglichen neurologischen Erholung. S-100B ist weniger gut untersucht als NSE. Biomarker als Prognoseinstrument haben gegenüber der EEG- und klinischen Untersuchung den Vorteil, dass deren Untersuchung quantitative Ergebnisse liefert und wahrscheinlich unabhängig von einer (Analgo-)Sedierung beurteilt werden kann. Die Hauptlimitation der Biomarker zur Prognosefindung besteht darin, einheitliche Schwellenwerte zu definieren, um diejenigen Patienten zu identifizieren, die mit an Sicherheit grenzender Wahrscheinlichkeit eine schlechte neurologische Erholung aufweisen werden. Vielmehr sind die Serumkonzentrationen von Biomarkern stufenlose Größen, die somit in ihrer Anwendbarkeit zur Vorhersage eines Ja-Nein-Ergebnisses begrenzt sind.

3.4 Bildgebung

Eine Vielzahl von bildgebenden Verfahren (Magnet Resonanz Tomografie, MRT; Computertomografie, CT; Single Photon Emission Computertomographie, SPECT; Einzelphotonen-Emissions-Tomographie; zerebrale Angiografie; transkraniale Dopplersonografie; nuklearmedizinische Verfahren; „Near-infrared"-Spektroskopie, NIRS) wurden im Hinblick auf ihre Verwendbarkeit zur Prognoseerstellung bei erwachsenen Überlebenden eines Kreislaufstillstands untersucht. Basierend auf den verfügbaren Studiendaten ist keines die-ser Verfahren geeignet, das Langzeitergebnis bei komatösen Überlebenden eines Kreis-laufstillstands zuverlässig vorherzusagen.

3.5 Empfohlene Strategie zur Prognoseerstellung

Eine sorgfältige klinisch-neurologische Untersuchung bleibt für komatöse Patienten nach Kreislaufstillstand die Grundlage der Prognoseerstellung. Führen Sie die Untersuchung täglich durch, um Anzeichen einer neurologischen Erholung zu erkennen, z.B. die Wiederkehr von gezielten Bewegungen, oder aber um herauszufinden, ob sich abzeichnet, dass der Hirntod eingetreten ist.

Der Prozess der neurologischen Erholung nach globaler postanoxischer Schädigung ist bei den meisten Patienten 72 Stunden nach Kreislaufstillstand abgeschlossen. Allerdings ist die Aussagekraft der neurologischen 72-Stunden-Post-ROSC-Untersuchung bei Patienten, die $\leq$ 12 Stunden zuvor eine (Analgo-)Sedierung erhalten haben, vermindert. Bevor eine das weitere Vorgehen bestimmende Untersuchung durchgeführt wird, müssen die wichtigen Störfaktoren ausgeschlossen sein, dazu gehören die (Analgo-)Sedierung, Muskelrelaxanzien, Hypothermie, schwere Hypotonie, Hypoglykämie sowie metabolische und respiratorische Entgleisungen. Analgetika, Sedativa und Muskelrelaxanzien müssen lange genug vorher abgesetzt worden sein, um eine Beeinflussung des Ergebnisses der klinisch-neurologischen Untersuchung sicher zu vermeiden. Ziehen Sie die Gabe von Antidots in Betracht, wenn ein Überhang von Analgetika, Sedativa oder Muskelrelaxanzien für möglich gehalten wird.

Der Algorithmus zur Prognoseerstellung nach Kreislaufstillstand *(Abb. 13.2)* ist bei allen Patienten anwendbar, die zum Zeitpunkt ≥ 72 Stunden nach ROSC anhaltend komatös sind und auf Schmerzreiz keine motorische Reaktion oder Strecksynergismen zeigen. Zu diesem Zeitpunkt werden die Ergebnisse früherer prognostischer Tests in die Gesamtbeurteilung einbezogen.

Untersuchen Sie zunächst die aussagekräftigsten Prädiktoren. Dazu gehören bilateral fehlende Pupillenreflexe zum Zeitpunkt ≥72 Stunden nach ROSC und bilateral fehlende N20-SSEP-Frühpotenziale nach Wiedererwärmung (der letztgenannte Prädiktor kann zum Zeitpunkt ≥24 Stunden nach ROSC erfasst werden, wenn die Patienten nicht mit TTM behandelt wurden). Basierend auf Expertenmeinungen empfehlen wir die Kombination von fehlenden Pupillen- und Kornealreflexen, um eine schlechte neurologische Erholung vorherzusagen. Okularreflexe und SSEP behalten ihre Vorhersagewerte unabhängig von der gewählten Zieltemperatur bei TTM-Behandlung. Wenn keiner der oben genannten Prädiktoren für eine schlechte neurologische Prognose vorliegt, kann eine Gruppe von weniger genauen Prädiktoren herangezogen werden, sie sind aber weniger verlässlich. Zu diesen Prädiktoren gehören:

- das Vorhandensein eines frühen Status myoclonicus (innerhalb von 48 Stunden nach ROSC), hohe NSE-Serumkonzentrationen, gemessen 48–72 Stunden nach ROSC,
- maligne EEG-Muster (Burst-suppression, Status epilepticus) nach Wiedererwärmung,
- eine deutliche Reduzierung des Röntgendichteverhältnisses (GWR) zwischen grauer und weißer Hirnsubstanz oder Furchenauslöschung im CCT innerhalb von 24 Stunden nach ROSC,
- das Vorhandensein von diffusen ischämischen Veränderungen im MRT des Gehirns 2–5 Tage nach ROSC.

Basierend auf Expertenmeinungen, empfehlen wir nach der ersten Prognoseerstellung eine Wartezeit von mindestens 24 Stunden und eine Bestätigung der Bewusstlosigkeit – festgestellt durch einen Punktwert von 1–2 (motorische Reaktion) gemäß GCS-Skala, bevor Sie die zweite Gruppe von Prädiktoren verwenden. Wir schlagen außerdem vor, dass mindestens zwei dieser Prädiktoren für die Prognoseerstellung herangezogen werden.

Abbildung 13.2
Algorithmus zur Prognoseerstellung nach Kreislaufstillstand

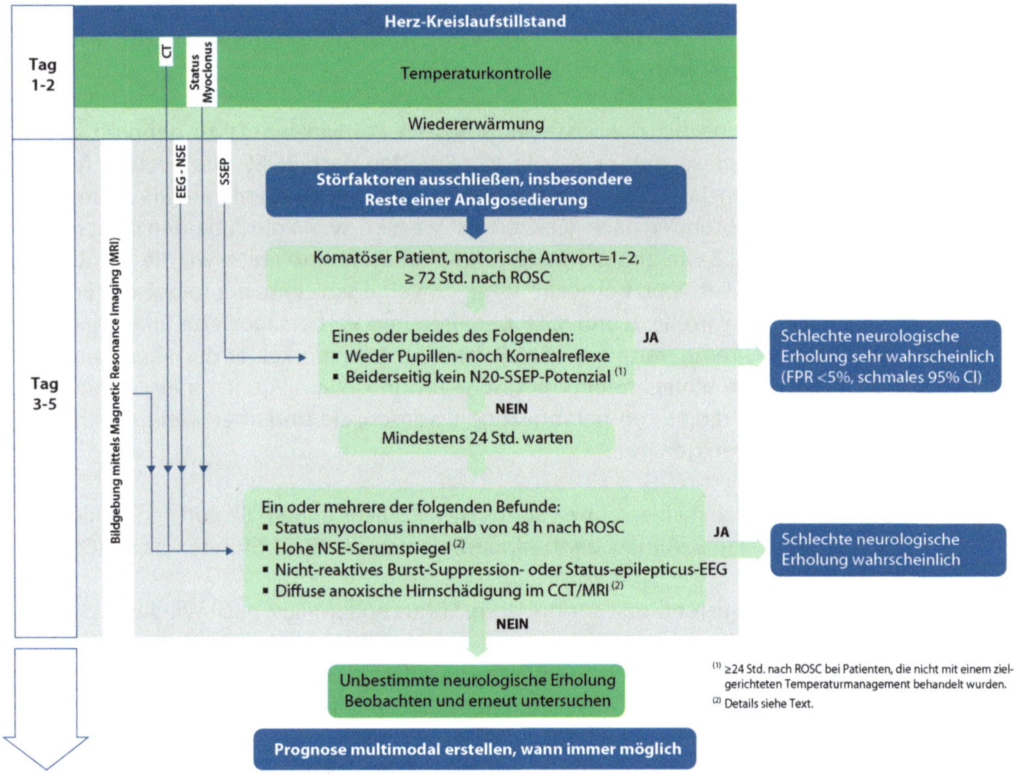

4. Organspende

Eine Organspende soll bei denjenigen Patienten in Betracht gezogen werden, die ROSC erreicht haben, jedoch die Hirntodkriterien erfüllen. Bei komatösen Patienten, bei denen die Entscheidung getroffen wird, lebenserhaltende Maßnahmen zu beenden, soll eine Organspende nach Eintritt des Kreislaufstillstands erwogen werden. Eine Organspende kann auch bei Patienten in Betracht gezogen werden, bei denen eine Reanimationsbehandlung nicht erfolgreich war und wo kein ROSC erreicht wurde. Alle diesbezüglichen Entscheidungen müssen den nationalen rechtlichen und ethischen Anforderungen entsprechen, diese sind von Land zu Land sehr unterschiedlich.

5. Betreuung des Wiederbelebungsteams

Alle Wiederbelebungsversuche sollen formal erfasst und idealerweise an das nationale Reanimationsregister gesendet werden *(Kapitel 2)*.

Die Nachbesprechung der Reanimation mit den Teammitgliedern soll konstruktiv sein und nicht auf Fehler- und Schuldzuweisungen basieren. Unabhängig davon, ob der Wiederbelebungsversuch erfolgreich war oder nicht, brauchen die Angehörigen des Patienten erhebliche psychologische Unterstützung. Bedenken Sie auch die seelsorgerischen Bedürfnisse aller anderen an der Wiederbelebung beteiligten Personen.

6. Kreislaufstillstand-Zentren (Cardiac Arrest Centres)

Auf die Versorgung von Patienten nach Kreislaufstillstand spezialisierte Zentren (Cardiac Arrest Centres) sind möglicherweise erfolgreich. Obwohl es noch keine qualitativ hochwertigen Daten gibt, die die Einführung von Kreislaufstillstand-Zentren stützen, kann davon ausgegangen werden, dass in den meisten Ländern Postreanimationszentren entstehen werden.

DIE WICHTIGSTEN LERNZIELE – ZUSAMMENFASSUNG

- Nach einem Kreislaufstillstand stellt die Rückkehr eines spontanen Kreislaufs (ROSC) nur die erste einer weiter anhaltenden Stabilisierungsphase dar.
- Die Qualität der Behandlung nach dem Kreislaufstillstand (Postreanimationsbehandlung) beeinflusst das Langzeitergebnis deutlich.
- Patienten benötigen nach einem Kreislaufstillstand eine entsprechende Überwachung, einen sicheren Transport in eine Intensivbehandlungseinheit und eine kontinuierliche Unterstützung der lebenswichtigen Organfunktionen.
- Das Post-Cardiac Arrest Syndrome (Postreanimationssyndrom, PRS) umfasst die zerebralen und myokardialen Dysfunktionen nach Kreislaufstillstand sowie die systemische Reaktion auf Ischämie/Reperfusion und den anhaltenden Einfluss von vorbestehenden Erkrankungen.
- Unsere Möglichkeiten, nach einem erfolgreich behandelten Kreislaufstillstand den neurologischen Endstatus von Patienten vorherzusagen, die komatös bleiben, sind weiterhin sehr unbefriedigend.

LITERATUR

- Soar J, et al. European Resuscitation Council Guidelines for Resuscitation 2015. Section 3. Adult Advanced Life Support. 10.1016/j.resuscitation.2015.07.016; p99 - p146
- Soar J, Callaway CW, Aibiki M, et al. Part 4: Advanced life support: 2015 International Consensus on Cardiopulmonary Resuscitation and Emergency Cardiovascular Care Science With Treatment Recommendations. 10.1016/j.resuscitation.2015.07.042; e71 - e122
- Nolan J et al. European Resuscitation Council Guidelines for Resuscitation 2015 Section 5. Post resuscitation care 10.1016/j.resuscitation.2015.07.018; p201 - p221
- Laver S, Farrow C, Turner D, Nolan J. Mode of death after admission to an intensive care unit following cardiac arrest. Intensive Care Med 2004;30: 2126-8.
- Nolan JP, Laver SR, Welch CA, Harrison DA, Gupta V, Rowan K. Outcome following admission to UK intensive care units after cardiac arrest: a secondary analysis of the ICNARC Case Mix Programme Database. Anaesthesia 2007;62:1207-16.
- Nolan JP, Morley PT, Vanden Hoek TL, Hickey RW. Therapeutic hypothermia after cardiac arrest. An advisory statement by the Advanced Life Support Task Force of the International Liaison Committee on Resuscitation. Resuscitation 2003;57:231-5.
- Nolan JP, Neumar RW, Adrie C, et al. Post-cardiac arrest syndrome: epidemiology, pathophysiology, treatment, and prognostication. A Scientific Statement from the International Liaison Committee on Resuscitation; the American Heart Association Emergency Cardiovascular Care Committee; the Council on Cardiovascular Surgery and Anesthesia; the Council on Cardiopulmonary, Perioperative, and Critical Care; the Council on Clinical Cardiology; the Council on Stroke. Resuscitation 2008;79:350-79.
- Polderman KH, Herold I. Therapeutic hypothermia and controlled normothermia in the intensive care unit: practical considerations, side effects, and cooling methods. Crit Care Med 2009;37:1101-20.
- Sandroni C, Cariou A, Cavallaro F, et al. Prognostication in comatose survivors of cardiac arrest: an advisory statement from the European Resuscitation Council and the European Society of Intensive Care Medicine. Resuscitation 2014;85:1779-89.

Kapitel 14

Prähospitale Reanimation

LERNZIELE

- Die Rolle einer durch telefonische Anleitung durchgeführten kardiopulmonalen Reanimation (CPR)
- Die gegenwärtige Stellungnahme zur Fragestellung „Erst CPR oder erst Defibrillation?"
- Wie der Wechsel von einem automatisierten externen Defibrillator (AED) auf einen manuellen Defibrillator effektiv erfolgt
- Die Bedeutung einer effizienten Übergabe an das Klinikpersonal
- Regeln für den Abbruch der Reanimation
- Die potenzielle Bedeutung von spezialisierten Zentren und Versorgungseinrichtungen (Cardiac Arrest Centers)

1. Einleitung

Das ALS-Manual des European Resuscitation Council beinhaltet seit 2010 ein eigenes Kapitel über prähospitale Reanimation. Das Ziel besteht in der Beleuchtung von Fragestellungen, die für das im Rettungsdienst (RD) eingesetzte Personal eine besondere Relevanz aufweisen. Ein besonderer Schwerpunkt liegt auf der Durchführung von qualitativ hochwertigen Thoraxkompressionen mit minimalen Unterbrechungen und der Verkürzung der Pause vor der Schockabgabe (Prä-Schock-Pause) durch Fortführung der Thoraxkompressionen, während der Defibrillator geladen wird. Dies bedarf eines strukturierten und überwachten Trainingsprogramms für Rettungsassistenten, Notfallsanitäter und Notärzte und beinhaltet ein umfassendes kompetenzbasiertes Training sowie die regelmäßige Auffrischung von praktischen Fertigkeiten. Bekanntlich besteht das prähospitale Reanimationsteam aus weniger Personen, als innerhalb einer Klinik normalerweise anwesend sind, und auch der Transportphase ins Krankenhaus kommt eine besondere Bedeutung zu. Die Betonung muss daher auf einer strukturierten und disziplinierten Herangehensweise liegen. Der ALS-Kurs des ERC bietet eine ideale Plattform, um die erforderlichen Fertigkeiten zur Reanimation zu üben bzw. weiterzuentwickeln sowie um den interdisziplinären Teamansatz zu stärken.

2. Das Personal im europäischen Rettungsdienst und Versorgungsstrategien

Die Rettungsdienste (RD) innerhalb Europas weisen deutliche Unterschiede bezüglich ihrer Strukturen und Arbeitsweisen auf. Manche Länder führen den Rettungsdienst ausschließlich mit Rettungsfachpersonal durch (Paramedics/Emergency Medical Technicians, EMT), während in anderen Ländern Ärzte in einem unterschiedlichen Ausmaß im RD mitwirken. Auch wenn einige Studien gezeigt haben, dass der Einsatz von erfahrenen Ärzten im RD – verglichen mit Rettungsdiensten ohne Notärzte – zu höheren Überlebensraten nach einem Kreislaufstillstand geführt hat, haben wiederum andere vergleichende Untersuchungen (System ohne Notärzte vs. System mit Notärzten) keinen Unterschied in der Überlebensrate gefunden. Gut organisierte Rettungsdienste ohne Notärzte, in denen sehr gut trainierte Paramedics eingesetzt werden, haben ebenfalls hohe Überlebensraten dokumentiert. Angesichts der widersprüchlichen Datenlage ist die Einbindung oder der Ausschluss von Notärzten in die prähospitale Notfallversorgung von Kreislaufstillständen vor allem von den existierenden lokalen Gegebenheiten abhängig.

3. Durch Leitstellendisponenten angeleitete CPR

Der Leitstellendisponent spielt bei der Diagnose eines Kreislaufstillstands, bei einer durch ihn angeleiteten CPR (auch als Telefonreanimation bekannt), bei Hinweisen zum Standort und Herbeiholen eines AED und bei der unverzüglichen Alarmierung des Rettungsdienstes eine entscheidende Rolle. Je früher der professionelle Rettungsdienst alarmiert wird, desto eher kann die erforderliche Behandlung beginnen. Daher ist es entscheidend, dass ein Kreislaufstillstand zum frühestmöglichen Zeitpunkt erkannt wird. Die Überlebenswahrscheinlichkeit des Patienten steigt, wenn der Disponent den Kreislaufstillstand erkennt, weil so die geeigneten Maßnahmen ergriffen werden können. Wenn man die Fähigkeiten des Disponenten steigert, einen Kreislaufstillstand zu erkennen, und den Dispositionsablauf optimiert, kann dies eine kostengünstige Lösung sein, um die Ergebnisse bei einem Kreislaufstillstand zu verbessern.

Die Verwendung von vorgefertigten standardisierten Abfrageprotokollen, welche Fragen enthalten, die zu einem besseren Erkennen eines Kreislaufstillstands beitragen, ist hilfreich. Bei Patienten, **die nicht reagieren** und **keine normale Atmung** aufweisen, soll ein Kreislaufstillstand vermutet werden. Die Einhaltung solcher standardisierter Abfragen trägt dazu bei, Kreislaufstillstände zu erkennen, hingegen führt die Nichteinhaltung derartiger Abfragen zu einer verminderten Anzahl erkannter Kreislaufstillstände und auch zu weniger Telefonreanimationen. In vielen Ländern ist die Anzahl der Reanimationen, die durch Zeugen des Notfalls durchgeführt wird, gering. Es konnte gezeigt werden, dass eine durch Leitstellendisponenten angeleitete CPR die Häufigkeit einer durch Zeugen durchgeführten Reanimation (Telefonreanimation) erhöht. Dadurch wird die Zeit bis zur Einleitung von Reanimationsversuchen gesenkt, die Anzahl der verabreichten Thoraxkompressionen gesteigert und das Outcome aller Patientengruppen mit außerklinischem Kreislaufstillstand (OHCA) verbessert.

Der Leitstellendisponent soll den Anrufer in allen Fällen eines vermuteten Kreislaufstillstands zur Telefonreanimation anleiten, außer ein ausgebildeter Helfer führt bereits eine CPR durch. Wenn es sich um einen erwachsenen Patienten handelt, soll der Disponent ausschließlich Instruktionen zur Durchführung von Thoraxkompression geben (Chest-Compression-only-CPR). Ist ein Kind betroffen, soll der Disponent eine Anleitung sowohl zur Beatmung als auch zu Thoraxkompressionen geben. Daher sollen Leitstellendisponenten darin geschult sein, beide Techniken anzuleiten.

4. Atemwegsicherung im prähospitalen Bereich

Bei Erwachsenen mit prähospitalem Kreislaufstillstand existieren keine ausreichenden Daten, die hinsichtlich der Sicherung des Atemwegs und der Beatmung zur Bevorzugung oder Ablehnung einer bestimmten Technik führen. Die endotracheale Intubation wird zwar als die beste Methode zur Erlangung und Aufrechterhaltung eines freien und sicheren Atemwegs angesehen, aber es gibt zunehmend Daten, die zeigen, dass die Intubation im prähospitalen Bereich mit großen Herausforderungen verbunden ist. Heutzutage wird großer Wert darauf gelegt, dass die Intubation nur von Anwendern durchgeführt wird, die mit diesem Verfahren vertraut sind und über ein erhebliches Können verfügen. Wenn derartig trainiertes Personal an der Einsatzstelle nicht verfügbar ist, macht es mehr Sinn, während der CPR eine supraglottische Atemwegshilfe (SGA) einzusetzen.

Allerdings gibt es für die Anwendung solcher Hilfsmittel beim Kreislaufstillstand im prähospitalen Umfeld nur unzureichende Daten, da die Rettungssysteme unterschiedlich strukturiert sind (Rettungssysteme mit Notarzt, Paramedic-Systeme mit ALS-Units bzw. BLS-Units, Rendezvous-Systeme).

Die endotracheale Intubation und der Einsatz supraglottischer Atemwegshilfen werden in Kapitel 7 detaillierter beschrieben.

4.1 Beatmung

Im prähospitalen Bereich werden die meisten Reanimationspatienten erst beatmet, nachdem irgendeine Form von Atemwegsmanagement erfolgt ist. In Abhängigkeit vom verfügbaren Material nutzt man Beatmungsbeutel oder einfache mechanische Beatmungsgeräte. Um Probleme wie eine Dislokation des Hilfsmittels zur Atemwegssicherung oder das Auftreten sekundärer Beatmungsprobleme zu vermeiden, soll eine Kapnografie und die Pulsoxymetrie kontinuierlich eingesetzt werden. Die Verwendung eines Tidalvolumens von 6–7ml/kgKG (bezogen auf das Idealgewicht des Patienten) und einer Beatmungsfrequenz von 10–12/Min. gewährleisten eine adäquate Oxygenierung und Beatmung. Sowohl eine Hyperkapnie als auch Hypokapnie sollen vermieden werden, da diese das Outcome verschlechtern können.

5. Defibrillation

5.1 Erst CPR oder erst Defibrillation?

Die Defibrillation spielt innerhalb der Überlebenskette eine entscheidende Rolle und ist eine der wenigen Maßnahmen, die erwiesenermaßen das Outcome bei Kreislaufstillständen aufgrund von Kammerflimmern (VF) oder pulsloser ventrikulärer Tachykardie (pVT) verbessern. Die Wahrscheinlichkeit einer erfolgreichen Defibrillation und nachfolgendem Überleben bis zur Krankenhausentlassung nimmt im Laufe der Zeit rasch ab – daher ist die frühzeitige Schockabgabe eine der bedeutsamsten Determinanten für ein Überleben nach einem Kreislaufstillstand.

Die Rettungskräfte sollen qualitativ hochwertige Thoraxkompressionen durchführen, wäh-rend der Defibrillator angeschlossen und aufgeladen wird. Die Defibrillation soll nur so lange verzögert werden, wie es braucht, um die Notwendigkeit der Schockabgabe zu erkennen und den Defibrillator aufzuladen. Eine festgelegte Reanimationszeitspanne (z. B. 2–3 Minuten) vor der EKG-Rhythmusanalyse und Schockabgabe wird nicht empfohlen.

5.2 Wechsel von einem AED auf einen manuellen Defibrillator

In vielen Fällen wird die Reanimation zunächst mit einem automatisierten externen Defibrillator (AED) begonnen. Nach Eintreffen des Rettungsfachpersonals wird dann auf einen manuellen Defibrillator gewechselt. Findet solch ein Wechsel statt, ohne darauf zu achten, in welcher Phase des AED-Zyklus man sich gerade befindet, kann dies zu einer verzögerten Schockabgabe und nachfolgend zu einer Verschlechterung des Outcomes führen. Aus diesem Grund sollte das Rettungsfachpersonal den AED während der Sicherung der Atemwege sowie der Anlage eines Gefäßzugangs belassen. Der AED kann bis zur nächsten Rhythmusanalyse und ggf. Schockabgabe benutzt werden, bevor danach auf das manuelle Gerät gewechselt wird.

6. Transport ins Krankenhaus unter laufender Reanimation

Während des Transports in die Klinik ist die Qualität von manuellen Thoraxkompressionen oftmals als mangelhaft einzustufen, hier können mechanische Thoraxkompressionsgeräte während des bodengebundenen Transports oder im Rettungshubschrauber zu einer qualitativen Verbesserung führen. In einem fahrenden Rettungsfahrzeug können die Thoraxkompressionen durch mechanische Thoraxkompressionsgeräte in hoher Qualität abgegeben werden. Daten aus dem US-amerikanischen CARES-Register (Cardiac Arrest Registry to Enhance Survival) zeigen, dass 45 % der teilnehmenden Rettungsdienste mechanische Thoraxkompressionsgeräte einsetzen. Seit den Leitlinien 2010 gab es drei große randomisierte kontrollierte Studien, die 7.582 Patienten eingeschlossen haben, aber keinen klaren Vorteil für die routinemäßige Verwendung automatischer Thoraxkompressionsgeräte beim außerklinischen Kreislaufstillstand (OHCA) fanden.

Mechanische Thoraxkompressionsgeräte sollen nicht routinemäßig verwendet werden, um manuelle Thoraxkompressionen zu ersetzen. Mechanische Thoraxkompressionsgeräte sind jedoch eine sinnvolle Alternative zu qualitativ hochwertigen manuellen Thoraxkompressionen, wenn die Durchführung guter manueller Thoraxkompressionen nicht praktikabel oder die Sicherheit der Helfer gefährdet ist. Unterbrechungen der Wiederbelebung zum Anlegen des Geräts sind zu vermeiden. Alle Mitarbeiter, die mechanische Thoraxkompressionsgeräte einsetzen, sollen dies ausschließlich in einem strukturierten und überwachten Programm tun, welches umfassende fachspezifische Schulungen und regelmäßige Möglichkeiten zur Auffrischung der Fertigkeiten bietet.

7. Übergabe im Krankenhaus

Bei der Übergabe eines reanimierten Patienten vom Rettungsdienst an das Klinikpersonal, ist eine klare und strukturierte Kommunikation und Dokumentation unabdingbar. Gibt es Defizite in der Kommunikation, besteht die Gefahr des Verlusts von wichtigen Informationen oder deren Missinterpretation.

Eine Voranmeldung in der aufnehmenden Klinik ist aufgrund der notwendigen logistischen wie personellen Vorbereitungen zu fordern. Dem übernehmenden Klinikteam gibt dies zudem die Möglichkeit, vorab einen Teamleiter zu ernennen sowie die anderen Funktionsrollen zu verteilen. Zudem können bereits spezifische Interventionen zur Behandlung von reversiblen Ursachen vorbereitet oder spezielle Fachdisziplinen angefordert werden.

Das Rettungsdienstpersonal muss sich darauf konzentrieren, dass die wichtigsten Informationen über den Patienten, die Begleitumstände der Reanimation sowie die durchgeführten Maßnahmen übergeben werden. Dies muss auch vor dem Hintergrund beträchtlicher Aktivitäten und eines bestehenden Zeitdrucks erfolgen. Das Klinikpersonal muss sich zwar auf die eigene Einschätzung und Behandlung des Patienten konzentrieren, dennoch ist es wichtig, der Übergabe des Rettungsdienstpersonals aufmerksam zuzuhören. Ein strukturierter Ablauf der Übergabe macht diese so schnell und effektiv wie möglich. Kommunikationsfehler können eindeutig mit dem Auftreten von Fehlern und Patientenschäden in Verbindung gebracht werden.

Der ALS-Kurs ermöglicht sowohl dem präklinischen als auch dem klinisch tätigen Personal, die Rolle und Bedürfnisse des anderen zu verstehen, und fördert einen interdisziplinären Teamgedanken.

8. Entscheidungskriterien für den Abbruch einer Reanimation

Die „Regel für den Abbruch einfacher lebensrettender Maßnahmen (BLS) bei der CPR (BLS Termination of Resuscitation Rule)" ist prädiktiv für den Tod, wenn sie durch Rettungsdienstmitarbeiter (EMTs) angewendet wurde, die außer BLS nur die Defibrillation durchführen durften. Die Regel empfiehlt den Abbruch der Reanimation, wenn kein ROSC eintritt, keine Schocks abgegeben wurden und die Rettungsdienstmitarbeiter den Eintritt des Kreislaufstillstands nicht beobachtet haben. Mehrere Studien haben gezeigt, dass diese Regel allgemeingültig ist. Jüngere Studien haben belegt, dass auch Rettungsdienste, die erweiterte lebensrettende Maßnahmen (ALS) durchführen, diese „BLS Rule" anwenden können, deswegen wurde sie als „Allgemeingültige Regel für den Abbruch der CPR" (Universal Termination of Resuscitation Rule) bezeichnet.

Weitere Studien haben einen Zusammenhang zwischen vergeblichen Reanimationsversuchen und bestimmten Variablen aufgezeigt, z. B. das Ausbleiben von ROSC an der

Einsatzstelle, nicht schockbare EKG-Rhythmen, unbeobachteter Kreislaufstillstand, keine Reanimation durch Zeugen des Notfalls, die Reaktionszeit des Rettungsdienstes sowie demografische Patientendaten.

Prospektiv validierte „Regeln für den Abbruch von Reanimationsmaßnahmen bei erwachsenen Patienten" können die Entscheidung zur Beendigung von Wiederbelebungsversuchen außerhalb des Krankenhauses erleichtern. Diese Regeln müssen allerdings in einem Rettungsdienstsystem validiert worden sein, welches dem vergleichbar ist, in dem sie umgesetzt werden sollen. Regeln für den Abbruch von Reanimationsmaßnahmen sollen idealerweise mit den Leitlinien hinsichtlich der Eignung für die extrakorporale Reanimation bzw. für die Organspende abgeglichen werden.

9. Zentren mit Expertise in Postreanimationsbehandlung

Einige Studien mit historischen Kontrollgruppen konnten ein verbessertes Überleben zeigen, wenn ein umfassendes Postreanimationsprogramm implementiert wurde, welches die therapeutische Hypothermie und die perkutane koronare Intervention (PCI) beinhaltete. Ebenso gibt es eine Evidenz für eine erhöhte Überlebenswahrscheinlichkeit in großen Krankenhäusern mit Herzkatheterlabor im Vergleich zu kleineren Einrichtungen ohne Möglichkeit der Koronarintervention.

Mehrere Studien konnten bei der prähospitalen Reanimation erwachsener Patienten nicht zeigen, dass die Transportzeit von der Einsatzstelle zum aufnehmenden Krankenhaus irgendeinen Effekt auf das Überleben bis zur Krankenhausentlassung hatte, sofern ROSC erreicht wurde und die Transportzeiten kurz waren (3–11 Minuten). Dies impliziert, dass es sicherer sein kann, das nächstgelegene Krankenhaus mit niedriger Versorgungsstufe zu umgehen und direkt ein in der Postreanimationsbehandlung erfahrenes Zentrum anzufahren. Weiterhin gibt es indirekte Evidenz, dass regionale Versorgungseinrichtungen, die auf kardiale Notfälle spezialisiert sind, das Outcome beim ST-Strecken-Hebungsinfarkt (STEMI) verbessern.

All diese Daten implizieren, dass spezialisierte Zentren und Versorgungseinrichtungen sehr effektiv sein können, dennoch gibt es bisher keine direkte Evidenz für diese Annahme.

DIE WICHTIGSTEN LERNZIELE – ZUSAMMENFASSUNG

- Bei Erwachsenen erreicht man bei einer telefonisch angeleiteten Chest-Compression-only-CPR bessere Überlebensraten als mit konventioneller CPR (Kompressionen und Mund-zu-Mund-Beatmung).
- Das Rettungsdienstpersonal soll während Vorbereitung, Anlegen und Aufladen des Defibrillators qualitativ hochwertige Thoraxkompressionen durchführen, aber vor der Schockabgabe wird keine routinemäßig festgelegte Reanimationsdauer empfohlen.
- Die endotracheale Intubation soll nur durch Anwender durchgeführt werden, die mit diesem Verfahren sehr vertraut sind und über ein erhebliches Können verfügen.
- Zur Verifizierung der Tubuslage bei Reanimationspatienten ist die Kapnografie (mit Kurvendarstellung) die Technik mit der höchsten Sensitivität und Spezifität.

LITERATUR

- Soar J, et al. European Resuscitation Council Guidelines for Resuscitation 2015. Section 3. Adult Advanced Life Support. 10.1016/j.resuscitation.2015.07.016; p99 - p146
- Soar J, Callaway CW, Aibiki M, et al. Part 4: Advanced life support: 2015 International Consensus on Cardiopulmonary Resuscitation and Emergency Cardiovascular Care Science With Treatment Recommendations. 10.1016/j.resuscitation.2015.07.042; e71 - e122
- Hupfl M, Selig HF, Nagele P. Chest-compression-only versus standard cardiopulmonary resuscitation: a meta-analysis. Lancet 2010;376:1552-57.
- Nichol G, Aufderheide TP, Eigel B, et al. Regional systems of care for out-of-hospital cardiac arrest: A policy statement from the American Heart Association. Circulation 2010;121:709-29.
- Rea TD, Fahrenbruch C, Culley L, et al. CPR with chest compresssions alone or with rescue breathing. New England Journal of Medicine 2010;363:423-33.
- Svensson L, Bohm K, Castren M, et al. Compression-only CPR or standard CPR in out-of-hospital cardiac arrest. New England Journal of Medicine 2010;363:434-42.

Kapitel 15

Blutgasanalyse (BGA) und Pulsoxymetrie

LERNZIELE

- Kenntnis der üblichen Begriffe, mit denen die Ergebnisse von Blutgasanalysen beschrieben werden
- Wie Atmung und Stoffwechsel miteinander verbunden sind
- Wie die 5-Schritte-Methode zur Analyse der arteriellen Blutgasergebnisse anzuwenden ist
- Die Funktionsweise und Anwendung der Pulsoxymetrie
- Wie die Sauerstoffgabe sicher und effektiv angepasst werden soll

1. Einleitung

Bei der Behandlung aller schwerkranken oder schwerverletzten Patienten, insbesondere aber in einer Peri-Arrest-Situation, spielt die Interpretation einer Blutgasanalyse zur Beurteilung des Säure-Basen-Haushalts und des Gasaustauschs eine Schlüsselrolle. Obwohl die Versuchung häufig groß ist, die einzelnen Zahlen isoliert zu bewerten, ist ein systematisches Vorgehen sehr wichtig, um sicherzustellen, dass nichts übersehen oder falsch interpretiert wird. Genau wie bei der EKG-Interpretation lautet die Einstiegsfrage: „Wie geht es dem Patienten?" Zu diesem systematischen Vorgehen gehören außerdem die Anamnese, Details der aktuellen Sauerstoffzufuhr und der medikamentösen Therapie.

Die Ergebnisse einer Blutgasanalyse beinhalten folgende 4 wesentliche Informationen:

- pH-Wert,
- $paCO_2$ (Kohlendioxidpartialdruck im arteriellen Blut),
- Bikarbonat und Basenabweichung (BE),
- paO_2 (Sauerstoffpartialdruck im arteriellen Blut).

Um diese Ergebnisse interpretieren zu können, muss man zunächst verstehen, was jeder einzelne Wert bedeutet. Normalwerte sind im Text angegeben, jedoch variieren diese zwischen verschiedenen Institutionen ein wenig. Weitere wichtige Informationen, die mit einer BGA gewonnen werden (Blutzucker, Elektrolyte, Hämoglobin, Laktat u.a.) sind nicht Gegenstand dieses Kapitels.

2. Der pH-Wert

Die Azidität bzw. Basizität von Blut (oder jeder anderen Lösung) wird durch den Gehalt an Wasserstoffionen [H+] bestimmt; je höher die Konzentration an H+-Ionen, umso saurer ist die Lösung. Im Körper ist die H+-Ionenkonzentration sehr gering, normalerweise liegt sie bei 40 Nanomol pro Liter (nmol/l). Ein Nanomol ist 1 Milliardstel eines Mols (ein Mol ist das Molekulargewicht einer Substanz in Gramm, z.B. wären das für Wasserstoff 2 g). Im Vergleich dazu sind Natriumionen (Na+) in einer Konzentration von 135 Millimol pro Liter (mmol/l) im Blut vorhanden, das ist die dreimillionenfache Menge. Um mit derart kleinen Zahlen leichter umgehen zu können, verwendet man die pH-Skala; diese ist eine logarithmische Skala, die die Wasserstoffkonzentration in Zahlen zwischen 1 und 14 angibt. Der pH-Wert einer Blutgasanalyse liegt im Normbereich, wenn er zwischen 7,35 und 7,45 liegt (bzw. wenn die H+-Ionenkonzentration 44–36 nmol/l beträgt). Es gibt zwei wichtige Aspekte, die bei der pH-Skala bedacht werden müssen:

1. Der numerische Wert des pH ändert sich umgekehrt proportional zur Wasserstoffionenkonzentration. Daraus folgend gibt ein Abfall des Blut-pH-Werts unter 7,35 einen Anstieg der Wasserstoffionenkonzentration über die Normwerte an. Man spricht von einer Azidämie. Umgekehrt weist ein Anstieg des Blut-pH-Werts über 7,45 auf eine Reduktion der Wasserstoffionenkonzentration unter die Normalwerte hin. Es liegt eine Alkaliämie vor. Kliniker benutzen meist die Ausdrücke Azidose und Alkalose, um diese Zustände zu beschreiben. Genauer gesagt, werden durch diese Begriffe die Prozesse ausgedrückt, die zu den pH-Wert-Veränderungen führen, und in diesem Zusammenhang werden sie in diesem Manual verwendet.

2. Geringe Veränderungen im pH-Wert weisen auf große Veränderungen der Wasserstoff-ionenkonzentration hin. Zum Beispiel bedeutet ein pH-Wert-Abfall von 7,4 auf 7,1, dass die Wasserstoffionenkonzentration von 40 nmol/l auf 80 nmol/l gestiegen ist; d.h. die Wasserstoffionenkonzentration hat sich verdoppelt, während der pH-Wert um 0,3 ge-sunken ist.

Viele der komplexen Reaktionen in den Zellen werden von Enzymen gesteuert, die nur innerhalb eines sehr engen pH-Wert-Bereichs funktionieren, daher wird der normale pH-Wert in einem engen Bereich von 7,35 bis 7,45 gehalten. Täglich werden jedoch während normaler Aktivität riesige Mengen an Wasserstoffionen produziert (ungefähr 14.500.000.000 nmol), die unkontrolliert einen erheblichen Abfall des pH-Werts zur Folge hätten (Azidose), bevor sie ausgeschieden werden können. Um dies zu verhindern, besitzt der Körper eine Reihe von Puffersubstanzen, die die H+-Ionen aufnehmen und die Entwicklung einer Azidose verhindern. Die wichtigsten intrazellulären Puffer sind Proteine, Phosphat und Hämoglobin (in den roten Blutkörperchen), extrazelluläre Puffer sind Plasmaproteine und Bikarbonat (siehe unten).

Das Puffersystem ist eindeutig nur eine vorübergehende Lösung, um der Produktion von Säuren entgegenzuwirken, denn letztlich werden die Puffer alle verbraucht, und die Säuren würden beginnen, sich anzuhäufen. Deshalb wird ein System benötigt, welches die Säuren entfernt und zugleich eine Regenerierung der Puffer leisten kann. Dies wird von den Lungen und Nieren bewerkstelligt.

3. Partialdrücke

Wir verwenden normalerweise Prozentangaben, um die Zusammensetzung eines Gasgemisches zu beschreiben. Ein gutes Beispiel dafür ist Raumluft: Sie enthält 21 % Sauerstoff, 78 % Stickstoff und 0,04 % Kohlendioxid. Allerdings wird die Anzahl der Moleküle in einem Gasgemisch besser beschrieben, indem man den Partialdruck angibt. Die Summe der Partialdrücke der einzelnen Gase ergibt den Gesamtdruck eines Gasgemisches. Die große Bedeutung der Verwendung dieser Maßeinheit wird durch folgende Tatsache deutlich: Wird der Gesamtdruck eines Gasgemisches verdoppelt, verdoppeln sich ebenso die Partialdrücke der Bestandteile, die prozentualen Anteile jedoch bleiben gleich. Wir atmen Gase unter Atmosphärendruck oder 1 Atmosphäre, dies entspricht annähernd einem Druck von 100 Kilopascal (kPa) oder 750 mmHg (1 kPa = 7,5 mmHg). Demzufolge gelten beim Atmen von Luft folgende Aussagen: Der Anteil von Stickstoff beträgt 78 % von 100 kPa (750 mmHg) oder 78 kPa (585 mmHg) und der von Sauerstoff 21 % von 100 kPa oder 21 kPa (157 mmHg). Beim Einatmen von 40 % Sauerstoff beträgt der Sauerstoffpartialdruck im eingeatmeten Gas 40 kPa (300 mmHg).

Unter Atmosphärendruck entspricht der Partialdruck eines Gases in einem Gasgemisch (in kPa angegeben) zahlenmäßig der Volumenprozentangabe (%) des Gases.

Ist ein Gas in einer Flüssigkeit gelöst (z. B. im Blut), ist der Partialdruck in der Flüssigkeit gleich hoch wie in dem Gas, das in Kontakt mit der Flüssigkeit steht. Dies ermöglicht die Messung des Partialdrucks von Sauerstoff und Kohlendioxid im Blut.

Zusammenfassend ist der Partialdruck eines Gases ein Maß der Konzentration des Gases in dem Medium, in dem es sich befindet, und wird ausgedrückt als p_{medium}-Gas, z. B. ist $paCO_2$ der Partialdruck (p) von Kohlendioxid (CO_2) im arteriellen Blut (a).

4. Der $paCO_2$

Kohlendioxid (CO_2) ist ein wichtiges Abfallprodukt des Stoffwechsels. Unter normalen Bedingungen wird es vom Blut in die Lungen transportiert und dort während der Ausatmung ausgeschieden. Für den Transport zu den Lungen wird es entweder an Protein oder an Hämoglobin gebunden, oder es wird im Plasma gelöst und reagiert hier mit Wasser, um Wasserstoffionen und Bikarbonat (HCO_3-) zu bilden:

15

$$\mathbf{CO_2 + H_2O = H^+ + HCO_{3^-}}$$

Der $paCO_2$ beträgt im Mittel 5,3 kPa (40 mmHg), wobei der normale Bereich zwischen 4,7 und 6,0 kPa (35–45 mmHg) liegt.

In den Lungen verläuft die Reaktion in umgekehrter Form: Es wird CO_2 gebildet und abgeatmet. Aus dieser Reaktion ist erkennbar, dass sich CO_2 wie eine Säure verhält: Jede Erhöhung des $paCO_2$ führt zu einer Verschiebung der Reaktion nach rechts und bewirkt eine Erhöhung der Wasserstoffionenkonzentration mit darauf folgender Entwicklung einer Azidose. Gleichzeitig kommt es natürlich ebenso zu einer gewissen Erhöhung der Bikarbonat-konzentration, jedoch im Nanomol-Bereich, weshalb diese nur einen geringen Effekt auf die Bikarbonatgesamtkonzentration von 22–26 mmol/l hat. Sofern die stoffwechselbedingte CO_2-Produktion konstant bleibt, ist der einzige Faktor, der den Gehalt im Blut bestimmt, die Rate, mit der das CO_2 durch die alveoläre Ventilation abgeatmet wird. Eine Abnahme der alveolären Ventilation führt zu einer verminderten Abatmung von CO_2, und damit zu einem Anstieg des $paCO_2$ und der Produktion von mehr Wasserstoffionen. Sinkt dadurch der pH-Wert unter 7,35, hat dies zu einer Azidose geführt. Da die auslösende Ursache für die Azidose ein Problem des respiratorischen Systems ist, spricht man von einer respiratorischen Azidose.

Umgekehrt führt eine Zunahme der alveolären Ventilation, die das CO_2 schneller entfernt, als es gebildet wird, zu einem Abfall des $paCO_2$ und zu einer Verschiebung der Reaktion nach links, was eine Reduktion der Wasserstoffionen zur Folge hat. Als Resultat steigt der pH-Wert an, und wenn er über 7,45 hinausgeht, liegt eine Alkalose vor. Wieder liegt die auslösende (primäre) Ursache im respiratorischen System, und man spricht daher von einer respiratorischen Alkalose.

Es ist daher leicht verständlich, dass auch kurze Episoden einer Apnoe, wie sie während eines Kreislaufstillstands auftreten, in eine respiratorische Azidose münden. Unter normalen Bedingungen reagiert das Atemzentrum im Hirnstamm jedoch sehr empfindlich auf Veränderungen der Wasserstoffionenkonzentration im Blut und erhöht rasch, innerhalb von wenigen Minuten, die alveoläre Ventilation. Dies führt zu einer vermehrten CO_2-Abatmung, reduziert den $paCO_2$, senkt die Wasserstoffionenkonzentration und führt den pH-Wert in den normalen Bereich zurück.

Der primäre Mechanismus, um die Wasserstoffionenkonzentration über eine Regulierung des $paCO_2$ auszugleichen, ist die Abatmung über die Lungen.

5. Bikarbonat und Basenabweichung (BE)

5.1 Bikarbonat

Das Bikarbonat (HCO_3-) ist der wichtigste Puffer. Es wird in den Nieren produziert und kann leicht in einer arteriellen Blutprobe gemessen werden. Bikarbonat kann als Gegenteil einer Säure angesehen werden und wird daher als Base bezeichnet. Wenn Bikarbonat Wasserstoffionen puffert, entstehen CO_2 und Wasser; über diesen Weg wird täglich der Hauptanteil (90 %) an Säuren ausgeschieden. Jedoch können die Säuren, die nicht über das respiratorische System eliminiert werden, auch über den untenstehenden Weg gepuffert werden. Die unten stehende Reaktion verschiebt sich nach rechts, und das Bikarbonat neutralisiert den Effekt von H+ und verhindert eine Abnahme des Plasma-pH-Werts. In den Nieren kommt es zu einer Verschiebung der Reaktion nach links, die Wasserstoffionen werden über den Harn ausgeschieden, und das Bikarbonat wird gefiltert und ins Plasma zurücktransportiert. Abhängig von der Säurebelastung scheiden die Nieren entweder sauren oder alkalischen Harn aus.

$$H^+ + HCO_{3^-} = H_2CO_{3^-}$$

Unter normalen Bedingungen liegt die Konzentration von Bikarbonat zwischen 22 und 26 mmol/l.

Liegt eine akute Erhöhung der Säurebelastung vor, wird das Bikarbonat sinken, da es die zusätzlichen Wasserstoffionen (H+) puffert, obwohl das respiratorische System versuchen wird, die Abatmung von CO_2 zu erhöhen. Sind die Bikarbonatreserven aufgebraucht, werden die Wasserstoffionen akkumulieren, und der pH-Wert wird sinken. Anders als das respiratorische System reagieren die Nieren langsam, und es bedarf mehrerer Tage, um zusätzliches Bikar-bonat zu produzieren und damit den Bedarf zur Pufferung der überschüssigen Säuren zu decken. Sind die Nieren nicht in der Lage, genügend Bikarbonat zu produzieren, wird eine metabolische Azidose zum Absinken des pH-Werts unter 7,35 führen (Azidämie).

Mitunter liegt ein Überschuss an Bikarbonat vor. In der Folge kommt es zu einer übermäßigen Pufferung von Wasserstoffionen, dadurch entsteht eine metabolische Alkalose, und der pH-Wert steigt über 7,45 an (Alkaliämie).

5.2 Basenabweichung (Base Excess, BE)

Dies ist eine Maßeinheit, mit der die Menge an Überschuss von Säure oder Base im Blut (als Folge einer metabolischen Störung) ausgedrückt wird. Sie wird berechnet, indem man ermittelt, wie viel Säure oder Base einer Blutprobe mit abnormalem pH-Wert zugeführt werden muss, um den pH-Wert wieder auf 7,4 zu normalisieren. Folglich würde ein Patient mit einem Basenüberschuss von 8 mmol/l die Verabreichung von 8 mmol/l einer starken Säure benötigen, um den pH-Wert wieder zu normalisieren; in diesem Fall liegt eine metabolische Alkalose vor (vergleichbar mit einer Bikarbonaterhöhung; also verändern sich beide in dieselbe Richtung). Umgekehrt wird ein Patient mit einem Basendefizit von 8 mmol/l die Zugabe von 8 mmol/l einer starken Base benötigen, um den pH-Wert zu normalisieren (vergleichbar mit einer Bikarbonatreduktion). Unglücklicherweise wird manchmal der Ausdruck „negativer Basenüberschuss" anstelle von Basendefizit verwendet. Im Beispiel oben bedeutet dies also einen negativen Base Excess (BE) von –8 mmol/l. Aus diesem Grund wird hier für „Base Excess" der passendere Begriff „Basenabweichung" verwendet.

Die Normalwerte für die Basenabweichung (BE) liegen zwischen +2 und –2 mmol/l.

Eine Basenabweichung, die negativer als –2 mmol/l ist, zeigt eine metabolische Azidose an.

Eine Basenabweichung, die größer als +2 mmol/l ist, zeigt eine metabolische Alkalose an.

6. Die Verbindung von respiratorischem und metabolischem System

Aus dem oben Besprochenen ist ersichtlich, dass der Körper zwei Systeme besitzt, die ein stabiles internes Milieu sicherstellen und die Entwicklung einer Azidose verhindern. Ein zusätzlicher Schutz ergibt sich dadurch, dass die beiden Systeme miteinander in Verbindung stehen und Störungen im jeweils anderen System kompensieren können. Diese Verbindung wird durch Kohlensäure (H_2CO_3) gewährleistet, die vom Vorhandensein des Enzyms

Karboanhydrase abhängig ist. Dieses befindet sich in den roten Blutkörperchen und in den Nieren und verfügt über ideale Voraussetzungen, um die beiden Systeme miteinander zu verbinden.

$$CO_2 + H_2O \rightleftharpoons H_2CO_3 \rightleftharpoons H^+ + HCO_{3^-}$$

Trotz der Existenz dieser Verbindung ist die Möglichkeit der beiden Systeme, das jeweils andere zu kompensieren, nicht unmittelbar gegeben. Sie wird aber deutlicher ausgeprägt, wenn die initiale Störung in einem der Systeme länger andauert. Ein typisches Beispiel, das die Verbindung zwischen den zwei Systemen veranschaulicht, ist ein Patient mit chronisch obstruktiver Lungenerkrankung (COPD). Diese Erkrankung verringert die Leistungsfähigkeit, Kohlendioxid abzuatmen, und resultiert in einer respiratorischen Azidose. Unkompensiert wäre eine persistierende Azidose die Folge. Die Erhöhung des Kohlendioxids verschiebt jedoch die obige Reaktion nach rechts, sodass vermehrt Kohlensäure (H_2CO_3) produziert wird. In den Nieren hat dies eine Zunahme an H+-Ionen zur Folge, die über den Harn ausgeschieden werden, während gleichzeitig vermehrt Bikarbonat produziert wird, um die H+-Ionen im Plasma zu puffern. Resultat: Der Patient hat eine respiratorische Azidose (erhöhtes $paCO_2$) mit kompensatorischer metabolischer Alkalose (erhöhtes Bikarbonat), und der pH-Wert wird nahezu normal ausfallen.

Ein anderes Beispiel ist ein Diabetiker mit einer Ketoazidose (genau genommen: Ketoazidämie). Wenn der Überschuss an Ketonkörpern die Fähigkeit der Nieren zur Ausscheidung übersteigt, werden die Ketonkörper gepuffert, was Plasmabikarbonat verbraucht. Die Steigerung der Bikarbonatproduktion benötigt mehrere Tage. Jedoch kann die obige Reaktion sich auch nach links verschieben, indem die Ventilation gesteigert und der $paCO_2$ gesenkt wird; H+ wird zu CO_2 umgewandelt. Demnach hat der Patient eine metabolische Azidose (vermindertes Bikarbonat) mit kompensatorischer respiratorischer Alkalose (erniedrigtes $paCO_2$).

7. Der paO_2

In der Einatemluft beträgt die Sauerstoffkonzentration 21 %, das entspricht einem Partialdruck von 21 kPa (157 mmHg). Auf dem Weg der Luft durch den Respirationstrakt wird die Sauerstoffkonzentration kontinuierlich geringer. Dies liegt an der Befeuchtung der Luft und – beim Erreichen der Alveolen – an der Durchmischung mit Kohlendioxid, sodass dort normalerweise ein Sauerstoffpartialdruck von ca. 13 kPa (97 mmHg) herrscht. Im arteriellen Blut ist der Sauerstoffpartialdruck (paO_2) immer niedriger als in den Alveolen. Das Ausmaß dieses Gradienten ist stark abhängig vom Vorhandensein einer Lungenerkrankung. Bei einem gesunden, Raumluft atmenden Menschen ist der paO_2 normalerweise höher als 11 kPa (80 mmHg), d. h. er ist etwa 10 kPa (75 mmHg) niedriger als der Sauerstoffpartialdruck der eingeatmeten Luft. Dies kann zur Bestimmung des paO_2 bei verschiedenen inspiratorischen Sauerstoffkonzentrationen als Faustregel dienen. Zahlenmäßig soll dieser um ca. 10 niedriger sein, als die inspiratorische Sauerstoffkonzentration (%). Zum Beispiel sollen 40 % inspiratorische Sauerstoffkonzentration einen paO_2 von ca. 30 kPa (225 mmHg) hervorrufen. Mit Zunahme eines Lungenschadens wird die Differenz zwischen inspiratorischer Sauerstoffkonzentration und paO_2 steigen. Es ist wichtig, dies zu berücksichtigen, denn für jemanden, der 50 % Sauerstoff einatmet (bzw. mit 50 % O_2 beatmet wird), ist ein paO_2 von 13 kPa (97 mmHg) nicht „normal".

Interessanterweise sinkt der paO_2 mit zunehmendem Alter leicht. Er erreicht mit 75 Jahren etwa 10 kPa (75 mmHg), nimmt dann aber wieder zu und bleibt mit 85 Jahren bei etwa 11 kPa (80 mmHg).

8. Interpretation der BGA-Werte

Die Interpretation der Ergebnisse einer Blutgasanalyse wird am besten in 5 Schritten vorgenommen. Aus Gründen der Übersichtlichkeit werden nur Änderungen der Basenabweichung (BE) diskutiert; jedoch wird sich auch das Bikarbonat zahlenmäßig in die gleiche Richtung verändern.

8.1 Schritt 1

Wie geht es dem Patienten bzw. wie ist die Anamnese des Patienten?
Diese Fragen bringen häufig nützliche Hinweise, welche die Interpretation der Werte erleichtern. Es ist gut nachvollziehbar, dass man bestimmte Veränderungen vorhersagen kann. Zum Beispiel wird man in einer arteriellen Blutgasanalyse kurze Zeit nach erfolgreicher Reanimation Befunde einer respiratorischen Azidose (aufgrund einer Zeitspanne unzureichender (Be-)Atmung) und Zeichen einer metabolischen Azidose (aufgrund einer Periode mit anaerobem Stoffwechsel während des Kreislaufstillstands mit Laktatproduktion) finden. Folglich würden wir erwarten, dass der Patient einen sehr niedrigen pH-Wert und gleichzeitig Veränderungen sowohl des $paCO_2$ als auch der Basenabweichung aufweist. Ein Patient in einem gut kompensierten, chronischen Zustand wird gewöhnlich Hinweise auf die primäre (auslösende) Ursache und sekundäre Kompensation zeigen. Ohne den klinischen Hintergrund könnten die Resultate der Blutgasanalyse eines Patienten mit COPD als eine primäre metabolische Alkalose mit kompensatorischer respiratorischer Azidose fehlinterpretiert werden.

8.2 Schritt 2

Ist der Patient hypoxisch?
Der paO_2 soll unter Raumluftatmung zwischen 10,0 und 13,0 kPa (75–100 mmHg) liegen. Wenn der Patient zusätzlichen Sauerstoff erhält, muss der paO_2 jedoch unter Berücksichtigung der inspiratorischen Sauerstoffkonzentration interpretiert werden. Wie oben besprochen, kann der inspiratorische Sauerstoffpartialdruck als das numerische Äquivalent zur inspiratorischen Sauerstoffkonzentration (%) gesehen werden. Ist der Unterschied zwischen den beiden Werten größer als 10, besteht eine Oxygenierungsstörung proportional zum Ausmaß der Differenz.

8.3 Schritt 3

Hat der Patient eine Azidose (pH-Wert < 7,35) oder eine Alkalose (pH-Wert > 7,45)?
Ist der pH-Wert innerhalb des normalen Bereichs oder geringfügig außerhalb davon, deutet

diesaufeinennormalenZustandodereinchronischesGeschehenmitvollständigerKompensation hin. Grundsätzlich wird der Körper nie überkompensieren, wodurch man das primäre (auslösende) Problem erkennen kann. Falls notwendig, ist es ratsam, mehr klinische Infor-mationen über den Patienten einzuholen.

8.4 Schritt 4

Hat sich der $paCO_2$ verändert und wenn ja, wie?
Mit anderen Worten: Ist die Abweichung vollständig oder teilweise durch eine Störung des respiratorischen Systems bedingt?

Falls der pH-Wert < 7,35 (Azidose) ist:

4a. Ist der $paCO_2$ erhöht (> 6,0 kPa = 45 mmHg)?
Wenn ja, dann liegt eine **respiratorische Azidose** vor, die die alleinige oder teilweise Ursache der Störung sein kann. Es kann zusätzlich eine metabolische Komponente vorliegen, siehe Schritt 5a.

Falls der pH-Wert > 7,45 (Alkalose) ist:

4b. Ist der $paCO_2$ erniedrigt (< 4,7 kPa = 35 mmHg)?
Wenn ja, dann liegt eine **respiratorische Alkalose** vor, dies ist jedoch eine Seltenheit bei einem spontan atmenden Patienten mit normaler Atemfrequenz. Häufiger wird dies bei Patienten beobachtet, die mit sehr hohen Atemfrequenzen und/oder Tidalvolumina maschinell beatmet (hyperventiliert) wer-den. Als Folge sinkt der $paCO_2$, es kommt zu einer Reduktion der H+-Ionen, und es entwickelt sich eine Alkalose.

8.5 Schritt 5

Liegt eine Basenabweichung (BE) bzw. eine Veränderung des Bikarbonats vor?
Mit anderen Worten: Ist die Abweichung vollständig oder teilweise durch eine Störung des metabolischen Systems bedingt?

Falls der pH-Wert < 7,35 (Azidose) ist:

5a. Ist der Wert der Basenabweichung reduziert (negativer als –2 mmol/l) und/oder das Bikarbonat erniedrigt (< 22 mmol/l)? Wenn ja, liegt eine **metabolische Azidose** vor, die alleinige oder teilweise Ursache der Störung ist. Es kann zusätz-lich eine respiratorische Komponente vorliegen, wenn der $paCO_2$ gleichzeitig erhöht ist (Schritt 4a), eine Situation die häufig nach einem Kreislaufstillstand gesehen wird.

Falls der pH-Wert > 7,45 (Alkalose) ist:

5b. Ist der Wert der Basenabweichung erhöht (mehr als +2 mmol/l) und/oder das Bikarbonat erhöht (> 26 mmol/l)? Wenn ja, so liegt eine **metabolische Alkalose** vor, die alleinige oder teilweise Ursache der Störung ist. Es könnte zusätzlich eine respiratorische Komponente vorliegen, wenn der $paCO_2$ gleichzeitig erniedrigt ist (Schritt 4b), aber das wäre sehr ungewöhnlich.

8.6 Kombinierte Störungen von $paCO_2$ und Basenabweichung – bzw. (Bikarbonat-)Kompensation

Die Ergebnisse der Blutgasanalysen können Veränderungen sowohl des respiratorischen als auch des metabolischen Systems mit nur minimaler Störung des pH-Werts zeigen. Dies ist das Resultat der Kompensation. Sowohl das respiratorische als auch das metabolische System sind imstande, auf Veränderungen des jeweils anderen Systems zu reagieren. Ziel ist es, längerfristige pH-Wert-Veränderungen zu minimieren. Vier Beispiele dazu:

8.6.1 Beispiel 1

pH-Wert < 7,40 mit erhöhtem $paCO_2$ (> 6,0 kPa = 45 mmHg) bzw. Bikarbonat (> 26 mmol/l).

Die Tendenz in Richtung Azidose gibt einen Hinweis darauf, dass diese das primäre Problem ist, und der erhöhte $paCO_2$ zeigt, dass eine **respiratorische Azidose** vorliegt. Die erhöhte Basenabweichung (bzw. erhöhtes Bikarbonat) zeigt eine **kompensatorische metabolische Alkalose,** die den pH-Wert auf Normalwerte zurückbringt.

8.6.2 Beispiel 2

pH-Wert < 7,40 mit einer erniedrigten Basenabweichung (< –2 mmol/l) bzw. erniedrigtem Bikarbonat (< 22 mmol/l) und erniedrigtem $paCO_2$ (< 4,7 kPa = 35 mmHg).

Die Tendenz in Richtung Azidose gibt einen Hinweis darauf, dass diese das primäre Problem ist, und die erniedrigte Basenabweichung (bzw. das erniedrigte Bikarbonat) zeigt, dass eine **metabolische Azidose** vorliegt. Der erniedrigte $paCO_2$ zeigt eine **kompensatorische respiratorische Alkalose,** die den pH-Wert auf Normalwerte zurückbringt.

8.6.3 Beispiel 3

pH-Wert > 7,40 mit erhöhter Basenabweichung (+2 mmol/l) bzw. erhöhtem Bikarbonat (> 26 mmol/l) und erhöhtem $paCO_2$ (> 6,0 kPa = 45 mmHg).

Die Tendenz zur Alkalose gibt einen Hinweis darauf, dass diese das primäre Problem ist, und die erhöhte Basenabweichung (bzw. das erhöhte Bikarbonat) zeigt, dass primär eine **metabolische Alkalose** vorliegt. Der erhöhte $paCO_2$ ist die **respiratorische Kompensation,** die den pH-Wert auf Normalwerte zurückbringt. Dieses Bild zeigt sich, wenn der Körper viel Säure verliert, z. B. bei prolongiertem Erbrechen von Mageninhalt (Salzsäure) und auch bei chronischer Hypokaliämie. Im Fall der chronischen Hypokaliämie erfolgt die Kompensation des Körpers durch einen Kaliumtransport (K^+) von intrazellulär nach extrazellulär. Im Austausch werden Wasserstoffionen (H^+) nach intrazellulär verschoben. Der pH-Wert steigt, und CO_2 wird zur Kompensation zurückbehalten. Der Mechanismus der CO_2-Retention lässt sich allerdings nicht beliebig ausreizen, da die theoretisch erforderliche kompensatorische Hypoventilation aufgrund einer drohenden Hypoxie an ihre Grenzen stößt.

8.6.4 Beispiel 4

pH-Wert > 7,40 mit erniedrigtem $paCO_2$ (< 4,7 kPa = 35 mmHg) und erniedrigter Basenabweichung (< –2 mmol/l) bzw. erniedrigtem Bikarbonat (< 22 mmol/l).

Die Tendenz zur Alkalose gibt einen Hinweis darauf, dass dies das primäre Problem ist, und der erniedrigte $paCO_2$, dass primär eine **respiratorische Alkalose** vorliegt. Die erniedrigte Basenabweichung (bzw. erniedrigtes Bikarbonat) zeigt die **metabolische Kompensation,** die den pH-Wert auf Normalwerte zurückbringt. Dies ist kein oft zu beobachtender Befund, kann aber nach wenigen Tagen Hyperventilation zur Kontrolle des intrakraniellen Drucks nach Schädel-Hirn-Trauma gesehen werden.

Zuletzt verdient eine Situation Aufmerksamkeit, bei der es wichtig ist, diese zu erkennen: ein kranker Patient mit einem pH-Wert < 7,4, einem normalen $paCO_2$ (4,7–6,0 kPa = 35–45 mmHg) und einer erniedrigten Basenabweichung (< –2 mmol/l) oder erniedrigtem Bikarbonat (< 22 mmol/l).

Dies stellt am wahrscheinlichsten eine metabolische Azidose bei einem Patienten mit chronischer CO_2-Retention dar. Diese Patienten versuchen, eine Kompensation durch Verminderung des CO_2 (Entwicklung einer kompensatorischen respiratorischen Alkalose) zu erreichen, aber sie beginnen bei einem höheren $paCO_2$. Ihre Lungenerkrankung limitiert das Vermögen, CO_2 auszuscheiden, und verhindert somit einen weiteren Abfall des CO_2. Dies zeigt erneut, wie groß die Bedeutung von ausreichenden Informationen über den Patienten ist, wie anfangs schon erwähnt.

9. Praktische Aspekte der Blutgasanalyse während der Reanimation

Während eines Kreislaufstillstands sind arterielle Blutgasanalysen von begrenztem Nutzen, da sie schlecht mit dem Ausmaß der Hypoxämie, Hyperkapnie und Gewebsazidose korrelieren. Vielmehr können venöse Blutgasanalysen den Säure-Basen-Status der Gewebe wäh-rend eines Kreislaufstillstands besser wiedergeben. Die Werte werden nach der gleichen 5-Schritte-Methode interpretiert, allerdings weichen die Normalwerte von denen des arteriellen Bluts ab und müssen vorsichtig interpretiert werden.

Sobald wieder ein Spontankreislauf erreicht ist (ROSC), sind arterielle Blutgasanalysen hilfreich, um die Therapie in der Postreanimationsphase zu steuern, so zum Beispiel die notwendige inspiratorische Sauerstoffkonzentration (FiO_2) und das Atemminutenvolumen. Auch die arterielle Laktatkonzentration kann verwendet werden, um eine adäquate Gewebsoxygenierung zu beurteilen, die Normwerte von Laktat im arteriellen Blut liegen zwischen 0,7–1,8 mmol/l. Unmittelbar nach dem Kreislaufstillstand sind die Laktatkonzentrationen aufgrund der Laktazidose (nicht Laktatazidose) hoch, die durch die inadäquate Oxygenierung der Gewebe während des Kreislaufstillstands verursacht wird. Nach Wiedereinsetzen eines Spontankreislaufs ist ein zunehmender Abfall der Laktatwerte ein Indikator für eine ausreichende Gewebsoxygenierung.

In einer Peri-Arrest-Situation ist es möglicherweise am einfachsten, eine arterielle Blutprobe (mittels heparinisiertem BGA-Röhrchen) aus der Femoralarterie zu gewinnen. Die Arteria radialis wird oft bevorzugt, wenn der Patient ein ausreichendes Herzminutenvolumen und einen ausreichenden Blutdruck hat. Die Arteria radialis ist auch der beste Zugangsweg für eine arterielle Kanüle, dies ermöglicht eine kontinuierliche Blutdruckmessung und regelmäßige Blutabnahmen in der Postreanimationsphase.

10. Pulsoxymetrie

10.1 Stellenwert

Die Pulsoxymetrie ist ein entscheidendes Hilfsmittel zur Erkennung einer Hypoxämie. Die klinische Beurteilung einer verminderten arteriellen Sauerstoffsättigung des Hämoglobins (SaO_2) ist subjektiv und unzuverlässig, weil das klassische Symptom, die Zyanose, erst spät auftritt, wenn die arterielle Sauerstoffsättigung schon zwischen 80–85 % liegt. Die Pulsoxymetrie ist einfach zu handhaben, relativ kostengünstig, nicht invasiv und liefert eine sofortige, objektive Messung der arteriellen Sauerstoffsättigung. Sie wird heute weit verbreitet in allen innerklinischen Situationen verwendet und zunehmend auch im Bereich der medizinischen Grundversorgung und im präklinischen Umfeld. Die Sauerstoffsättigung, „der fünfte Vitalparameter", ist heute Bestandteil von vielen Früherkennungssystemen, um die Verschlechterung eines Patienten zu erkennen.

10.2 Funktionsprinzip der Pulsoxymetrie

Das Pulsoxymeter besteht aus Lichtquellen (Leuchtdioden, LEDs) und einem gegenüberliegenden Fotosensor. Das Pulsoxymeter wird über Gewebe platziert, üblicherweise an einem Finger oder dem Ohrläppchen. Ein Teil des Lichts gelangt durch das Gewebe hin-durch, während ein anderer Teil absorbiert wird. Das Verhältnis von absorbiertem zu durch-gängigem Licht wird verwendet, um die periphere arterielle Sauerstoffsättigung (SpO_2) zu ermitteln. Diese wird als digitaler Messwert, als Wellenform oder beides kombiniert angezeigt. Es wird jeweils der SpO_2-Durchschnittswert der letzten 5–10 Sekunden ange-zeigt, dieser wird alle 0,5–1 Sekunden neu berechnet. Die Genauigkeit der meisten Pulsoxy-meter beträgt ±2 % bei SaO_2-Werten über 90 %.

Die Stärke des Gewebes sollte optimaler Weise zwischen 5 und 10 mm liegen. Mangelhafte Anzeigewerte können verbessert werden, indem man unterschiedliche Messorte ausprobiert, die Stellen wärmt oder hyperämisierende Mittel (z. B.Salben) lokal anwendet.

Pulsoxymeter liefern häufig einen Ton, der dem SpO_2-Wert entspricht, d. h. bei zunehmender Hypoxämie sinkt auch die Tonhöhe. Manche Geräte können die Pulsfrequenz und -wellen-form (Plethysmografie) anzeigen. Ein schwaches Signal kann auf einen niedrigen Blutdruck oder eine schlechte Gewebsperfusion hinweisen – beurteilen Sie den Patienten erneut.

Die Pulsoxymetrie liefert nur eine Messung der Sauerstoffsättigung, nicht des Sauerstoffgehalts und gibt deshalb keinen Hinweis auf die aktuelle Gewebeoxygenierung. Zudem liefert das Verfahren keine Information über den Kohlendioxidpartialdruck im Körper ($paCO_2$) und keinen ausreichenden Messwert, um eine adäquate Beatmung zu erkennen. Bei kritisch Kranken oder wenn eine respiratorische Insuffizienz Typ II (siehe unten bei „Spezielle klinische Situationen") vermutet wird (z. B. bekannte COPD, kongenitaler Herzfehler), müssen arterielle Blutgasanalysen durchgeführt werden. Die Messwerte einer

Pulsoxymetrie dürfen nicht isoliert betrachtet werden: Es ist unerlässlich, diese im Licht des klinischen Zustandsbilds und im Zusammenhang mit anderen Untersuchungen und möglichen Fehlerquellen zu interpretieren.

10.3 Grenzen der Pulsoxymetrie

Die Beziehung zwischen der Sauerstoffsättigung und dem arteriellem Sauerstoffpartialdruck (paO_2) wird durch die Sauerstoffbindungskurve für Hämoglobin dargestellt *(Abb. 15.1)*. Der sinusförmige Verlauf der Kurve zeigt an, dass ein initialer Abfall des normalen paO_2 nicht mit demselben Abfall der Sauerstoffsättigung vergesellschaftet ist, weshalb eine Hypoxämie zunächst unentdeckt bleiben kann. Zu dem Zeitpunkt, da die SpO_2 90–92 % erreicht, ist der paO_2 bereits auf 8 kPa (60 mmHg) gesunken. Mit anderen Worten: Das arterielle Blut hat bei einem Abfall von nur 6–8 % der SpO_2 bereits fast 50 % seines Sauerstoffgehalts verloren.

Das Messergebnis eines Pulsoxymeters beruht auf einem Vergleich zwischen momentanem Ausgangssignal und standardisierten Referenzwerten von gesunden Vergleichspersonen. Die Messwerte sind deshalb abhängig von der Bandbreite der Bevölkerung, die in diese Studien inkludiert wurden, und werden mit zunehmender Hypoxämie unzuverlässiger. Werte unter 70 % sind sehr unzuverlässig.

Es gibt eine Reihe bekannter Fehlerquellen für die Pulsoxymetrie:

- das Vorhandensein anderer Hämoglobine: Carboxyhämoglobin (Kohlenmonoxid-vergiftung), Methämoglobin (angeboren oder erworben), fetales Hämoglobin und Sichelzellen (Sichelzell-Anämie),
- chirurgische Färbe- und Kontrastmittel: Methylenblau, Indocyaningrün und Indigo-carmin führen zu falsch niedrigen Sättigungswerten,
- Nagellack (v. a. blau, schwarz und grün),
- helles Umgebungslicht (fluoreszierende und Xenon-Lampen),
- Bewegungsartefakte,
- reduzierte Pulsstärke:
    - Hypotension,
    - Niedriges Herzzeitvolumen,
    - Vasokonstriktion,
    - Hypothermie.

Pulsoxymeter werden nicht beeinflusst durch:

- Anämie (vermindertes Hämoglobin),
- Gelbsucht (Hyperbilirubinämie),
- Hautpigmentierung.

Die Pulsoxymetrie liefert während der Wiederbelebung (CPR) keine zuverlässigen Messwerte.

Abbildung 15.1
Sauerstoffbindungskurve

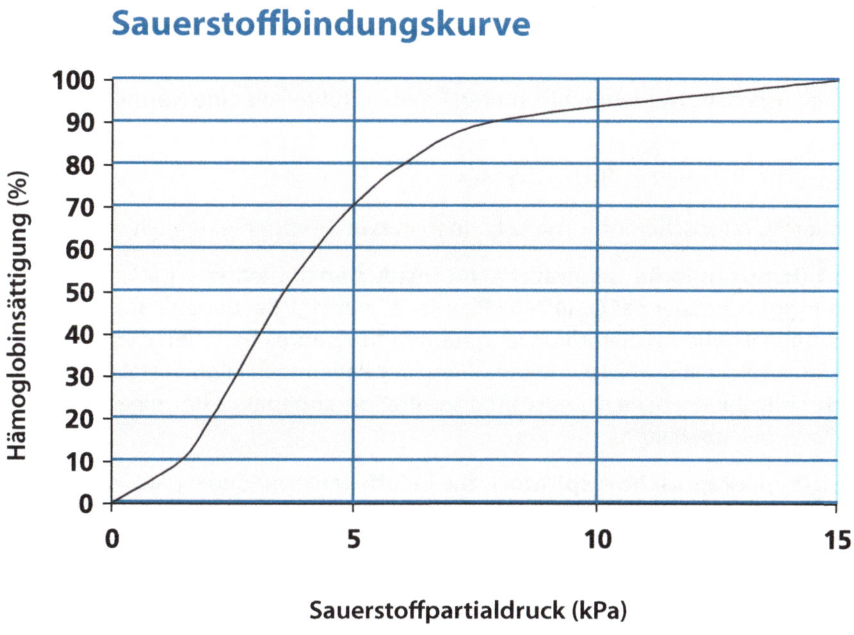

15

10.4 Einsatzmöglichkeiten

Die Pulsoxymetrie hat vier hauptsächliche Einsatzgebiete:

1. Erkennen/Ausschluss einer Hypoxämie,
2. Steuerung der Sauerstofftherapie,
3. Routinemonitoring während der Anästhesie,

4. Diagnostik (z. B. Schlafapnoe).

11. Gezielte Sauerstofftherapie

Verabreichen Sie bei kritisch Kranken mit einer akuten Hypoxämie (initiale SpO_2 <85 %) oder in Peri-Arrest-Situationen sofort hochdosierten Sauerstoff. Der Sauerstoff ist zu Beginn über eine Maske mit Reservoir (Maske mit Nichtrückatemventil) und einem Fluss von 15 l/ Min. zu verabreichen. Verwenden Sie während des Kreislaufstillstands eine inspiratorische Sauerstoffkonzentration von 100 %, um den arteriellen Sauerstoffgehalt und die Abgabe an die Gewebe zu maximieren.

Sobald ein Spontankreislauf wiedererlangt wurde (ROSC) und die arterielle Sauerstoff-sättigung zuverlässig gemessen werden kann, ist die inspiratorische Sauerstoffkonzentration so anzupassen, dass die SpO_2 zwischen 94–98 % gehalten wird. Steht kein Pulsoxymeter (mit zuverlässigen Messwerten) zur Verfügung, ist so lange Sauerstoff über eine Maske mit Reservoir zu verabreichen, bis ein definitives Monitoring oder eine Messung der Oxygenierung verfügbar ist. Jeder kritisch Kranke benötigt so schnell wie möglich eine Blutgasanalyse. Wissenschaftliche Beweise legen nahe, dass sowohl eine Hypoxämie als auch eine Hyperoxämie (paO_2 > 20 kPa = 150 mmHg) in der Postreanimationsphase zu einem schlechteren Ergebnis führen als eine Normoxämie.

11.1 Spezielle klinische Situationen

Patienten mit respiratorischer Insuffizienz können in zwei Gruppen eingeteilt werden:

- **Typ I (hypoxämische respiratorische Insuffizienz):** niedriger paO_2 (<8 kPa = 60 mmHg), normaler $paCO_2$ (4,7–6 kPa = 35–45 mmHg). Bei diesen Patienten ist es sicher, initial hohe Sauerstoffkonzentrationen zu verabreichen. Ziel ist es, den paO_2 wieder auf Normalwerte zu bringen. Wenn der Patient sich klinisch stabilisiert hat, wird die inspiratorische Sauerstoffkonzentration angepasst, um eine SpO_2 von 94 –98 % beizubehalten..
- **Typ II (hyperkapnische respiratorische Insuffizienz):** niedriger paO_2 < 60 mmHg (< 8 kPa), erhöhter $paCO_2$ > 45–52 mmHg (> 6–7 kPa). Dieser Zustand wird häufig als hyperkapnische Ateminsuffizienz beschrieben und gewöhnlich durch eine COPD verursacht. Wenn man diesen Patienten übermäßig hohe Sauerstoffkonzentrationen verabreicht, kann es zu einer Verschlechterung des respiratorischen Versagens mit einer weiteren Erhöhung des $paCO_2$ kommen und sich eine respiratorische Azidose entwickeln. Unkontrolliert kann das zu Bewusstlosigkeit, Atemstillstand und Herzstillstand führen. Die angestrebte Sauerstoffsättigung soll bei diesen Patienten 88–92 % betragen. Sind diese Patienten jedoch kritisch krank, wird ihnen initial Sauerstoff mit hohem Fluss verabreicht werden, nach einer Blutgasanalyse soll die inspiratorische Sauerstoffkonzentration angepasst werden. Wenn sich der Patient klinisch stabilisiert hat, wird die inspiratorische Sauerstoffkonzentration so angepasst, dass eine SpO_2 88–92 % beibehalten wird.

Bei Patienten mit einem Myokardinfarkt oder einem akuten Koronarsyndrom, die nicht kritisch krank sind, soll das Ziel eine SpO_2 94–98 % sein (oder 88–92 %, wenn das Risiko hoch ist, dass der Patient ein hyperkapnisches Lungenversagen entwickelt). Das kann auch ohne Sauerstoffgabe erreichbar sein und stellt eine Änderung zur früher üblichen Vorgehensweise dar.

DIE WICHTIGSTEN LERNZIELE - ZUSAMMENFASSUNG

- Die Werte der arteriellen Blutgasanalyse sollen systematisch nach der 5-Schritte-Methode interpretiert werden.
- Die Pulsoxymetrie ermöglicht eine kontinuierliche Messung der arteriellen Sauerstoffsättigung.
- Verwenden Sie während der CPR eine inspiratorische Sauerstoffkonzentration von 100 %, bis ein Spontankreislauf (ROSC) wiedererlangt ist.
- Passen Sie die inspiratorische Sauerstoffkonzentration nach ROSC – sobald die SpO_2 zuverlässig gemessen werden kann – so an, dass eine SpO_2 zwischen 94–98 % erzielt wird (oder 88–92 % bei Patienten mit erhöhtem Risiko, eine hyperkapnische Ateminsuffizienz zu entwickeln).

LITERATUR

- A Simple Guide to Blood Gas Analysis. Eds. Driscoll P, Brown T, Gwinnutt C, Wardle T. BMJ Publishing Group. London 1997.
- O'Driscoll BR, Howard LS, Davison AG. BTS guideline for emergency oxygen use in adult patients. Thorax 2008;63 Suppl 6:vi1-68.

15

Kapitel 16

Entscheidungsfindung während der Reanimation

LERNZIELE

- Ethische Grundprinzipien
- Therapiebegrenzende Vorausverfügungen (Patientenverfügungen)
- Wann keine Wiederbelebung (CPR) begonnen werden soll
- Gespräche mit Patienten und Angehörigen über Reanimationsentscheidungen
- Wer über Wiederbelebungsversuche entscheiden soll
- Wann Reanimationsversuche beendet werden sollen

1. Einleitung

Erfolgreiche Wiederbelebungsversuche haben vielen Menschen eine sinnvolle und wertvolle Verlängerung des Lebens gebracht. Dennoch bleibt der Anteil von Überlebenden mit kompletter physiologischer Wiederherstellung nach einem Kreislaufstillstand niedrig. Jeder Wiederbelebungsversuch birgt die Gefahr, Leiden zu verursachen und den Sterbeprozess zu verlängern. Die Verlängerung des Lebens um jeden Preis ist kein geeigneter Ansatz um medizinische Maßnahmen zu rechtfertigen. Idealerweise sollen Entscheidungen für oder gegen Wiederbelebungsmaßnahmen im Vorfeld getroffen worden sein, am besten mit einer Vorausverfügung im Rahmen eines strukturierten Programms. Die meisten europäischen Länder haben hierzu eine detaillierte, auf einer nationalen Grundlage beruhende Anleitung erlassen. Jeder ALS-Anwender soll diese Anleitung lesen, damit vertraut sein und die darin enthaltenen ethischen Grundprinzipien anwenden.

Es ist eine Pflicht für alle im Gesundheitsdienst Tätigen, die geltenden Gesetze zu beachten. Die Rechtslage zu Wiederbelebungsmaßnahmen ist von Staat zu Staat sehr unterschiedlich. Selbst innerhalb einer Nation können einige Unterschiede zwischen den einzelnen Ländern existieren. Ein ALS-Anwender soll mit den rechtlichen Rahmenbedingungen an seinem Arbeitsplatz und Wohnort vertraut sein.

Entscheidungen über Wiederbelebungsversuche bedeuten für Patienten, Angehörige, und medizinisches Personal ein heikles und potenziell belastendes Thema. Diese

Entscheidungen können durch persönlichen Glauben, Meinungen, kulturelle, religiöse, ethische, rechtliche, soziale und ökonomische Faktoren beeinflusst werden. Einige selbstbestimmungsfähige Patienten treffen die Entscheidung, dass sie nicht behandelt werden wollen, und drücken ihren Willen in einer Vorausverfügung aus (z.B. in einer Patientenverfügung). Bevor Sie als ALS-Anwender Gespräche über CPR-Maßnahmen führen und Entscheidungen fällen, müssen Sie sich über die ethischen und rechtlichen Prinzipien, sowie über alle klinisch relevanten Aspekte im Klaren sein.

2. Ethische Prinzipien

Die vier Grundprinzipien der Medizin-Ethik sind im Folgenden zusammengefasst:

- **Verpflichtung zur Fürsorge (Beneficience):** Damit ist gemeint, dass Interventionen dem Patienten bei einer Nutzen-Risiko-Abwägung etwas „nützen". Normalerweise wird dies dazu führen, dass man eine CPR beginnt, aber wenn das Risiko darin besteht, dass keinerlei Wahrscheinlichkeit eines Nutzens für den Patienten gesehen wird, kann dies auch bedeuten, dass die CPR unterbleibt. Die „Verpflichtung zur Fürsorge" beinhaltet auch die Reaktion auf Bedürfnisse der Gesellschaft im Allgemeinen, z.B. durch Etablierung von Programmen zur Ersthelfer-Defibrillation (Public Access Defibrillation, PAD).
- **Schadensvermeidung (Non-maleficience):** Damit ist gemeint, dass dem Patienten kein Schaden zugefügt wird. Eine CPR soll nicht bei Patienten durchgeführt werden, bei denen die Chance auf Erfolg aussichtslos wäre bzw. wenig Wahrscheinlichkeit für einen Nutzen besteht, jedoch ein deutliches Risiko einer Schädigung.
- **Gerechtigkeit (Justice):** Damit ist gemeint, dass die Risiken und der Nutzen innerhalb einer Gesellschaft gleich verteilt werden. Die Reanimation soll dort, wo sie angeboten wird, allen zur Verfügung stehen, die davon profitieren könnten. Es soll keine Diskriminierungen geben, die auf Faktoren wie dem Alter oder einer vorbestehenden Behinderung beruhen.
- **Selbstbestimmung (Autonomy):** Damit ist gemeint, dass die Leute ihre Entscheidungen selbstbestimmt auf der Basis von Informationen treffen und dass nicht etwa Angehörige der medizinischen Berufe diese Entscheidung für sie treffen. Die Selbstbestimmung erfordert, dass der Patient umfassend informiert wird, kein Druck auf ihn ausgeübt wird und dass das Vorgehen mit seinen Einstellungen vereinbar ist.

3. Begrenzung einer Behandlung durch Vorausverfügungen

In vielen Ländern hat man Vorausverfügungen mit Einschränkungen der Behandlungsoptionen eingeführt, womit die Bedeutung der Patientenautonomie betont wird. Eine Reanimation darf nicht begonnen werden, wenn die CPR dem dokumentierten nachhaltigen Willen einer erwachsenen Person entgegensteht, die zum Zeitpunkt, als diese

Vorausverfügung verfasst wurde, selbstbestimmungsfähig und sich der Bedeutung und Auswirkungen bewusst war. In jedem Fall soll die Gültigkeit der Vorausverfügung unzweifelhaft sein und die vorliegende Situation den beabsichtigten und dokumentierten Vorstellungen des Patienten entsprechen.

Der Begriff „Vorausverfügung" kann für jede Willensbekundung des Patienten verwendet werden. Die Begrenzung von oder der Verzicht auf Maßnahmen bedarf nicht der Schriftform, um Gültigkeit zu haben. Falls Patienten einen klaren und konsistenten Willen verbal ausgedrückt haben, soll dies einen vergleichbaren Status haben wie eine schriftliche Patientenverfügung. Patienten sollen sicherstellen, dass ihr erklärter Wille den Angehörigen und dem versorgenden Team bekannt ist.

Beim plötzlichen außerklinischen Kreislaufstillstand kennen die Helfer die Situation und den Willen des Patienten normalerweise nicht. Häufig ist eine erstellte Patientenverfügung nicht sofort verfügbar. Unter diesen Umständen kann unverzüglich mit der CPR begonnen und weitere Informationen können während der laufenden Maßnahmen eingeholt werden. Es bedeutet ethisch kein Problem, einen begonnenen Reanimationsversuch abzubrechen, falls den Einsatzkräften später eine gültige Patientenverfügung vorgelegt wird, die die bereits getroffenen Maßnahmen ausdrücklich untersagt.

Die Einstellung der Medizin gegenüber schriftlichen Vorausverfügungen ist international noch sehr verschieden. In einigen Ländern wie dem Vereinigten Königreich (UK) ist eine schriftliche Vorausverfügung rechtlich bindend. Wenn keine explizite Vorausverfügung getroffen wurde und der Wille des Patienten nicht bekannt ist, wird allgemein angenommen, dass die Helfer jede sinnvolle und zumutbare Maßnahme ergreifen, um den Patienten zu reanimieren.

4. Wann ein Reanimationsversuch unterlassen werden soll

Obwohl Patienten das Recht haben, eine Behandlung abzulehnen, haben sie damit kein automatisches Recht, eine Behandlung einzufordern; sie können nicht verlangen, dass eine Reanimation unter allen Bedingungen versucht wird. Ärzte können nicht zu einer Behandlung verpflichtet werden, die ihrer klinischen Einschätzung widerspricht. Diese Entscheidung ist häufig komplex und soll von sehr erfahrenen bzw. leitenden Ärzten getroffen werden.

Die Entscheidung, auf einen Reanimationsversuch zu verzichten, wirft einige ethische und moralische Fragen auf. Was begründet Aussichtslosigkeit? Was genau soll unterlassen werden? Wer soll entscheiden, und wer soll beratend hinzugezogen werden? Wer soll informiert werden?

4.1 Was begründet Aussichtslosigkeit?

Aussichtslosigkeit kann gegeben sein, wenn eine Reanimation keine Verlängerung eines Lebens mit einer für den Patienten akzeptablen Qualität erbringen würde. Prädiktoren für das Nichtüberleben nach Reanimationsversuchen wurden zwar publiziert, aber keiner hat bei Anwendung an einer unabhängigen Kontrollgruppe einen ausreichenden prädiktiven Wert erreichen können. Die Ergebnisse in einer Gruppe, in der Reanimationsversuche durchgeführt wurden, hängen zudem von Systemfaktoren ab, wie der Zeit bis zur CPR und der Zeit bis zur Defibrillation. Es ist schwer vorherzusagen, wie diese Faktoren das individuelle Ergebnis beeinflussen.

Letztendlich müssen Entscheidungen getroffen werden. Es wird Grauzonen geben, in denen subjektive Abwägungen gefragt sind, hinsichtlich Patienten mit Begleiterkrankungen wie Herzinsuffizienz und schwerer respiratorischer Beeinträchtigung, mit Asphyxie, schwerem Trauma, Kopfverletzungen und neurologischen Erkrankungen. Das Alter des Patienten kann die Entscheidung beeinflussen, obwohl das Alter an sich nur ein relativ schwacher unab-hängiger Prädiktor für das Outcome ist. Andererseits ist Alter häufig mit Komorbidität assoziiert, und dies hat durchaus einen Einfluss auf die Prognose.

4.2 Was genau soll unterlassen werden?

Eine DNAR-Anweisung (Do Not Attempt Resuscitation = kein CPR-Versuch) bedeutet, dass im Fall eines Atem- oder Kreislaufstillstands keine CPR begonnen werden soll – ansonsten bedingt sie keine weiteren Einschränkungen. Andere erforderliche und indizierte Behandlungen, besonders zur Schmerzlinderung und Sedierung, sollen fortgesetzt werden. Ebenso werden Beatmung und Sauerstofftherapie, Ernährung, Antibiotika, Infusionen, Vasopressoren etc. gemäß der Indikationen weitergeführt. Jegliche Anweisungen zum Abbruch oder zur Unterlassung derartiger Behandlungen sollen unabhängig von DNAR-Anweisungen getroffen werden.

Über Jahre hinweg wurden DNAR-Anweisungen in vielen Ländern von einzelnen Ärzten geschrieben – häufig, ohne den Patienten, die Angehörigen oder andere Mitglieder des Behandlungsteams zu informieren bzw. einzubeziehen. Heutzutage existieren in vielen Ländern eindeutige Leitlinien für die Erstellung von DNAR-Anweisungen. Im Allgemeinen fordern diese Anleitungen die Mitwirkung der Patienten und/oder der Angehörigen.

4.3 Wer soll entscheiden, auf einen Reanimationsversuch zu verzichten, und wer soll konsultiert werden?

Die Gesamtverantwortung für diese Entscheidung liegt im Allgemeinen beim ranghöchsten Arzt im Behandlungsteam, jeweils nach entsprechenden Beratungen mit den anderen beteiligten Ärzten und medizinischen Fachkräften.

Die Menschen haben aus ethischer und gesetzlicher Sicht das Recht, in Entscheidungen hinsichtlich ihrer Person einbezogen zu werden. Die Ansichten eines mental kompetenten Patienten sollen erfragt und beachtet werden, es sei denn, es gibt rechtfertigende Gründe, anders zu verfahren. Nicht jeder Patient muss mit der Diskussion über Wiederbelebungsversuche konfrontiert werden. Ein Beispiel wäre, wenn kein Herzkreislaufstillstand zu erwarten ist oder wenn der Patient sich in der Finalphase einer unheilbaren Erkrankung befindet, bei der CPR-Maßnahmen unangemessen wären, weil sie keinen Nutzen erwarten ließen.

Es hat sich bewährt, auch Angehörige zu beteiligen, selbst wenn diese rechtlich gesehen kein Mitwirkungsrecht bei der Entscheidung haben. Bevor Angehörige in die Diskussion einbezogen werden, soll ein mental kompetenter Patient immer zuerst gefragt und seine Zustimmung eingeholt werden. Verweigert ein mental kompetenter Patient die Weitergabe von Informationen an seine Angehörigen, muss dies respektiert werden.

Falls Patienten, die nicht mehr entscheidungsfähig sind, vorsorglich einen gesetzlichen Vertreter (z. B. einen Notar oder gesetzlichen Betreuer) bestimmt haben, der befugt ist, Entscheidungen in ihrem Namen zu fällen, sind deren Ansichten beim Abwägen der Risiken und Nachteile von CPR-Maßnahmen zu erfragen.

In bestimmten Situationen besteht bei nicht entscheidungsfähigen Patienten ohne Betreuung die rechtliche Notwendigkeit, behördliche Stellen einzubinden. Häufig bedeutet dies die gerichtliche Ernennung eines gesetzlichen Betreuers, der für bestimmte Aufgabenbereiche Entscheidungen im Sinne des Patienten trifft. In Notfallsituationen ist es im Allgemeinen nicht mehr möglich, eine Betreuung einzurichten oder den Betreuer zu kontaktieren. In diesen Fällen müssen auf Basis des vermuteten Patientenwillens alle Entscheidungen getroffen und alle Überlegungen vollständig und nachvollziehbar dokumentiert werden.

Bei Meinungsverschiedenheiten zwischen dem Behandlungsteam, dem Patienten und seinen Vertretern kann häufig eine Lösung durch ausführliche Gespräche und Erläuterungen gefunden werden. Manchmal kann die Einholung einer zweiten unabhängigen medizinischen Meinung hilfreich sein. Entscheidungen von gesetzlichen Einrichtungen sind häufig mit Verzögerungen und Unsicherheiten behaftet, besonders bei durch Gegnerschaft geprägter Rechtsprechung (z. B. im angloamerikanischen Rechtssystem). Sie sollten nur herbeigeführt werden, falls zwischen den beteiligten Parteien unüberbrückbare Gegensätze bestehen. In besonders schwierigen Fällen könnte der Oberarzt/Chefarzt seine Standesorganisation um eine rechtliche Einschätzung ersuchen.

4.4 Wer soll informiert werden?

Sobald die Entscheidung getroffen ist, muss sie deutlich an alle Beteiligten kommuniziert werden, dies schließt den Patienten mit ein. Falls der Patient es nicht ablehnt, soll die Entscheidung auch seinen Angehörigen mitgeteilt werden. Die Entscheidung an sich, die dafür sprechenden Gründe sowie eine Auflistung der an den Diskussionen beteiligten Personen sollen in der Patientenakte dokumentiert werden – idealerweise auf einem speziellen DNAR-Formular – dabei soll das genaue Datum festgehalten werden, an dem die Entscheidung gefällt wurde. Die Festlegungen sollen ebenfalls im Pflegebericht dokumentiert werden, falls es sich hierbei um ein separates Dokument handelt. Die Entscheidung muss allen mitgeteilt werden, die an der Versorgung des Patienten beteiligt sind.

5. Gespräche mit Patienten und ihren Angehörigen über Wiederbelebungsentscheidungen

Während es generell ratsam ist, den Patienten und seine Angehörigen über alle Behandlungsentscheidungen zu informieren und diese zu begründen, soll dies jedoch nicht ohne reifliche Überlegungen erfolgen. Auf der anderen Seite kann es manchmal unnötig sein, jeden Patienten darüber zu informieren, dass über ihn eine DNAR-Entscheidung getroffen wurde, weil ein Wiederbelebungsversuch aussichtslos wäre, das Gespräch eine unnötige seelische Belastung für den Patienten darstellen würde oder weil dies dem Patienten nur einen geringen oder gar keinen Nutzen bringen würde. Auch wenn die Angehörigen einbezogen werden sollen, müssen doch die Wünsche des Patienten auf Vertraulichkeit gewahrt bleiben.

6. Gespräche mit dem Behandlungsteam über Wiederbelebungsentscheidungen

Eindeutige Absprachen im Behandlungsteam sind ein sehr wichtiger Bestandteil einer qualitativ hochwertigen und sicheren Gesundheitsversorgung. Wenn eine DNAR-Entscheidung getroffen wurde, sollen die Gründe der Entscheidung, die beteiligten Personen und Einzelheiten der Inhalte der geführten Diskussionen mit Patienten und Angehörigen dokumentiert werden. Für den Fall eines plötzlichen Kreislaufstillstands soll die DNAR-Entscheidung eindeutig und für jeden sofort auffindbar in den Patientenunterlagen zu finden sein. Mittlerweile haben die meisten europäischen Länder Standards zur Dokumentation von Wiederbelebungsentscheidungen entwickelt. Früher wurden begrenzende Wiederbelebungsentscheidungen als Do-Not-Resuscitate(DNR = keine Wiederbelebung)-Entscheidungen bezeichnet. Später wurde der Begriff DNR durch DNAR (Do-Not-Attempt Resuscitation = kein Wiederbelebungsversuch) ersetzt, um die Realität besser abzubilden, dass Reanimationsversuche oftmals erfolglos sein werden. Leider wurde in der Vergan-genheit das Vorhandensein einer begrenzenden Wiederbelebungsentscheidung zum Anlass genommen, um fälschlicherweise andere wichtige und notwendige Behandlungen zu unterlassen. Um hier Klarheit zu schaffen, wurde der Begriff DNACPR (Do-Not-Attempt-CPR = kein CPR-Versuch) vorgeschlagen. Damit soll verdeutlicht werden, dass nur die CPR-Maßnahmen zu unterlassen sind, aber alle anderen notwendigen Behandlungen durchgeführt werden. Jeder ALS-Anwender soll sich bewusst sein, dass Wiederbelebungsentscheidungen vollständig, klar und unmissverständlich dokumentiert sein müs-sen. Auf keinen Fall darf dem Patienten wegen einer Aufzeichnung oder durch eigene oder fremde Handlungen eine notwendige Behandlung vorenthalten werden. In den Unterlagen des ERC wird der Begriff DNAR verwendet. Von der Definition ist er identisch und austauschbar mit dem Begriff DNACPR, der gleichfalls häufig Anwendung findet.

7. Wann eine Reanimation abgebrochen werden soll

Die Mehrheit der Reanimationsversuche bleibt erfolglos und muss abgebrochen werden. Sobald klar wird, dass die Wiederbelebungsmaßnahmen nicht erfolgreich sein werden, kann die Entscheidung zum Abbruch erfolgen. Die Entscheidung, die Reanimationsbemühungen zu beenden, wird von etlichen Faktoren beeinflusst. Dazu gehören die Anamnese und die zu erwartende Prognose, der aktuelle Herzrhythmus im EKG, die Wirkung oder fehlende Wirkung der initialen Maßnahmen und die Dauer des laufenden Wiederbelebungsversuchs (besonders bei Asystolie im EKG – siehe unten). Manchmal stellt sich erst im Verlauf der Reanimation heraus, dass die Situation wegen der zugrunde liegenden Ursache aussichtslos ist. In diesen Fällen ist ein Beenden der CPR-Maßnahmen angemessen.

Im Allgemeinen soll eine Reanimation fortgesetzt werden, solange ein schockbarer Rhythmus oder andere reversible Ursachen vorliegen. Es ist allgemein anerkannt, dass eine länger als 20 Minuten andauernde Asystolie, ohne Vorliegen von reversiblen Ursachen und bei vollständig durchgeführten ALS-Maßnahmen, den Abbruch weiterer Versuche begründet. In diesem Fall machen CPR-Maßnahmen keinen Sinn mehr.

Die Entscheidung zum Abbruch der Wiederbelebungsversuche wird vom Behandlungsteamleiter getroffen, aber zuvor soll dieser sich mit den anderen Teammitgliedern besprochen haben. Letztendlich basiert die Entscheidung auf der klinischen Einschätzung, dass der Kreislaufstillstand des Patienten auf erweiterte lebensrettende Maßnahmen nicht anspricht.

8. Entscheidungen durch Rettungsfachpersonal

Viele Fälle eines außerklinischen Kreislaufstillstands werden in Ländern ohne ärztliche Beteiligung am Rettungsdienst von Rettungssanitätern (Emergency Medical Technicians) oder Paramedics versorgt, die bei der Festlegung, ob eine Reanimation aussichtslos ist und wann sie abgebrochen werden soll, in einer vergleichbaren Zwickmühle stecken. Im Allgemeinen wird bei einem außerklinischen Kreislaufstillstand mit der Reanimation begonnen, es sei denn, dass eine gültige gegenteilige Patientenverfügung vorliegt oder dass die Aussichtslosigkeit der Reanimation eindeutig ist, etwa in Fällen tödlicher Verletzungen wie Kopfabtrennung oder Körperdurchtrennung, bekannter längerer Submersion, Verbrennung bis zur Unkenntlichkeit oder Vorliegen von Leichenstarre und Leichenflecken. In derartigen Fällen stellt das Rettungsfachpersonal den Tod fest, bescheinigt aber keine Todesursache (die in den meisten Ländern nur durch einen Arzt oder Leichenbeschauer erfolgen kann).

Wann aber soll die Entscheidung, einen Reanimationsversuch abzubrechen, getroffen werden? Sollen in ALS ausgebildete Paramedics in der Lage sein, den Tod festzustellen, wenn der Patient nach 20 Minuten trotz durchgeführter ALS-Maßnahmen in der Asystolie verbleibt? In einigen Ländern, einschließlich UK, dürfen Paramedics in dieser Situation den Reanimationsversuch beenden. Das strikt zu befolgende Protokoll verlangt, dass gewisse Faktoren, die auf eine geringe Überlebenschance hinweisen könnten (wie z. B. Hypothermie) nicht vorhanden sind. Die Diagnose der Asystolie muss ebenfalls ohne jeden Zweifel gestellt und mit EKG-Aufzeichnungen dokumentiert werden *(Kapitel 14)*.

Ähnliche Entscheidungen, nämlich ob eine Reanimation zu beginnen oder ob der Tod bereits eingetreten und irreversibel ist, können von erfahrenen Pflegekräften getroffen werden, die in der Gemeinde, in Pflegeheimen oder Hospizen arbeiten, wo häufig chronisch oder terminal erkrankte Bewohner leben. Wann immer möglich, sollen die Gespräche und Entscheidungen über Wiederbelebungsmaßnahmen im Vorfeld – bevor sie nötig sind – und im Rahmen gezielter Versorgungsplanungen getroffen werden. In einigen Situationen kann es auch angemessen sein, wenn eine erfahrene Pflegekraft Gespräche über CPR-Maßnahmen führt und entsprechende Aufzeichnungen und Anordnungen im Auftrag des Patienten für das Behandlungsteam dokumentiert.

9. Besondere Situationen

Besondere Situationen, etwa eine Hypothermie zum Zeitpunkt des Kreislaufstillstands, steigern die Chancen einer vollständigen Erholung ohne neurologische Schäden. In diesen Situationen sind die normalen Prognosekriterien (z. B. eine über 20 Min. andauernde Asystolie) nicht anwendbar, und die erweiterten lebensrettenden Maßnahmen müssen bis zur Korrektur der behandelbaren Ursachen (z. B. Erreichen einer Normothermie) fortgeführt werden.

10. Abbruch der Behandlung nach einem erfolgreichen Reanimationsversuch

Bei einem Patienten, der nach Wiedererlangung eines Spontankreislaufs komatös bleibt, ist es schwierig, in den ersten 3 Tagen das Ausmaß einer möglichen Genesung oder das endgültige neurologische Resultat vorherzugsagen. Generell sollen in dieser Zeit alle unterstützenden Maßnahmen fortgesetzt werden. Erst danach kann eine Prognosestellung mit größerer Verlässlichkeit erfolgen. Dieses Thema wird detailliert im Kapitel 13 behandelt.

DIE WICHTIGSTEN LERNZIELE – ZUSAMMENFASSUNG

- Bei einem Kreislaufstillstand sind CPR-Maßnahmen unverzüglich und effektiv zu beginnen.
- Beim Vorliegen einer gültigen Vorausverfügung, die einen Verzicht auf CPR-Maßnahmen (DNAR) verfügt, haben Wiederbelebungsversuche zu unterbleiben.
- Bei Aussichtslosigkeit auf Erfolg sind Wiederbelebungsversuche unangebracht.
- Ein begonnener Wiederbelebungsversuch soll beendet werden, wenn anhaltende lebensrettende Maßnahmen keinen Erfolg bringen.
- Alle Entscheidungen über Wiederbelebungsmaßnahmen sollen sorgfältig erwogen, vollständig dokumentiert und mit allen Beteiligten effektiv kommuniziert werden.
- Andere notwendige Behandlungen dürfen dem Patienten aufgrund einer DNAR-Entscheidung nicht vorenthalten werden.

LITERATUR

- Bossaert L et al. European Resuscitation Council Guidelines for Resuscitation 2015
- Section 11. The ethics of resuscitation and end-of-life decisions. 10.1016/j.resuscitation.2015.07.033; p301 - p310
- Baskett PJ, Lim A. The varying ethical attitudes towards resuscitation in Europe. Resuscitation

Kapitel 17

Unterstützung der Angehörigen bei einem Todesfall

LERNZIELE

- Unterstützung von Angehörigen, die Zeuge eines Reanimationsversuchs sind
- Betreuung von Angehörigen bei einem Trauerfall
- Religiöse und kulturelle Bedürfnisse bei einem Todesfall
- Rechtliche Aspekte und das praktische Vorgehen nach Eintritt des Todes

In diesem Kapitel schließt der Begriff „Angehörige" auch enge Freunde und andere wichtige Personen mit ein.

1. Einleitung

Beim außerklinischen Kreislaufstillstand wird die Reanimation häufig von einem engen Freund oder Verwandten des Patienten begonnen. Es kann sein, dass diese Personen bei dem Patienten bleiben möchten.

Für viele Angehörige ist es belastender, in diesen kritischen Momenten von ihrem Familienmitglied getrennt zu sein, als Zeuge des Wiederbelebungsversuchs zu werden. Im Einklang mit den derzeitigen Bestrebungen zu transparenteren Behandlungsabläufen sollen profes-sionelle Helfer die Bedürfnisse von Patienten und deren Verwandten berücksichtigen.

Im Fall eines erfolglosen Reanimationsversuchs ergeben sich für anwesende Angehörige einige vorteilhafte Aspekte:

- Es hilft ihnen, mit der Realität des Todes fertigzuwerden, und verhindert eine anhaltende Verleugnung der Ereignisse. Damit trägt das zu einer effektiveren Trauerbewältigung bei.
- Sie können mit der sterbenden Person sprechen, während diese sie vielleicht noch hören kann.
- Sie werden nicht durch die Trennung von einem geliebten Menschen belastet,

wäh-rend sie das Bedürfnis haben, anwesend zu sein.

- Sie sehen, dass alles, was möglich war, für den Sterbenden getan wurde. Dies trägt dazu bei, dass sie die Realität der Situation besser verstehen können.
- Sie können den Verstorbenen berühren und mit ihm sprechen, während der Körper noch warm ist.

Die Anwesenheit von Angehörigen birgt auch potenzielle Nachteile:

- Der Reanimationsversuch kann seelische Belastungen hervorrufen, besonders wenn die Personen nicht ausreichend informiert werden.
- Sie können das Team, das den Wiederbelebungsversuch durchführt, physisch oder emotional behindern. Beobachtete Handlungen oder Bemerkungen des Personals können trauernde Angehörige verletzen.
- Die Erinnerung an die Ereignisse kann Verstörungen hervorrufen, obwohl sich gezeigt hat, dass die Fantasie schlimmer ist als die erlebte Realität. Das Team soll während und nach dem Eintritt des Todes auf die Erwartungen der Trauernden und ihren kulturellen Hintergrund Rücksicht nehmen.
- Einige Angehörige zeigen ihre Gefühle vielleicht in Worten oder Gesten, während andere den Wunsch haben können, ruhig da zu sitzen oder religiöse Texte zu lesen. Das Team muss genügend Einsicht, Kenntnisse und Geschick haben, um diese Bedürfnisse zu antizipieren und potenzielle Probleme zu erkennen.

2. Die Einbindung von Verwandten und Freunden

Die Betreuung und Rücksichtnahme auf die Angehörigen während der Reanimation wird immer wichtiger, je invasiver das Vorgehen wird. Ein angemessen qualifiziertes Mitglied des Notfallteams, das nicht aktiv in den Reanimationsversuch eingebunden ist, soll den anwesenden Angehörigen während der Wiederbelebung zur Seite stehen. Folgende Schutzmaßnahmen sollten beachtet werden:

- Erklären Sie die Schwierigkeit der Situation. Stellen Sie sicher, dass die Angehörigen verstehen, dass sie die Wahl haben, ob sie während der Wiederbelebung anwesend sein wollen oder nicht. Vermeiden Sie es, Schuldgefühle hervorzurufen, egal wie auch immer die Entscheidung ausfallen mag.
- Erklären Sie den Angehörigen, dass man sich um sie kümmern wird, unabhängig davon, ob sie bei der Reanimation dabei sein möchten oder nicht. Stellen Sie sicher, dass Sie sich vorgestellt haben und die Angehörigen die Namen der Beteiligten kennen.
- Erklären Sie ganz deutlich, was in Bezug auf die Krankheit oder Verletzung vorgefal-len ist und welcher Anblick die Angehörigen erwartet, wenn sie den Raum betreten.
- Vergewissern Sie sich, dass die Angehörigen verstanden haben, dass sie jederzeit weggehen und wiederkommen können und immer begleitet werden.

- Bitten Sie die Verwandten, nicht in den Ablauf der Reanimation einzugreifen, aber geben Sie ihnen die Möglichkeit, den Patienten zu berühren, wenn ihnen gesagt wird, dass dabei keine Gefahr besteht.

- Erklären Sie die Maßnahmen in einfachen Worten. Sollte der Wiederbelebungsversuch erfolglos sein, erklären Sie Gründe, warum die Maßnahmen abgebrochen werden.

Wenn der Patient verstirbt, erklären Sie den Angehörigen, dass es eine kurze Phase geben kann, in der das medizinische Material entfernt wird. Danach dürfen sie wieder eintreten, um in Ruhe mit dem Verstorbenen zusammen sein zu können. Unter Umständen kann es auch vorkommen, dass für den Rechtsmediziner verschiedene Gegenstände an ihrem Platz verbleiben müssen. Geben Sie den Verwandten Zeit, über das Geschehene nachzudenken, und die Möglichkeit, weitere Fragen zu stellen.

Krankenhäuser sollen entsprechend ihren jeweiligen Gegebenheiten Verfahrensweisen entwickeln, um Angehörigen die Möglichkeit zu geben, den Reanimationsversuch an ihrem geliebten Menschen beobachten zu können.

3. Betreuung der Hinterbliebenen

Eine mitfühlende Betreuung der Hinterbliebenen erleichtert den Trauerprozess. Passen Sie die folgenden Überlegungen an die betroffene Familie und deren kulturelle Bedürfnisse an:

- frühen Kontakt mit einer Person herstellen, üblicherweise einer Pflegekraft,

- Bereitstellung eines angemessenen Wartebereichs für die Angehörigen, z.B. ein Angehörigen-Zimmer,

- die schlechten Nachrichten mitfühlend überbringen und auf eine geeignete Unter-stützung der Trauerreaktion vorbereitet sein,

- für Angehörige die Möglichkeit schaffen, den Toten noch einmal zu sehen,

- religiöse und seelsorgerische Bedürfnisse beachten,

- rechtliche und praktische Abläufe bedenken,

- Nachbesprechungen und Unterstützungsangebote für die Teammitglieder anbieten.

3.1 Frühen Kontakt mit einer Person herstellen

Idealerweise soll dies die Person sein, welche die Angehörigen während des Wiederbelebungsversuches betreut hat. Falls die Angehörigen bei dem Reanimationsversuch nicht dabei waren, muss ihnen trotzdem ein Mitglied des Teams zur Unterstützung zugewiesen werden. Bei der Kommunikation zwischen Rettungsdienst und aufnehmendem Krankenhaus soll sichergestellt werden, dass die Ankunft der Angehörigen erwartet wird. Eine warme, freundliche und vertrauensvolle Begrüßung wird dazu beitragen, eine offene und ehrliche Beziehung herzustellen.

3.2 Bereitstellung eines geeigneten Raums

Damit die Verwandten Fragen stellen und ihre Gefühle offen ausdrücken können, soll dieser Raum ein angemessenes Ambiente, Platz und Privatsphäre bieten.

3.3 Mitteilung schlechter Nachrichten und Unterstützung der Trauerreaktion

Eine unkomplizierte und ehrliche Herangehensweise hilft, mehrdeutige Mitteilungen zu vermeiden. Schlechte Nachrichten sollen von der am besten geeigneten Person überbracht werden; das muss nicht unbedingt ein Arzt sein. Es ist auch möglich, dass das Teammitglied, das sich um die Angehörigen gekümmert hat, die Nachricht überbringt, obwohl es für die Verwandten hilfreich sein kann, auch noch mit einem Arzt zu sprechen. Dazu soll immer Gelegenheit geboten werden. Beachten Sie die folgenden Punkte, wenn Sie sich auf das Gespräch mit den Angehörigen vorbereiten:

- Bereiten Sie sich selbst physisch und mental vor. Kontrollieren Sie Ihre Kleidung auf Blutspuren, waschen Sie Ihre Hände und bringen Sie Ihre Kleidung in Ordnung.
- Vergewissern Sie sich, dass Sie mit den richtigen Verwandten sprechen, und stellen Sie deren Beziehung zum Verstorbenen fest. Finden Sie heraus, was diese bereits wissen, und bauen Sie darauf das Gespräch auf.
- Setzen Sie zur Unterstützung dessen, was Sie sagen, einen geeigneten Tonfall und eine nonverbale Ausdrucksweise ein. Lächeln, Nicken, Blickkontakt, Körperkontakt, Gesichtsausdruck und Gesten können die verbale Kommunikation unterstützen.
- Verwenden Sie einfache Wörter, und vermeiden Sie medizinische Fachausdrücke und Plattitüden, die für den Angehörigen bedeutungslos sind.
- Setzen oder positionieren Sie sich so neben den Angehörigen, dass Sie auf einer Höhe mit ihm sind.
- Beginnen Sie nicht mit einer langen Einleitung oder einer Befragung der Verwandten etwa über den Gesundheitszustand vor dem Tod. Die Angehörigen wollen sofort wissen, ob ihr Familienmitglied noch lebt oder nicht.
- Verwenden Sie Wörter wie „tot", „gestorben" oder „Tod" zum frühestmöglichen Zeit-punkt, und wiederholen Sie diese mindestens noch bei einer weiteren Gelegenheit, damit keine Unklarheit entstehen kann.
- Haben Sie keine Angst vor einer Pause mit Schweigen, wenn die Nachricht ausgesprochen ist und die Fakten verarbeitet werden.
- Seien Sie auf die verschiedenen Möglichkeiten von Reaktionen/Emotionen vorberei-tet, mit denen Sie nach Mitteilung der Nachricht konfrontiert werden können.

3.4 Mögliche Reaktionen auf Trauer beinhalten:

- akute emotionale Belastung/Schock,

- Wut,
- Verleugnung/Unglaube,
- Schuld,
- Starre.

Diese Stadien sind nicht linear, und Einzelpersonen können von einem zum anderen springen oder zu einem Stadium wiederholt zurückgehen. Das Geschlecht der trauernden Person, das Alter und der kulturelle Hintergrund werden die Trauerreaktion beeinflussen. Kulturelle Bedürfnisse müssen respektiert werden, und wo möglich sollen schriftliche Leitlinien bezüglich bestimmter ethnischer Gruppen verfügbar sein.

3.5 Die Möglichkeit schaffen, den Toten noch einmal zu sehen

Trauernde Angehörige möchten den Verstorben häufig noch einmal sehen. Diese Erfahrung wird maßgeblich vom optischen Zustand des Toten geprägt. Klären Sie Angehörige über das zu erwartende Bild auf, bevor diese den Toten sehen. Trauernde sind über medizinische Geräte und Ausrüstung weniger betroffen, als allgemein angenommen wird. Warnen Sie die Angehörigen vor, falls der Verstorbene verstümmelnde Verletzungen erlitten hat. Die physische Anwesenheit beim Verstorbenen wird den Hinterbliebenen helfen, den Trauerprozess zu bewältigen. Stellen Sie sicher, dass der Tote berührt bzw. gehalten werden kann. Ein Mitarbeiter soll die Angehörigen während der Verabschiedung begleiten und in der Nähe bleiben, um bei Bedarf Unterstützung anzubieten oder Informationen zu geben.

3.6 Religiöse Erfordernisse, rechtliche und praktische Verfahrensweis-en

Unterschiede im Umgang mit der Leiche und im Ausdruck von Trauer werden von der reli-giösen Gesinnung des Patienten bestimmt. Der Glaube, die Wertvorstellungen und Rituale des Patienten und seiner Angehörigen sollen vom Reanimationsteam bedacht werden. Behandlungen unter Berücksichtigung kultureller Besonderheiten gewinnen immer mehr an Bedeutung. Sie sind ein Ausdruck für die Wertschätzung und den Respekt für kulturelle und religiöse Bedürfnisse von Patienten. Üblicherweise sind religiöse Vertreter des Glaubens oder der Konfession des Patienten im Krankenhaus verfügbar. Krankenhausseelsorger sind eine wichtige Quelle der Kraft und Information für die Familien und das Personal. Gebete, Segnungen, religiöse Akte und Prozeduren sind wichtig, um sicherzustellen, dass die Angehörigen nicht noch weiter belastet werden.

Rechtliche und praktische Verfahrensweisen sind genauso wichtig. Diese beinhalten:

- Verständigung des Leichenbeschauers oder einer anderen Behörde,
- Verständigung des Hausarztes des Patienten,
- Entscheidung über Organspenden,
- Bereitstellung von Informationen über das Vorgehen bei einem Todesfall,

- Einbeziehung eines religiösen Beistands,
- Rückgabe von Eigentum und Wertsachen des Patienten nach den Krankenhausrichtlinien,
- Informationen über die verfügbaren Sozialdienste,
- Informationen hinsichtlich einer Obduktion, falls dies relevant sein sollte,

- Betreuungsangebote, die langfristige Betreuungsmodelle beinhalten können,
- für jegliche weitere Fragen von Angehörigen den Namen und die Telefonnummer eines Mitarbeiters als Kontaktperson aushändigen.

LERNZIELE – ZUSAMMENFASSUNG

- Viele Angehörige wünschen sich die Möglichkeit, bei Wiederbelebungsversuchen anwesend zu sein. Dadurch kann die Trauerarbeit positiv beeinflusst werden.
- Die Kommunikation mit trauernden Angehörigen soll ehrlich, gut verständlich und unterstützend sein.

LITERATUR

- Bossaert L, Perkins GD, Askitopoulou H, et al. European Resuscitation Council Guidelines for Resuscitation 2015 Section 11 The Ethics of Resuscitation and End-of-Life Decisions. 10.1016/j.resuscitation.2015.07.033; p301 - p310
- Axelsson A, Zettergren M, Axelsson C. Good and bad experiences of family presence during acute care and resuscitation. What makes the difference? Eur J Cardiovasc Nurs 2005;4:161-9.
- Kent H, McDowell J. Sudden bereavement in acute care settings. Nursing Standard 2004;19:6.
- McMahon-Parkes, K: Moule, P; Benger, J The views and preferences of resuscitated and non resuscitated patients towards family witnessed resuscitation : a qualitative study. International Journal Nursing Studies. 2009; 46 (2): 220-229.
- Moons P European Nursing Organizations stand up for family presence during cardiopulmonary resuscitation: A joint position statement. International perspectives on cardiovascular nursing 2008:136 -139.
- Resuscitation Council (UK). Should relatives witness resuscitation? London, Resuscitation Council (UK), 1996.
- Royal College of Nursing. Witnessing Resuscitation: Guidance for Nursing Staff. Royal College of Nursing, London, April 2002.
- Watts, J Death, Dying and Bereavement: Issues for practice. Dunedin 2010.

ANHANG A

Medikamente während des Kreislaufstillstands

Medikament	Defibrillierbar (VF/pulslose VT)	Nicht defibrillierbar (PEA/Asystolie)
Adrenalin	• Dosierung: 1 mg (10 ml 1 : 10.000 oder 1 ml 1 : 1.000) i.v./i.o. • Nach dem 3. Schock verabreichen, falls i.v.-/i.o.-Zugang vorhanden ist • Alle 3–5 Min. wiederholen (jeder 2. Zyklus) • Ohne Unterbrechung der Thoraxkompressionen verabreichen	• Dosierung: 1 mg (10 ml 1 : 10.000 oder 1 ml 1 : 1.000) i.v./i.o. • Sofort verabreichen, sobald i.v./i.o.-Zugang vorhanden ist • Alle 3–5 Min. wiederholen (jeder 2. Zyklus) • Ohne Unterbrechung der Thoraxkompressionen verabreichen
	Adrenalin ist seit 45 Jahren das primäre Sympathomimetikum für die Therapie des Herzstillstands. Seine alphaadrenergen Effekte bewirken eine systemische Vasokonstriktion, welche die makrovaskulären koronaren und zerebralen Perfusionsdrücke erhöht. Die betaadrenerge Wirkung von Adrenalin (inotrop, chronotrop) kann den koronaren und zerebralen Blutfluss erhöhen. Die gleichzeitige Erhöhung des myokardialen Sauerstoffverbrauchs und das Auftreten von ektopen ventrikulären Herzrhythmusstörungen (besonders, wenn eine Azidose vorliegt), eine vorübergehende Hypoxämie wegen pulmonal-arterio-venöser Shunts, eine verminderte Mikrozirkulation und eine erhöhte myokardiale Dysfunktion nach dem Herzstillstand können die oben genannten Vorteile aufheben. Der Einsatz von Adrenalin führt zu mehr Rhythmusveränderungen, sowohl bei VF als auch PEA. Obwohl es keine Beweise für eine Verbesserung des Langzeitergebnisses durch die Verwendung von Adrenalin gibt, rechtfertig das verbesserte kurzfristige Überleben in einigen Studien, dass Adrenalin weiterhin verwendet wird.	
Amiodaron	• Dosierung: 300 mg i.v. (als Bolus) • Nach dem 3. Schock verabreichen, falls i.v./i.o.-Zugang vorhanden ist • Weitere 150 mg nach 5. Schock	• Nicht bei PEA oder Asystolie geben
	Amiodaron ist ein membranstabilisierendes Antiarrhythmikum, das die Dauer des Aktionspotenzials und die Refraktärzeit im atrialen und ventrikulären Myokard erhöht. Die atrioventrikuläre Überleitung wird verlangsamt, und der gleiche Effekt wird bei akzessorischen (= zusätzlichen) Leitungsbahnen beobachtet. Amiodaron hat eine leicht negativ inotrope Wirkung und verursacht eine periphere Vasodilatation durch eine nicht kompetitive alphablockierende Wirkung. Die Hypotonie, die durch die intravenöse Gabe von Amiodaron auftritt, ist proportional zur Geschwindigkeit der Verabreichung und ist eher durch das Lösungsmittel verursacht, als durch das Medikament selbst. Wenn Amiodaron nicht verfügbar ist, erwägen Sie bei Vorliegen von VF/pVT die Gabe von Lidocain in einer Anfangsdosis von 100 mg (1 bis 1,5 mg/kg KG) nach dem 3. Schock. Falls nötig, kann ein zusätzlicher Bolus von 50 mg gegeben werden. Die Gesamtdosis soll 3 mg/kg KG während der ersten Std. nicht übersteigen.	

<table>
<tr><th>Medikament</th><th>Defibrillierbar (VF/pulslose VT)</th><th>Nicht defibrillierbar (PEA/Asystolie)</th></tr>
<tr><td rowspan="2">Magnesium</td><td>• Dosierung: 2 g peripher i.v.
• Evt. nach 10–15 Min. wiederholen
• Indiziert bei VT, Torsades de pointes oder Digoxin-Vergiftung mit gleichzeitiger Hypomagnesiämie</td><td>• Dosierung: 2 g peripher i.v.
• Evt. nach 10–15 Min. wiederholen
• Indiziert bei supraventrikulärer Tachykardie oder Digoxin-Vergiftung mit gleichzeitiger Hypomagnesiämie</td></tr>
<tr><td colspan="2">Magnesium fördert die neurochemische Übertragung. Es vermindert die Freisetzung des Neurotransmitters Acetylcholin und reduziert die Empfindlichkeit der motorischen Endplatte. Magnesium verbessert auch die Kontraktionskraft des Myokards nach einer Ischämie und kann die Infarktgröße begrenzen.</td></tr>
<tr><td rowspan="2">Calcium</td><td>• Nicht bei VF/pVT geben</td><td>• Dosierung: 10 ml 10-%iges Calciumchlorid (6,8 mmol Ca^{2+}) i.v.
• Nur indiziert bei einer PEA, wenn verursacht durch Hyperkaliämie, Hypokalzämie oder Calciumkanalblocker-Überdosierung</td></tr>
<tr><td colspan="2">Calcium spielt eine wichtige Rolle bei den zellulären Mechanismen der Herzmuskelkontraktion. Hohe Plasmakonzentrationen, die direkt nach der Injektion erreicht werden, können jedoch für das ischämische Myokard schädlich sein und die zerebrale Erholung beeinträchtigen. Calciumlösungen dürfen nicht gleichzeitig mit Natriumbikarbonat über den gleichen Zugang gegeben werden.</td></tr>
<tr><td rowspan="2">Natriumbikarbonat</td><td colspan="2">• Dosierung: 50 mmol (50 ml einer 8,4-%igen Lösung) i.v.
• Soll nicht routinemäßig beim Herzstillstand gegeben werden.
• Erwägen Sie die Gabe bei defibrillierbaren und nicht defibrillierbaren Rhythmen:
- wenn ein Herzstillstand infolge einer Hyperkaliämie vorliegt,
- wenn eine Trizyklika-Überdosierung vorliegt.
Dosis bei Bedarf wiederholen, aber gesteuert durch Blutgasanalyse.</td></tr>
<tr><td colspan="2">Ein Kreislaufstillstand führt zu einer kombinierten respiratorischen und metabolischen Azidose, weil der pulmonale Gasaustausch versiegt und der Zellstoffwechsel anaerob wird. Die beste Behandlung einer Azidose im Kreislaufstillstand sind Thoraxkompressionen. Die Beatmung ist dabei ebenfalls von gewissem Nutzen. Die Gabe von Natriumbikarbonat verursacht die Bildung von Kohlendioxid, welches schnell in die Zellen diffundiert. Dies hat folgende Auswirkungen:
• Es verschlimmert die intrazelluläre Azidose.
• Es entsteht eine negativ inotrope Wirkung auf das ischämische Myokard.
• Es kommt zu einer ausgeprägten, osmotisch aktiven Natriumbelastung für einen bereits beeinträchtigten Kreislauf und für das Gehirn.
• Es entsteht eine Verschiebung der Sauerstoffbindungskurve nach links, was zu einer weiteren Hemmung der Freisetzung von Sauerstoff an das Gewebe führt.
Natriumbikarbonat darf nicht über denselben Zugang wie Calciumlösungen gegeben werden.</td></tr>
<tr><td>Infusionslösungen</td><td colspan="2">Wenn eine Hypovolämie vermutet wird, sollen rasch Infusionslösungen infundiert werden. Während der Reanimation existieren keine klaren Vorteile für die Verwendung von Kolloiden, weshalb eine isotone Vollelektrolytlösung verwendet werden soll. Glukoselösungen sollen nicht verabreicht werden, da diese rasch aus dem Intravasalraum diffundieren und eine Hyperglykämie verursachen, welche die neurologische Funktion nach dem Herzstillstand verschlechtern kann.</td></tr>
</table>

Medikament	Defibrillierbar (VF/pulslose VT)	Nicht defibrillierbar (PEA/Asystolie)
Thrombolytika	• Tenecteplase 0,5–0,6 mg/kg KG als i.v.-Bolus • Alteplase (r-tPA) 6 mg/kg KG als i.v.-Bolus	
	Eine fibrinolytische Therapie soll beim Herzstillstand nicht routinemäßig erfolgen. Die Durchführung einer fibrinolytischen Therapie soll jedoch erwogen werden, wenn der Herzstillstand durch eine nachgewiesene oder vermutete akute Lungenembolie hervorgerufen wurde. Wenn ein fibrinolytisches Medikament unter diesen Umständen gegeben wird, soll die CPR für mindestens 60–90 Min. fortgesetzt werden, bevor die Wiederbelebungsversuche beendet werden. Eine laufende CPR ist keine Kontraindikation für eine Fibrinolyse.	

ANHANG B

Medikamente in der Peri-Arrest-Phase

Medikament	Indikation	Dosierung
Adenosin	• Paroxysmale supraventrikuläre Tachykardien (SVT) mit Re-entry-Kreislauf, der den atrioventrikulären (AV-)Knoten einbezieht (AV-Knoten-Re-entry-Tachykardie und AV-Re-entry-Tachykardien).	• 6 mg i.v. als Bolus (in manchen Ländern sind nur Zubereitungen mit 5 mg erhältlich) • Wenn erfolglos, bis zu 2 x 12 (10) mg in Abständen von 1–2 Min. verabreichen
	Adenosin ist ein natürlich vorkommendes Purinnukleotid. Es verlangsamt die Überleitung im AV-Knoten, hat aber wenig Einfluss auf andere Herzmuskelzellen oder Leitungsbahnen. Es ist sehr effektiv bei der Beendigung von paroxysmalen supraventrikulären Tachykardien (SVT) mit Re-entry-Kreislauf, der den AV-Knoten einbezieht (AV-Knoten-Re-entry-Tachykardie). Bei anderen Schmalkomplex-Tachykardien wird die durch Adenosin herbeigeführte Verlangsamung der Kammerfrequenz den zugrunde liegenden Herzrhythmus zum Vorschein bringen. Adenosin hat eine extrem kurze Halbwertszeit von 10–15 Sek. und wird daher als rascher Bolus in eine schnell laufende intravenöse Infusion oder gefolgt von einem Kochsalzbolus verabreicht. Informieren Sie Patienten über vorübergehende unangenehme Nebenwirkungen, insbesondere Übelkeit, Hitzewallungen und thorakalem Druckgefühl. Die Gabe ist bei Patienten mit bekannten oder vermuteten bronchospastischen oder bronchokonstriktiven Lungenerkrankungen kontraindiziert.	
Adrenalin	• Therapie der 2. Wahl beim kardiogenen Schock. • Bradykardie (als Alternative zum externen Herzschrittmacher). • Anaphylaxie.	• 0,05–1 µg/kg/Min. • 2–10 µg/Min. • *Kapitel 12*
	Wenn weniger potente inotrope Medikamente (z. B. Dobutamin) nicht ausgereicht haben, um die Herzleistung angemessen zu erhöhen, soll in der Postreanimationsphase eine kontinuierliche Adrenalininfusion erfolgen. Adrenalin ist auch bei einer Bradykardie mit Instabilitätszeichen und/oder dem Risiko einer Asystolie indiziert, sofern diese nicht auf Atropin angesprochen hat, falls ein externer Schrittmacher nicht verfügbar oder unwirksam ist.	
Amiodaron	• Behandlung von hämodynamisch stabilen monomorphen VT, polymorphen VT und Breitkomplex-Tachykardien unbekannter Herkunft. • Paroxysmale SVT, die auf Adenosin, vagale Manöver oder AV-blockierende Medikamente nicht angesprochen haben. • Behandlung einer Tachykardie, verursacht durch eine akzessorische Leitungsbahn mit ventrikulärer Präexzitation (z. B. bei Patienten mit Wolff-Parkinson-White-Syndrom). Beim Vorhofflimmern (oder Vorhofflattern) mit Präexzitation dürfen Digoxin, Dihydropyridine (Verapamil und Diltiazem) und intravenöses Amiodaron nicht gegeben werden. Diese Substanzen können die Überleitung auf die Kammer erhöhen und somit VF auslösen.	• 300 mg i.v. über 10–60 Min. (abhängig von der hämodynamischen Stabilität des Patienten) • Gefolgt von 900 mg über 24 Std. • Weitere Einzeldosen zu je 150 mg können nach Bedarf wiederholt verabreicht werden, um erneut auftretende oder therapierefraktäre Herzrhythmusstörungen zu behandeln (bis zu einer Gesamtmenge von 2 g pro Tag, basierend auf den Herstellerangaben, die jedoch zwischen einigen Ländern unterschiedlich sind).

Medikament	Indikation	Dosierung
Amiodaron	• Nach einer erfolglosen elektrischen Kardioversion, um eine medikamentöse Kardioversion zu erreichen oder die Erfolgswahrscheinlichkeit weiterer elektrischer Kardioversionen zu steigern.	
	Intravenöses Amiodaron hat Auswirkungen auf die Natrium-, Kalium- und Calciumkanäle und besitzt blockierende Eigenschaften auf Alpha- und Beta-Rezeptoren. Bei Patienten mit stark eingeschränkter Herzfunktion und atrialen oder ventrikulären tachykarden Rhythmusstörungen ist die intravenöse Gabe von Amiodaron anderen Antiarrhythmika vorzuziehen. Nebenwirkungen sind Hypotonie und Bradykardie (durch das Lösungsmittel, nicht durch Amiodaron verursacht), die durch eine Verlangsamung der Applikationsgeschwindigkeit minimiert werden können. Wann immer möglich, soll intravenöses Amiodaron über einen zentralen Venenkatheter gegeben werden, da es eine Thrombophlebitis verursachen kann, wenn es in eine periphere Vene gegeben wird. Im Notfall kann man Amiodaron jedoch auch über einen peripheren Zugang in eine großlumige Vene verabreichen.	
Acetylsalicylsäure (ASS)	• Akute Koronarsyndrome.	• So früh wie möglich 150–300 mg einer nicht magensaftresistenten Tablette oder 150 mg i.v.
	Aspirin (ASS) verbessert die Prognose von Patienten mit akutem Koronarsyndrom durch eine signifikante Verringerung kardiovaskulärer Todesfälle. Die Wirksamkeit von Aspirin wird durch eine Thrombozytenaggregationshemmung vermittelt und verhindert die frühzeitige Thrombusbildung, die durch Thrombozyten hervorgerufen wird.	
Atropin	• Sinus-Bradykardie, SA-Block, bradykarder AV-Knotenersatzrhythmus oder AV-Block, wenn eine hämodynamische Instabilität auf die Bradykardie zurückgeführt wird.	• 0,5 mg i.v. • Wiederholte Gabe bis zu einer Gesamtmenge von 3 mg
	Atropin antagonisiert die Wirkung des parasympathischen Neurotransmitters Acetylcholin an Muscarin-Rezeptoren. Deshalb blockiert Atropin die Wirkung des Vagus sowohl am Sinusknoten als auch am AV-Knoten, wodurch die Sinusautomatizität erhöht und die Überleitung im AV-Knoten verbessert wird. Nebenwirkungen von Atropin sind dosisabhängig (verschwommenes Sehen, Mundtrockenheit und Harnverhaltung). Es kann zu akuten Verwirrtheitszuständen, besonders bei älteren Patienten führen. Eine Asystolie während des Herzstillstands ist in der Regel durch eine primäre myokardiale Pathologie verursacht, statt durch einen exzessiven Vagotonus. Es gibt keine Beweise dafür, dass die routinemäßige Anwendung von Atropin in der Behandlung von Asystolie oder PEA zu einer Verbesserung des Überlebens führt. Setzen Sie Atropin bei einer akuten Myokardischämie oder beim Herzinfarkt zurückhaltend ein, die Zunahme der Herzfrequenz kann die Ischämie verschlechtern oder das Infarktareal vergrößern.	

Medikament	Indikation	Dosierung
Beta-Rezeptoren-blocker	• Regelmäßige Schmalkomplex-tachykardien bei Patienten mit guter ventrikulärer Funktion, die auf vagale Manöver oder Adenosin nicht ansprechen. • Herzfrequenzkontrolle bei Patienten mit guter ventrikulärer Funktion, die ein Vorhofflimmern oder Vorhofflattern aufweisen.	*Atenolol (Beta-1)* • 5 mg i.v. über 5 Min., Wiederholung nach 10 Min., falls nötig *Metoprolol (Beta-2)* • 2–5 mg i.v. in 5-Min.-Abständen bis maximal 15 mg *Propranolol (Beta-1- und Beta-2-Effekte)* • 0,1 mg/kg KG i.v. langsam in 3 gleichen Teilen in 2–3-Min.-Abständen *Esmolol* • kurzwirksamer selektiver Beta-1-Blocker (Halbwertszeit 2–9 Min.) • i.v.-Startdosis von 0,5 mg/kg KG über 1 Min. • Gefolgt von titrierter Dauerinfusion von 0,05 - 0,2 mg/kg/Min.
	Beta-Rezeptorenblocker reduzieren die Wirkung von zirkulierenden Katecholaminen und führen zu einer Abnahme der Herzfrequenz und des Blutdrucks. Für eine routinemäßige Anwendung von Betablockern im Rettungsdienst oder im initialen Notaufnahme-Zeitfenster gibt es keine Evidenz. Nebenwirkungen von Beta-Rezeptorenblockern umfassen Bradykardien, AV-Überleitungsverzögerungen, Hypotonie und Bronchospasmus. Kontraindikationen für den Einsatz von Betablockern sind AV-Blockierungen zweiten oder dritten Grades, Hypotonie, schwere Herzinsuffizienz und Lungenerkrankungen mit Bronchospasmus.	
Verapamil	• Stabile regelmäßige Schmalkomplex-Tachykardie, die auf vagale Manöver oder Adenosin nicht anspricht. • Herzfrequenzkontrolle bei Patienten mit guter ventrikulärer Funktion, die ein Vorhofflimmern oder Vorhofflattern aufweisen.	• 2,5–5 mg i.v. über 2 Min. • Falls die Wirkung nicht ausreicht und keine Nebenwirkungen auftreten, können wiederholt 5–10 mg alle 15–30 Min. gegeben werden. Das Maximum beträgt 20 mg.
	Verapamil ist ein Calciumkanalblocker (Calciumantagonist), der im AV-Knoten die Überleitung verlangsamt und die Refraktärzeit verlängert. Diese Wirkungen können Re-entry-Tachykardien beenden und die Herzfrequenz bei Patienten mit Vorhof-Tachykardien (einschließlich Vorhofflimmern und Vorhofflattern) reduzieren. Intravenöses Verapamil soll nur bei Patienten mit paroxysmalen Schmalkomplex-Tachykardien oder bei Herzrhythmusstörungen, die mit Sicherheit einen supraventrikulären Ursprung haben, gegeben werden. Wenn bei einem Patienten mit ventrikulärer Tachykardie Calciumantagonisten verabreicht werden, kann ein Kreislaufkollaps auftreten. Verapamil kann die myokardiale Kontraktilität reduzieren, was bei Patienten mit schwerer linksventrikulärer Beeinträchtigung zu einer kritisch reduzierten Herzleistung führen kann.	

Medikament	Indikation	Dosierung
Positiv inotrope Substanzen	• Hypotension, sofern nicht durch Hypovolämie bedingt. • Kardiogener Schock.	*Dobutamin* 5–20 µg/kg/Min. *Dopamin* 1–10 µg/kg/Min. *Noradrenalin* 0,05–1 µg/kg/Min.
	In der Postreanimationsperiode ist Dobutamin oftmals die inotrope Substanz der Wahl. Seine betaadrenergen Effekte bewirken eine Vasodilatation und eine Zunahme der Herzfrequenz. Es ist in den Fällen indiziert, wo ein schlechtes Herzzeitvolumen und eine Hypotension eine deutlich herabgesetzte Gewebsperfusion bewirken. Dopamin ist eine Vorstufe der natürlich vorkommenden Katecholamine Adrenalin und Noradrenalin. Seine inotrope Wirkung ist dosisabhängig. Noradrenalin ist ein potenter Vasokonstriktor, besitzt jedoch auch einen positiv inotropen Effekt. Es ist in der Postreanimationsperiode in den Fällen indiziert, wo ein schlechtes Herzzeitvolumen und eine Hypotension eine deutlich herabgesetzte Gewebsperfusion bewirken.	
Magnesium	• Polymorphe ventrikuläre Tachykardie (Torsades de pointes). • Digoxintoxizität.	• Dosierung: 2 g i.v. (peripher) über 10 Min. • Bei Bedarf 1x wiederholen
	Magnesium fördert die neurochemische Übertragung. Es vermindert die Acetylcholin-Freisetzung und reduziert die Empfindlichkeit der motorischen Endplatte.	
Nitrate	• Angina pectoris (Prophylaxe bzw. Therapie). • Instabile Angina pectoris. • Myokardinfarkt. • Akute und chronische Linksherzinsuffizienz.	• Glyceroltrinitrat (GTN) = „Nitro" 0,4 mg (Spray oder Tablette) sublingual alle 5 Min. bis zu 3 x; Isosorbidmononitrat oder Isosorbiddinitrat (ISDN) 30–120 mg täglich oral (unterschiedliche Präparate und Dosierungsempfehlungen), 5–15 mg täglich transdermal • GTN: 0,3–0,6 mg (Spray oder Tablette) sublingual; Tabletten 2–5 mg bukkal; i.v. 0,01–0,2 mg/Min.; Isosorbidmononitrat oder Isosorbiddinitrat (ISDN) 30–120 mg täglich oral (unterschiedl. Präparate und Dosierungsempfehlungen) • GTN: 0,3–0,6 mg (Spray oder Tablette) sublingual; Tabletten 2–5 mg bukkal; i.v. 0,01–0,2 mg/Min. • GTN: i.v.-Beginn mit 10 µg/Min. bei anhaltendem Schmerz oder Lungenödem, Titration bis zum gewünschten RR-Effekt
	Nach Umwandlung in Stickstoffmonoxid (NO) bewirken Nitrate eine Relaxierung der glatten Gefäßmuskulatur (Verminderung des Gefäßtonus). Die resultierende Vasodilatation ist im venösen Stromgebiet ausgeprägter als im arteriellen. Die Erweiterung venöser Gefäße bewirkt eine Reduzierung des linksventrikulären diastolischen Drucks, dieses stellt bei der Linderung der pectanginösen Beschwerden den Hauptmechanismus dar. Darüber hinaus dilatieren Nitrate auch die Koronararterien und reduzieren durch Effekte auf die glatte Muskulatur Gefäßspasmen. Bei hypotensiven Patienten (syst. RR < 90 mmHg) sind Nitrate kontraindiziert.	

ANHANG C
Nützliche Internet-Seiten

www.erc.edu	European Resuscitation Council
www.resus.org.uk	Resuscitation Council UK
www.ilcor.org	International Liaison Committee on Resuscitation
www.americanheart.org	American Heart Association
www.ics.ac.uk	Intensive Care Society
www.aagbi.org	Association of Anaesthetists of Great Britain and Ireland
www.bestbets.org	Best evidence topics in emergency medicine
www.bcs.com	British Cardiac Society
www.escardio.org	European Society of Cardiology
www.feel-uk.com	Focused Echocardiography in Emergency Life Support

DEUTSCHSPRACHIGE WEBSEITEN

www.grc-org.de	Deutscher Rat für Wiederbelebung – German Resuscitation Council e. V.
www.arc.or.at	Österreichischer Rat für Wiederbelebung
www.resuscitation.ch	Swiss Resuscitation Council

Persönliche Notizen

Dieses ERC Manual wurde realisiert mit fortwährender Unterstützung der Business Partner des ERC:

Ambu · Cardiac Science · Laerdal helping save lives · Philips · Physio Control · Zoll

Kontaktadressen:

European Resuscitation Council vzw (ERC)
Emile Vanderveldelaan 35 - B-2845 Niel - Belgium
info@erc.edu - www.erc.edu

Deutscher Rat für Wiederbelebung - German Resuscitation Council (GRC) e.V.
c/o Sektion Notfallmedizin - Universitätsklinikum Ulm - Pritzwitzstraße 43 - D-89070 Ulm - Deutschland
info@grc-org.de - www.grc-org.de

Austrian Resuscitation Council (ARC) - Österreichischer Rat für Wiederbelebung
ARC-Office - pa. conventa - Villefortgasse 22 - A-8010 Graz - Österreich
office@arc.or.at - www.arc.or.at

Belgian Resuscitation Council (BRC)
Rue du Château d'Eau 29 - B-1420 Braine-l-Alleud, Belgium
secretariat@resuscitation.be - www.brc.be

Italian Resuscitation Council (IRC)
Via Della Croce Coperta, 11 - I-40128 Bologna - Italy
segreteria@ircouncil.it - www.ircouncil.it

Luxembourg Resuscitation Council (LRC)
29 rue de Vianden - L-2680 Luxembourg
info@lrc.lu - www.lrc.lu

Swiss Resuscitation Council (SRC)
Geschäftsstelle SRC - Gabriela Kaufmann - Wattenwylweg 21 - CH-3006 Bern - Schweiz
info@resuscitation.ch - www.resuscitation.ch

* 9 7 8 9 4 9 2 5 4 3 3 8 7 *
#0031 - 090118 - C344 - 244/168/22 - PB - 9789492543387